Medical Imaging Technology and Disease Application

医学影像技术及疾病应用

主编　杨琳琳　徐建超　葛陈雷　李梦龙
　　　王存社　高东雯　杨江萍　郑瑞琦

中国海洋大学出版社
·青岛·

图书在版编目（CIP）数据

医学影像技术及疾病应用 / 杨琳琳等主编. —青岛：中国海洋大学出版社，2023.9

ISBN 978-7-5670-3420-4

Ⅰ．①医… Ⅱ．①杨… Ⅲ．①影像诊断 Ⅳ. ①R445

中国国家版本馆CIP数据核字（2023）第172164号

出版发行	中国海洋大学出版社
社　　址	青岛市香港东路23号　　　　邮政编码　266071
出 版 人	刘文菁
网　　址	http://pub.ouc.edu.cn
电子信箱	369839221@qq.com
订购电话	0532-82032573（传真）
责任编辑	韩玉堂　　　　　　　　　　电　　话　0532-85902349
印　　制	日照报业印刷有限公司
版　　次	2023年9月第1版
印　　次	2023年9月第1次印刷
成品尺寸	185 mm×260 mm
印　　张	26
字　　数	656千
印　　数	1～1000
定　　价	158.00元

发现印装质量问题，请致电0633-8221365，由印刷厂负责调换。

前 言
FOREWORD

　　医学影像学是利用影像设备所呈现的人体内部结构影像信息对人体健康状况进行评价、诊断、治疗和研究的一门学科,在临床诊疗中发挥着重要的作用。医学影像检查不仅能显示各组织、器官的解剖图像,而且能够反映其代谢功能状态。近年来,由于科学技术的飞速发展,医学影像学领域日新月异。影像学的快速发展也对影像科医师提出了更高的要求,影像科医师需要熟练掌握、灵活应用各种影像检查技术,以提高临床疾病诊断准确率。鉴于此,我们组织经验丰富的影像科专家精心编写了《医学影像技术及疾病应用》一书。

　　本书注重将基础理论与临床实践相结合,首先简单介绍了影像学的基础理论知识,然后从病因、病理、影像学表现等方面详细阐述了临床常见疾病的影像诊断与鉴别诊断。本书内容不仅涵盖了各种影像学检查的优势与局限性,而且对同一征象或同一疾病提供了不同方法的影像表现,内容翔实、结构严谨、层次分明、图文并茂,能够帮助读者直观地了解各类常见疾病的影像学特征。本书既反映了当前医学影像学的发展现状,又结合了影像科医师丰富的临床经验,是一本集专业性、前沿性和可操作性于一体的影像学书籍,适合各级医疗机构临床医师及各类影像科医师参考阅读。

　　鉴于编者的水平和经验有限,书中不足之处在所难免,恳请广大读者见谅,并望提出宝贵意见和建议,以便今后修订完善,共同促进临床影像学的发展。

《医学影像技术及疾病应用》编委会

2023 年 5 月

目 录
CONTENTS

第一章 影像学概述 ·· (1)

第一节 影像学发展简史 ·· (1)

第二节 影像学检查的类别与共性 ······································ (2)

第三节 影像学检查的临床应用 ··· (3)

第四节 基本阅片方法和疾病诊断思路 ································· (6)

第二章 人体影像解剖结构 ··· (8)

第一节 头部 ··· (8)

第二节 胸部 ·· (14)

第三节 腹部 ·· (18)

第四节 上肢、下肢 ··· (22)

第三章 CT 成像基础 ··· (29)

第一节 CT 成像的原理 ·· (29)

第二节 CT 成像的适应证与禁忌证 ·································· (36)

第三节 CT 成像的检查方法 ·· (37)

第四章 CT 检查技术 ··· (41)

第一节 颅脑 CT 检查技术 ·· (41)

第二节 胸部 CT 检查技术 ·· (43)

第三节 腹部 CT 检查技术 ·· (44)

第四节 盆腔 CT 检查技术 ·· (46)

第五章 MRI 成像基础 ·· (48)

第一节 MRI 成像的基本设备 ··· (48)

第二节 MRI 成像的图像特点 ··· (54)

第六章　MRI 检查技术 ………………………………………………（56）

　　第一节　胸部及乳腺 MRI 检查技术 ………………………………（56）

　　第二节　心脏及血管 MRI 检查技术 ………………………………（59）

　　第三节　腹部 MRI 检查技术 ………………………………………（65）

　　第四节　四肢骨关节 MRI 检查技术 ………………………………（80）

第七章　乳腺疾病的 X 线诊断 ……………………………………（90）

　　第一节　急性乳腺炎的 X 线诊断 …………………………………（90）

　　第二节　乳腺纤维性病变的 X 线诊断 ……………………………（91）

　　第三节　乳腺囊性增生症的 X 线诊断 ……………………………（92）

　　第四节　乳腺癌的 X 线诊断 ………………………………………（94）

第八章　胸部疾病的 X 线诊断 ……………………………………（105）

　　第一节　食管疾病的 X 线诊断 ……………………………………（105）

　　第二节　气管与支气管疾病的 X 线诊断 …………………………（111）

　　第三节　胸膜疾病的 X 线诊断 ……………………………………（117）

　　第四节　肺部先天性疾病的 X 线诊断 ……………………………（119）

　　第五节　肺实质性病变的 X 线诊断 ………………………………（122）

　　第六节　肺部感染性病变的 X 线诊断 ……………………………（126）

　　第七节　肺部肿瘤的 X 线诊断 ……………………………………（141）

第九章　颅脑疾病的 CT 诊断 ……………………………………（145）

　　第一节　脑血管疾病的 CT 诊断 …………………………………（145）

　　第二节　颅内感染的 CT 诊断 ……………………………………（148）

　　第三节　颅内肿瘤的 CT 诊断 ……………………………………（152）

　　第四节　颅脑外伤的 CT 诊断 ……………………………………（162）

　　第五节　脱髓鞘疾病的 CT 诊断 …………………………………（166）

　　第六节　先天性畸形的 CT 诊断 …………………………………（167）

第十章　颈部疾病的 CT 诊断 ……………………………………（169）

　　第一节　咽部疾病的 CT 诊断 ……………………………………（169）

　　第二节　喉部疾病的 CT 诊断 ……………………………………（172）

　　第三节　甲状腺及甲状旁腺疾病的 CT 诊断 ……………………（173）

第十一章 胸部疾病的 CT 诊断 ……… (179)

第一节 先天性气管-支气管发育异常的 CT 诊断 ……… (179)

第二节 获得性气管-支气管异常的 CT 诊断 ……… (184)

第三节 肺气肿的 CT 诊断 ……… (189)

第四节 中毒性肺水肿的 CT 诊断 ……… (195)

第五节 肺癌的 CT 诊断 ……… (197)

第六节 胸壁疾病的 CT 诊断 ……… (213)

第七节 胸膜肿瘤的 CT 诊断 ……… (229)

第十二章 腹部疾病的 CT 诊断 ……… (238)

第一节 肠道疾病的 CT 诊断 ……… (238)

第二节 输尿管疾病的 CT 诊断 ……… (246)

第三节 膀胱疾病的 CT 诊断 ……… (249)

第四节 前列腺疾病的 CT 诊断 ……… (252)

第五节 子宫疾病的 CT 诊断 ……… (253)

第六节 卵巢疾病的 CT 诊断 ……… (256)

第十三章 颅脑疾病的 MRI 诊断 ……… (260)

第一节 脑血管疾病的 MRI 诊断 ……… (260)

第二节 颅脑外伤的 MRI 诊断 ……… (264)

第三节 颅脑肿瘤的 MRI 诊断 ……… (267)

第四节 先天性脑部疾病的 MRI 诊断 ……… (277)

第五节 囊肿与脑脊液循环异常的 MRI 诊断 ……… (281)

第十四章 乳腺疾病的 MRI 诊断 ……… (286)

第一节 乳腺脂肪坏死的 MRI 诊断 ……… (286)

第二节 乳腺脓肿的 MRI 诊断 ……… (288)

第三节 乳腺脂肪瘤的 MRI 诊断 ……… (289)

第四节 乳腺纤维腺瘤的 MRI 诊断 ……… (291)

第五节 乳腺大导管乳头状瘤的 MRI 诊断 ……… (295)

第六节 乳腺癌的 MRI 诊断 ……… (296)

第十五章 心血管疾病的 MRI 诊断 ……… (301)

第一节 心肌病的 MRI 诊断 ……… (301)

第二节　先天性心脏病的 MRI 诊断 ……………………………………（304）

第三节　缺血性心脏病的 MRI 诊断 ……………………………………（312）

第四节　胸主动脉疾病的 MRI 诊断 ……………………………………（317）

第十六章　肝脏疾病的 MRI 诊断 ………………………………………（320）

第一节　肝脏肿块的 MRI 诊断 …………………………………………（320）

第二节　肝脏弥漫性病变的 MRI 诊断 …………………………………（330）

第三节　肝性脑病的 MRI 诊断 …………………………………………（337）

第十七章　骨与关节疾病的 MRI 诊断 …………………………………（346）

第一节　软组织与骨关节外伤的 MRI 诊断 ……………………………（346）

第二节　骨关节感染性疾病的 MRI 诊断 ………………………………（355）

第三节　退行性骨关节病的 MRI 诊断 …………………………………（359）

第四节　骨坏死的 MRI 诊断 ……………………………………………（360）

第五节　骨肿瘤的 MRI 诊断 ……………………………………………（361）

第六节　软组织肿瘤的 MRI 诊断 ………………………………………（363）

第十八章　甲状腺疾病的超声诊断 ……………………………………（368）

第一节　增生性疾病的超声诊断 …………………………………………（368）

第二节　结节性疾病的超声诊断 …………………………………………（378）

第三节　炎症性疾病的超声诊断 …………………………………………（389）

参考文献 ……………………………………………………………………（402）

第一章

影像学概述

第一节 影像学发展简史

　　医学影像学是利用疾病影像表现的特点在临床医学上进行诊断的一门临床科学。医学影像学技术包括X线、计算机断层扫描(CT)、超声扫描、磁共振成像(MRI)和核素显像等。在近代高速发展的电子计算机技术推动下,医学影像学从简单地显示组织、器官的大体形态图像发展到显示解剖断面图像、三维立体图像、实时动态图像等,且不仅能显示解剖图像,还可反映代谢功能状态,使形态影像和功能影像更为有机地融合在一起。介入放射学则更进一步把医学影像学推进到了"影像和病理结合""诊断和治疗结合"的新阶段。医学影像学中不同的影像技术各具特点,互相补充、印证,具有精确、方便、快速、信息量大等特点,在临床诊断与治疗中发挥着巨大的作用。

　　从1895年德国物理学家伦琴发现X线至今已有120余年的历史,X线透视和摄片为人类的健康作出了巨大的贡献。而今天影像医学作为一门崭新的学科,近30年来以技术的快速发展和作用的日益扩大而受到普遍的重视。在我国县级以上城市的大医院中,影像学科已成为医院的重要科室,在医院的医疗业务、设备投资、科研产出等方面具有举足轻重的地位。临床医学影像学的研究范围包括X线诊断、CT诊断、MRI诊断、数字减影血管造影(DSA)诊断、超声诊断、核素成像及介入放射学等,担负着诊断和治疗两方面的重任,已成为名副其实的临床综合学科。

　　影像医学的发展历程可以归纳为以下六个方面:第一,从单纯利用X射线成像向无X射线辐射的MRI和超声的多元化发展;第二,从平面投影发展到分层立体显示,如CT、MRI及超声成像均为断层图像,可以克服影像重叠的缺点;第三,从单纯形态学显示向形态、功能和代谢等综合诊断发展;第四,从胶片影像向计算机图像综合处理发展,以数字化存储传输和显像器显示代替胶片的载体功能;第五,从单纯诊断向诊断和治疗共存的综合学科发展,介入治疗正日益受到重视;第六,从大体诊断向分子水平诊断、治疗方向发展,即从宏观诊断向微观诊断和治疗方向发展,如组织、器官功能成像和分子影像介入治疗等。影像医学的快速发展,既为本学科专业人员提供了良好的发展机遇,同时也提出了更高的要求。目前,影像学已逐渐分化形成神经影像学、胸部影像学、腹部影像学等二级分支学科,有利于影像科医师在充分掌握影像医学各种手段和方法后从事更加深入的医疗专业服务和科研发展。我国医学影像学发展虽起步较晚,但近20年正赶上影像医学大发展时期,国家从提高人民健康水平的大局出发,加大了从国外引进的先进仪器设备的投入。我国现已拥有数十万台CT机、数万台MRI机和数以百万计的超声设备,影像医学专业人员队伍不断扩大、水平不断提高,影像医学正进入一个大发展的新阶段。

影像医学的发展有其技术进步的基础和临床医疗的需求两方面的因素。首先,电子计算机技术的快速发展,使影像资料数字化,缩短了获取高质量图像的时间,并大大提高了影像的后处理能力,如图像的存储、传输、重建等。当前很多医院已实现了影像归档和通信系统(PACS)。其次,特殊材料和技术的发展使CT、MRI和DSA等高精尖设备能大批量生产以供临床使用。但归根到底是临床对影像诊断需求的提高起了主导作用。影像诊断各种方法均具有无创伤性的特点且图像直观清楚,适应证广泛,使临床绝大多数患者均可通过影像诊断的方法作出定性、定位、定期和定量的细致评价,从而指导具体治疗方案的确定。因此,影像诊断方法的合理应用,可以大大提高综合医疗水平,从而指导临床制订正确的治疗方案。

(高东雯)

第二节　影像学检查的类别与共性

一、影像学检查的类别

医学影像学的范畴非常广泛,一般都是指X线检查、CT检查、MRI检查、血管造影和介入诊疗、超声检查、核医学影像等。这些检查技术,都有各自的特点,按照各自成像原理的不同,在临床上对于某些脏器或某些疾病特别有效。

二、各种影像学检查的共性

各种影像学检查,最初获得的都是影像资料。从影像到疾病诊断,需要阅片分析。分析的内容就是区分正常或异常,然后知道异常在哪里,有何特点。病灶影像的特点分析,包括影像大小、部位、病灶数量多少、密度或信号强度、内部特点、边缘特点、造影剂增强之后的变化特点、对周围脏器的影响等。通过这些分析,对照各脏器疾病谱特点,再结合临床表现,放射科医师就可以推断病灶的性质。这个过程就是定位和定性的推理过程。

所以,放射影像的诊断过程,不是简单的设备打印出来诊断结果,而是要分析图像、结合临床来综合考虑、推断。

(邵占功)

第三节 影像学检查的临床应用

一、各种检查方法对于病变显示的优缺点

如上所述,影像检查目前有 X 线检查、CT 检查、MRI 检查、超声检查、核医学成像,对于不同疾病的显示能力各有不同,但是,任何一种检查无法取代另一种检查。这里就有一个如何合理选择检查方法的现实问题。

(一)X 线检查和 CT 检查

二者都是利用 X 线进行疾病显示,依靠的是形态学和密度的特点显示,任何疾病在病理上还没有形态或者密度变化时,X 线检查和 CT 检查就不可能显示。CT 检查显示疾病的能力远超过 X 线检查。例如,肝脏的肿瘤,可能在密度上较正常肝脏组织仅略微低一些,此时拍摄 X 线片无法显示这些微小的密度差别;而 CT 密度分辨率提高,可以显示这些微小的差别。但是,CT 也有局限性,如肝脏腺瘤、结节增生等病变,在 CT 扫描时因其密度与肝组织相仿而不被发现。再譬如,脑梗死早期,病变区域的形态和密度可能都还没有变化,此时虽然临床症状非常明显,但是CT 检查可能没有阳性发现,CT 报告如果是"未见明显异常",一定要明白"未见到异常"不等于正常。熟悉各种病灶的病理解剖学特点对于检查方法的选择非常重要。

X 线检查和 CT 检查对于密度变化的显示非常敏感。在胸部,由于肺组织密度很低,如果肺组织中出现肿瘤,就非常容易被 CT 发现。组织中有高密度物质时,如尿路结石、病灶钙化、骨化等情况下,CT 也非常敏感,对于脂肪瘤、畸胎瘤等,CT 也具有特异性。

(二)MRI

MRI 是一种无损伤性的检查技术,利用人体中氢原子在磁场中发生磁共振的核物理特征来成像。诊断疾病的依据是组织的 MRI 信号特点及器官形态改变。因此,氢原子含量非常重要,没有氢原子的组织,如钙化、结石、骨皮质,MRI 上可能呈黑色而看不见,而软组织的病变,MRI 非常敏感,如早期脑梗死、软组织损伤、软骨病变、盆腔病变、各种炎症或脓肿,MRI 都是理想的选择。同时,MRI 显示的是断层解剖图像,在形态学上也具有很大的优点,任何的形态学改变,如肿瘤占位、血肿导致器官结构改变、异常积液等,即使信号改变不显著,单凭形态学观察也不会漏诊。

由此可以看出,MRI 与 CT 有着本质的不同,CT 上没有显示的病变,可能在 MRI 可以显示,反之亦然。因此,对于病灶的病理特征的掌握,特别是病灶组织成分特点的了解,对于选择何种检查方法非常重要。

(三)超声成像

超声成像是利用超声波穿过组织时在不同组织界面上的声波反射特征来显像的。因此,组织之间的界面接触及组织的质地均匀性特征非常重要。含水丰富的组织,声波穿透性很好,反射波很少,表现为黑色,积液、囊肿、积血、脓肿,或者胆囊、肾盂、膀胱等囊性脏器,非常适合超声检查和检出病变。而结石、脂肪、骨骼、空气,由于界面超声反射显著,出现亮白的回波特征,也是显而易见。对于肺部、头颅、骨骼等脏器的检查,超声成像一般不适合。

超声的切面,在形态学上一般人不易很快熟悉,需要检查者严格按照规定的切面收集图像资料供病变特征分析。没有探查到的区域,就可能成为诊断盲区。

无损伤和动态快速显像是超声的特点。对于心脏搏动的动态观察和实时测量,超声具有很大的优势。彩色多普勒血流显像显示,对于血流特征分析和定量检测都是具有特征性的,发现血管狭窄也非常容易。

（四）核医学成像

核医学成像需要放射性核素药物的注射和等待药物浓聚,对放射性核素药物的依赖性非常强。检查的原理是以放射性核素药物在目标脏器中的浓聚情况来反映脏器的功能状态,解剖显示是次要的。当然,现在正电子发射计算机体层显像仪（PET/CT）将功能显示与CT形态显示密切结合,把核医学显像诊断的水平提升到了新的高度。

核医学成像具有放射性核素的辐射损伤危害性,在临床需要显示脏器功能时可以适当选择。有些器官有特殊功能,如甲状腺具有摄碘的功能,利用^{131}I的放射性核素药物进行甲状腺形态和功能显示就非常有效。

二、不同临床情况下的影像检查方法选择

临床情况不同,对于检查方法的选择也会有不同的要求。一般的门诊患者,疾病发展缓慢,医师选择检查方法时可能较多考虑安全、无损伤、简便易行及价格优势。而对于急诊患者,时间就是生命,要选择非常快速、准确的检查方法。因此,如何正确选择影像诊断技术,既要做到尽可能早期诊断而不耽误患者的宝贵时间,又要考虑尽量降低人力、物力的消耗量,减轻患者的损伤和痛苦,需要临床急诊科医师和放射科医师对影像医学各种方法的详细了解及有效配合,也有可能进行必要的协商,具体应注意以下几个方面。

（1）要充分考虑急诊患者的病情,以抢救患者为第一需要。所有检查必须在生命体征稳定后才能进行,应避免等待检查或过分强调检查质量而耽误宝贵的抢救时间。

（2）要选择对某一疾病具有很高的诊断敏感性和特异性的方法。因急诊患者时间有限,要打破常规检查步骤的束缚,及早建立诊断,如颅脑外伤患者,可先做CT,需要时再拍X线片,胆囊炎、胆石症者宜首先选择B超检查,急性心肌梗死时做冠状动脉血管造影既可快速有效诊断,又可同时进行必要的介入治疗。所以,临床医师必须熟悉各种检查手段的特点,少走弯路、节约时间就是给患者多一点挽救生命及治愈的机会。

（3）要合理评估各种检查结果的实际价值。每一种检查方法都有其诊断疾病的特殊之处,也就是可能对某些疾病的特异性和敏感性特别高,而对另一些疾病的诊断价值有限,正确认识各种检查方法的特异性、敏感性、阳性预测值和阴性预测值才能正确选择合理有效的检查方法,事半功倍。

（4）各种检查方法的合理应用尚需考虑其无损伤性、简便实用性和快速有效性。一般应选择节省时间、方便、经济、无射线及无痛苦或损伤的检查方法,以最快捷、最经济、最简单的方法解决问题。

三、各系统疾病的特点对于检查方法选择的影响

各系统的特点是显著的,由于各种检查技术各自的特点,其应用方面的局限性和优点都是需要在选择检查方法时候适当考虑的。

（1）胸部和骨骼都是自然密度对比良好的脏器,X 线检查和 CT 检查是非常好的选择。对于绝大多数胸部和骨骼疾病而言,X 线检查和 CT 检查都可以获得很好的病变显示,骨骼和胸部的外伤、骨折、肿瘤、炎症,基本在 X 线检查中就得以定位和定性诊断,CT 检查只是在适当时补充检查而已。在特殊情况下需要显示胸壁或四肢的肌肉、软组织、关节软骨等,MRI 检查可以是很好的补充。骨骼的转移性肿瘤全身筛查,核医学全身骨骼成像是很好的检查方法。

（2）头颅和椎管等区域的神经系统疾病结构复杂,骨骼不规则,X 线检查常不能很好地显示其中的软组织结构,这些部位 CT 和 MRI 检查是必不可少的。

（3）腹部的实质脏器主要是肝、胆、脾、胰、肾和肾上腺,都是软组织结构,X 线检查基本没有诊断价值。超声是很好的检查方法,腹部没有骨骼遮挡,显像清晰。CT 和 MRI 也是很好的检查方法,在许多情况下可以显示疾病和作出定性诊断。对胃肠道的疾病,目前胃镜和肠镜的普遍应用使得早期发现病变变得非常容易。但是,胃肠道的造影检查在显示疾病范围、功能状态、狭窄程度和与周围脏器有无粘连方面,有很大的价值。

（4）心脏是运动的脏器,心脏形态学显示基本依靠超声检查。冠状动脉的无创显示和诊断是 CT 血管造影(CTA)应用的亮点。核医学成像在显示心肌梗死之后的病变区心肌活性方面具有独特的价值。

（5）盆腔病变从前主要依赖于超声检查,但是随着 MRI 的普及,已经证明 MRI 具有许多优点,同样是无创伤性的,显示的图像非常清晰,切面规则,组织对比显著,也经常可以显示病灶的特征性信号而作出定性的诊断。

（6）乳腺癌发病率在不断上升,目前乳腺疾病的检查基本依靠乳腺钼靶 X 线检查、超声和 MRI 检查,以 MRI 增强扫描最为敏感和准确。

四、不同疾病类别对于检查方法选择的影响

疾病主要可以分为肿瘤、炎症、外伤、血管性疾病、先天性变异、代谢性和免疫性疾病等种类。这些疾病中,目前以血管性疾病和肿瘤性疾病的死亡率最高。这些疾病在临床诊疗中选择检查方法也有一定的规律。

（1）肿瘤性疾病是新生的占位性病变,一般会推压周围脏器导致形态改变。病灶血供丰富,骨骼系统的肿瘤导致高密度的骨骼组织密度减低,X 线检查不是检出肿瘤的好方法。一般而言,胸部肿瘤以 CT 检查最佳,其他部位,CT 和 MRI 不分上下,有互补性。增强检查对于鉴别肿瘤的性质有很大的价值。超声在腹部肿瘤、盆腔肿瘤等诊断中非常有价值。而 PET/CT 则对于肿瘤的早期检出和定性具有决定性的作用。

（2）血管性病变一般不适合 X 线检查,血管造影检查一般都只是在介入治疗之时为了明确病变程度而进行,单纯性的诊断性血管造影目前基本不做了。CTA 和 MRA 在这方面基本代替了有创伤的血管造影检查。目前临床上普遍使用的 MRI 弥散成像,能够在脑卒中发病后 30 min 左右明确显示缺血后脑组织水肿,对疾病的及时准确诊断和预后具有决定性作用。超声在诊断一些较为浅表的血管是否狭窄方面具有重要的价值,准确率很高。腔内超声诊断血管病变具有非常准确的效果,但是由于有创伤和价格较贵等原因,不够普及。

（3）X 线检查诊断骨关节损伤有一百多年的历史,目前仍是一种不可或缺的重要手段,CT 检查对复杂部位的骨折或不全性骨折的诊断具有决定性的作用,而软骨或半月板损伤、韧带或肌腱撕裂及软组织挫伤或血肿等的诊断,应用 MRI 技术可获得良好的效果,内脏的损伤应根据脏

器不同选择超声、CT 等技术方能显示病变的位置、形态和程度。

（4）感染性疾病在急诊中占有较大的比例，特别是肺炎，临床上最常见，X 线检查，甚至透视，就可以明确疾病的存在与否及炎症累及的范围和严重程度。诚然，大多数患者根据临床表现、体征及常规化验检查即可确立感染的诊断，影像学检查一般不能否定临床诊断，也难以作出病原学诊断，所以，在临床诊断确立后就应开始积极治疗，避免因等待检查而耽误治疗。但是，影像学检查在明确病变程度、范围及与其他病变的鉴别诊断中具有独特的重要作用，有些特殊感染在影像学上具有特征性的表现，甚至可作出诊断，及时应用影像学检查手段对明确病情非常有益。目前，超声、CT、MRI 的广泛应用，使感染性疾病的诊断从定性诊断走向更精确的定位和定量诊断。

（杨江萍）

第四节　基本阅片方法和疾病诊断思路

一、影像学检查的阅片观察步骤和内容

（一）正常解剖影像表现

观察前要对正常解剖影像做到心中有数，这样才能有的放矢地观察病变，同时也要认识正常解剖的异常表现及解剖变异。

（二）阅片观察步骤

影像学诊断过程是阅片脑力劳动的过程，影像学医师通过观察图像汇总的正常和异常的征象来分析可能的疾病诊断。一般来说，阅片要遵循一定的步骤，按部就班进行才不至于遗漏观察。譬如，在阅读胸部 X 线检查时，可以遵循"ABC"的步骤，A 指腹部，就是先看胸部 X 线检查上涵盖的上腹部情况，包括膈下有无游离气体、胃肠道有无扩张积气、有无结石影等。然后再看 B，就是骨骼，肋骨、胸骨、肩胛骨、脊柱、锁骨，附带看一下软组织。最后看 C，就是胸腔，看其中的胸膜、纵隔、心脏大血管、两肺。这样就不会有遗漏，但是这些步骤应该适合个人习惯，不能单一规定。

（三）病变分析要点

1.病变的位置和分布

临床常见疾病大多有其好发部位，如骨肉瘤好发于干骺端，骨巨细胞瘤常位于骨端，肺结核好发于两肺上叶及下叶背段等。

2.病变的数目和形状

如肺或肝内单发病灶则应考虑为原发性肿瘤等；多发病灶常为转移性肿瘤；肺内结节或肿块常为肿瘤，而炎症多为片状或斑片状影。

3.病变边缘

一般良性肿瘤、慢性炎症和病变愈合期，边缘锐利；恶性肿瘤、急性炎症和病变进展阶段，边缘多不规则或模糊。

4.病变密度/信号/回声

病变组织的密度/信号/回声可高于或低于正常组织,如肝癌 CT 上可呈低密度;MRI 图像上 T_1WI 呈低信号,T_2WI 呈高信号;超声呈低回声。良性病变密度/信号/回声常均匀,恶性病变密度/信号/回声常不均匀,取决于其中有无钙化、液化、空洞、出血等。

5.邻近器官组织的改变

如肺内肿块,根据邻近胸膜有无累及,肺门淋巴结有无肿大,可以判断其良、恶性。

6.器官功能的改变

主要是观察心脏大血管的搏动、胃肠道的蠕动、膈的呼吸运动等,有时是疾病早期发现的依据之一。

二、影像学阅片后推断疾病性质的思路

阅片只是观察影像上的正常结构和异常征象。发现异常,就要分析推断是何种疾病。任何患者生病后所表现出来的异常征象,不可能与书本上介绍的内容一模一样。而且,如果发现异常,片子是不会直接说明这是什么病,也没有计算机具备推断疾病诊断的能力,而是要依靠放射科医师凭借知识和经验积累来判断的,这里有个思维方法的问题。

首先,要根据征象推断病理组织的组织类型,如是不是软组织,其中有无脂肪组织、坏死组织、出血等。然后,一般要根据病理解剖和病理组织学的特点,结合发生病变脏器常见的疾病,来逐一对比当前的疾病征象,更多的是符合哪一种疾病,逐一分析哪种疾病符合的征象多,哪种疾病符合的征象少,这样就会有一个初步的影像诊断。第三步,要结合临床表现的特点,如临床有无发热,实验室检查如何,病程发展情况,也包括年龄、性别等情况,综合推断哪一种疾病可能性大。

三、临床病史资料特点与影像学检查的阅片诊断的相关性

如上所述,影像学诊断要结合临床。临床许多情况下都会存在同病异影、异病同影的现象,因此单凭影像学表现来直接诊断是不行的。譬如,在肺部发现一团块影,如果该患者只有15岁,则肿瘤的可能性就较小,但如果是一中老年患者,则首先需排除恶性肿瘤;若患者病程短,同时有发热、白细胞计数增多,则首先考虑炎症;若患者病程较长,团块影逐步增大,则首先要考虑恶性肿瘤。因此,医学影像学是一种需要密切结合临床表现来综合分析的临床学科。

（陈　璐）

第二章

人体影像解剖结构

第一节 头 部

头部横断层常用基线：①眦耳线(听眦线)，眼外眦与同侧外耳门中点的连线，颅脑横断层扫描多以此线为基线；②Reid 基线，眶下缘中点至同侧外耳门中点的连线，又称为人类学基线或下眶耳线，头部横断层标本的制作常以此线为准，冠状位断层标本的制作也常以该线的垂线为基线；③连合间线，前连合后缘中点至后连合前缘中点的连线，又称 AC-PC 线，现作为标准影像扫描基线。

一、经大脑半球顶部的横断层(图 2-1)

颅腔内可见左、右大脑半球顶部的断面，断面外侧由前向后有额上回、中央前沟、中央前回、中央沟、中央后回和顶上小叶。内侧由前向后可见额内侧回、中央旁沟、中央旁小叶、扣带沟缘支和楔前叶。两大脑半球间是大脑纵裂，内有大脑镰，其前、后端可见三角形的上矢状窦。

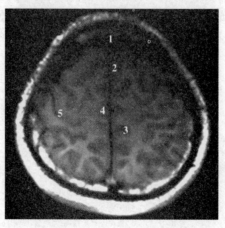

1.上矢状窦；2.额内侧回；3.扣带沟缘支；4.中央旁小叶；5.中央沟

图 2-1 经大脑半球顶部的横断层 T_1WI

二、经半卵圆中心的横断层(图 2-2)

此断面经胼胝体上方。大脑镰位居左右半球之间,其前、后端仍可见上矢状窦的断面。大脑半球断面内的髓质形成半卵圆中心,髓质和皮质分界明显。半卵圆中心的髓质来自3种纤维:①投射纤维,连接大脑皮质和皮质下诸结构,大部分纤维呈扇形放射,称辐射冠;②联络纤维,连接一侧半球各皮质区,联络纤维多而发达;③连合纤维,连接两大脑半球的相应皮质区。

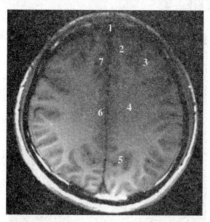

1.上矢状窦;2.额上回;3.额中回;4.半卵圆中心;5.顶枕沟;6.扣带回;7.额内侧回

图 2-2 经半卵圆中心的横断层 T_1WI

三、经胼胝体压部的横断层(图 2-3)

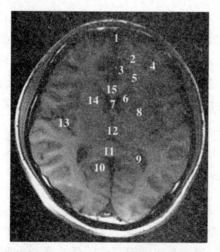

1.上矢状窦;2.额上回;3.扣带回;4.额中回;5.胼胝体额钳;6.尾状核头;7.透明隔;8.豆状核;9.侧脑室三角区和脉络丛;10.扣带回峡;11.胼胝体压部;12.第三脑室;13.外侧裂;14.内囊前肢;15.胼胝体膝

图 2-3 经胼胝体压部的横断层 T_1WI

侧脑室前角呈倒"八"形向前外伸展,两前角后半之间为透明隔,向后经室间孔通第三脑室。透明隔后连穹隆柱。第三脑室呈纵向裂隙状,其后方为胼胝体压部。侧脑室前角外侧是尾状核头,两前角前方为胼胝体膝。背侧丘脑呈团块状位于第三脑室两侧,前端为丘脑前结节,后端为丘脑枕。尾状核和背侧丘脑外侧是">＜"形的内囊,CT 图像上基底核和内囊清晰可辨。内囊外侧是豆状核壳,壳外侧是屏状核和岛叶,岛叶外侧可见外侧沟,其内有大脑中动脉走行。胼胝体压部后方的小脑幕呈 V 形,后连大脑镰。

大脑半球内侧面前部可见额内侧回和扣带回,后部可见扣带回和舌回。大脑半球外侧面的脑回由前向后依次为额上回、额中回、额下回、中央前回、中央后回、缘上回、角回和枕外侧回。

四、经前连合的横断层(图 2-4)

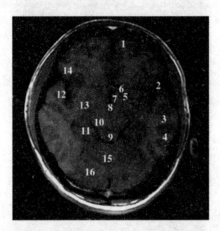

1.额上回;2.外侧沟;3.颞中回;4.颞下回;5.壳;6.尾状核头;7.前连合;8.第三脑室;9.中脑水
管;10.红核;11.海马旁回;12.颞上回;13.内囊后肢;14.额下回;15.小脑蚓;16.小脑半球

图 2-4　经前连合的横断层

大脑外侧沟分隔前方额叶及后方的颞叶,小脑在断面后方。中脑位居断面中央,其后部左右稍隆起者为上丘,中脑水管形似针孔样位于顶盖前方,黑质颜色较深位于前外,红核位于其后内。前连合位于大脑纵裂和第三脑室之间,前连合中部纤维聚集成束,两端分别向前、后放散,整体呈 H 形。前连合在 MRI 图像上是重要的标志性结构。侧脑室前角外侧可见尾状核,尾状核和壳相连,其外侧可见屏状核和岛叶。侧脑室下角位于颞叶内,狭窄并略呈弧形,前壁可见尾状核尾,底壁为海马。小脑断面增大呈扇形,中间为小脑蚓,两侧为小脑半球,小脑幕呈"八"形位于颞叶和小脑之间。

五、经视交叉的横断层(图 2-5)

此断层中部可见五角形的鞍上池,由交叉池和桥池组成。池内有视交叉、垂体柄、鞍背、基底动脉末端和动眼神经,视交叉两侧为颈内动脉。额叶的断面进一步缩小,可见内侧的直回和外侧的眶回。鞍上池两侧可见颞叶,颞叶与额叶间隔以蝶骨小翼和外侧沟。颞叶内可见杏仁体位于钩的深面和侧脑室下角的前方。鞍上池后方为脑桥,脑桥后方为小脑,二者间连以粗大的小脑中脚,其间可见第四脑室断面。小脑与颞叶之间隔以三角形的颞骨岩部和伸向前内的小脑幕。

六、经垂体的横断层(图 2-6)

垂体位于断面前份中部,其前方有蝶窦,垂体两侧是海绵窦,海绵窦的外侧为颞叶,两者之间隔以海绵窦外侧壁。垂体后方为鞍背,鞍背后方是脑桥。

颅后窝内的小脑借小脑中脚连于脑桥,其间有不规则的第四脑室。小脑半球内有齿状核;外侧为连于横窦与颈内静脉之间的乙状窦,是颅内血液回流的主要途径。

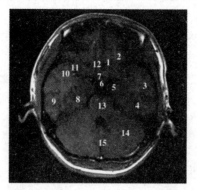

1.直回;2.眶回;3.颞中回;4.枕颞沟;5.钩;6.漏斗;7.视交叉;8.侧副沟;9.颞下回;10.颞上回;11.外侧沟;12.嗅束沟;13.脑桥;14.小脑半球;15.蚓垂体

图 2-5 经视交叉的横断层 T_1WI

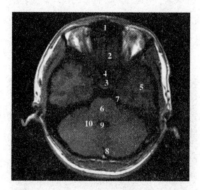

1.额窦;2.直回;3.垂体;4.蝶窦;5.颞叶;6.脑桥;7.展神经;8.小脑镰;9.第四脑室;10.小脑中脚

图 2-6 经垂体的横断层 T_1WI

七、经下颌颈的横断层(图 2-7)

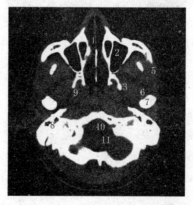

1.鼻中隔软骨;2.上颌窦;3.翼突外侧板;4.颧弓;5.颞肌;6.翼外肌;7.下颌颈;8.乳突;9.翼内肌;10.延髓;11.小脑扁桃体

图 2-7 经下颌颈的横断层 CT 图像

鼻咽居断面中央,前方借鼻后孔与鼻腔相通。鼻咽后方依次可见咽后间隙、椎前筋膜、椎前间隙和椎前肌的断面;后外侧为咽隐窝。咽侧方的咽旁间隙较宽大,呈三角形,位于翼内肌、腮腺、脊柱与咽侧壁之间,上至颅底,下达舌骨平面,呈潜在性漏斗状的疏松结缔组织区域。以茎突及茎突周围肌为界分为咽旁前、后间隙,咽旁后间隙内有颈内动、静脉及第Ⅸ～Ⅻ对脑神经等。

鼻腔两侧为上颌骨、上颌窦。上颌窦后内侧与鼻腔、蝶骨大翼之间为翼腭间隙,后外侧有颧弓、颞肌和翼外肌。翼外肌内侧出现翼内肌和咽鼓管软骨的断面;后外侧有椭圆形的下颌颈和腮腺。

颅后窝断面接近枕骨大孔,可见延髓和小脑扁桃体。

八、经枢椎体上份的横断层(图 2-8)

鼻咽居断面中央,其前部为固有口腔、舌和牙龈;固有口腔与鼻咽之间可见软腭、腭垂和扁桃体窝及其内的腭扁桃体。颊肌紧贴于固有口腔两侧,其后方的面侧区仍可见下颌支和其外侧的咬肌及咬肌间隙,内侧的翼内肌及翼下颌间隙,后方的腮腺及"腮腺床"。咽后间隙位于咽后壁与椎前筋膜之间,上至颅底,向下通食管后间隙,外侧是咽旁间隙及其内的颈动脉鞘等。

枢椎体与椎前筋膜之间为椎前间隙,上至颅底,下达胸部,为一潜在性间隙,颈椎结核的寒性脓肿可进入此间隙向下蔓延。

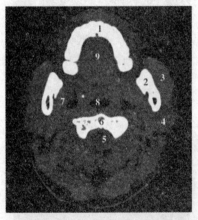

1.上颌骨牙槽突;2.下颌支;3.咬肌;4.腮腺;5.脊髓;6.枢椎体;7.翼内肌;8.鼻咽;9.舌肌

图 2-8　经枢椎体上份的横断层 CT 图像

九、经下颌角的横断层(图 2-9)

此断层经第 3 颈椎,下颌体、下颌角和下颌下腺的断面出现。

口咽居断面中央,其前方为固有口腔。舌的两侧是下颌体和下颌角;其外侧的咬肌和咬肌间隙、内侧的翼内肌和翼下颌间隙断面均明显缩小。下颌骨内侧出现封闭口腔底部的下颌舌骨肌、下颌下腺和二腹肌后腹;在下颌骨与二腹肌前、后腹之间围成的下颌下三角内,有颌下间隙及其内的下颌下腺。

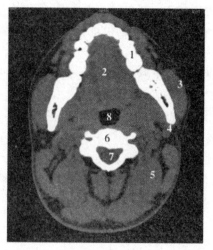

1.下颌骨牙槽突；2.颏舌肌；3.咬肌；4.颈外静脉；5.头颊肌；6.第3颈椎体；7.脊髓；8.口咽

图 2-9　经下颌角的横断层 CT 图像

十、正中矢状面(图 2-10)

由于左、右侧大脑半球发育的不对称性,大脑镰很少处于正中位置,故该断层大脑镰不完整。

胼胝体居脑部中份。胼胝体的嘴、膝、干与穹隆之间为透明隔。胼胝体压部的前下方,右侧大脑内静脉位于帆间池内,向后汇入大脑大静脉。此处的蛛网膜下腔,自上而下形成了大脑大静脉池、松果体池、四叠体池。胼胝体嘴的下方是胼胝体下回和终板旁回。向后为前连合和终板,向下依次是视交叉、漏斗、灰结节和乳头体。

与胼胝体沟平行的是扣带沟,侧脑室外侧壁上可见尾状核;在室间孔的前方,穹隆柱向后上延续成穹隆体。

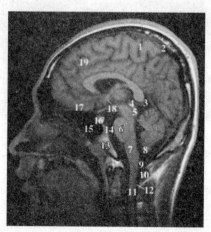

1.中央旁沟；2.大脑镰；3.大脑大静脉；4.松果体；5.四叠体；6.脑桥；7.延髓；8.小脑扁桃体；9.小脑延髓池；10.寰椎；11.脊髓；12.蛛网膜下腔；13.斜坡；14.基底动脉；15.蝶窦；16.垂体；17.直回；18.前连合；19.额上回

图 2-10　颅脑正中矢状面左面观 T₁WI

脑干的腹侧自上而下可见交叉池,池内有大脑前动脉(A1 段);脚间池,含基底动脉末端和

13

大脑后动脉(P1段);基底动脉位于桥池,紧贴脑桥的基底沟;脑干背侧,菱形窝构成第四脑室底;上髓帆、第四脑室脉络组织、下髓帆和小脑上脚组成其顶部。原裂将小脑分隔成前、后叶;小脑扁桃体的下方是宽阔的小脑延髓池。

小脑幕分隔了上方的大脑枕叶(幕上结构)和下方的小脑及脑干(幕下结构),直窦汇集了大脑大静脉的血液,向后流入窦汇。

垂体前、后叶分界明显,上方被鞍膈覆盖,由垂体柄连于漏斗。垂体窝的下方是形态不规则的蝶窦。

上矢状窦直通窦汇,在颅顶部可见蛛网膜粒突入上矢状窦内。

小脑扁桃体位置变异较大,突入枕骨大孔或其以下3 mm均属正常范围。

(梁佳月)

第二节 胸 部

一、胸膜顶层面横断层(图2-11)

气管位居横断面前部的中央,其前方和侧方有甲状腺两侧叶和峡部呈C形包绕,左后方是食管,甲状腺侧叶两侧见颈动脉鞘,鞘内颈内静脉居前外,颈总动脉居后内,两者之间的后方是迷走神经。右喉返神经位于气管的右侧,左喉返神经在左气管食管沟内,膈神经在椎前筋膜深面,前斜角肌前方,斜角肌间隙内有锁骨下动脉和臂丛神经。此断层的最大特征是胸膜顶出现于第1胸椎体两侧,胸膜顶前方有锁骨下动脉和臂丛神经,外侧和后方分别有第1、2肋骨及第1肋间隙。

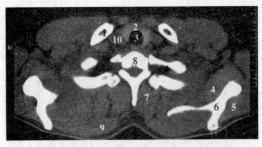

1.锁骨胸骨端;2.甲状腺;3.气管;4.肩胛下肌;5.冈下肌;6.肩胛骨;7.竖脊肌;8.第1胸椎体;9.斜方肌;10.颈动脉鞘

图2-11 经胸膜顶层面的横断层CT图像

二、第3胸椎体层面(图2-12)

此断面经第3胸椎体。上纵隔内头臂干位于气管的前方。左头臂静脉右下移逐步靠近右头臂静脉。右迷走神经离开右头臂静脉的深面至气管的右侧壁。胸导管位于食管、左锁骨下动脉和左肺之间,紧贴左纵隔胸膜。气管多数呈C形,后面恒定地与食管相毗邻。气管的右侧壁与右纵隔胸膜紧贴,左侧则紧贴左颈总动脉和左锁骨下动脉。

血管前间隙位于胸骨柄后方、大血管的前方,两侧为纵隔胸膜围成的间隙。胸腺、低位的甲状腺位于此间隙内。

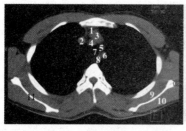
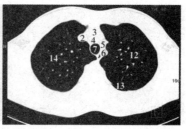

1.血管前间隙；2.右头臂静脉；3.左头臂静脉；4.头臂干；5.左颈总动脉；6.左锁骨下动脉；7.气管；8.食管；9.肩胛下肌；10.冈下肌；11.肩胛骨；12.左肺上叶；13.左肺斜裂；14.右肺上叶

图 2-12 经第 3 胸椎体的横断层 CT 图像

三、主动脉弓层面横断层(图 2-13)

该断层是识别纵隔上部管道结构的关键平面。在 CT 图像上，主动脉弓呈"腊肠"状。心包上隐窝位于主动脉弓的右前方。左心包膈血管、左膈神经、左迷走神经位于主动脉弓的外侧。主动脉弓的内侧从前向后依次是上腔静脉、气管、食管。气管食管沟与主动脉弓之间有左喉返神经。食管、主动脉弓和胸椎体之间有胸导管。

气管前间隙位于大血管和气管之间。间隙由主动脉弓、上腔静脉、奇静脉弓和气管围成。间隙内有气管前淋巴结和心包上隐窝。

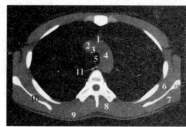
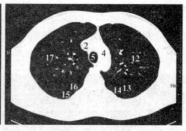

1.心包上隐窝；2.上腔静脉；3.气管前间隙；4.主动脉弓；5.气管；6.肩胛下肌；7.冈下肌；8.竖脊肌；9.斜方肌；10.肩胛骨；11.食管；12.左肺上叶；13.左肺斜裂；14.左肺下叶上段；15.右肺下叶上段；16.右肺斜裂；17.右肺上叶

图 2-13 经主动脉弓层面的横断层 CT 图像

四、奇静脉弓层面(图 2-14)

此断层前经胸骨角，后经第 5 胸椎体。奇静脉弓位于纵隔右侧面，并从后方行向前，形成平滑向外的隆凸。奇静脉弓淋巴结和心包上隐窝位于升主动脉、上腔静脉、奇静脉弓和气管杈围成的气管前间隙内。主动脉升部与胸主动脉之间至纵隔左缘称主动脉肺动脉窗。在 CT 图像上呈一低密度空隙，其范围是指主动脉弓下缘和肺动脉杈上缘之间 1～2 cm 的小区域，左外侧界为左纵隔胸膜，内侧界为气管，前方为主动脉升部，后方为食管和胸主动脉。此区含有动脉韧带、主动脉肺动脉窗淋巴结和左喉返神经。胸导管位于食管与胸主动脉之间。右肺上叶的段支气管和血管出现于肺门区，为右肺门的第一横断层，奇静脉弓可作为右肺门开始的标志，右肺斜裂出现。

15

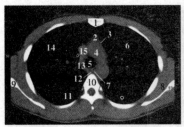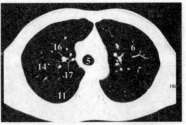

1.胸骨角;2.胸腺;3.心包上隐窝;4.升主动脉;5.气管;6.左肺上叶;7.食管;8.肩胛下肌;9.肩胛骨;10.第5胸椎体;11.右肺下叶;12.静脉食管隐窝;13.奇静脉弓;14.右肺上叶;15.上腔静脉;16.右肺上叶后段动脉;17.右肺间段支气管

图 2-14　经奇静脉弓的横断层 CT 图像

五、肺动脉杈层面(图 2-15)

此断面经第 5 胸椎体下份。肺动脉干分为左、右肺动脉,形成状若"三叶草"的肺动脉杈。左肺动脉由前向后外抵达肺门,是左肺门出现的标志。心包上隐窝围绕着升主动脉、肺动脉干的前方和左侧。在肺动脉杈和右肺动脉的后方有左、右主支气管。隆嵴下间隙是指前为肺动脉杈和右肺动脉、两侧为左、右主支气管、后为食管所围成的间隙,内有隆嵴下淋巴结。

肺门区结构将肺内侧面分为纵隔部、肺门区与脊柱部 3 个部分,将肺与纵隔之间的胸膜腔分为前、后两部,后部伸入食管与奇静脉之间形成奇静脉食管隐窝。

左肺门区的结构:左主支气管、左上肺静脉和肺动脉,呈前后排列。

右肺门区的结构:从前向后是右上肺静脉、肺动脉和支气管。

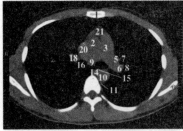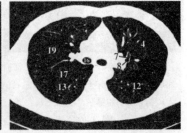

1.胸骨体;2.升主动脉;3.肺动脉干;4.左肺上叶;5.左上肺静脉;6.左肺动脉;7.前段支气管;8.尖后段支气管;9.气管支气管下淋巴结;10.胸主动脉;11.副半奇静脉;12.左肺下叶;13.右肺下叶;14.奇静脉;15.食管;16.右主支气管;17.斜裂;18.右肺上叶动脉;19.右肺上叶;20.上腔静脉;21.胸腺

图 2-15　经肺动脉杈的横断层 CT 图像

六、主动脉窦层面(图 2-16)

此断面经第 6 胸椎体上份。纵隔的结构为出入心底的大血管,心包横窦,心包斜窦,左、右心耳,食管和胸主动脉。肺动脉瓣呈两前一后排列。胸导管行于胸主动脉与奇静脉之间。心包横窦位于升主动脉、肺动脉干的根部与左心房之间。左肺下叶的一部分肺组织呈小舌状伸入胸主动脉与左肺下叶动脉之间,抵达左主支气管的后壁。右主支气管和中间支气管的后外侧壁直接与肺组织相邻。右肺叶间动脉经上腔静脉与中间支气管之间至肺门,其位置关系较为恒定,是

CT 测量右肺动脉心包段管径的理想部位。

肺门区的结构由前向后排列关系：右肺门（右上肺静脉、叶间动脉、中间支气管）；左肺门（左上肺静脉、左主支气管及左肺上叶支气管、左肺下叶动脉）。

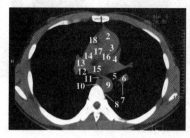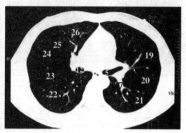

1.胸骨体；2.肺动脉干；3.右肺动脉；4.左心耳；5.左主支气管；6.左肺下叶动脉；7.上段动脉；8.副半奇静脉；9.胸主动脉；10.胸导管；11.食管；12.右主动脉；13.右上肺静脉；14.上腔静脉；15.心包斜窦；16.心包前窦；17.升主动脉；18.右心耳；19.左肺上叶；20.左肺斜裂；21.左肺下叶；22.右肺下叶；23.右肺斜裂；24.右肺中叶；25.右肺水平裂；26.右肺上叶

图 2-16　经主动脉窦的横断层 CT 图像

七、左、右下肺静脉层面（图 2-17）

此断面经第 6 胸椎间盘。纵隔内可见心的 4 个心腔，房间隔与室间隔相连，呈"S"形。右半心位于房间隔和室间隔的右前方，左半心位于房间隔和室间隔的左后方。左、右下肺静脉汇入左心房，提示两肺门已至下界。

纵隔的右侧是右肺中叶和下叶，左侧是左肺舌叶和左肺下叶。右肺中叶支气管和动脉均已分出两个干。右肺下叶支气管和动脉也为两个干。左肺上叶见舌叶支气管和血管分支。左肺下叶支气管为一总干，位于斜裂和左下肺静脉之间，左肺下叶动脉在断面内已分为 4 支。

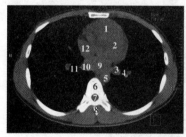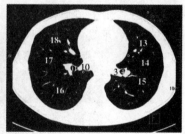

1.右心室；2.左心室；3.左下肺静脉；4.左肺下叶支气管；5.胸主动脉；6.第 7 胸椎体；7.椎管；8.棘突；9.左心房；10.右下肺静脉；11.右肺下叶支气管；12.右心房；13.左肺舌叶；14.左肺斜裂；15.左肺下叶；16.右肺下叶；17.右肺斜裂；18.右肺上叶

图 2-17　经左、右下肺静脉的横断层 CT 图像

八、膈腔静脉裂孔层面（图 2-18）

此断面经第 8 胸椎体。右膈穹出现，其左后方可见腔静脉孔。心呈现 3 个心腔（左、右心室和右心房）。纵隔的右侧是右肺中叶和下叶，左侧是舌叶和左肺下叶。后纵隔内有食管、胸主动脉、奇静脉和胸导管。

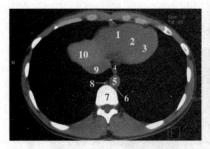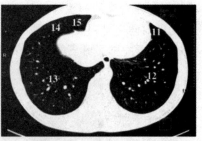

1.右心室；2.室间隔；3.左心室；4.食管；5.胸主动脉；6.半奇静脉；7.第 8 胸椎体；8.胸导管；9.上腔静脉；10.肝右叶；11.左肺舌叶；12.左肺下叶；13.右肺下叶；14.右肺斜裂；15.右肺中叶

图 2-18 经膈腔静脉裂孔的横断层 CT 图像

（王春业）

第三节　腹　部

一、经第二肝门的横断层(图 2-19)

膈穹隆下方和内侧为腹腔，而胸腔则居其上方和外侧。食管左移至胸主动脉前方，于下一断层穿膈食管裂孔。在腹腔内，肝占据右侧，肝左外叶和胃底首次出现于膈左穹隆的下内侧。第二肝门出现是本断面的重要特征。第二肝门是指肝腔静脉沟上份肝左、中间、右静脉出肝处，多出现于第 10 胸椎体上份水平。肝右静脉出肝后多开口于下腔静脉右壁，肝中间静脉和肝左静脉可共同开口于下腔静脉左前壁，可见肝冠状韧带上层和肝裸区。

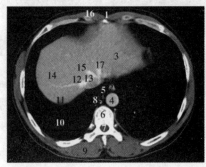

1.胸骨体；2.食管；3.肝左外叶；4.胸主动脉；5.胸导管；6.第 10 胸椎体；7.脊髓；8.奇静脉；9.竖脊肌；10.右肺下叶；11.肋膈隐窝；12.肝右静脉；13.下腔静脉；14.肝右前叶；15.肝中间静脉；16.腹直肌；17.肝左静脉

图 2-19　经第二肝门的横断层 CT 强化扫描图像

二、经肝门静脉左支角部的横断层(图 2-20)

肺消失，仅剩下肋膈隐窝。

腹腔内的结构由右至左表现为肝、胃底和脾，脾首次出现于胃底左后方，呈"新月"状。肝门静脉左支先出现角部,是本断面的重要特征。稍低水平可及横部的起始部和矢状部,囊部可与矢状部同层或稍低一个层面出现。肝左静脉本干已被其上、下根取代。

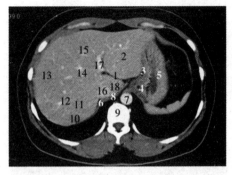

1.静脉韧带裂及肝胃韧带;2.肝左外叶;3.网膜囊;4.贲门;5.胃底;6.膈;7.胸主动脉;
8.胸导管和奇静脉;9.第11胸椎体;10.肝裸区;11.肝右后叶;12.肝右静脉;13.肝右前
叶;14.肝中间静脉;15.肝左内叶;16.下腔静脉;17.肝门静脉左支角部;18.肝尾状叶

图 2-20　经肝门静脉左支角部的横断层 CT 强化扫描图像

三、经肝门的横断层(图 2-21)

肝门静脉及其右支的出现是肝门的标志。肝门静脉于下腔静脉前方的横沟内分出左支横部和右支主干,肝门静脉右支行向右后,分出右前支和右后支,分别进入肝的右前叶和右后叶。胆囊出现于肝门静脉右支前方,其左侧可见肝左、右管,右侧可见肝固有动脉右支。经肝门向前,肝圆韧带裂出现,它是肝左叶间裂的天然标志,分开左外叶与左内叶,内含有肝圆韧带。肝中间静脉和肝右静脉已为其属支,断面逐渐变小。

右肾上腺首次出现,居肝裸区、膈和下腔静脉后壁所围成的三角形空隙内。左肾上腺已于上一断层出现,位于胃后壁、膈和脾所围成的充满脂肪的三角内。

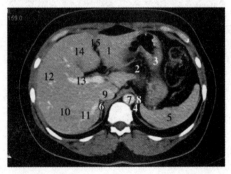

1.肝左外叶;2.小网膜;3.胃体;4.膈;5.脾;6.右肾上腺;7.胸主动脉;8.左肾上腺;9.下腔静脉;
10.肝右后叶;11.肝右后下静脉;12.肝右前叶;13.肝门静脉右支;14.肝左内叶;15.肝圆韧带裂

图 2-21　经肝门的横断层 CT 强化扫描图像

四、经腹腔干的横断层(图 2-22)

腹腔干常出现于第12胸椎下缘水平,发自腹主动脉走向前下,分为胃左动脉、脾动脉和肝总动脉。肝断层变小,主要占据右半腹腔。肝圆韧带裂增宽,其左侧为游离的肝左外叶、右侧则为方叶,该裂内可见镰状韧带游离缘及其包含的肝圆韧带。小网膜左份为肝胃韧带,连于胃小弯;

右份为肝十二指肠韧带,该韧带内,除有数个肝门淋巴结的断面外,可见肝固有动脉居肝门静脉左前方,肝总管和胆囊管下行于肝门静脉右前方。网膜孔出现,其前方为肝门静脉,后方为下腔静脉。脾断面呈三角形,居胃体左后方和首次出现的左肾的外侧。

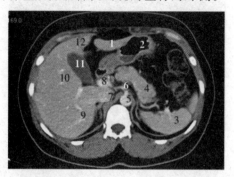

1.肝左外叶;2.胃体;3.脾;4.胰体;5.腹主动脉;6.腹腔干;7.下腔静脉;8.肝门静脉;9.肝右后叶;10.肝右前叶;11.胆囊体;12.肝左内叶

图 2-22　经腹腔干的横断层 CT 强化扫描图像

五、经肠系膜上动脉的横断层(图 2-23)

于脊柱前方,肠系膜上动脉在第 1 腰椎及第 1 腰椎间盘高度发自腹主动脉,肝门静脉与下腔静脉之间的空隙称门腔间隙,其上界为肝门静脉分叉处,下界为肝门静脉合成处。

此断面胰尾、体、颈出现,胰尾抵达脾门。脾动脉左行于胰腺上缘。肝门静脉右侧可见肝总管与胆囊管,于下一断层内两者合成胆总管。胆总管或肝总管走行于肝门静脉与十二指肠上部之间的空隙。小网膜及胃后壁与胰之间可见网膜囊。右肾出现。肝断面进一步变小,由左外叶、方叶、右前叶和右后叶组成,肝门右切迹有助于区别右前叶和右后叶。

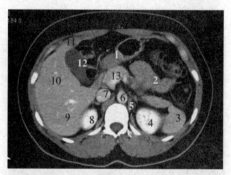

1.幽门;2.胰体;3.脾;4.左肾;5.左膈脚;6.腹主动脉;7.下腔动脉;8.右肾;9.肝右后叶;10.肝右前叶;11.肝左内叶;12.胆囊体;13.脾静脉

图 2-23　经肠系膜上动脉的横断层 CT 强化扫描图像

六、经肝门静脉合成处的横断层(图 2-24)

肠系膜上静脉与脾静脉在胰颈后方合成肝门静脉,多在第 1 腰椎水平。胰头的右侧紧邻十二指肠降部,后方有胆总管下行。胰的前面与胃后壁相邻。脾动、静脉行于胰体后缘,胰体跨越左肾的前面移行为胰尾,胰尾紧邻脾门。左肾静脉于肠系膜上动脉与腹主动脉之间右行,三者之间的关系较为恒定。左、右膈脚居腹主动脉两侧。

七、经肾门中份的横断层(图 2-25)

右肋膈隐窝消失。左膈脚起于第 1、2 腰椎体的前左侧面,右膈脚起于第 1～3 腰椎体的前右侧面。右肾静脉粗大,汇入下腔静脉,其长度短于左肾静脉,右肾动脉于其后方走向右肾。十二指肠降部内侧可见胰头组成,胆总管下行于胰头后缘,下腔静脉的前方,故下腔静脉是在断层影像上寻认胆总管的标志。钩突位于肠系膜上静脉与下腔静脉之间。

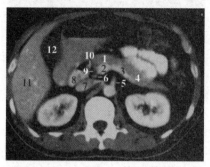

1.胰颈;2.肠系膜上静脉;3.脾静脉;4.胰体;5.肠系膜上动脉;6.胃十二指肠动脉;7.下腔静脉;8.十二指肠;9.胆总管;10.肝固有动脉;11.肝右叶;12.胆囊

图 2-24 经肝门静脉合成处的横断层 CT 强化扫描图像

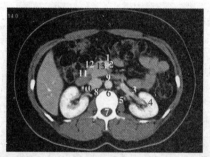

1.肠系膜上静脉;2.肠系膜上动脉;3.左肾静脉;4.左肾;5.腰大肌;6.第 2 腰椎体;7.脊髓;8.右膈脚;9.腹主动脉;10.下腔静脉;11.十二指肠降部;12.胰头;13.胰钩突

图 2-25 经肾门中份的横断层 CT 强化扫描图像

断面的中份由右向左可见十二指肠降部、胰头及胆总管、肠系膜上动静脉、十二指肠升部和空肠,肠系膜出现,于脊柱的左前方,其根部附着十二指肠升部的左侧。胆总管居胰头后缘右端和十二指肠降部之间,向下即穿入十二指肠壁内。肠系膜上动、静脉是胰颈、钩突和左肾静脉的识别标志,又有助于辨识肠系膜根的起始段。

八、经十二指肠水平部的横断层(图 2-26)

十二指肠水平部在脊柱的右侧接续十二指肠降部,水平向左走行,横过第 3 腰椎前方至其左侧,移行为十二结肠升部。此部位于肠系膜上动脉与腹主动脉之间,如肠系膜上动脉起点过低,可能引起肠系膜上动脉压迫综合征。十二指肠壁厚<5 mm。于脊柱左前方,腹主动脉已发出肠系膜下动脉,后者的起始平面多位于第 3 腰椎高度。

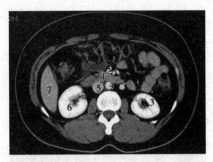

1.十二指肠水平部;2.肠系膜上动、静脉;3.左肾;4.腹主动脉;5.下腔静脉;6.右肾;7.肝右后叶

图 2-26　经十二指肠水平部的横断层 CT 强化扫描图像

九、经肝门静脉的冠状断层(图 2-27)

在胰颈的后方肠系膜上静脉和脾静脉合成肝门静脉。入第一肝门后,肝门静脉左支起始部和右支主干分别走向左前上和右外上。肝门静脉主干的右侧可看到胆囊管和肝总管,肝门静脉主干的左侧可看到肝固有动脉,上述结构均位于肝十二指肠韧带内。肝尾状叶断面增大,其左上和右下均是网膜囊。小网膜左部(肝胃韧带)位于静脉韧带裂内。肝中静脉和肝左静脉各自注入下腔静脉。肝门静脉右前支粗大。

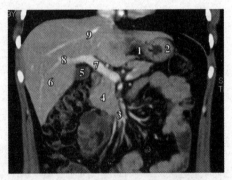

1.网膜囊;2.胃底;3.肠系膜上静脉;4.胰头;5.胆囊;6.肝右前叶;7.门静脉主干;8.肝门静脉右前支;9.肝中间静脉

图 2-27　经肝门静脉的冠状断层 CT 强化扫描图像

(葛陈雷)

第四节　上肢、下肢

一、肩关节上份横断层(图 2-28)

此断面经肩胛冈及锁骨内侧段。断面的外侧份,可见肩胛骨的肩胛冈、关节盂及肱骨头的横断面,其中关节盂与肱骨头内侧的关节面构成肩关节。关节的前面、外侧及后面被三角肌和冈下

肌包绕。在三角肌前部后方及喙突与肩关节之间有肱二头肌长头腱和肩胛下肌腱。在锁骨内侧份后方,可见锁骨下动、静脉及其后方的臂丛神经。

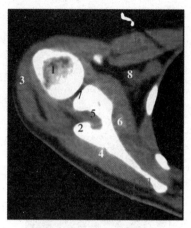

1.肱骨头;2.肩胛骨;3.三角肌;4.冈下肌;5.冈上肌;6.肩胛下肌;7.关节盂;8.臂丛

图 2-28　经肩关节上份横断层 CT 图像

二、肩关节下份横断层面(图 2-29)

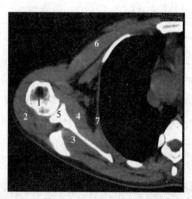

1.肱骨头;2.三角肌;3.冈下肌;4.肩胛下肌;5.肩胛盂;6.胸大肌;7.前锯肌

图 2-29　经肩关节下份横断层 CT 图像

此断面经肩关节中份。在断面外侧部,三角肌呈"C"形由前、外侧、后三面包裹肩关节。肩胛下肌和小圆肌分别越过肩关节前方和后方中止于肱骨小结节或大结节。肱二头肌长头腱则行于肱骨大、小结节间的结节间沟内。三角肌前缘与胸大肌交界处为三角肌胸大肌间沟,内有头静脉行走。肩关节与胸外侧壁之间的三角形间隙为腋窝横断面,其前壁为胸大肌和胸小肌;后壁为肩胛下肌;内侧壁为前锯肌及胸壁。腋窝内可见由锁骨下动、静脉延续而来的腋动、静脉,臂丛神经及腋淋巴结。

三、臂中份横断层解剖(图 2-30)

此断面三角肌消失,肱骨周围完全被臂肌的前(屈肌)群和后(伸肌)群占据,且两者间有典型的从深筋膜延伸至肱骨骨膜侧面的臂内、外侧肌间隔分隔。臂肌前群的喙肱肌于该平面消失,而肱肌首次出现。肱二头肌长、短头汇合。肱三头肌三个头在该平面已融合成一完整肌腹。正中神经、肱静脉、前臂内侧皮神经、肱动脉、尺神经等及穿入深筋膜的贵要静脉和发自肱动脉的尺侧上副动脉仍位于肱骨的内侧,行于臂内侧肌间隔中。桡神经及肱深血管已沿肱骨背面的桡神经沟移行至此断面肱骨的外侧,行于臂外侧肌间隔中。肌皮神经已进入肱肌与肱二头肌之间。

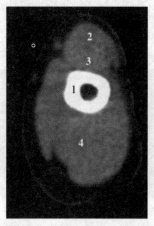

1.肱骨;2.肱二头肌;3.肱肌;4.肱三头肌
图 2-30　经臂中份横断层 CT 图像

四、肘部肱尺关节横断层(图 2-31)

此断面经肘关节上份,肱骨内、外上髁平面。肱骨切面后缘中部的凹陷为鹰嘴窝,恰对其后方的尺骨鹰嘴。两者形成肱尺关节的一部分,被肘关节囊共同包绕。关节囊两侧有尺侧副韧带和桡侧副韧带,分别附着于肱骨内、外上髁。尺骨鹰嘴的后面附有肱三头肌腱,其后面的扁囊状腔隙为鹰嘴皮下囊,为肘关节囊滑膜层向后膨出所形成的滑膜囊。肱骨的前方为肘窝,其内侧界为旋前圆肌,外侧界为肱桡肌,底为肱肌。通过肘窝的重要结构由桡侧向尺侧依次为桡神经及其伴行的桡侧返血管、前臂外侧皮神经、肱二头肌腱、肱动脉、肱静脉、正中神经。尺神经在此平面行于肱骨内上髁后方的尺神经沟内。

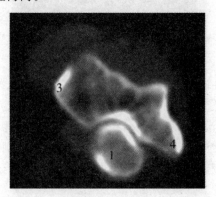

1.尺骨鹰嘴;2.肱肌;3.肱骨外上髁;4.肱骨内上髁
图 2-31　经肘部肱尺关节横断层 CT 图像

五、前臂中份横断层解剖(图 2-32)

桡骨和尺骨的横断面均呈三角形,两骨的骨间嵴之间有前臂骨间膜附着。前臂肌前群位于桡、尺骨及骨间膜的前方,以浅、中、深3层分布。从桡侧至尺侧,浅层依次为:肱桡肌、桡侧腕屈肌、掌长肌和尺侧腕屈肌;中层为旋前圆肌和指浅屈肌;深层为拇长屈肌和指深屈肌。前臂肌后群位于桡、尺骨及骨间膜的后方,分浅、深两层排列。浅层从桡侧至尺侧为桡侧腕长、短伸肌、指伸肌、小指伸肌和尺侧腕伸肌;深层从桡侧至尺侧为旋后肌、拇长展肌和拇长伸肌。分布至前臂肌前群的神经与血管伴行,形成4个血管神经束穿行于肌与肌之间的深筋膜中:桡侧血管神经束、正中血管神经束、尺侧血管神经束和骨间前血管神经束。

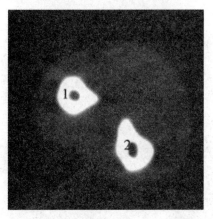

图 2-32 经前臂中份横断层 CT 图像

六、髋部横断层解剖(图 2-33)

断层中心以髋关节为主。髋臼前、后端可见髋臼唇,其中部为髋臼切迹及连于其前、后缘的髋臼横韧带。股骨头、股骨颈及大转子切面由前内向外后延伸。关节囊的前壁外侧份有髂股韧带,内侧份有耻股韧带;后壁可见坐股韧带。髋关节前方为髂腰肌和耻骨肌,其前面为股三角,内有股神经、肱动脉、肱静脉和腹股沟深淋巴结。

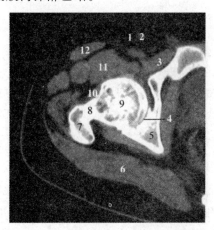

1.股动脉;2.股静脉;3.耻骨肌;4.髋臼唇;5.坐骨体;6.臀大肌;7.股骨大转子;
8.股骨颈;9.股骨头;10.关节囊及髂骨韧带;11.髂腰肌;12.缝匠肌

图 2-33 经髋部的横断层 CT 图像

七、髋部冠状断层解剖(图 2-34)

此断层经股骨头后缘,髋关节居断层的中心,其髋臼由上部的髂骨体和内下部的耻骨体构成。髋臼的上、下缘有髋臼唇附着,股骨头向内上突入髋臼内,关节囊厚。该断面上关节囊的位置、厚度及附着明显,有助于影像学诊断囊内、外病变。关节的外上方为臀肌,外下方为股外侧肌。髋臼内侧为骨盆侧壁。耻骨体的内下方为耻骨下支,两者之间为闭孔,其内、外侧分别可见闭孔内、外肌。

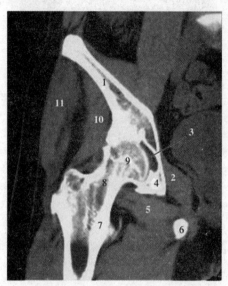

1.髂骨体;2.闭孔内肌;3.股骨头韧带;4.耻骨体;5.闭孔外肌;6.耻骨;7.小转子;8.股骨颈;9.股骨头;10.臀小肌;11.臀中肌

图 2-34 经股骨头后部的冠状断层 CT 图像

八、股部中份横断层解剖(图 2-35)

此断层经腹股沟中点至髌骨上缘中点连线的中点。股骨居中央,其断面近似圆形。后面稍突起为粗线,由此向后、内、外,深筋膜形成 3 条肌间隔。内侧肌间隔中可见在收肌管内下行的股动、静脉和隐神经。在前骨筋膜鞘内有大腿前群肌;后骨筋膜鞘内有大腿后群肌,其深面可见坐骨神经和股深血管的穿支,此处坐骨神经近似扁圆形。内侧骨筋膜鞘内有大腿内侧群肌。股内侧的浅筋膜内有大隐静脉。

九、经膝部髌骨中点横断层解剖(图 2-36)

此断层以骨质结构为主。股骨内、外侧髁占据了断面中央的大部,其后面的凹陷为髁间窝后部;其前方为髌骨,两者之间可见狭窄的膝关节腔,翼状襞突入其内侧部。大腿前群肌已变为肌腱附于髌骨前面。后群肌亦变小。腓肠肌内、外侧头出现(内大外小),二头之间由浅入深可见胫神经、腘静脉和腘动脉,腓总神经位于后外方,腓肠肌外侧头和股二头肌内侧缘后部之间。

十、经膝部中份矢状断层解剖(图 2-37)

此断层为膝关节的典型断面,可见各主要结构。膝关节由股骨、胫骨及髌骨构成,占据断面的前部。髌骨位于股骨下端前方。胫骨上端前面有胫骨粗隆。胫骨髁间隆起明显,其前部附着有前交叉韧带起始部,该韧带向后上方延续抵股骨外侧髁的内侧面;后部有后交叉韧带起始部附着。诊断膝交叉韧带病变,常用 MRI 矢状图像。髌骨下缘至胫骨粗隆间为髌韧带,髌骨与胫骨之间可见髌下脂肪垫和翼状襞。髌上囊位于髌骨与股四头肌之间,并向上延伸。关节后方为腘窝,内有胫神经、腘静脉、腘动脉。

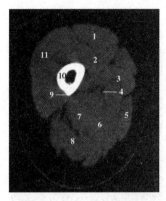

1.股直肌;2.股中间肌;3.长收肌;4.股动脉;5.骨薄肌;6.大收肌;7.半膜肌;8.半腱肌;9.股骨粗线;10.股骨;11.股外侧肌

图 2-35 经股部中份的横断层 CT 图像

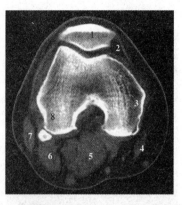

1.髌骨;2.翼状襞;3.股骨内侧髁;4.缝匠肌;5.腓肠肌内侧头;6.腓肠肌外侧头;7.股二头肌;8.股骨外侧髁

图 2-36 经膝部髌骨中点的横断层 CT 图像

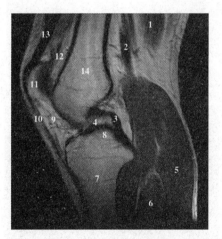

1.股后群肌;2.腘动脉;3.后交叉韧带;4.前交叉韧带;5.腓肠肌;6.比目鱼肌;7.胫骨;8.髁间隆起;9.髌下脂肪垫及翼状襞;10.韧带;11.髌骨;12.髌上囊;13.股四头肌腱;14.股骨

图 2-37 经膝关节中份的矢状 T_1WI 断层

十一、经胫骨体中部横断层(图 2-38)

此断层经胫骨体中部。前骨筋膜鞘中,𧿹长伸肌出现,胫前动、静脉及腓深神经在胫骨前肌深面,紧贴小腿骨间膜。后骨筋膜鞘中,主要由小腿三头肌占据,胫后动、静脉及胫神经位于该肌深面;而腓动、静脉居腓骨之内侧。外侧骨筋膜鞘内,腓骨长肌、腓骨短肌呈浅、深配布,腓浅神经已接近小腿前外侧表面。

十二、踝关节的横断层解剖(图 2-39)

此断层经内踝尖上方 1 cm,主要显示踝关节的构成及其周围韧带。距骨位居中央,与内、外踝关节面一起构成踝关节。关节的前内侧有内侧韧带加强,外侧被距腓前、后韧带加强。距骨的前面有小腿前群肌腱、足背动脉、足背静脉及腓深神经。踝管居踝关节的后内侧,从前至后依次有胫骨后肌腱、趾长屈肌腱、胫后血管、胫神经脉、足脊。

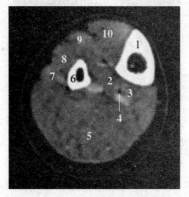

1.胫骨;2.胫骨后肌;3.趾长屈肌;4.胫后血管;5.比目鱼肌;6.腓骨;7.腓骨短肌;8.腓骨长肌;9.趾长伸肌;10.胫骨前肌

图 2-38 经胫骨体中部的横断层 CT 图像

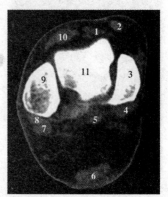

1.趾长伸肌腱;2.胫骨前肌腱;3.内踝;4.胫骨后肌腱;5.趾长屈肌腱;6.跟腱;7.腓骨短肌腱;8.腓骨长肌腱;9.外踝;10.趾长伸肌;11.距骨

图 2-39 经踝关节的横断层 CT 图像

十三、跖骨中部横断层(图 2-40)

由内向外第 1~5 跖骨依次排列,骨间为骨间背侧肌,背面为肌腱,足底部见趾收肌。

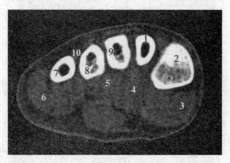

1.第 2 跖骨;2.第 1 跖骨;3.趾短屈肌;4.趾收肌;5.骨间足底肌;6.小趾短屈肌腱;7.第 5 跖骨;8.第 4 跖骨;9.第 3 跖骨;10.骨间背侧肌

图 2-40 经跖骨中部横断层 CT 图像

(王培诚)

第三章

CT成像基础

第一节　CT 成像的原理

一、CT 成像基本原理

计算机断层扫描(CT)是根据人体对 X 线吸收率不同,使用计算机重建方法得到人体二维横断面图像的影像设备。CT 是计算机和 X 线相结合的一项影像诊断技术,主要特点是密度分辨率高,能准确测量各组织的 X 线吸收衰减值,通过计算进行定量分析。

CT 成像的基本过程为:X 线→人体→采集数据→重建图像→显示图像。CT 球管产生的X 线经准直器校准后,穿过具有密度差异的被检体组织,部分能量被吸收,衰减后带有组织的信息由探测器接收,通过数据采集系统进行模数转换,数据转换后由计算机重建成横断面图像,最后由显示器显示图像(图 3-1)。

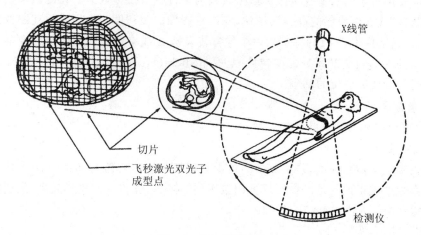

图 3-1　CT 成像原理

因此,CT 成像是以 X 线为能源,以 X 线的吸收衰减特性为成像依据,以数据重建为成像方式,以组织的密度差为 CT 成像的基础,以数据采集和图像重建为重要环节的 X 线成像技术。

(一)数据采集

单层 CT 图像数据采集的基本原理如图 3-2 所示,CT 球管与探测器成对称排列,每排探测器由500～1 000 个探测器单元组成。当 X 射线以扇形束的形式穿过患者横断面时被检体衰减,每个探测器单元会接收透过该层面的 X 射线并测量其衰减后的强度。单个探测器单元在每个角度每条射线上探测到的 X 射线信号强度可通过衰减定律方程进行计算:

$$I = I_o \cdot e^{-\mu d}$$

式中,I_o 代表 X 线在空气或未进入物体前的初始强度,I 为衰减后 X 线强度,d 为物体厚度,μ 为物体的线性衰减系数,e 是自然对数的底。

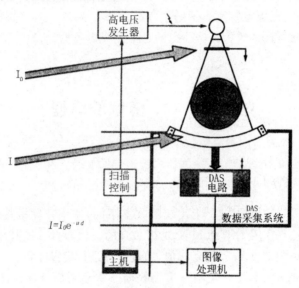

图 3-2 CT 数据采集

单层 CT 图像重建多采用滤波反投影法,利用平行线束几何学原理进行断层图像重建,要求在图像重建前要把所获的扇形线束投影数据转换为平行线束投影数据。在滤波反投影法的应用中,"重建函数核"代表对投影的高通滤波法,它决定图像的锐利度和噪声。重建图像用像素的数字矩阵来代表(通常像素为 512×512),每个像素代表被 X 线束透射的体内欲成像层面的衰减系数。每个像素的 X 线束衰减系数需要转换为 Hounsfield(Hu)单位。范围从-1 024 到 3 071,作为以灰阶或彩色阶代表图像的基础。

(二)图像重建

CT 图像重建的基本算法可分为三种。

1.直接反投影法

直接反投影法又称总和法,是将众多的投影近似地复制成二维分布的方法。其基本原理是把与各向投影强度成正比的量沿投影反方向投影回矩阵里,并将它们累加起来,组成该物体的层面图像。该方法是 CT 成像算法的基础。

2.迭代法

迭代法又称近似法,是将近似重建所得图像的投影同实测的层面进行比较,再将比较得到的差值反投影到图像上,每次反投影之后可得到一幅新的近似图像。通过对所有投影方向都进行上述处理,一次迭代便可完成;再将上一次迭代的结果作为下一次迭代的初始值,继续进行迭代。

迭代重建技术有三种方法:联立迭代重建法(SIRT)、代数重建法(ART)和迭代最小二乘法(IL-ST)。该方法图像较为真实准确,但耗时较多,现已不采用。

3.解析法

解析法是目前CT图像重建技术中应用最广泛的一种方法,它利用傅里叶转换投影定理。主要有三种方法:二维傅里叶转换重建法、空间滤波反投影法和褶积反投影法。其中褶积反投影法目前应用最多,其无需进行傅里叶转换,速度快,转换简单,图像质量好。解析法的特点是速度快,精度高。

普通CT每个探测器单元的宽度、焦点的大小、每转的投影数决定图像的空间分辨率,患者长轴的扇形束厚度则决定图像层厚及长轴的空间分辨率。普通CT只支持一排探测器单元,球管每旋转一圈只扫描一层,扫描时探测器获得的是平面投影数据,而每一层的投影数据是一个完整的闭合环。

二、单层螺旋CT成像原理

螺旋CT扫描是在球管-探测器系统连续旋转的基础上,患者随检查床一起纵向连续运动,CT球管连续产生X线,探测器同步采集数据的一种CT检查方法。螺旋CT采用滑环技术,去除了CT球管与机架相连的电缆,球管-探测器系统可连续旋转,使扫描速度加快。由于螺旋CT扫描时检查床连续单向运动,球管焦点围绕患者旋转的运行轨迹类似一个螺旋管形(图3-3),故称为螺旋扫描。扫描时,螺旋CT探测器采集到的不是某一层面的数据,而是一个部位或一个器官的容积数据,故又称为容积扫描。

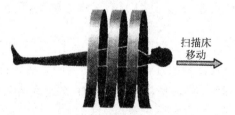

扫描床移动

图3-3　螺旋扫描

滑环技术和检查床连续运动技术的应用是单层螺旋CT在硬件上的重要改进,使用热容量大于3M的CT球管,可满足进行较大范围的容积扫描。

用滑环代替电缆传递信号的方法,称为滑环技术。螺旋CT扫描机架内有多组平行排列的滑环和电刷,CT球管通过电刷和滑环接触实现导电。X线球管的滑环部分根据传递电压的不同,分为高压滑环和低压滑环。前者传递高压发生器输出的电压为几万伏,高压发生器安置在扫描机架外;后者为几百伏,高压发生器安置在扫描机架内。高压滑环上的高压经铜环和碳刷摩擦传递进入转动部分时,易发生高压放电,产生高压噪声,影响数据系统采集,进而影响图像质量。低压滑环的X线发生器需与X线球管一起旋转,增加了旋转部分重量。因而要求X线发生器体积小、重量轻。现在的螺旋CT普遍采用低压滑环技术。螺旋CT的高压发生器体积小,可安装在机架内,并可产生80～140 kV的高压。

单层螺旋CT与非螺旋CT相比有以下优点:①扫描速度快,检查时间短,对比剂利用率高;②一次屏气可完成一个部位检查,克服了呼吸运动伪影,避免了小病灶的遗漏;③利用原始数据,可进行多次不同重建算法或不同层间距的图像重建,提高了二维和三维图像的质量。螺旋CT

扫描无明确层厚概念,扇形线束增宽,使有效扫描层厚增大。

（一）基本原理

CT 图像重建的理论基础是二维图像反投影重建原理,该原理要求被重建的一幅二维图像平面上的任意点,必须采用 360°的全部扫描数据。螺旋扫描是在检查床移动过程中进行的。数据采集系统获得的信息为非平面数据。由于只有平面数据才能重建无伪影的二维图像,为了消除伪影,螺旋 CT 常采用线性内插的数据预处理方法把螺旋扫描的非平面数据合成平面数据,再采用非螺旋扫描的图像重建方法重建一幅螺旋扫描的平面图像。线性内插（LI）是指螺旋扫描数据段上的任意一点可采用相邻两点的扫描数据进行插补。数据内插的方式有 360°线性内插和 180°线性内插两种。360°线性内插法采用 360°扫描数据向外的两点,通过内插形成一个平面数据,优点是图像噪声较小,缺点是实际重建层厚比标称层厚大 30%～40%,导致层厚响应曲线（SSP）增宽,图像质量下降。180°线性内插法则采用靠近重建平面的两点扫描数据,通过内插形成新的平面数据。180°线性内插与 360°线性内插的最大区别是前者采用第二个螺旋扫描数据,并使第二个螺旋扫描数据偏移 180°,从而能够更靠近被重建的数据平面。180°线性内插法重建改善了层厚响应曲线,图像分辨率较高,但噪声增加。

（二）成像参数

由于螺旋 CT 与普通 CT 的扫描方式不同,产生了一些新的成像参数,如扫描层厚与射线束宽度、床速、螺距、重建间隔与重建层厚等。

1.扫描层厚与射线束宽度

扫描层厚是 CT 扫描时被准直器校准的层面厚度,或球管旋转一周探测器测得 Z 轴区域的射线束宽度。单层螺旋 CT 使用扇形 X 线束,只有一排探测器,其射线束宽度决定扫描的厚度,扫描层厚与准直器宽度一致。

2.床速

床速是 CT 扫描时扫描床移动的速度,即球管旋转一圈扫描床移动的距离,与射线束的宽度有关。若扫描床移动的速度增加,则射线束宽度不增加,螺距也增大,图像质量下降。

3.螺距

螺距是扫描旋转架旋转一周,检查床移动的距离与层厚或准直宽度的比值。公式为:

$$Pitch = TF/W$$

式中,TF 是扫描旋转架旋转一周检查床移动的距离,单位是 mm;W 是层厚或准直宽度,单位是 mm;螺距是一个无量纲。

单层螺旋 CT 的准直器宽度与层厚一致,其螺距定义为球管旋转一周扫描床移动的距离与准直器宽度的比值。若单层螺旋 CT 的螺距等于零时,扫描方式为非螺旋扫描。通过被检体的 X 射线在各投影角相同,可获得真实的横断面图像数据;螺距等于 0.5 时,球管旋转 2 周扫描一层面,类似于重叠扫描;螺距等于 1 时,数据采集系统（DAS）可获取球管旋转一周的扫描数据;螺距等于 2 时,DAS 只获取球管旋转半周的扫描数据。扫描剂量恒定不变时,采用大螺距扫描,探测器接收的 X 线量较少,可供成像的数据相应减少,图像质量下降。采用小螺距扫描,探测器接收的 X 射线量较多,成像数据增加,图像质量得到改善。常规螺旋扫描的螺距用 1,即床速与层厚相等;如病灶较小,螺距可小于 1;病灶较大,螺距可大于 1。

三、多层螺旋 CT 成像原理

普通 CT 和单层螺旋 CT 的球管-探测器系统围绕人体旋转一圈只获得一幅人体断面图像,而多层螺旋 CT 的球管-探测器系统围绕人体旋转一周,能同时获得多幅横断面原始图像(图 3-4),故称为多层螺旋 CT(MSCT)。由于多层螺旋 CT 探测器在 Z 轴上的数目由单层 CT 的一排增加到几十排至几百排,故又称为多排 CT(MDCT)。多层螺旋 CT 是指 2 层及以上的螺旋 CT 扫描机,目前临床普及机型为 16 层,16 层以上的有 64 层、256 层、320 层等。

多层螺旋 CT 使用锥形线束扫描,采用阵列探测器和数据采集系统(DAS)获取成像数据。锥形线束和阵列探测器的应用,增宽了每次扫描的线束覆盖范围,实现了多排探测器并行采集多排图像的功能,降低了采集层厚,增加了采集速度,为复杂的影像重组奠定了基础。多层螺旋 CT 的优势是薄层(高分辨)、快速、大范围扫描。

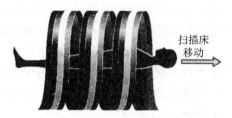

图 3-4　多层螺旋扫描

(一)数据采集

多层螺旋 CT 与单层螺旋 CT 相比,X 线束由扇形改为锥形,线束宽度在 Z 轴方向从 1 cm 增加到几厘米。探测器在 Z 轴方向从单层 CT 的一排增加到几排至几百排。探测器排列有两种类型:一种是 Z 轴方向上所有探测器的宽度一致,即探测器宽度均等分配的等宽型(对称型);另一种是探测器宽度不均等分配的非等宽型(非对称型)。探测器的绝对宽度决定多层螺旋 CT 容积覆盖范围,探测器单元的大小决定图像的层厚。探测器单元越小,获得的图像分辨率越高。16 层以上 CT 的采集单元可达 0.625 mm,实现了"各向同性"的数据采集。各向同性是指 Z 轴分辨率与 XY 轴的分辨率一致或相近,体素为一正方体,任意重建平面(冠、矢状位)的图像质量保持高度一致。

多层螺旋 CT 主要是采用多排探测器和多个数据采集系统,探测器排数大于图像层数。如 4 层螺旋 CT 探测器排数最少为 8 排,最多可达 32 排。DAS 的数目决定采集获得的图像数目,探测器的组合通过电子开关得以实现,目前 DAS 系统有 4 组、16 组、64 组、256 组和 320 组,选择合适的层厚可获得与 DAS 对应的图像数。

Siemens 64 层 CT 采用的 Z-Sharp 技术又称 Z 轴双倍采样技术,球管周围的偏转线圈无极调控偏转电子束,灵活改变 X 线焦点大小和在 Z 轴方向上的位置;每一个焦点投影可读出 2×32 层图像数据;每两个 32 层投影融合得到一个在 Z 轴采样距离 0.3 mm 的 64 层投影;每 150°旋转应用自适应多平面重建(AMPR)方法可重建 64 层图像。Z-Sharp 技术的特点在于 Z 轴飞焦点使到达每一个探测器单元的 X 线投影数加倍,两次相互重叠的投影导致 Z 轴方向上的重叠采样,即 Z 轴双倍采样。GE 使用的共轭采集技术是根据系统设置最佳螺距,在插值求解某重建标准层面上不同投影角位置的数据时,自动根据当前的扫描数据结果,动态采集所需的插值数据点。

(二)图像重建

多层螺旋 CT 的重建原理是用多列探测器的数据来重建一个标准层面的图像。若在 Z 轴某位置重建图像,则把与此重建位置同一投影角的 Z 轴上相邻两个探测器阵列的数据用于插值,并以此作为重建标准层面的投影数据,最后用二维反投影重建算法(2DBP)进行图像重建。

多层螺旋 CT 使用锥形线束扫描,在图像重建前,需要对扫描长轴方向的梯形边缘射线进行必要的修正。多层螺旋 CT 图像重建预处理是线性内插的扩展应用,4 层以下的 CT 大部分采用不考虑锥形线束边缘的图像预处理。常用的图像重建预处理方法有以下几种。

1.优化采样扫描

优化采样扫描是通过扫描前的螺距选择和调节缩小 Z 轴间距,使直接成像数据与补充数据分开,故又称为扫描交叠采样修正。

2.Z 轴滤过长轴内插法

Z 轴滤过长轴内插法是在扫描获得的数据段内选定一个滤过段,并对该段内所有扫描数据作加权平均化处理。滤过段的范围称为滤波宽度(Fw),滤波参数、宽度和形状可影响图像质量。

3.扇形束重建

扇形束重建是将锥形束射线平行分割模拟成扇形束后,再使用扇形束算法进行图像重建的方法。16 层以上 CT 则都已将锥形线束边缘的射线一起计算,各生产厂家采用不同的图像重建预处理方法。常用的方法有以下几种。

(1)自适应多平面重建(AMPR)法:是将螺旋扫描数据中两倍的斜面图像数据分割成几部分,采用各自适配螺旋的轨迹和 240°螺旋扫描数据,并辅以适当的数据内插进行图像重建。

(2)加权超平面重建法:是将三维的扫描数据分成二维的系列,采用凸起的超平面做区域重建的方法。

(3)Feldkamp 重建法:是沿扫描测量的射线,把所有测量的射线反投影到一个三维容积,并以此计算锥形束扫描射线的方法。

(4)心脏图像重建方法:多层螺旋 CT 心脏图像重建方法主要有单扇区重建法(CHR)和多扇区重建法(MSR)。单扇区重建法(CHR)是用回顾性心电门控获得螺旋扫描原始数据,利用半重建技术进行影像重建。多扇区重建法(MSR)是利用心电门控的同期信息,从不同的心动周期和不同列的检查器采集同一期相,但不同角度半重建所需的原始数据来进行影像重建。单扇区与多扇区重建的主要区别是单扇区重建的时间分辨率仅由 X 线管的旋转速度决定,而多扇区重建的时间分辨率不仅受 X 线管的旋转速度的影响,同时也受心率的影响。

四、电子束 CT 成像原理

电子束 CT(EBCT)由大功率的电子枪产生电子束,电子束通过电磁偏转打击固定于机架上的靶环产生 X 射线,实现 CT 扫描。由于没有机械运动,电子束 CT 一次曝光扫描的时间可以达到 50 ms。

EBCT 从 1982 年开始应用于冠状动脉疾病的诊断成像。现在仍在使用的 EBCT 有两排探测器和四排钨靶阳极,对受检者的不同检查部位进行 8 层图像数据的扫描采集。在采用"容积模式"进行扫描时,可以在 300~400 ms 的成像周期内只需曝光 50~100 ms 就可以获得 8 幅图像。在进行钙化积分、冠状动脉 CT 成像或者心功能评价时,EBCT 采用"电影模式"或"流动模式"进行扫描成像,这两种扫描模式分别采用单排探测器(C-150/C-300)和双排探测器的采集方式。电影模式的曝光时间是 50 ms,以每秒 17 次的扫描频率对同一解剖结构进行扫描;流动模式是在扫描时,根据心跳周期时相对同一解剖结构曝光 50～100 ms 进行扫描采集。由于 EBCT 的扫描模式是非螺旋的,因此,要在受检者一次屏住呼吸的情况下完成整个心脏的扫描,扫描层厚受到了限制。当采用单层数据采集模式(C-150/C-300)时,图像厚度是 3 mm,采用双层数据采集模式时,成像厚度是 1.5 mm。进行钙化积分时,EBCT 的纵轴分辨率是足够的,但要实现冠状动脉的三维可视化显示则纵轴分辨率还不够。

EBCT 扫描过程由电子束及四个钨靶环的协同作用完成,避免传统 CT 的 X 线球管、探测器(扫描机架),甚至扫描床的机械运动。电子束 CT 的成像原理与常规 CT 的主要区别在于 X 线产生的方式不同。由于电子束 CT 采用电子束扫描技术代替 X 线球管的机械运动,消除了 X 线球管高速旋转运动产生的离心力,使扫描速度大为提高,将扫描速度缩短为 50 ms 或更短(17～34 幅/秒),成像速度是普通 CT 的 40 倍、螺旋 CT 的 20 倍(需 500 ms),从而减少了呼吸和运动伪影,有利于运动脏器的检查。

当然,目前高档的多层螺旋 CT 扫描机的扫描速度和扫描范围取得了很大进步,在某些方面甚至超过了电子束 CT 的成像水平,促使电子束 CT 扫描机需要在扫描速度、图像信噪比和空间分辨率等方面进一步提高。

五、双源 CT 成像原理

双源 CT(DSCT)采用双球管和双探测器系统,扫描速度为 0.33 s,时间分辨率达到 83 ms,使心脏 CT 成像不受心率约束;两个球管的管电压设置不同时,可做功能性 CT 检查。

(一)球管与探测器系统

双源 CT 配置了两个球管和与之对应的探测器,这两套数据获取系统(球管-探测器系统)放置在旋转机架内,互呈 90°排列(图 3-5)。CT 球管采用电子束 X 线管,单个球管的功率为 80 kW,扫描速度 0.33 s,最大扫描范围 200 cm,各向同性的空间分辨率≤0.4 mm,使用高分辨率扫描时可达到 0.24 mm。

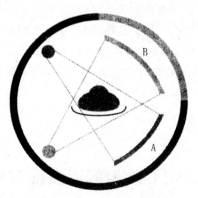

图 3-5 双源 CT 示意图

两套探测器系统中,一套探测器系统(A)覆盖整个扫描野(直径 50 cm FOV),另一套探测器系统(B)主要用于覆盖扫描中心视野(直径 26 cm FOV)。每组探测器各有 40 排,中间部分准直为 32 排宽度 0.6 mm;两边各有 4 排探测器,准直是 8 排宽度 1.2 mm。在机架等中心处,两组探测器的 Z 轴覆盖范围都是 28.8 mm。通过对采集信号数据的正确组合,两组探测器都可以实现

32×0.6 mm 或 24×1.2 mm 的扫描。

(二)数据采集

通过 Z 轴飞焦点技术,32 排 0.6 mm 准直宽度的探测器能同时读取 64 层的投影数据,采样数据的空间间隔是等中心的 0.3 mm。通过使用 Z-Sharp 技术,双源 CT 机架旋转一周。每组探测器都能获取相互重叠的 64 层 0.6 mm 的图像数据。

双源 CT 扫描系统内,两组呈 90°排列的互相独立的数据获取系统(球管-探测器系统),只需同时旋转 90°,就可以获得平行于射线投影平面的整个 180°图像数据,这 180°的图像数据由两个 1/4 的扫描扇区数据组成。由于机架只需旋转 1/4 的扫描扇区,扫描时间只有机架旋转时间的 1/4,即获得半圈扫描数据的时间分辨率只有机架旋转时间的 1/4;而机架的旋转时间是 0.33 s,那么数据采集的时间分辨率就是 83 ms,和受检者的心率无关,在一次心跳周期内就可以完成单扇区数据的采集。

(三)图像重建

双源 CT 的基本扫描重建模式是单扇区重建,这是双源 CT 和单源 CT 最主要的区别。双源 CT 也可采用双扇区重建方法来进一步提高时间分辨率,在采用双扇区重建的方法时,每组探测器采集的 1/4 扫描扇区数据来自相邻连续的两个心跳周期,在每个心跳周期内采集的扇区数据都小于 1/4 扫描扇区数据,这和传统单源多层 CT 的双扇区重建方法相似。双源 CT 在使用双扇区重建方法时,时间分辨率是心率的函数,随着心率的变化而变化,机架旋转时间为 0.33 s 时,在某些特定心率条件下,时间分辨率可以达到 42 ms。由于心率的小变化都会引起时间分辨率的大变化,在双扇区重建的条件下,时间分辨率的平均值是 60 ms。在考虑进行高级的心功能的评估时,可以考虑使用双扇区重建扫描方式,比如在评价异常的心肌运动或者是计算射血分数的峰值时。在进行冠状动脉的检查或者进行心脏功能大体评估时,单扇区重建扫描模式就已能够在临床任何心率条件下提供足够的时间分辨率。

双源 CT 在进行常规 CT 检查时,可以只运行一套 X 线系统,方法与普通 64 层 CT 相同。特殊临床检查,如心脏扫描、心电门控血管成像、全身大范围全速扫描,以及双能量减影成像等,则需使用两套射线/探测器系统的双源组合。

两套 X 线系统由球管和一体化高压发生器组成,可以分别调节相应的 kV 和 mAs。由于每个球管的 kV 都可独立设置为 80 kV、100 kV、120 kV 和 140 kV,当两个球管的管电压不一致时,如一个球管设置为 80 kV,另一个球管设置为 140 kV,双源 CT 就可以实现双能量扫描,从而获得双能量的扫描数据。

(王存社)

第二节　CT 成像的适应证与禁忌证

一、适应证

CT 图像由于密度分辨率高、组织结构无重叠,有利于病变的定位、定性诊断,在临床上应用十分广泛。可用于全身各脏器的检查,对疾病的诊断、治疗方案的确定、疗效观察和预后评价等具有重要的参考价值。

（一）颅脑

CT对颅内肿瘤、脑出血、脑梗死、颅脑外伤、颅内感染及寄生虫病、脑先天性畸形、脑萎缩、脑积水和脱髓鞘疾病等具有较大的诊断价值。多层螺旋CT的脑血管三维重组可以获得精细清晰的血管三维图像，对于脑血管畸形的诊断有较大诊断价值。

（二）头颈部

对眼眶和眼球良恶性肿瘤、眼肌病变、乳突及内耳病变、鼻窦及鼻腔的炎症、息肉及肿瘤，鼻咽部肿瘤尤其是鼻咽癌、喉部肿瘤、甲状腺肿瘤以及颈部肿块等均有较好的显示能力；多平面重组、容积重组等后处理技术可以从任意角度、全方位反映病变密度、形态、大小、位置及相邻组织器官的改变，对外伤、肿瘤等病变的显示可靠、清晰、逼真，可以更有效地指导手术。

（三）胸部

CT对肺肿瘤性病变、炎性病变、间质性病变、先天性病变等均可较好地显示。对支气管扩张诊断清晰准确。对支气管肺癌，可以进行早期诊断，显示病灶内部结构，观察肺门和纵隔淋巴结转移；对纵隔肿瘤的准确定位具有不可取代的价值。可显示心包疾患、主动脉瘤、大血管壁和心瓣膜的钙化。冠状动脉CT血管造影可以清晰显示冠状动脉的走行、狭窄，对临床评价冠心病和进行冠脉介入治疗的筛查有重要的价值。

（四）腹部和盆腔

对于肝、胆、脾、胰、肾、肾上腺、输尿管、前列腺、膀胱、睾丸、子宫及附件，腹腔及腹膜后病变的诊断具有一定优势。对于明确占位性病变的部位、大小以及与邻近组织结构的关系、淋巴结有无转移等亦有重要的作用。对于炎症性和外伤性病变能较好显示。对于胃肠道病变，CT能较好显示肠套叠等，亦可较好地显示肿瘤向胃肠腔外侵犯的情况，以及向邻近和远处转移的情况。但目前显示胃肠道腔内病变仍以胃肠道钡剂检查为首选。

（五）脊柱和骨关节

对椎管狭窄，椎间盘膨出、突出，脊椎小关节退变等脊柱退行性病变，脊柱外伤、脊柱结核、脊椎肿瘤等具有较大的诊断价值。对脊髓及半月板的显示不如MRI敏感。对骨关节病变，CT可显示骨肿瘤的内部结构和肿瘤对软组织的侵犯范围，补充X线片的不足。

二、禁忌证

妊娠妇女不宜进行CT检查。急性出血病变不宜进行增强或CT造影检查。CT检查时应注意防护生殖腺和眼睛。

（王存社）

第三节 CT成像的检查方法

一、CT检查前准备

为使CT检查取得较好的效果，扫描前的准备工作必不可少。检查前的主要准备有以下几个方面。

（一）了解病情

扫描前应详细询问病史，了解患者携带的有关影像学资料和实验室检查，以供扫描时定位及诊断时参考。

（二）解释说明

对患者耐心做好扫描说明解释工作，以消除其顾虑和紧张情绪。

（三）胃肠道准备

进行腹部、盆腔、腰骶部检查者，扫描前一周，不进行胃肠道钡剂造影，不服含金属的药物，如铋剂等。扫描前两日少吃多渣食物。腹部检查前 4 h 禁饮食，扫描前口服对比剂，使胃肠道充盈。盆腔检查前晚口服甘露醇等泻剂清洁肠道，若行清洁灌肠更佳。扫描前 2 h 口服对比剂充盈肠道（图 3-6）。

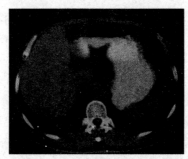

图 3-6　CT 扫描胃肠道内对比剂

（四）制动

根据不同检查部位的需要，确保检查部位的固定，是避免漏扫及减少运动伪影的有效措施。另外，胸腹部检查前应做好呼吸训练，使患者能根据语音提示配合平静呼吸或吸气、屏气；腹部检查前可口服或肌内注射山莨菪碱注射液 20 mg 以减少胃肠道蠕动；喉部扫描时嘱患者不要做吞咽动作；眼部扫描时嘱患者两眼球向前凝视或闭眼不动；儿童或不合作的患者可口服 10％水合氯醛 0.5 mL/kg（不超过10 mL）以制动。

（五）除去金属物品

摆位时去除扫描范围内患者穿戴及携带的金属物品，如钥匙、手机、发卡、耳环、项链、金属拉链、义齿、带金属扣的皮带、硬币、带金属的纽扣等，以防伪影产生。

（六）增强扫描及造影检查准备

行增强扫描及血管造影检查的患者检查前 4 h 禁食、水，以防发生变态反应时发生呕吐或呛咳将胃内容物误吸入肺；检查前应询问有无过敏史，并做碘过敏试验，试验阴性者请患者或家属在碘对比剂检查说明书上签名。少数低渗型非离子型对比剂变态反应发生率极低，不需做变态反应，但应在增强或造影过程中严密监控，以防意外。

（七）注意监护

危重患者检查时，需请临床科室的医护人员陪同并监护。

（八）防尘

患者更衣、换鞋或穿着鞋套进入扫描室，以防灰尘带入机房，进入机器内部。

（九）注意患者家属防护

患者家属非特殊情况下不要滞留在扫描室内，以避免辐射线损伤。

二、CT检查步骤

(一)对患者的接待与登记

仔细审查CT检查申请单是否填写完整,检查部位是否明确和符合要求,并根据病情的轻、重、缓、急和本部门的工作流程合理安排患者的检查时间。给患者做好解释和说明工作以便做好配合,通知患者做好检查前准备。由专门人员进行检查项目的登记和归档。

(二)输入患者的一般资料与扫描相关信息

将患者的姓名、性别、出生年月、CT号等资料输入CT机。有放射科信息系统(RIS)和图像存储与传输系统(PACS)的医院,输入患者资料由工作列表完成。选择扫描方向和患者的体位;如果是增强扫描,要注明C+,其他特殊扫描方式,必要时也注明。

(三)患者体位的处置

根据检查的要求确定是仰卧还是俯卧,头先进还是足先进;根据检查的需要采用适当的辅助装置,固定检查部位;按不同检查部位调整检查床至合适位置,开启定位指示灯,将患者送入扫描孔内。

(四)扫描前定位

定位就是确定扫描的范围,通常先进行定位像扫描,即球管与探测器位置不变,曝光过程中,检查床载患者匀速移动,扫描图像类似高千伏摄影平片。在该定位像上制订扫描计划,确定扫描范围、层厚、层距等。定位较明确的部位(如颅脑),也可利用定位指示灯直接从患者的体表上定出扫描的起始位置,该方法节省时间,缺点是定位不如通过定位像定位准确。

(五)扫描

选择扫描条件,设计扫描程序,按下曝光按钮。在整个扫描过程中,要密切观察每次扫描的图像,必要时调整扫描的范围或作补充扫描,如肺内发现小病灶,最好加扫小病灶部位的高分辨力CT。

(六)照相和存储

根据不同的机器情况,可自动照相或手工照相。自动拍摄是指在CT机上可预先设置,扫描完毕CT机会自动根据设置依次将所有扫描的图像拍摄完成。手工拍摄是扫描完成后,由人工手动照相。一般扫描完毕的CT图像都暂存于CT机的硬盘上,如需永久存储,可选择磁带、光盘等存储介质。

三、CT检查注意事项

主要注意事项有以下几个方面。

(1)CT检查必须注意放射线的防护,要正确、合理地应用CT检查,避免不必要的曝光。对育龄妇女及婴幼儿更应严格掌握适应证,非特殊必要,孕妇禁忌CT检查。CT机及机房本身结构需达到防护标准,以减少被检者、工作人员与CT机房相邻地区人员的X线辐射剂量。重视个人防护,减少被检者、工作人员的受照剂量。

(2)应认真了解病史、其他检查结果及既往影像检查资料,借以指导本次检查,以免检查范围或扫描参数设置不当。

(3)增强扫描使用的碘对比剂量较大,注射速度快,有引起不良反应,甚至变态反应的可能,碘过敏试验阳性者禁忌增强扫描。过敏体质的患者可选用非离子型对比剂以减少不良反应,使用过程中要严密观察,一旦出现变态反应应及时处理、抢救,否则可能危及生命。为避免迟发型变态反应的发生,检查后应让患者留 CT 室观察 30 min 后再离开。CT 室应常备必需的急救药品、器械,以备抢救之用。注意药品的有效期,定时添补更新。

(4)危重患者,过多搬动有生命危险者,临床应先控制病情,可待病情较为稳定后再作 CT 检查。对危重患者的搬动及检查应迅速、轻柔,检查以满足诊断需要为标准,不宜苛求标准延误抢救时间。

(王存社)

第四章
CT检查技术

第一节　颅脑CT检查技术

一、适应证与相关准备

(一)适应证

颅脑外伤、脑血管意外、脑肿瘤、新生儿缺氧缺血性脑病、颅内炎症、脑实质变性、脑萎缩、术后和放疗后复查以及先天性颅脑畸形等。

(二)相关准备

检查前去掉受检者头上发夹、耳环等金属饰物。不合作患者可在检查前采用药物镇静,成人一般用静脉注射或肌内注射10 mg地西泮,小儿口服水合氯醛。婴幼儿CT检查可待其熟睡时进行。增强扫描者,建立好静脉通道。

二、检查技术

(一)普通扫描

1.扫描体位

患者仰卧于扫描床上,头置于头架中,下颌内收,头颅和身体正中矢状面与台面中线垂直,两外耳孔与台面等距。

2.扫描基线与定位像

头部CT扫描的基线选择听眦线。定位像为头颅侧位。

3.扫描范围

自颅底至颅顶,包括整个颅脑。

4.扫描参数

管电压≥120 kV,管电流≥250 mA,准直器宽度为1～2 mm,重建间隔小于或等于准直器宽度的50%,FOV为25 cm×25 cm,矩阵≥512×512,pitch为1.0～1.2;骨算法与软组织算法重建,重建横断面、冠状面或矢状面;横断面的重建基线为听眦线,冠状面的重建基线为听眦下线的垂线,矢状面的重建基线为正中矢状线。骨窗:窗宽 3 000～4 000 Hu,窗位 500～700 Hu;软组织窗:窗宽 90～100 Hu,窗位 35～50 Hu。

5.颅脑 X 刀、γ 刀术前定位扫描

患者颅脑呈标准的头颅前后位,扫描时需先作头颅侧位定位像,确定扫描基线和扫描范围。病变部位的扫描层厚与间隔为 2 mm,pitch 为 1,重建厚度为 1.5 mm;非病变部位层厚用 5 mm,间隔用 7.5 mm,pitch 为 1.5,重建厚度为 2.5 mm。多层螺旋 CT 可用较薄的层厚一次扫描。X 刀和 γ 刀治疗前需作头颅三维重建,以计算治疗时 X 射线或 γ 射线的剂量。

(二)增强扫描

软组织病变或血管性病变的增强扫描,使用高压注射器,非离子型碘对比剂总量为 50～70 mL,流率为 2.0～3.0 mL/s,延迟扫描时间依病变的性质而定,如脑血管畸形、动脉瘤等血管性病变,可在注射对比剂后 50 s 开始扫描;颅内感染、囊肿等,可在注射对比剂后 60 s 开始扫描;颅内转移瘤、脑膜瘤等,可在注射对比剂后为 6～8 min 开始扫描。头部增强的扫描技术参数同颅脑平扫。

(三)脑血流灌注 CT 扫描

在脑缺血性卒中发作的超早期,头部 CT 灌注成像可显示病灶,可定量分析颅内缺血性病变的程度,动态观察脑血流动力学变化,以及病变的位置和范围等。选用头部血流灌注扫描序列,先进行常规的颅脑平扫,再选定某一重点观察层面,然后以 4～7 mL/s 的速率经静脉注射对比剂 50 mL,在对比剂注射的同时对选定层面进行持续 30～46 s 的同层动态连续扫描,得到灌注图像,最后进行常规轴位增强扫描。

三、影像处理

根据临床和诊断需要,进行不同方位的图像重建。重建层厚为 6～8 mm,层间距与层厚相同。根据疾病诊断的需要选用窗宽、窗位;按解剖顺序摄影被检部位或所有病变部位的图像,保持显示图像解剖层面的连续性和图像整体性,适当选择病变部位放大摄影或测量 CT 值等。

颅脑 CT 图像常用脑窗摄影,窗宽为 80～100 Hu,窗位 35 Hu 左右。颅脑 CT 图像符合以下任一条件者,必须加摄骨窗:①颅底、内听道病变;②颅脑外伤;③颅骨病变,或颅内病变侵犯颅骨。骨窗的窗宽为 1 000～1 400 Hu,窗位 300～500 Hu。

耳鸣及疑桥小脑角区病变者,调节窗口技术,以观察内听道有无扩大,并根据需要对局部进行放大。头皮下软组织病变,用软组织窗摄影:窗宽为 300～400 Hu,窗位 35～45 Hu。

脑 CT 血流灌注图像的处理在病变侧或对侧相应部位选取兴趣区,获得兴趣区的时间-密度曲线(TDC),依据曲线通过不同数学模型转换成计算机伪彩处理,得到局部脑血流量(CBF)、脑血流容量(CBV)、对比剂平均通过时间(MTT)和对比剂峰值时间(TTP)等血流动力学参数和灌注图像表现,以便评价脑组织的灌注状态。

(杨琳琳)

第二节　胸部 CT 检查技术

一、适应证与相关准备

(一)适应证

(1)纵隔:CT 检查可以发现常规 X 线不易发现的纵隔肿瘤,并能准确地显示病变的性质、大小及范围。可发现有无淋巴结的肿大,显示病变与周围结构的关系。

(2)肺脏:可以发现肺、支气管和肺门等部位的各种疾病,如肺内的良恶性肿瘤、结核、炎症和间质性、弥漫性病变等。对肺门的增大,可以区分是血管性结构还是淋巴结肿大。

(3)胸膜和胸壁:能准确定位胸膜腔积液和胸膜增厚的范围与程度,鉴别包裹性气胸与胸膜下肥大疱,了解胸壁疾病的侵犯范围及肋骨和胸膜的关系。

(4)外伤:了解外伤后有无气胸、胸腔积液及肋骨骨折等情况。

(5)食管病变。

(二)相关准备

(1)认真审阅申请单,了解患者检查的目的和要求,详细阅读临床资料及其他影像学资料。

(2)检查前向患者简述扫描的全过程,取得患者的配合。

(3)去除检查部位的金属饰物和异物,如发卡、纽扣、钥匙、膏药等,防止产生伪影。

(4)对不合作的患者,包括婴幼儿、躁动不安和意识丧失的患者要给予镇静剂,必要时给予麻醉。

(5)向患者说明呼吸方法,做好呼吸训练。

(6)对于耳聋和不会屏气的患者,在病情许可的情况下,可训练陪伴帮助患者屏气。方法是当听到"屏住气"的口令时,一手捏住患者鼻子,一手捂住患者口部,暂时强制患者停止呼吸,等曝光完毕后,听到"出气"的口令后立即松手。

(7)如果呼吸困难不能屏气或婴幼儿,也可在扫描中加大 mA,缩短时间,以减轻运动伪影。

(8)增强扫描患者,预先建立好静脉通道。

二、检查技术

(一)普通扫描

1.扫描体位

患者仰卧于扫描床上,头先进,两臂上举抱头,身体置于床面正中。

2.扫描范围与定位像

扫描范围从肺尖开始,一直扫描到肺底。定位像为胸部前后正位像,既可作为定位扫描用,又能给诊断提供参考。

3.扫描参数

管电压≥120 kV,管电流采用智能 mAs 技术,准直器宽度为 0.5～1.2 mm,重建间隔为准直器宽度的 50%,FOV 根据患者体型大小设定,应包括整个胸廓,矩阵≥512×512,pitch 为 1.0～

43

1.2;体部软组织算法和肺组织算法重建横断面、冠状面。肺窗:窗宽 1 400～1 800 Hu,窗位 600～800 Hu;纵隔窗:窗宽 200～350 Hu,窗位 30～50 Hu。

(二)增强扫描

对于怀疑胸部占位病变患者,应进行增强扫描。静脉团注对比剂 60～70 mL,流速为 2.0～2.5 mL/s,延迟扫描时间为 20～25 s;对病变性质不明确者,可在 50～60 s 加扫静脉期。扫描范围和扫描参数同平扫。

三、影像处理

根据临床和诊断需要,做不同方位的图像重建。胸部图像的显示和摄影常规采用双窗技术,即肺窗和纵隔窗。对于外伤患者,应观察和摄影骨窗。对肺部的片状影、块状影及结节病灶,可由肺窗向纵隔窗慢慢调节,选择最佳的中间窗观察和摄影。对于怀疑支气管扩张的患者,还应进行高分辨力算法的薄层重建,以更好显示病变。摄影时按人体的解剖顺序从上向下,多幅组合。对于一些小的病灶可采用放大摄影,或进行冠状面、矢状面重建,以便于进行定位描述。另外,还应摄影有无定位线的定位像各一幅。

(杨琳琳)

第三节 腹部 CT 检查技术

一、适应证与相关准备

(一)适应证

1.肝脏和胆囊

包括肝肿瘤、肝囊肿、肝脓肿、脂肪肝、肝硬化、胆道占位、胆管扩张、胆囊炎和胆结石等。

2.脾脏

能确定脾脏的大小、形态、内部结构和先天变异等,并能区分良、恶性肿瘤、炎症及外伤引起的出血等。

3.胰腺

CT 能确定急性胰腺炎的类型;慢性胰腺炎可显示微小的钙化、结石;能确定有无肿瘤,肿瘤的来源、部位和范围;了解外伤后胰腺有否出血等。

4.肾和肾上腺

确定肾脏有无良恶性肿瘤及其大小、范围,有无淋巴结转移等;确定有无肾脏的炎症、脓肿及结石的大小和位置;肾动脉 CT 血管造影可显示有无血管狭窄及其他肾血管病变;显示外伤后有无肾损伤及出血情况;确定肾上腺有无良、恶性肿瘤的存在,以及功能性疾病如肾上腺皮质功能减退等。

5.腹部及腹膜后腔

可以明确有无良、恶性肿瘤的存在,如血管夹层动脉瘤、脂肪瘤和平滑肌肉瘤等;观察有无腹部肿瘤及腹膜后腔的淋巴结转移、炎症和血肿等。

(二)相关准备

(1)检查前应尽可能食用少渣饮食,特别不能服用含有金属的药品,或进行消化道钡剂造影。

(2)检查当日以空腹为宜。

(3)患者应携带其他影像学资料及其他临床相关检查资料。

(4)CT增强患者应严格掌握适应证,做好碘变态反应的救治工作。

(5)将对比剂(如60%泛影葡胺或非离子型对比剂)加入温开水中,配制成1%~2%的浓度给患者口服。检查肝脏、胰腺及脾脏时,扫描前15 min口服该浓度对比剂500 mL,使胃及十二指肠壶腹部充盈,形成良好对比。检查前再口服300~500 mL,以便胃充盈,可有效克服部分容积效应,避免产生伪影,使扫描图像能更好地将胃与其他相邻脏器区别开来。若观察肾及肾上腺则要提前20~30 min口服与上述相似浓度的对比剂。对于腹膜后腔检查则应提前2 h口服1%~2%浓度的对比剂800~1 000 mL,以便于充盈整个肠道系统。

(6)患者脱掉有金属扣子和挂钩的衣裤,取出口袋中的金属物品,解除腰带,去除腰围、腹带及外敷药物等。

(7)做好耐心细致的解释工作,使患者消除疑虑和恐惧,明白检查的程序和目的。训练患者的呼吸,并保持每次呼吸幅度一致。

二、检查技术

(一)普通扫描

1.扫描体位

患者仰卧于扫描床上,头先进,两臂上举抱头,身体置于床面正中。

2.定位像与扫描范围

定位像为腹部前后正位像。扫描基线在定位像上设定,肝脏和脾脏以膈顶为扫描基线,胆囊和胰腺以肝门为扫描基线,肾和肾上腺以肾上极为扫描基线,腹膜后腔以肝门为扫描基线。扫描范围:肝、脾从膈顶扫描至肝右下角;胆囊及胰腺从肝门直至胰腺扫描完整;肾从肾上极扫描到肾下极;肾上腺从起始扫描到肾脏中部;腹膜后腔从肝门扫描到髂前上棘。

3.扫描参数

管电压≥120 kV,管电流采用智能mAs技术,准直器宽度为0.6~1.5 mm,重建间隔为准直器宽度的50%,FOV根据患者体型大小设定,应包括整个腹部(包括腹壁脂肪),矩阵≥512×512,pitch为1.0~1.2;体部软组织算法重建横断面、冠状面。窗宽150~200 Hu,窗位40~60 Hu。

(二)增强扫描

腹部增强扫描的对比剂注射方法均采用静脉内团注法,对比剂用量60~80 mL,流速2~3 mL/s。

肝脏、脾脏增强通常采用三期扫描,动脉期延迟扫描时间25~30 s,门脉期延迟扫描时间60~70 s,实质期延迟扫描时间85~90 s。若怀疑肝血管瘤,则实质期的延迟扫描时间为3~5 min或更长,直至病灶内对比剂充满为止;胰腺增强扫描通常采用"双期",动脉期延迟扫描时间35~40 s,静脉期延迟扫描时间65~70 s;肾脏增强扫描通常扫描皮质期、髓质期和分泌期,皮质期延迟扫描时间25~30 s,髓质期延迟扫描时间60~70 s,分泌期延迟扫描时间2~3 min。

三、影像处理

根据临床和诊断需要,做不同方位的图像重建。腹部扫描采用标准或软组织模式,用螺旋扫描。肝、脾扫描采用 8 mm 层厚,8 mm 间隔;胆道扫描采用 3 mm 层厚,3 mm 间隔;肾脏扫描采用 5~8 mm 层厚,5~8 mm 间隔;肾上腺采用 3 mm 层厚,3 mm 间隔;腹膜后腔扫描采用 8 mm 层厚,8 mm 间隔。腹部 CT 图像的显示一般用软组织窗,根据观察脏器和病变情况,适当调节窗宽和窗位。一般的,窗宽 150~200 Hu,窗位 40~60 Hu;肾上腺窗宽 200~300 Hu,窗位 30~50 Hu。按解剖顺序将平扫、增强、延迟扫描的图像依时间先后摄影,对肾上腺的图像应放大摄影。有些小病灶除须放大摄影外,还可行矢状位、冠状位重建。

(杨琳琳)

第四节　盆腔 CT 检查技术

一、适应证与相关准备

(一)适应证

男性可观察膀胱、前列腺和睾丸有无良、恶性肿瘤以及前列腺增生;女性可观察膀胱、子宫和卵巢有无良、恶性病变及其他病变;在外伤情况下,可观察有无骨折、泌尿生殖器官的损伤和出血等。

(二)相关准备

(1)检查前应尽可能食用少渣饮食,特别不能服用含有重金属的药品,或进行消化道钡剂造影。

(2)患者应携带其他影像学资料及相关的临床检查资料。

(3)增强扫描患者应严格掌握适应证,并做好碘过敏试验。

(4)检查前 2 h 口服 1‰~2‰的对比剂 800~1 000 mL,以充盈小肠和结肠,形成良好对比,待膀胱胀满时行 CT 扫描。

(5)去掉有金属异物的衣裤,扫描区不应有高密度异物。

(6)做好解释工作,使患者消除疑虑和恐惧,明确检查程序和目的,配合检查。

二、检查技术

(一)普通扫描

1.扫描体位

患者仰卧于扫描床上,头先进,两臂上举抱头,身体置于床面正中。

2.扫描范围与定位像

定位像为盆腔前后正位像。扫描范围从髂棘至耻骨联合下缘。

3.扫描参数

管电压≥120 kV,管电流采用智能 mAs 技术,准直器宽度 0.6~1.5 mm,重建间隔为准直器宽度的 50%,FOV 根据患者体型大小设定,应包括整个盆腔,矩阵≥512×512,pitch 为 1.0~1.2;体部软组织算法重建,横断面、冠状面。窗宽 150~200 Hu,窗位 40~60 Hu。

（二）增强扫描

为了盆腔占位病变的定性，并确定其部位、大小和范围，以及是否有盆腔淋巴结转移等，必须作双期增强扫描。增强扫描常规用静脉内团注法，对比剂总量为 60～80 mL，流速为 2.0～2.5 mL/s，动脉期延迟扫描时间 35～40 s，静脉期延迟扫描时间 65～70 s。

三、影像处理

根据临床和诊断需要，做不同方位的图像重建或血管重建。主要扫描膀胱和前列腺时采用 5 mm 层厚，5 mm 间距。若为扫描整个盆腔观察肿块大小时可采用 8 mm 层厚，8 mm 间距。盆腔图像的显示一般用软组织窗，若脏器或病变密度相对较低时，可适当调低窗位显示。盆腔 CT 图像摄影时，按解剖顺序将平扫、增强扫描的图像依时间先后顺序摄影，对一些占位病变可行矢状面和冠状面重建。

（杨琳琳）

第五章

MRI成像基础

第一节　MRI成像的基本设备

MRI成像设备相当复杂,各厂家的产品有所差异,但基本设备均由两大部分组成:一是MR信号发生与采集部分,二是数据处理及图像显示部分。本节重点介绍MRI设备的主要部件,以便使用户有选择的余地。

一、磁场

(一)磁场的产生

磁场由运动的电荷产生,运动电流(D)与导线长度(dB)的乘积即产生一个小的磁场(dB)。导线总长度产生的磁场总和即为总磁场。复杂形状的导线与多个导线会产生相当复杂的磁场。

(二)场强

稳定的外磁场(B_0)是磁共振的基本条件,但究竟采用多大的场强才能产生最好的MR图像迄今仍有争议。在一般情况下,FID的信噪比(SNR)越高MR图像质量越好,但有一些因素会影响信噪比的提高。T_1弛豫时间在一般情况下随着场强的增加而相应延长,从($B_0^{1/4}$至$B_0^{1/2}$)。在成像过程中信噪比取决于T_1与TR之比,也就是说,SNR取决于90°脉冲间纵向弛豫量。如果TR值固定,T_1增加会使SNR丢失,但这种丢失比场强增加获得的SNR增加要小得多。

T_1值变异引起的对比度噪声比(CNR)更为复杂,因为必须同时考虑两个因素,一是T_1改变所致的对比度变化,二是场强增加对SNR的作用。因此,CNR将取决于两种特定组织的T_1值相对变化。T_2弛豫时间与场强的关系不大,无需考虑T_2的影响。

在高场强条件下射频脉冲(RF)不均匀比较明显,在观察野会形成不确定的倾斜角,并引起SNR丢失。其他一些因素不影响SNR,但可影响成像质量,也必须予以考虑:①在高场强中化学位移伪影比较明显,在水/脂肪交界线上由于两种成分的共振频率不同,会引起一道薄线影;②在高场强中运动伪影加重,其原因尚不清楚;③RF储热效应随场强的平方而增加,但与成像质量无关。

二、磁体

(一)磁体的种类

全身MR成像所用的磁体分为3种：①阻抗型（常导型）；②超导型；③永磁型。

阻抗型（常导型）磁体由电流产生磁场（图5-1），导线由铝或铜制成，线圈分为几组，缠绕成圆桶状，它们均有明显的电阻，故为阻抗型电磁体。电阻会消耗电能并使磁体产热。电能消耗量与场强的平方成正比。场强过高冷却系统将无法承受。全身阻抗型MR扫描仪的场强只能达到0.02~0.40 T老式阻抗型MR扫描机当场强为0.15 T时，耗电量为30 kW量级。新式0.5 T阻抗型MR扫描仪耗电量为45 kW量级。阻抗型磁体的磁力线与磁体圆桶平行，也就是说与受检患者身体的长轴平行，但也有与之垂直者。总而言之，阻抗型磁体的优点是空气芯阻抗磁体造价低，工艺不复杂，可现场安装；磁体重量轻，仅5吨左右；磁场可关闭，切断电源即可。阻抗型磁体的缺点为耗电量大，0.2 T磁体耗电达60 kW以上；产热量大，需大量循环水加以冷却；场强低，因提高场强冷却系统不能承受；磁场均匀性受室温的干扰较大。

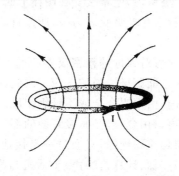

图5-1 环状带电导线产生的磁场

超导型磁体也由导线的电流产生磁场，它与阻抗型的主要差别在于导线由超导材料制成，后者没有电阻，因而没有电能损耗，从理论上说其电流将长流不息，但实际上电流随着时间延长会有极小量的损耗。为了保持超导状态，导线必须浸泡在液氦中（温度为4.2 K）。液氦容器以外包绕着真空层，其外又包绕着液氮（温度为77 K）及又一个真空层。液氮的作用是减慢贵重液氦的挥发。这两种冷冻剂的蒸发率与外磁场场强的大小关系不大。液氦与液氮容器称为冷冻剂低温控制器。如果不用液氮制冷，也可换用外屏蔽式机械制冷器，如果屏蔽制冷的温度低于液氮制冷，可使液氦的挥发率进一步降低。超导型磁体可获得较高的磁场强度，全身MR扫描的场强可达2.0 T，但与阻抗型磁体相比耗费也相应增加，而且需定时补充挥发的液氦与液氮。所有超导型磁体的磁力线均与孔洞的长轴及患者身体的长轴平行。超导磁体的导线线圈用铌钛合金镀在铜线表面上绕制而成，密封在杜瓦容器内，其外还有一层循环的冷却水。总而言之，超导型磁体的优点：①场强高，试验用MR扫描机已有4.7 T的产品，用于人体者多为0.35~2.00 T；②磁场稳定而均匀，不受外界温度的影响，可用于磁共振波谱分析等研究项目，亦可进行磁共振血管造影（MRA）；③磁场亦可关闭，极特殊情况下可使磁体升温，线圈失超，场强下降，但液氦液氮会大量挥发，场强急速下降会使人体产生感应电流，有一定危险性；④磁场强度可以调节，做到一机多用。超导型磁体的缺点：①需要昂贵的冷冻剂，尤其是液氦，使日常维持费用增高；②工艺复杂使造价较高。

永磁型磁体由铁磁物质组成,制造时诱发出较强的磁场。全身 MR 永磁体的场强可达 0.3 T,其重量甚重,可达 100 吨。近年,改用稀土合金如钐钴与钕铁,产生的场强提高而重量减轻。用钕生产的一台永磁型磁体其稳定场强为 0.2 T,仅重 4 081 kg,但造价比铁磁物质昂贵得多。永磁型磁体的磁力线垂直于孔洞与患者的身体长轴。总而言之,永久磁体的优点:①造价与维持费用低,不耗电,不耗冷冻剂;②边缘磁场小,磁铁本身为磁力线提供了反转通路,磁场发射程度小,对周围环境影响小;③磁力线垂直于孔洞,可使用螺线管射频线圈,有助于提高信噪比。永久磁体的缺点:①场强低,只能达到 0.30～0.35 T;②重量过大;③磁场稳定性较差,要求室温波动<1 ℃,因此均匀性也较差;④磁场不能关闭,一旦有金属吸附其上就会影响磁场均匀度。

(二)磁屏蔽

如果固定磁场的场强足够大,明显影响周围环境,就必须有适当的屏蔽对磁体及磁场加以保护,否则对附近的设备如 CT 机、X 射线机、影像增强器、电视显示器、心电图仪和脑电图机均会产生不良作用。还会对带有心脏起搏器及神经刺激器的患者造成危险。另外,较大的铁磁性物体如汽车、钢瓶等从附近经过,也会影响磁体的均匀性,造成 MR 图像质量下降。一般的磁屏蔽是由大量的铁组成,放在磁体间的墙壁内,或直接安在磁体上面。近年来采用超导线圈以抵消磁体远处的磁场。铁本身能像海绵吸水那样吸收磁力线,所以目前仍以廉价的铁制造磁屏蔽。

(三)射频屏蔽

磁共振扫描机使用的射频脉冲可对邻近的精密仪器产生干扰;人体发出的 MR 信号十分微弱,必须避免外界射频信号的干扰才能获得清晰的图像。因此,MR 扫描机周围应当安装射频屏蔽。射频屏蔽一般安装在扫描室内,由铜铝合金或不锈钢制成。扫描室四壁、天花板与地板等六个面均需密封,接缝处应当叠压,窗口用金属丝网,接管线的部位使用带有长套管的过滤板,拉门及接缝处均应贴合,整个屏蔽间与建筑物绝缘,只通过一点接地。接地导线的电阻应符合要求。射频屏蔽使外界射频信号如电视、广播、计算机噪声、步话机与汽车发动机等来的干扰波受到阻挡,并接地短路。

(四)匀场线圈

无论何种磁体,在制造过程中都不可能使孔洞内的磁场完全均匀一致。另外,磁体周围环境中的铁磁性物体如钢梁也会进一步降低磁场的均匀性。为了使外磁场趋于均匀,可进行被动调整与主动调整。被动调整是在磁体孔洞内贴补金属小片,主动调整则采用匀场线圈。匀场线圈是带电流的线圈,外形相当复杂,位于磁体孔洞内,产生小的磁场以部分调节外磁场的不均匀性。匀场线圈可为常导型,亦可为超导型,在常导型中电流由匀场电源供应。

MR 成像所需要的磁场均匀度随时间而有些飘移,患者身体也会使其均匀性有些减低,因此匀场线圈的电流应不定期地加以调整。磁共振波谱分析要求的均匀度较高,在实验之前应对感兴趣区的匀场状况加以调节。

一般磁体孔径范围内的磁场均匀度应<$50×10^{-6}$,当然 ppm 值越低磁场均匀度越好。匀场线圈既可调整磁场均匀性,又可控制磁场形状。一般,在磁体安装完成后即调节均匀度,应使孔洞范围内的均匀度<$50×10^{-6}$,受测标本内每立方厘米内的均匀度<$0.01×10^{-6}$。目前安装的医用 MR 扫描机多用小铁片做被动调整,有的已不用匀场线圈,因后者既耗电又受电流稳定性的影响。

三、磁场梯度

梯度线圈为带电线圈,位于磁体圆桶内部,套在 1 m 孔径的低温控制器内,从而使 RF 线圈与患者所能使用的孔洞内径更小。目前,设计的梯度线圈有 2 种:一种产生的梯度与外磁场 B_0 平行(图 5-2A),一种产生的梯度与外磁场 B_0 垂直(图 5-2B)。第二套梯度线圈与 B 相同,其长轴旋转 90°,提供的梯度位于同一层面上,但与外磁场 B_0 平行。梯度典型数值为 $1\sim10$ mT/m 量级,即 $0.1\sim1$ GaUSs/cm。梯度场的目的是提供成像的位置信息。目前,设计的特殊磁场梯度有 3 种:一是层面选择梯度,二是频率编码梯度,三是相位编码梯度。这 3 种磁场梯度的设计不仅取决于任何一种的物理差异,也取决于采用的特定脉冲序列。3 种磁场梯度的任何一种均可用以完成这 3 项作用之一。

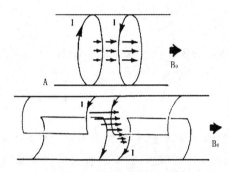

图 5-2　梯度线圈示意图
A.梯度场与外磁场 B_0 平行;B.梯度场与外磁场 B_0 垂直

磁场梯度的方向均按 3 个基本轴线(X、Y、Z 轴)的方向。但联合使用梯度场亦可获得任意斜轴的图像。与匀场线圈不同,磁场梯度可随时开关,在整个脉冲序列中可有不同的幅度。梯度改变的幅度与速率必须精确调节,需在计算机直接控制下供应适当的电流,与常规多层面自旋回波成像相比,多数迅速采集数据的方法均需要梯度场迅速变化。也就是说,对梯度场及其供电系统有很高的技术要求。

与外磁场 B_0 相比梯度磁场相当微弱,但它却提供了扫描物体的空间分辨力。在 Larmor 方程上,$\omega_0 = \gamma B_0$,即质子的共振频率等于其旋磁比与外磁场强度的乘积。外磁场的轻微变化必然使受检组织的共振频率发生相应的变化。在固定的外磁场上附加一个线性的梯度场,就会在受检物体上形成不同共振频率的空间坐标。以 1.0 T 的磁场为例,采用两组线圈通以不同方向的电流,在磁体两侧即形成 0.002 5 T 的磁场差(梯度),一端为 1.002 5 T,另一端为 0.997 5 T,中心为 1.0 T_2 位于 1.0 T 处氢质子的共振频率为 42.577 1 MHz,位于较高场强端氢质子的共振频率为 42.683 5 MHz,位于较低场强端者为 42.470 6 MHz。选用不同频率的射频脉冲去激励相应位置的氢质子,就可以选择层面。控制梯度场的大小及 RF 脉冲的带宽就可以选择层厚。

在 X、Y、Z 三个方向上施加的梯度磁场可以对冠状、矢状与轴面进行层面选择。三个梯度场中之一作为层面选择梯度,另外两个分别做频率编码与相位编码。例如,将 X 方向上的梯度场 G_x 用于层面选择,在施加 RF 脉冲与 G_x 脉冲后 X、Y 层面上的氢质子产生共振。此时,立即施加频率编码梯度 GY,沿 Y 轴进行频率编码,由于处在磁场不同位置的质子共振频率不同,从而可以确定它们在 Y 轴上的位置。在 Z 轴方向上进行相位编码,处在较强磁场端的质子进动快,处在较弱磁场端的质子进动慢,根据相位编码可以确定不同进动速度的质子的位置。频率编码与相位编码可对每个体素进行空间定位,而在施加梯度场后每个体素与成像的像素是对应的,它们发出的 MR 信号幅度就是图像上的黑白灰度。

磁场梯度系统是磁共振的核心之一,其性能直接关系到成像质量,下列几点应特别注意:

①均匀容积,标准鞍形线圈的容积内仅 60% 能达到磁场均匀度的要求,该容积位于孔洞的中轴区,线圈的均匀容积区越大,成像区的限制越小。②线性,是衡量梯度场平稳度的指标。非线性百分比越高磁场准确性越差,图像边缘区产生的暗影与解剖变异越明显,一般梯度场的非线性不应 > 2%。③梯度场强度与变化幅度,与图像层厚和扫描野有关,梯度场强可变就能选择不同的扫描野,并可选择不同的空间分辨率,还可影响扫描时间,梯度放大器的性能主要取决于梯度场强与变化幅度。梯度场强度一般为 1 Guass/1 cm。④梯度场启动时间:快速扫描要求从启动至达到额定值的时间越短越好,一般梯度场启动时间为 1 ms。

四、射频线圈及其电子学

射频系统用来发射射频脉冲,使磁化的氢质子吸收能量产生共振(激励);在弛豫过程中氢质子释放能量并发出 MR 信号,后者为检测系统所接受。由此可见,射频系统主要由发射与接收两部分组成,其部件包括发射器、功率放大器、发射线圈、接收线圈及低噪声信号放大器等。

(一)发射器

射频脉冲是诱发磁共振现象的主导因素,它由能产生宽带频率的频率合成器发出,既需要发射波有精确的时相性,又需要复杂而准确的波形,整个过程需要由计算机控制。应当指出的是,它产生的频带围绕着 Larmor 频率左右,并非恰好等于 Larmor 频率。这些发射波由射频(RF)线圈放大并发射出去。发射线圈也可作为接收器,接收进动原子核发出的放射波,当然也可采用第二个线圈担任接收功能。一般发射器的功率为 0.5~10 kW,合格的发射功率应能激励所选层面内的全部质子,以取得最大的信号强度。由于人体外形、重量与组织类型不同,对射频功率的要求也有所不同,因此高场强磁共振机通常需要先测定患者的体重,以供计算机选用不同的发射功率。

每种原子核的共振频率 $\omega_0 = \gamma B_0$(旋磁比×外磁场强度),不同原子核的旋磁比不同,在相同外磁场条件下彼此的共振频率必然不同。例如,在 1.0 T 条件下氢核的共振频率为 42.58 MHz,钠核为 11.26 MHz,要想做多种原子核的共振波谱,发射器与接收器的频率范围必须较宽。

(二)全容积线圈

MRI 主要有 2 类线圈:一是全容积线圈;二是局部或表面线圈。全容积线圈激励与接受很大容积组织的信号,如头部线圈与体部线圈。表面线圈仅激励与接受小容积组织内的信号,但信噪比相当高,如膝关节线圈等。

全容积线圈有 2 种常用的形状,一为螺旋管形(图 5-3),一为马鞍形(图 5-4)。近年来,又设计出轨迹圆筒形与鸟笼形线圈。在选择线圈时应当记住,线圈产生的发射波的 B_1 成分(射频成分)必须与外磁场 B_0 垂直。螺旋形线圈用于外磁场与患者身体长轴垂直的磁体,如永久型磁体。马鞍形线圈用于外磁场与患者身体长轴平行的磁体,如超导型磁体。

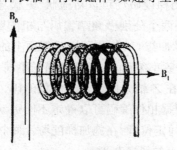

图 5-3 螺旋形线圈

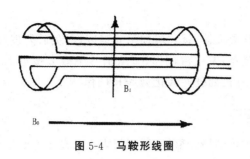

图 5-4　马鞍形线圈

(三)正交线圈

正交线圈可产生环状极性发射波。它的两个相等的线圈转动时彼此相差90°。单一线圈产生的线性发射波与环形极性发射波不同。环形极性线圈有几个优点:一是信噪比增加,二是 RF 产热减少,三是改善了体部 RF 场的均匀性。

(四)表面线圈

局部或表面线圈仅能显示小容积的解剖结构,但信噪比极高,能在较短时间内得到与体部线圈相同的分辨率,或在同样时间内提高局部的分辨率。

为了理解表面线圈的功能,必须首先了解噪声的来源。在场强>0.3 T 的磁场中主要来自两方面:①体内电解质的盲目运动;②体内带电荷分子的盲目运动。这些盲目运动在线圈内诱发出电压,叠加在进动原子核诱发的电压(信号)上,即引起所谓"噪声"。从整个容积中接收信号的线圈,也从该容积中接收噪声,并将后者叠加在 MR 图像上。因此,任何小的感兴趣区都含有整个容积的噪声。

如果仅仅接收一个小区域的信号与噪声,信号衰减量仅为该局限区者而非减去整个容积的噪声。噪声的其他来源还有:①带双极电动量分子的盲目的布朗运动;②线圈本身的电阻。如果采用良好的线圈这两种噪声与电解质运动产生的噪声相比可以减少到最小限度。

发射/接收线圈与单纯接收线圈所有局部(或表面)线圈不外乎两种类型:一是发射与接收并用的线圈;二是单纯的接收线圈。局部线圈一般均有相对不均匀接收野,但例外者也有。发射/接受线圈还有相对不均匀发射野。因此,仅有一个小区域可发射精确的90°与180°脉冲,这就缩小了敏感区。单纯接收线圈与发射的 RF 偶尔。全容积发射线圈有良好的均匀性,但接收线圈与发射波之间的相互作用也能引起以下 2 个问题:①损伤接收线圈本身,因它的原设计仅能从人体中接收较少的信号;②使 RF 发射野变形,因而向感兴趣区发射的倾斜角不准确。对线形激励线圈来说,这个问题尚可解决,通过调整接收线圈的放置方向,使其 B₁ 场与发射线圈的 B₁ 场垂直。环形极性线圈及特殊解剖处,目前也有了相应的解决办法。为了提高表面线圈的功能,近来推出了许多种新产品。如果两个表面线圈无相互作用,其信噪比相同,可同时采集成像,那么就能用于检查对称的解剖部位,如双侧颞颌关节、双侧膝关节半月板,这种线圈已经问世。

在选用表面线圈时应尽量贴近感兴趣区,才能提高信噪比,获得高质量的 MR 局部图像。直径小的线圈比直径大的线圈信噪比高。对距离表面线圈较远的部位,大口径线圈的信噪比略高于小口径线圈。例如检查距离表面仅为2~3 cm 的颞颌关节,采用5 cm 口径的表面线圈比采用10 cm 口径的表面线圈效果好。检查整个膝关节可采用能包裹全膝的小型鸟笼样表面线圈。如果仅检查一侧半月板,应采用小型圈状表面线圈,贴近在半月板表面即可。增大表面线圈的口径并不能改善对深层组织的分辨力,因而限制了表面线圈在内脏的应用。

（五）接收器

信号从接收线圈传到预放大器,旨在增加信号强度,以免后处理过程减弱了信噪比。信号从预放大器传至相位敏感检测器,发生解调作用,从信号中减去接近 Larmor 频率的无关波形,使信号呈千赫范围,然后经计算机处理并转化为 MR 图像。

五、计算机及数字处理

计算机系统是仅次于磁体的昂贵部件,性能要求大大高于 CT 所用的计算机。目前,MR 扫描机多采用小型计算机,如 Eclips140 等型号,内存能力在 1 兆字节以上。计算机主要外部设备包括:①阵列处理机,用于数据处理及二维傅立叶转换;②磁盘,存储 500 兆字节以上,数据传输速度为 1.2 兆字节/秒以上;③磁带机,用于存储图像及原始数据;④MR 处理器,包括表格存储器、时控板及海量存储器;⑤图像存储显示器,MR 图像与原始数据存在磁盘、软盘与磁带里,通过显示屏可随时显示;⑥操作台,分主诊断台与卫星诊断台两种,前者控制扫描,后者评价图像,部分功能可在两个诊断台上同时进行。

计算机不能直接运算 MR 信号,信号必须首先转换成具体的数字,这一任务由模拟—数字转换器(ADC)完成,它采集自旋回波等信号,按具体的间隔,并给予每一个采集间隔以数据。采集的标准时间间隔为 5~20 μs。采集一个自旋回波的处理时间,称为采样时间窗。采样窗的间期(ms)等于采样间隔(μs×采集次数(一般为 256)。在一定梯度场中,观察野的大小取决于采集间隔期限。在一定的观察野中,空间分辨率取决于窗的长度。如果采集窗长,T_2 弛豫作用也影响分辨率。

计算机控制系统称为中心处理单位(CPU)。图像重建在第二个相连的计算机上进行,称为阵列处理机(AP)。它能同时处理大量数据并迅速进行傅立叶转换。计算机运算的最后结果是一个数字阵列,然后按灰阶的数值排列组合成 MR 图像,并显示在屏幕上。多数 MR 扫描机在电视屏显像前还对数字资料进行了一定程度的调整,以提高图像的质量。

一旦重建成 MR 图像,数据即进入磁盘以短期保存。从磁盘中可提取数据进入磁带以长期保存。用数字光盘存储量更大,也更易于提取图像。

（李梦龙）

第二节　MRI 成像的图像特点

一、多参数成像

具有一定 T_1 差别的各种组织,包括正常与病变组织,转为模拟灰度的黑白影,则可使器官及其病变成像。MRI 所显示的解剖结构非常逼真,在良好清晰的解剖背景上,再显出病变影像,使得病变同解剖结构的关系更明确。

值得注意的是,MRI 的影像虽然也以不同灰度显示,但反映的是 MR 信号强度的不同或弛豫时间 T_1 与 T_2 的长短,而不像 CT 图像,灰度反映的是组织密度。

MRI 是多参数成像,其成像参数主要包括 T_1、T_2 和质子密度等,可分别获得同一解剖部位

或层面的 T_1WI、T_2WI 和 PDWI 等多种图像；而包括 CT 在内的 X 线成像，只有密度一个参数，仅能获得密度对比一种图像。在 MRI 中，T_1WI 上的影像对比主要反映的是组织间 T_1 的差别；T_2WI 上的影像对比主要反映的是组织间 T_2 的差别；而 PDWI 上的影像对比主要反映的是组织间质子密度的差别。

在 T_1WI 上，脂肪 T_1 短，MR 信号强，影像白；脑与肌肉 T_1 居中，影像灰；脑脊液 T_1 长；骨与空气含氢量少，MR 信号弱，影像黑。在 T_2WI 上，则与 T_1WI 不同，例如脑脊液 T_2 长，MR 信号强而呈白影。

二、多方位成像

MRI 可获得人体轴位、冠状位、矢状位及任意倾斜层面的图像，有利于解剖结构和病变的三维显示和定位。

三、流空效应

体内流动的液体中的质子与周围处于静止状态的质子相比，在 MR 图像上表现出不同的信号特征，称为流空效应。血管内快速流动的血液，在 MR 成像过程中虽然受到射频脉冲激励，但在终止射频脉冲后采集 MR 信号时已经流出成像层面，因此接收不到该部分血液的信号，呈现为无信号黑影，这一现象称为流空现象。血液的流空现象使血管腔不使用对比剂即可显影，是 MRI 成像中的一个特点。

流动血液的信号还与流动方向、流动速度及层流和湍流有关。在某些状态下，流动液体还可表现为明显的高信号。

四、质子弛豫增强效应与对比增强

一些顺磁性和超顺磁性物质使局部产生磁场，可缩短周围质子弛豫时间，此效应称为质子弛豫增强效应，这一效应是 MRI 行对比剂增强检查的基础。

（李梦龙）

第六章

MRI检查技术

第一节　胸部及乳腺 MRI 检查技术

一、胸部 MRI 检查技术

对于大多数的肺部检查,磁共振成像不是首选,空间分辨率不如 CT,对细小结构显示欠佳,特别对10 mm以下的结节难以显示,对钙化显示不敏感,检查时间长患者难合作,肺部检查首选 CT。

(一)检查前准备

(1)接诊时,核对患者一般资料,明确检查目的和要求。

(2)患者是否属禁忌证的范围。并嘱患者认真阅读检查注意事项,按要求准备,提供耳塞。

(3)进入检查室之前,应除去患者身上一切能除去的金属物品、义齿、磁性物质及电子器件,以免引起伪影及对物品的损坏。

(4)常规使用心电门控,训练受检者屏气或应用呼吸补偿技术。

(5)有焦躁不安及幽闭恐惧症患者,应给适量的镇静剂或麻醉药物。

(二)常见适应证与禁忌证

1.适应证

(1)肺部肿瘤,了解肿瘤的大小与肺叶、肺段、支气管的关系。

(2)肿瘤定位非常正确,能够显示肿块与血管、支气管的受压情况。

(3)纵隔与肺门肿块。

2.禁忌证

(1)装有心脏起搏器或带金属植入物者。

(2)急诊患者不适合检查。

(3)术后体内留有金属夹子者。检查部位邻近体内有不能去除的金属植入物。

(4)MRI 对比剂有关的禁忌证。严重心、肝、肾衰竭禁用对比剂。

(5)早期妊娠者(3 个月内)的妇女应避免 MRI 扫描。

（三）线圈及患者体位

1.线圈选择

体部相控阵表面线圈,后纵隔、脊柱旁病变可采用脊柱相控阵线圈。

2.体位设计

患者仰卧位,手臂放于两旁,训练患者有规律的呼吸并放置呼吸传感器在下胸部或上腹部。在给患者摆放表面线圈和扫描定位时,使纵向定位线穿过线圈和受检者的中线;水平定位线穿过线圈的十字中点。表面线圈上线与喉结平齐。

采集中心对准胸骨中点。

（四）扫描方位

首先行冠、矢、轴三平面定位像扫描,在定位像上确定扫描基线、扫描方法和扫描范围。胸部常规扫描方位有横轴位、矢状位、冠状位,必要时加扫其他斜面的图像。

1.横轴位（T_2WI、T_1WI、GRE 屏气序列）

取冠状位定位像定位,相位编码方向为前后向（选择"无相位卷褶"技术）。

2.斜冠状位（T_2WI、T_1WI）

取正中矢状位做定位像,使扫描线与气管长轴平行。相位编码方向为左右向（选择"无相位卷褶"技术）。

3.矢状位（T_1WI）

取横轴位做定位像,相位编码方向为前后向。

（五）常用成像序列

1.脉冲序列

（1）T_2WI-TSE 是最基本的扫描序列,通常添加脂肪抑制及呼吸门控技术。

（2）T_1WI-GRE 三维容积内插快速 GRE 序列（西门子的 VIBE 序列,GE FAME、LAVA 序列及飞利浦的 THRIVE 序列）采集速度比二维扰相位 GRE 序列更快,扫描层面更薄,具有高空间分辨率,有利于小病灶的显示。

（3）HASTE（半傅立叶变换的单次激发超快速自旋回波序列）,此序列扫描速度快,对受检者的体位运动和呼吸、心跳运动不敏感。该序列通常用于肺水肿、肺出血和肺炎的检查。

2.三维容积内插快速 GRE 序列

包括西门子的 VIBE 序列、GE FAME、LAVA 序列及飞利浦的 THRIVE 序列。采集速度比二维扰相位 GRE 序列更快,扫描层面更薄,具有高空间分辨率,有利于小病灶的显示。

3.HASTE（半傅立叶变换的单次激发超快速自旋回波序列）

此序列扫描速度快,对受检者的体位运动和呼吸、心跳运动不敏感。该序列通常用于肺水肿、肺出血和肺炎的检查。

（六）胸部常见病变的特殊检查要求

（1）与气管平行的斜冠状位相,能清楚显示气管分叉、隆突区病变。FSE T_2WI 加脂肪抑制技术,显示胸壁病变更佳。

（2）胸部病变往往多发,横断位扫描要包括整个胸部,以免漏掉病变。如果病变较小,可加做薄层扫描。

（3）T_1WI 像呈高信号的病变要在同样情况下加做 T_1WI 加脂肪抑制技术。T_2WI 常规要加脂肪抑制技术。

（4）由于胸部的呼吸运动伪影干扰,使用呼吸门控时,还要取得患者的配合,嘱患者做平静有规律的呼吸尤为重要。

(5)胸内甲状腺肿为由颈部连至前纵隔的病变,矢状位图像有利于显示其与颈部甲状腺相连。

二、乳腺 MRI 检查技术

(一)检查前准备

(1)最佳检查时间由于正常乳腺组织增强在月经周期的分泌期最为显著,因而对乳腺核磁检查尽量安排在月经周期的 7~14 d 进行。

(2)接诊时,核对患者一般资料,明确检查目的和要求。对目的和要求不清的申请单,应请临床医师务必写清,以免检查部位出错。

(3)并嘱患者认真阅读检查注意事项,按要求准备,提供耳塞。

(4)进入检查室之前,应除去患者身上一切能除去的金属物品、义齿等磁性物质及电子器件,以免引起伪影及对物品的损坏。

(5)告诉患者扫描过程中不得随意运动,平静呼吸,若有不适,可通过话筒和工作人员联系。

(6)对有焦躁不安及幽闭恐惧症患者,应给适量的镇静剂或麻醉药物。一旦发生幽闭恐惧症立即停止检查,让患者脱离现场。

(二)常见适应证与禁忌证

1.适应证

(1)乳腺占位病变的定性:X 线摄影或超声影像检查不能确定性质时,可考虑磁共振检查。

(2)乳腺癌的分期:对浸润性乳腺癌的高敏感性,有助于显示和评价肿瘤对胸肌筋膜、胸大肌以及肋间肌的浸润等。对外科手术有指导意义,特别在保留乳房治疗时建议行乳腺增强的核磁检查。

(3)辅助化疗疗效的评估:在化疗前、化疗中及化疗后进行磁共振检查有助于对化疗反应性的评估。

(4)保乳术后复发的监测:保留乳房手术(包括组织成形术)后,鉴别肿瘤复发和术后瘢痕。

(5)乳房成形术后随访:假体植入术后乳腺 X 线摄影评估困难者,MRI 检查有助于乳腺癌的诊断和植入假体完整性的评价。

2.禁忌证

(1)妊娠期妇女。

(2)体内装置有起搏器、外科金属夹子等铁磁性物质以及其他不得接近强磁场者。

(3)患有幽闭恐惧症者。

(4)具有对任何钆螯合物过敏史的患者。

(三)线圈及患者体位

1.线圈选择

乳腺专用表面线圈。

2.体位设计

患者俯卧于乳腺线圈上,双侧乳房悬于线圈凹槽内,使乳房处于自然下垂状态,乳头置于线圈中心,并将额头置于专用枕上。

采集中心对准线圈中心(双乳头连线)。

(四)扫描方位

双侧乳腺检查以横轴位为主,矢状位为辅。乳腺病变检查做平扫加动态增强扫描。

1.横轴位[T_2WI加脂肪抑制、T_1WI、3D SPGR(VABRANT)、DWI]

在矢状位定位像上定位,定位线包括双侧乳腺上下缘及两侧胸壁。横轴位相位编码方向在左右向,以防心脏搏动伪影对图像的影响。定位中心在胸壁前缘。

2.矢状位(T_2WI加脂肪抑制、3D SPGR)

取冠状位或横轴位定位,两侧乳腺分别定位,相位编码方向上下向。

3.矢状位(3D SPGR)

以横断位乳头层面做定位像,定位线包括整个乳腺及侧胸壁。相位编码方向上下向,增强扫描不受心脏搏动影响。

(五)推荐脉冲序列及扫描参数

乳腺平扫及动态增强扫描参数(1.5T)。

(1)T_2WI加脂肪抑制。

(2)T_1WI。

(3)DWI。

(4)动态增强序列。

(六)乳腺扫描的特殊检查要求

(1)乳腺扫描不使用呼吸门控,因为患者俯卧位呼吸幅度小。

(2)乳腺内富含脂肪平扫T_2WI及T_1增强扫描一定要加脂肪抑制技术。

(3)乳腺病变定性诊断主要依赖于动态增强扫描。①乳腺动态增强扫描:常使用3D模式,尽量使图像各向同性便于多平面重组观察病灶,如果不具备3D序列也可用2D。先做增强前平扫,然后注射对比剂延迟18~20 s后连续扫描,共扫描6~7次。扫描后做时间-信号强度曲线后处理。②时间-信号强度曲线:反映强化前后病灶信号强度的变化,分三型。Ⅰ型为增长型:信号强度迅速上升达到峰值后便呈平缓上升状态,多为良性病灶表现;Ⅱ型为平台型:强化初期迅速上升,在强化中后期呈平台状,为可疑病灶(可良性也可恶性);Ⅲ型下降型:信号强度在中后期呈下降趋势,多为恶性病灶。

(4)DWI序列(b=1 000 mm²/s)为乳腺疾病的诊断及鉴别诊断提供参考,恶性病变在DWI表现为明显高信号,其ADC值标准以1.3 s/mm²为界,低于此值多为恶性,高于此值多为良性,且恶性肿瘤ADC值明显小于良性病变和正常组织。这与恶性肿瘤细胞密度高水分子活动受限明显有关。

(5)乳腺病变扫描结果分析相关指标:病灶的形态、DWI信号、ADC值及动态增强扫描时间-信号强度曲线的类型等有关。

(葛陈雷)

第二节　心脏及血管 MRI 检查技术

一、心脏 MRI 检查技术

(一)检查前准备

(1)接诊时,核对患者一般资料,明确检查目的和要求。对目的和要求不清的申请单,应请临床医师务必写清,以免检查部位出错。

(2)患者是否属禁忌证的范围。并嘱患者认真阅读检查注意事项,按要求准备。

(3)进入检查室之前,应除去患者身上一切能除去的金属物品、磁性物质及电子器件,以免引起伪影及对物品的损坏。

(4)控制患者的心率在 90 次/分钟以内,心律不齐者应用药物保持其心律整齐。训练患者的呼吸,根据每个患者的情况,可采用深吸气末屏气或吸气→呼气→屏气后 MRI 开始扫描。

(5)按各厂家电极安放要求连接 VCG 或 ECG 电极。

(6)告诉患者所需检查的时间,扫描过程中不得随意运动,若有不适,可通过话筒和工作人员联系。

(7)婴幼儿、焦躁不安及幽闭恐惧症患者,应给适量的镇静剂或麻醉药物。一旦发生幽闭恐惧症立即停止检查,让患者脱离现场。

(8)急、危重症患者必须做 MRI 检查时,应有临床医师陪同观察。心包疾病患者检查时应密切观察患者的情况,患者感觉不适时及时终止检查,采取相应救治措施。

(二)常见适应证与禁忌证

1.适应证

(1)先天性心脏病。

(2)心瓣膜病。

(3)冠状动脉性心脏病。

(4)心肌病。

(5)心包病。

(6)心脏肿瘤等。

2.禁忌证

(1)装有心电起搏器或带金属植入者。

(2)使用带金属的各种抢救用具而不能去除者。

(3)检查部位邻近体内有不能去除的金属植入物(产品说明适用于 MRI 检查的血管支架除外)。

(4)MRI 对比剂有关的禁忌证。严重心、肝、肾衰竭禁用对比剂。

(5)早期妊娠(3 个月内)的妇女应避免 MRI 扫描。

(6)幽闭症患者。

(三)线圈选择及患者体位设计

1.线圈

心脏专用相控阵线圈。

2.体位

患者仰卧位,头先进,将心脏置于线圈中心,双手置于身体两侧,人体长轴与床面长轴一致。移动床面位置,开定位灯,使"十字"定位灯的纵横交点对准线圈纵、横轴中点,即以线圈中心为采集中心,锁定位置,并送至磁场中心。

(四)扫描方位

先扫定位片,采用快速成像序列同时冠、矢、轴三方向定位图。用交互扫描的方式进行定位线的定位。

扫描完以上基本位置后,根据各疾病的不同需求,选择适当的体位进行结构或电影的成像;范围包括需显示的结构。

(五)推荐脉冲序列

(1)快速自旋回波。

(2)快速梯度回波。

(六)图像优化(序列参数应用技巧)

1.技术要点

在心脏 MRI 检查过程中,患者的配合显得尤为重要。检查前向患者耐心细致地讲解注意事项、训练屏气情况;解释检查过程和大概的扫描时间,让患者消除恐惧;积极配合,以减少因紧张导致采集数据时心率发生大的变化,来减少心肌搏动不稳定所带来的伪影。同时,使用呼吸、心电门控要注意更新心率。

VPS(view per segment,每段采集层数)调整方法:心率 95 次/分钟→VPS10、心率 85 次/分钟→VPS12、心率 75 次/分钟→VPS14、心率 65 次/分钟→VPS16、心率 55 次/分钟→VPS18。

使用表面线圈优化技术来纠正图像的不均匀性,心肌灌注不使用 PURE 或 SCIC 任何信号均匀性纠正技术。

2.伪影问题

磁敏感伪影在 3.0 T 磁共振中显得较为突出,尤其是在偏共振中心时出现比低场强更为明显的黑带伪影。心脏电影可以发现邻近膈肌或肺等结构的心肌存在大片的信号缺失。对于磁敏感效应引起的磁场不均匀可以采用容积匀场技术,使局部磁场相对均匀,从而减轻消除磁敏感伪影,获得较为理想的图像。

(七)对比剂应用

3.0 T 可以采用很少的对比剂剂量得到较 1.5 T 更好的灌注及延迟增强图像。

(八)摄片和图像后处理

心脏 MRI 检查包括心脏形态、心脏功能(射血分数)、心肌灌注及心肌活性等多项后处理分析。

二、颈部血管 MRI 检查技术

(一)检查前准备

(1)接诊时,核对患者一般资料,明确检查目的和要求。对目的和要求不清的申请单,应请临床医师务必写清,以免检查部位出错。

(2)患者是否属禁忌证的范围。并嘱患者认真阅读检查注意事项,按要求准备。

(3)进入检查室之前,应除去患者身上一切能除去的金属物品、磁性物质及电子器件,以免引起伪影及对物品的损坏。

(4)建立上肢静脉通道。

(5)告诉患者所需检查的时间,扫描过程中不得随意运动,尽可能避免吞咽动作;若有不适,可通过话筒和工作人员联系。

(6)婴幼儿、焦躁不安及幽闭恐惧症患者,应给适量的镇静剂或麻醉药物。一旦发生幽闭恐惧症立即停止检查,让患者脱离现场。

(7)急、危重患者必须做 MRI 检查时,应有临床医师陪同观察。

(二)常见适应证与禁忌证

1.适应证

(1)血管壁的病变:动脉粥样硬化、动脉炎、动脉瘤等。

(2)血管腔的病变:斑块、栓子或肿瘤异常导致血管狭窄或闭塞;外源性病变包括肿瘤或非肿瘤病变压迫推移、侵犯血管而造成管腔狭窄或闭塞。

2.禁忌证

(1)装有心电起搏器或带金属植入者。

(2)使用带金属的各种抢救用具而不能去除者。

(3)检查部位邻近体内有不能去除的金属植入物(产品说明适用于 MRI 检查的血管支架除外)。

(4)MRI 对比剂有关的禁忌证。严重心、肝、肾衰竭禁用对比剂。

(5)早期妊娠(3 个月内)的妇女应避免 MRI 扫描。

(6)幽闭症患者。

(三)线圈选择及患者体位设计

1.线圈

可采用头颈联合阵列线圈或全脊柱阵列线圈(颈胸腰联合阵列线圈)的颈段。

2.体位

受检者仰卧,颈部位于颈线圈上,头先进,身体长轴与线圈(床)长轴一致,双臂置于身体两侧,受检者体位应舒适,头不可过仰,颈部放松与颈线圈自然贴近。使用软质表面线圈时,颈部两侧加软垫使线圈尽量贴近颈部并固定线圈。嘱受检者在检查过程中控制咳嗽及吞咽动作。矢状位定位光标对鼻尖与胸骨柄切迹连线,轴位定位光标对甲状软骨水平及线圈中心,锁定位置后,进床至磁体中心。

(四)扫描方位

(1)三维 TOF 采用横断面扫描。

(2)三维增强 MRA 利用冠状位采集。

(五)推荐脉冲序列

(1)3D TOF。

(2)CE-MRA 采用三维扰相梯度回波 T_1WI。

(六)图像优化(序列参数应用技巧)

3D TOF MRA 的血流饱和现象不容忽视,饱和现象主要受两个方面因素的影响:慢血流信号明显减弱、容积内血流远侧的信号也明显减弱。为了减少血流饱和,可采用以下对策。①缩小激发角度,但这将造成背景组织信号抑制不佳。②采用多个薄层块重叠采集把成像容积分成数个层块,每个层块厚度减薄,层块内的饱和效应就会减轻。③逆血流采集容积采集时先采集血流远端的信号,然后向血流的近端逐渐采集,可有效减少血流饱和。④FOV 上缘加预饱和带消除静脉流动伪影。

颈部 CE-MRA 分为对比剂透视触发技术、对比剂团注测试技术和造影剂跟踪自动触发技术。下面就临床常用的前两种技术扫描启动时间概述如下。

1.对比剂透视触发法

需采用 K 空间中心优先填充序列。扫描时实时监测透视窗口,观察对比剂到达情况,主动脉弓显影最亮时启动切换扫描序列,静脉期大约在对比剂注入后 40 s 扫描。

2.对比剂团注测试法

根据不同的 K 空间填充方法确定对比剂团注后 3D GRE 序列的启动时间。①K 空间循序对称填充:启动时间＝达峰时间－1/4 采集时间;②K 空间中心优先填充:启动时间＝达峰时间。

(七)对比剂应用

对于对比剂过敏患者采用颈部 3D TOF MRA。颈部 CE-MRA,使用双筒高压注射器,分别抽注对比剂和生理盐水,对比剂剂量为 0.2 mmol/kg,注射速率为 3.0 mL/s,15 mL 生理盐水等速率冲刷静脉通路,维持团注效应。

(八)摄片和图像后处理

最大信号强度投影(MIP):原始数据减影后行 MIP 重建,重建图像以 9°间隔,沿垂直轴旋转 180°,得到 20 幅图像,血管显示为高信号。

三、胸、腹部大血管 MRI 检查技术

(一)检查前准备

同颈部血管。

(二)常见适应证与禁忌证

1.适应证

(1)血管壁的病变:动脉粥样硬化、动脉炎、动脉瘤及主动脉夹层等。

(2)血管腔的病变:斑块、栓子或肿瘤异常导致血管狭窄或闭塞;外源性病变包括肿瘤或非肿瘤病变压迫推移、侵犯血管而造成管腔狭窄或闭塞。

2.禁忌证

同颈部血管。

(三)线圈选择及患者体位设计

1.线圈

心脏线圈或体部相控阵线圈。

2.体位

受检者仰卧,足先进,身体长轴与线圈(床)长轴一致,双臂举过头顶置于三角海绵垫上,受检者体位应舒适。使用呼吸门控,训练患者屏气。将受检目标血管置于线圈中心,锁定位置后,进床至磁体中心。

(四)扫描方位

三维增强 MRA 利用冠状位采集。

(五)推荐脉冲序列

CE-MRA 采用三维扰相梯度回波 T_1WI。

(六)图像优化(序列参数应用技巧)

胸腹部 CE-MRA 的扫描技术与颈部血管类似,但胸腹部血管成像受呼吸运动的影响,需屏气下采集数据。下面就临床常用的对比剂透视触发技术和对比剂团注测试技术的扫描启动时间概述如下。

(1)对比剂透视触发法需采用 K 空间中心优先填充序列。扫描时实时监测透视窗口,观察对比剂到达情况,左心室显影最亮时启动切换扫描序列,嘱患者直接屏气,连续扫描 2 个时相。

（2）对比剂团注测试法根据不同的 K 空间填充方法确定对比剂团注后 3D GRE 序列的启动时间。①K 空间循序对称填充：启动时间＝达峰时间－1/4 采集时间；②K 空间中心优先填充：启动时间＝达峰时间。

团注造影剂后，血液的 T_1 弛豫时间从 1 200 ms 缩短至 100 ms 以下，但其持续的时间比较短暂，因此扫描启动时机的把握显得尤为重要，除了正确计算启动时间外，还必须结合每位患者呼、吸气及屏气的节奏因素，综合考量，精准触发。

（七）对比剂应用

胸腹部 CE-MRA，使用双筒高压注射器，分别抽注对比剂和生理盐水。对比剂剂量为 0.2 mmol/kg，注射速率为 3.0 mL/s，15 mL 生理盐水等速率冲刷静脉通路，维持团注效应。

（八）摄片和图像后处理

最大信号强度投影（MIP）：原始数据减影后行 MIP 重建，重建图像以 9°间隔，沿垂直轴旋转 180°，得到 20 幅图像，血管显示为高信号。

四、上、下肢血管 MRI 检查技术

（一）检查前准备

同胸腹部血管。

（二）常见适应证与禁忌证

1.适应证

（1）血管壁的病变：动脉粥样硬化、动脉炎、动脉瘤及夹层等。

（2）血管腔的病变：斑块、栓子或肿瘤异常导致血管狭窄或闭塞；外源性病变包括肿瘤或非肿瘤病变压迫推移、侵犯血管而造成管腔狭窄或闭塞。

2.禁忌证

同胸腹部血管。

（三）线圈选择及患者体位设计

1.线圈

上肢采用体部相控阵线圈；下肢采用 Body coil。

2.体位

受检者仰卧，足先进，身体长轴与线圈（床）长轴一致，双臂举过头顶置于三角海绵垫上（上肢血管造影患侧置于身旁，并与胸腹壁之间衬以海绵垫），受检者体位应尽量舒适。将受检血管置于线圈中心（下肢血管造影两侧一并采集），锁定位置后，进床至磁体中心。

（四）扫描方位

上肢血管三维增强 MRA 一般采用矢状位采集，而下肢血管则采用冠状位扫描。

（五）推荐脉冲序列

CE-MRA 采用三维扰相梯度回波 T_1WI。

（六）图像优化（序列参数应用技巧）

大范围 CE-MRA（多段 CE-MRA），随着对比剂在动脉血循环中流动而不断跟进改变，采集视野从近心端的大动脉依次到远心端的四肢动脉血管，将多次采集的影像拼接联合而获得，从而全面评估动、静脉血管病变。

下面就临床常用的对比剂透视触发技术的扫描启动时间概述如下：对比剂透视触发法需采

用 K 空间中心优先填充序列。扫描时实时监测透视窗口,观察对比剂到达情况,上肢动脉造影于主动脉弓显影最亮时启动切换扫描序列;下肢动脉造影于腹主动脉显像时启动切换扫描序列,自动进床连续扫描上、中、下3段血管相。

(七)对比剂应用

上、下肢 CE-MRA,使用双筒高压注射器,分别抽注对比剂和生理盐水。对比剂剂量 0.2 mmol/kg,注射速率为 3.0 mL/s,15 mL 生理盐水等速率冲刷静脉通路,维持团注效应。上、下肢磁共振静脉血管造影对比剂按 1:(15~20)稀释浓度,从远端静脉注入,并于腕或踝部止血带压迫浅静脉,对比剂剂量120 mL/侧,注射速率为 1.0~2.0 mL/s。

(八)摄片和图像后处理

最大信号强度投影(MIP):原始数据减影后行 MIP 重建,重建图像以 9°间隔,沿垂直轴旋转 180°,得到 20 幅图像,血管显示为高信号。

(葛陈雷)

第三节 腹部 MRI 检查技术

一、肝脏 MRI 检查技术

(一)检查前准备

1.受检者的准备

除需与颅脑、脊柱等部位检查相同的准备外,肝脏 MRI 检查要求受检者空腹。一般情况下肝脏 MRI 检查无须服用消化道对比剂。

2.受检者的呼吸训练与监控

与颅脑、脊柱等部位的检查相比,肝脏的 MRI 检查需要受检者更多的配合。在检查前及摆放受检者体位的过程中,应注意与受检者交流,让受检者了解检查的全过程,这样不但可以缓解被检查者的紧张心理,还可使其更好地配合检查。

呼吸运动是影响肝脏 MRI 图像质量的重要因素之一,呼吸运动的有效控制和监控可以有效地提高肝脏 MRI 图像的质量,而后者主要依赖于呼吸的训练和监控。受检者的训练主要是呼吸和屏气训练。无论是呼吸触发技术还是呼吸补偿技术,都要求受检者进行均匀且较缓慢的呼吸。一般来讲肝脏 MRI 检查采用的是呼气门控,采集信号的触发位点在呼气相的中后期,停止位点为下一次吸气相的起始点,即利用两次呼吸相之间的相对静止期进行信号的采集。

(二)常见适应证与禁忌证

磁共振的多参数成像的特点在肝脏病变的鉴别诊断中具有重要价值。有时不需对比剂即可鉴别肝脏病变。MRCP 对胰、胆管病变的显示具有独特的优势。

除 MRI 通常禁忌证外,无特殊禁忌证。

(三)线圈选择及患者体位设计

1.线圈选择

线圈通常选择表面线圈,如专用的腹部线圈或者心脏扫描线圈。原则上被检查部位或组织要尽量贴近线圈,可根据具体情况灵活选择线圈,如小儿腹部扫描可选择头线圈等。

2.体位设计

肝脏的 MRI 检查一般采用仰卧位,双手臂置于身体两侧或上举至头颈部两侧,人体长轴与床面长轴重合。肝脏 MRI 扫描主要的扫描方位是横断面,双手臂置于身体两侧不会影响横断面的扫描。而当采用冠状面动态扫描时,为避免卷褶伪影才有必要把双手上举置于头颈部两侧。双手臂置于身体两侧时注意使用衬垫隔开受检者手臂与身体,不使其直接接触,以免产生灼伤,尤其是在 3.0 T 及以上场强的磁体中更要注意。

一般来说,肝脏 MRI 扫描定位线中心置于剑突下缘。

(四)扫描方位

肝脏 MRI 检查以横轴位为主,辅以冠状位。必要时可加矢状位或斜位的扫描。一般情况下,腹部横轴位的相位编码方向一般选择前后方向,并尽可能采用矩形 FOV。冠状面的相位编码方向一般选择左右方向。

1.横断位

以冠状位做定位参考像,在冠状位定位像上使横轴位定位线垂直于人体长轴。横轴位扫描范围应包括整个肝脏。T_1WI 像与 T_2WI 像层面要保持一致。

2.冠状位

以横轴位及矢状位做定位参考像。扫描范围根据肝脏前后径及病变大小而定。

(五)推荐脉冲序列

平扫横轴位 T_2WI/FS、T_2WI、T_1WI、冠状位 T_2WI/FS,增强后常规进行横轴位动态增强 T_1WI、冠状位 T_1WI。

区别肿瘤及血管瘤:多回波序列、DWI(弥散加权成像)b 值 400~600。

(六)肝脏常见病变的特殊检查要求

(1)肝脏血管瘤是常见的肝脏良性肿瘤,临床多无症状且并发症极低,大多不需要手术切除,影像学检查的目的就是确诊。肝脏血管瘤在常规平扫图像上的表现与囊肿难以区分,无增强扫描时鉴别囊肿和血管瘤可加扫 FLAIR 或短 TR SE 多回波序列,FLAIR 上囊肿呈现低信号,血管瘤仍呈现高信号,而多回波序列中血管瘤信号为高信号,囊肿在第一回波中信号低于后续的回波。或者可使用 Balance-SSFP(FIETA/GE、True FISP/西门子、B-FFE/飞利浦)序列,囊肿在 Balance-SSFP 图像上仍呈现与 T_2WI 上类似的很高信号,而血管瘤的信号与 T_2WI 相比会有所衰减。DWI 亦可方便鉴别二者,囊肿呈现低信号,而血管瘤呈现略高信号。

增强扫描鉴别血管瘤需要加扫延时扫描。增强的方式与 CT 上的碘对比剂相似,小血管瘤动脉期可即刻明显强化,大血管瘤动脉期多呈现周边结节状强化,随时间延迟逐渐向病变内强化,延迟扫描病变强化程度多等于或高于肝实质,大血管瘤可伴有动静脉瘘征象。

(2)肝硬化再生结节常规扫描难以与肿瘤病变相鉴别,动态增强序列是鉴别诊断的重要依据。

(3)肝细胞癌动态增强序列是鉴别肝细胞癌的重要依据。

(七)图像优化(序列参数应用技巧)

1.扫描时相的掌握

在循环状态正常的情况下,肝脏动脉期的时刻一般为注射对比剂后的 23~25 s,扫描时原则上要把 K 空间中心数据的采集时刻置于开始注射对比剂后的 23~25 s。对于二维扰相梯度回

波 T_1WI 序列等没有采用 K 空间中心优先填充的三维扰相梯度回波 T_1WI 序列来说,如果整个序列的采集时间为 20 s 左右,则动脉期采集的起始点一般是在开始注射对比剂后 15~18 s,若序列采集时间短,则应适当延长延迟时间,如序列采集时间为 15 s,则延迟时间可以为 17~20 s;对于采用中心填充或椭圆中心填充等 K 空间中心优先采集技术的三维扰相梯度回波 T_1WI 来说,动脉期的采集起始点一般为开始注射对比剂后 22~23 s。对于反转恢复超快速梯度回波 T_1WI 序列来说,动脉期采集起始点一般是在开始注射对比剂后 23~25 s。对于任何序列,门静脉期的扫描时刻一般在注射对比剂开始后 50~60 s,平衡期为 3~4 分钟,相比动脉期,静脉期和平衡期对时相的要求不是很严格,并可根据具体的需要进行延时扫描。

无论是采用何种序列进行动态增强扫描,在计算动脉期起始时间都应该考虑到受检者执行屏气准备所需要的时间。这个时间应该根据受检者的实际情况灵活调整。如某患者动脉期开始时刻是在开始注射对比剂且该病例屏气准备时间需要 5 s 的话,则在开始注射对比剂后 10 s 即让患者开始屏气准备,此时正好到 15 s,即开始启动采集;而如果患者屏气准备时间需要 10 s 的话,则应该在开始注射对比剂后 5 s 即让患者开始屏气准备。

对于循环异常的受检者,其各期时相的掌握应该根据具体情况而灵活调整,可采用测量循环时间等方法进行估算,也可采用智能触发或透视触发等技术启动扫描。

在有些新型的高场 MRI 设备上,三维容积内插快速扰相梯度回波序列采集整个肝脏的时间仅需 3~12 s,可进行双动脉期扫描得到动脉早期和动脉晚期的图像,甚至可以进行多动脉期的扫描,这样对于时相的掌握的要求就有所降低。

2.T_1WI 序列

(1)SE 序列:在肝脏应用中,SE-T_1WI 序列要求受检者均匀呼吸,并施加呼吸补偿技术(GE)或长程平均技术(LOTA 技术,西门子)。

该序列的优点在于:①图像有较高的信噪比;②序列结构比较简单,信号变化比较容易解释;③无须屏气,有利于儿童或年老体弱者的检查。

该序列的缺点在于:①存在不同程度的呼吸运动伪影;②存在运动相关的部分容积效应,减低了图像的 T_1 对比;③采集时间较长,不能进行动态增强扫描。故 SE T_1WI 仅用于不能屏气但可以均匀呼吸的受检者。

(2)二维扰相 GRE 序列:是目前最常用的肝脏 T_1WI 序列之一,这类序列有 GE 公司的FSPGR、西门子的 FLASH 和飞利浦的 T_1-FFE。

该序列具有以下优点:①采集速度快,一次屏气可以完成单个部位的 T_1WI 的采集;②图像有足够的信噪比和良好的组织对比,T_1 对比总体上优于 SE T_1WI 序列;③既可用于平扫,又可用于动态增强扫描;④可以进行化学位移成像。

该序列的缺点在于:①屏气不佳者,图像有明显的运动伪影;②层厚一般大于三维采集序列,且有层间距,不利于微小病灶的显示。该序列多用于能够良好屏气的受检者的常规 T_1WI 扫描。

(3)三维扰相 GRE 序列:另一个目前常用的肝脏 T_1WI 序列(高场机)。通常使用并行采集等快速采集技术并采用容积内插技术,这类序列有西门子公司的 VIBE、GE 公司的 FAME 和LAVA 序列及飞利浦的 THRIVE 序列等。

这类序列具有以下优点:①快速采集,如果同时采用多种快速采集技术,其采集速度超过二维扰相 GRE 序列;②与二维采集相比,图像层厚可更薄,有利于小病灶的显示;③容积内连续采集,有利于后处理重建;④用于增强扫描,可以同时得到肝实质和血管的图像。

该序列的缺点在于：①对硬件的要求较高，高场机效果较好，在 0.5 T 以下的低场机的采集速度不足以在一次屏气扫描完整个部位；②图像的 T_1 对比不及二维扰相梯度回波序列。该序列在高场机主要用于动态增强扫描。

（4）二维反转恢复快速梯度回波序列：二维反转恢复快速梯度回波（IR-FGRE）序列属于超快速的 T_1WI，这类序列有 GE 的 FIRM 序列、西门子的 Turbo FLASH T_1WI 和飞利浦的 TFE T_1WI 等。其优点在于采集速度快，单层采集时间一般是在 1 s 以下，因此即使受检者不屏气也没有明显的呼吸运动伪影。

该序列的缺点在于：①图像的信噪比及组织对比较差；②由于图像是单层采集，类似于 CT，因此在动态增强扫描时，同一次屏气的不同层面可能不完全在同一时相。该序列一般仅用于不能屏气者的 T_1WI 或动态增强扫描，也可用于肝脏单层的灌注加权成像。

3. T_2WI 序列

（1）呼吸触发中短回波链 FSE（TSE）T_2WI 序列：是目前应用最广泛的肝脏 T_2WI 序列，ETL 常为 7～16，采集时间一般为 3～6 min，由于 ETL 较短，其 T_2 对比与常规 SE 序列相近；而采用的呼吸触发技术明显减少了呼吸运动伪影。一般把该序列作为腹部 T_2WI 的首选序列。该序列的缺点在于呼吸不均匀的受检者仍有较为严重的运动伪影。

（2）长回波链屏气 FSE（TSE）T_2WI 序列：该序列 ETL 常在 20 以上，可在 20～30 s 获得 15～20 层图像。该序列的优点在于：①成像快速，可以进行屏气扫描；②可以进行权重较重 T_2WI，有利于实性病变与良性富水病变的鉴别。缺点在于 ETL 太长，图像的软组织 T_2 对比较差，不利于实性病变特别是小肿瘤的检出。该序列主要用于不能均匀呼吸但可较好屏气的受检者。

（3）半傅立叶单次激发快速 SE（SS-FSE 或 HASTE）T_2WI 序列。该序列的特点：①信号采集速度快，单层成像时间不到 1 s，即便不屏气，也几乎没有运动伪影；②与单次激发 FSE（TSE）T_2WI 序列相比，可选用相对较短的有效 TE（60～80 ms），适合于肝脏 T_2WI 检查；③由于回波链很长，因此图像的软组织 T_2 对比比屏气的长回波链 FSE 还差。该序列仅用于不能屏气又不能均匀呼吸的受检者。在飞利浦的机型上，对 T_2WI 除了可以使用单次激发快速序列还可以添加门控技术，并使用复数个重复激励次数来进行平均以获得更好的图像质量。

（4）SE-EPI T_2WI 序列：SE-EPI T_2WI 可采用单次激发或多次激发技术，用于肝脏者多采用单次激发。单次激发 SE-EPI T_2WI 序列的优点在于：①成像速度快，单层图像采集时间不足 1 s；②在所有的屏气 T_2WI 序列中，其 T_2 对比最好；③可以用于 DWI。缺点在于伪影较重，在不少受检者由于伪影存在，图像几乎不能用于诊断。该序列可用作前述三个 T_2WI 的补充序列。

（5）Balance-SSFP 序列：这类序列有 GE 的 FIESTA、西门子的 True FISP 及飞利浦的 Balance-FFE 序列等。

该序列的优点：①水样成分如血液、胆汁、胰液等与软组织之间的对比很好，水样成分呈现很高信号，而软组织为中等偏低信号；②由于勾边现象，脏器的轮廓显示清晰；③图像信噪比良好。

缺点在于：①T_1/T_2 对比，软组织对比很差，几乎在所有序列中对比最差，不利于肝脏实性病变的检出；②容易产生磁敏感伪影。该序列在主要作为补充序列用于肝内外脉管结构的显示，切不可用该序列来替代常规的 T_2WI 序列。

（八）对比剂应用

增强扫描不但可以增加病变的检出率，对于病变的定性诊断也很有帮助。因此对于腹部病变特别是肿瘤或肿瘤样病变的 MRI 检查,应该常规进行动态增强扫描。

对比剂:0.1 mmol/kg,2 mL/s 速度静脉注射。

(九)摄片和图像后处理

通常摄取横轴位 T_2WI/FS 及 T_1WI,增强后主要摄取横轴位 T_1 加权脂肪抑制图像,并摄取病变部位冠状位 T_1 加权脂肪抑制图像。

必要时重建:薄层重建清晰显示病变及侵犯范围。

(十)肝细胞特异性对比剂-普美显的应用

普美显是一种 MRI 新型肝细胞特异性对比剂,其有效成分是钆塞酸二钠(Gd-EOB-DTPA),于 2004 年在瑞典首先获得批准后应用于临床,并于 2011 年 7 月在中国正式上市。

普美显是在钆喷酸葡胺(Gd-DTPA)分子上添加脂溶性的乙氧基苄基(EOB)而形成,其不仅具有非特异性细胞外对比剂的性质,还具有肝细胞特异性对比剂的特性。普美显(Gd-EOB-DTPA)的钆浓度为0.025 mmol/mL,是一种无色透明溶液,渗透压和黏滞度均较低。与非特异性细胞外对比剂钆喷酸葡胺(Gd-DTPA)比较,约 10% 的普美显能短暂与血清蛋白结合,因此其在血浆中的 T_1 弛豫率约为钆喷酸葡胺的 2 倍。

静脉注射后,普美显通过肝细胞膜上的有机阴离子转运多肽 1 从细胞外间隙转运至肝细胞内,然后经胆小管多特异性有机阴离子转运体或多重耐药相关蛋白 2 排泄至胆小管内。其原理与另一种肝细胞特异性 MRI 对比剂莫迪司(Gd-BOPTA)相似,莫迪司在人体仅 5% 被肝细胞吸收,经胆汁排泄,而普美显约 50% 进入肝细胞内,再经胆道排泄。功能正常的肝细胞持续摄取普美显,使肝实质的 T_1WI 信号强度升高,而没有肝细胞或肝细胞功能受损的病变区则不摄取对比剂呈相对低信号,这就使病灶与正常肝脏的对比度加大,使肝内微小病变显示得更清楚。此外,由于普美显具有高胆管排泄率,还可显示肝内外胆道系统的结构、通畅程度,以及功能情况,在胆管系统的应用具有显著优势。

1.正常肝脏普美显增强 MRI 成像特点

肝脏普美显增强 MRI 包括动态期(动脉期、门静脉期、延迟期)和肝细胞期,正常肝脏在动态期的强化特点与使用钆喷酸葡胺相似,其初始强化峰值在 $60\sim70$ s,之后大约 50% 的普美显经肾脏逐渐排泄。其余 50% 的普美显被肝细胞摄取吸收,注射后 20 min 扫描获得肝细胞期图像,表现为肝脏的均匀强化。动态期成像用于判断病灶血供,肝细胞期图像则有助于显示病灶,两者结合使检出肝脏病灶的敏感性和特异性均得到显著提高。

2.肝脏普美显增强的特点

(1)肝细胞癌(图 6-1):肝细胞癌简称为肝癌,好发于 $30\sim60$ 岁,男性多见。早期通常无症状,中晚期出现肝区疼痛、消瘦乏力、黄疸和腹部包块。多数患者血甲胎蛋白显著升高。

在注射钆对比剂后,绝大多数肝癌($80\%\sim90\%$)病灶动脉期显著强化,而延迟期因对比剂流出而呈低信号。也有部分富血供病灶在延迟期无"流出"的低信号表现。少数肝癌($10\%\sim20\%$)动脉期乏血供表现为低信号。通常表现不典型肝癌为体积小、分化程度高的癌灶。

肝癌应用普美显进行增强扫描,其强化方式与钆喷酸葡胺基本一致,表现为"快进快出"。由于普美显使肝实质渐进性强化,病灶与肝脏的对比度加大,病灶看上去"流出"得更快一些。

在肝细胞期图像,由于肝癌病灶不能摄取普美显而呈低信号,肿瘤边缘显示得更清晰,有利于小病灶的检出,提高了肝癌诊断的敏感性和特异性。需要注意的是,$2.5\%\sim8.5\%$ 的高分化肝癌在肝细胞期呈等信号或高信号,其机制尚不明确。

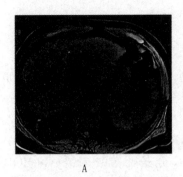
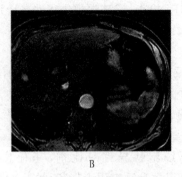
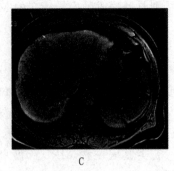

A   B   C

图 6-1 　肝细胞癌

A.平扫横断位压脂 T_1WI,示肝右叶小结节呈相对等信号;B.静脉注入普美显后动脉期,
示肝右叶小结节呈明显强化,信号均匀;C.静脉注入普美显后延迟 20 min,示肝右叶小
结节呈明显低信号;此病灶经外科切除术后病理证实为肝细胞癌Ⅱ级

由于肝癌的发病与肝硬化密切相关,从肝硬化发展至肝癌经历再生结节(RN)、发育不良结节(DN)、早期肝癌和中晚期肝癌的病理演变过程。15%～25%的肝硬化含有 DN,结节内有异型肝细胞。组织学依据 DN 的分化程度,将之分为低级别和高级别两类,高级别 DN 被认为是癌前病变,最短 4 个月即发生恶变。在普美显增强的肝细胞期,RN 因保留肝细胞功能呈等信号,DN 若保留摄取对比剂功能而排泄受阻,则呈均匀或不均匀高信号,失去摄取对比剂能力的 DN呈低信号。

(2)肝转移瘤:肝转移瘤临床常见,主要来自胃肠道、胰腺、乳腺和肺的原发恶性肿瘤。肝转移瘤通常多发,大小从数毫米到 10 cm 以上,病灶容易发生坏死、囊变和出血,可有钙化。除原发性肿瘤的症状外,患者还出现肝大、肝区疼痛、消瘦、黄疸和腹水肝脏症状。肝转移瘤 MRI 平扫通常表现为 T_1加权像稍低信号、T_2加权像稍高信号(富血供转移瘤的信号强度较高)。黑色素瘤转移表现特殊,T_1加权像高信号、T_2加权像低信号。增强扫描的表现与原发肿瘤血供有关,富血供转移瘤表现为一过性显著结节样强化,但肿瘤边缘环状强化、中央坏死区无强化的“牛眼征”表现更为常见;乏血供转移瘤则无强化或仅有延迟强化。普美显增强在肝细胞期,因转移瘤不含肝细胞,故不摄取对比剂呈低信号。已经证明普美显增强 MRI 对检出<1 cm 的肝转移瘤更敏感。

(3)肝血管瘤(图 6-2):血管瘤是最常见肝脏良性肿瘤,组织学上分为硬化性血管瘤、血管内皮细胞瘤、毛细血管瘤和海绵状血管瘤等类型,以海绵状血管瘤最多见。平常所谓肝血管瘤就是指海绵状血管瘤,可累及任何年龄人群,但多见于成年人(30～60 岁)女性。病灶大小不一,多数在 3～5 cm。单发多见,多发者仅占 5%～15%。绝大部分肝血管瘤患者无临床症状,少数大病灶可压迫肝组织或邻近脏器,产生上腹部不适、胀痛等症状。

肝海绵状血管瘤在 T_1加权像呈略低信号,T_2加权像呈高信号,在多回波序列,随回波时间延长,其信号强度逐渐增高呈“灯泡征”。钆喷酸葡胺增强动脉期病灶边缘呈结节状强化,门静脉期病灶强化范围扩大,延迟扫描强化区逐步向病灶中心推进,直至基本充填与肝实质信号相近。若病灶内有纤维化或血栓囊变成分,可见无强化的更低信号区,为肝血管瘤的特征性表现。使用普美显增强,其早期表现与钆喷酸葡胺类似,但在动态增强后期,因肝细胞摄取导致对比剂在血池的分布减少,病灶不能被完全充填。由于血管瘤内部异常扩张血窦不含正常肝细胞,在肝细胞期病灶为低信号。应该指出,动脉期快速充填小血管瘤的平扫和普美显增强表现均与富血供转移瘤接近,两者的鉴别诊断很困难。

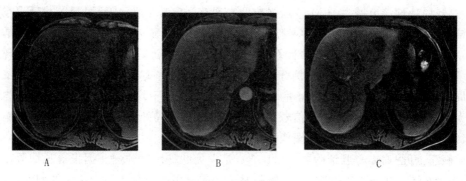

图 6-2　肝血管瘤

A.平扫横断位压脂 T_1WI,示肝左叶一类圆形病变呈低信号,边界清晰;B.静脉注入普美显后门静脉期,示肝
左叶病变呈向心性强化;C.静脉注入普美显后延迟 20 min,示肝左叶病变呈明显低信号

（4）肝脏局灶性结节增生（图 6-3）:肝局灶性结节增生是一种肝脏少见良性占位性病变,常单发（约 20% 多发）。病理上病灶由结构紊乱的正常肝细胞、Kupffer 细胞、血管和胆管等构成,但无正常肝小叶的条索状结构,其境界清晰,无包膜。好发于 30～60 岁的女性,病灶平均直径约为 5 cm,也可达 8 cm 以上。典型肝局灶性结节增生在结节剖面中有特征性中央星型瘢痕,内含畸形血管结构（见于 50% 的病例）。肝局灶性结节增生无出血倾向,亦未见恶变报道,患者通常无症状,多在影像学检查时偶然发现。

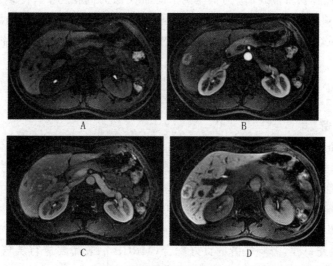

图 6-3　肝局灶性结节增生

A.平扫压脂 T_1WI,示肝右后叶包膜下片状等低混杂信号影,边界欠清;B.静脉注入普美显后动脉期,
示肝右后叶病变呈明显、不均匀强化,中央见片状低信号区;C.静脉注入普美显后门静脉期,示肝右后
叶病变持续强化,中央疤痕区范围相对动脉期略缩小;D.静脉注入普美显后延迟 20 min,示肝右后叶
病变呈中央低信号、边缘高信号。此病灶经外科切除术后病理证实为肝局灶性结节增生

肝局灶性结节增生在平扫 T_1 加权像呈等信号,T_2 加权像稍高或等信号。中央瘢痕在 T_1 加权像呈低信号,T_2 加权像呈高信号,少数肝局灶性结节增生中心瘢痕出现机化呈低信号,与纤维板层肝癌中心致密纤维和血管瘤瘢痕相似。不典型的肝局灶性结节增生在 T_1 加权像上呈低信号,T_2 加权像上呈等信号,肿块内可无瘢痕出现,信号均匀,边界清楚,有时在肿瘤边缘可见流空

的血管影。肝局灶性结节增生的 MRI 增强典型表现有一定特征性，中央见星芒状延迟增强的瘢痕组织，结节增强呈"快进慢出"，较容易作出诊断。使用普美显进行增强，因肝局灶性结节增生含功能正常的肝细胞，但胆管异常，并且不与周围胆管系统相连，因此肝细胞期病灶表现为等或高信号。Van Kessel 等人总结了 26 例肝局灶性结节增生在普美显增强 20 min 延迟肝细胞期的表现，与周围肝实质相比，38% 的病灶呈均匀等信号，15% 为不均匀高信号，19% 为不均匀等信号，23% 为内部低信号伴周围环状高信号，仅 5% 低信号。肝局灶性结节增生中心星状瘢痕含纤维结缔组织和畸形血管，在肝细胞期图像呈低信号。

(5)肝腺瘤：肝腺瘤亦称肝细胞腺瘤(HCA)，是少见肝脏良性肿瘤。据报道长期服用避孕药者的发病率为 3/10 000～4/10 000，而不服用避孕药或服用避孕药史短于 2 年的妇女，发病率仅为 1/1 000 000。肝腺瘤的病理学特征是肝细胞良性增生，由扩张的血窦分隔，外围假包膜，瘤内常见脂肪成分、坏死或出血。患者的临床表现随肿瘤大小、部位及有无并发症而不同。5%～10% 的患者无任何症状，在查体或手术时偶然发现。约 1/3 患者发现腹部肿块和右上腹隐痛，伴恶心、食欲缺乏等。肿瘤发生破裂出血时，可出现突发右上腹剧痛。查体可发现腹肌紧张，局部压痛、反跳痛，重症患者可出现失血性休克。偶见黄疸、发热。HCA 不仅有破裂出血的倾向，还有恶变为肝细胞癌的潜能，通常需要手术切除。

MRI 平扫 T_1 加权像肿瘤常呈等或稍低信号，T_2 加权像以高信号为主，瘤内若有出血坏死则信号不均匀。动脉期呈显著强化或轻到中度强化，瘤内出血无强化；门脉期和延迟期强化程度下降或持续强化。假包膜在 T_1 加权像为低信号，T_2 加权像为高信号，呈持续显著强化或延迟强化。使用普美显肝腺瘤多在动脉期显著强化，增强后期"流出"现象；肝细胞期典型肝腺瘤呈低信号，这是与肝局灶性结节增生鉴别的重要特征，但偶尔肝腺瘤可呈等甚至高信号，机制尚不明确。

二、胆囊、胆道 MRI 检查技术

(一)检查前准备

1.受检者的准备

与肝脏 MRI 检查相比，胆囊、胆道 MRI 检查要求更为严格，受检者需空腹检查，禁食禁水 6 h 以上，防止胃肠道液体太多，影响对胆道的显示和观察。

有需要者可服用胃肠道阴性对比剂来抑制胃肠道的液体信号。

2.受检者的呼吸训练与监控

与肝脏 MRI 检查一样，需要患者的良好配合，MRCP 一般需要进行屏气和呼吸触发两种扫描方式，检查前应对患者充分训练。

(二)常见适应证与禁忌证

胆囊与胆管内的胆汁属于静止的液体，表现为高信号，扩张的胆道系统与周围组织形成良好对比。虽然胆囊内结石无法在 MRI 上直接显影，但其周围所包绕的胆汁形成的对比能较好地显示其大小、位置以及形态。MRCP 对胰胆管病变的显示具有独特的优势。

除 MRI 检查通常禁忌证外无特殊禁忌证。

(三)线圈选择及患者体位设计

1.线圈选择

线圈通常选择表面线圈如专用的腹部线圈或者心脏扫描线圈。

2.体位设计

体位同肝脏 MRI 扫描,患者仰卧位,定位线中心置于剑突下缘。

(四)扫描方位

胆囊 MRI 检查以横轴位为主,辅以冠状位。必要时可加沿管道走行方向的斜矢状位或斜冠位。

MRCP 通常进行冠状位扫描,必要时进行平行于左右胆管的斜冠位扫描。

1.横轴位

以冠状位做定位参考像,在冠状位定位像上使横轴位定位线垂直于人体长轴。横轴位一般常规扫描整个肝脏。T_1WI 像与 T_2WI 像层面要保持一致。

2.冠状位

以横轴位及矢状位做定位参考像。

(五)推荐脉冲序列

平扫横轴位 T_2WI/FS、T_2WI、T_1WI 冠状位 T_2WI/FS,增强后常规进行横轴位动态增强 T_1WI、冠状位 T_1WI。

MRCP:2D 或 3D,在梗阻部位进行薄层横轴位 T_2WI/FS。

(六)胆囊、胆道常见病变的特殊检查要求

除常规扫描序列外可以加做 MRCP。MRCP 对胰胆管病变的显示具有独特的优势,结合常规 MRI 图像可以获得直观的诊断印象,需要注意的是在有梗阻的部位加扫薄层扫描,必要时口服阴性对比剂降低胃肠道高信号水对图像质量的影响。

(七)图像优化(序列参数应用技巧)

MRCP 主要有三种扫描方式,即屏气厚块一次投射 MRCP、呼吸触发 3D MRCP、2D 连续薄层扫描 MRCP,一般联合使用前两种。

MRCP 必须使用脂肪抑制技术。

(八)对比剂应用

与 CT 相比,MRI 有更高的软组织分辨力,一部分病变依靠 MRI 平扫即可检出,甚至可以确诊。但胆囊、胆道器官由于管壁较薄,而且发生实质性病变时的天然对比往往不好,需要借助对比剂制造人工对比。增强扫描不但可以增加病变的检出率,对于病变的定性诊断也很有帮助。因此对于胆囊肿瘤和胆道梗阻性病变的 MRI 检查,应该常规进行动态增强扫描。

对比剂:0.1 mmol/kg,2~3 mL/s 速度静脉注射。

(九)摄片和图像后处理

通常摄取横轴位 T_2WI/FS 及 T_1WI,增强后主要摄取横轴位 T_1 加权脂肪抑制图像,并摄取病变部位冠状位 T_1 加权脂肪抑制图像。

必要时重建:薄层重建清晰显示病变及侵犯范围。

三、胰腺 MRI 检查技术

(一)检查前准备

1.受检者的准备

同肝脏 MRI 检查,胰腺 MRI 检查要求受检者最好能够空腹检查。一般情况下胰腺 MRI 检查无须做特殊准备。

2.受检者的呼吸训练与监控

同肝脏 MRI 检查。

(二)常见适应证与禁忌证

胰腺周围有脂肪衬托,MRI 扫描中胰腺各种病变通常在脂肪抑制技术下能获得较好的对比。慢性胰腺炎、胰腺癌等造成胰管扩张时,MRCP 可以帮助进行诊断。近来 DWI 在胰腺疾病的诊断与鉴别诊断中也表现出了相当的潜力。

除 MRI 检查通常禁忌证外,无特殊禁忌证。

(三)线圈选择及患者体位设计

1.线圈选择

线圈通常选择表面线圈如专用的腹部线圈或者心脏扫描线圈。

2.体位设计

同肝脏扫描体位。

(四)扫描方位

胰腺 MRI 检查以横轴位为主,辅以冠状位。必要时可加矢状位或斜位的扫描。一般情况下,胰腺横轴位以前后方向为相位编码方向,并尽可能同时采用矩形 FOV。冠状面扫描一般选择左右方向为相位编码方向。

1.冠状位

以横轴位及矢状位做定位参考像。一般使用标准冠状位。扫描范围根据胰腺前后径及病变大小而定。

2.横轴位

以冠状位做定位参考像,在冠状位定位像上使横轴位定位线垂直于人体长轴。横轴位扫描范围包括整个胰腺。T_1WI 像与 T_2WI 像层面要保持一致。

(五)推荐脉冲序列

与肝脏扫描序列相似,需要薄层扫描。

平扫横轴位 T_2WI/FS、T_2WI、T_1WI 冠状位 T_2WI/FS。

增强后常规进行横轴位动态增强 T_1WI、冠状位 T_1WI。

DWI(弥散加权成像)b 值 400~600。

(六)胰腺常见病变的特殊检查要求

1.胆囊、胆管、胰管病变

除常规扫描序列外可以加做 MRCP,MRCP 对胰胆管病变的显示具有独特的优势,结合常规 MRI 图像可以获得直观的诊断印象,需要注意的是在有梗阻的部位加扫薄层扫描。

2.胰腺癌

胰腺癌主要依据胰腺肿瘤的信号,增强特点以及继发胰管扩张等表现作出诊断,血管侵袭和腹膜后淋巴结肿大对诊断具有重要意义,增强扫描有助于胰腺癌诊断。当存在胆道低位梗阻时,应注意胰头部肿瘤的可能性。

扫描层厚与间距均要薄,3~5/0.3~1.0 mm,图像质量以 T_1WI 脂肪抑制(T_1WI/FS)、T_2WI 脂肪抑制(T_2WI/FS)最好。

T_1WI 脂肪抑制:由于脂肪信号受抑制,胰腺腺泡组织内的水溶性蛋白成分高,使胰腺呈相对高信号,显示正常胰腺和毗邻结构较为有利。

(七)图像优化(序列参数应用技巧)

胰腺动态增强扫描同肝脏动态增强扫描。

胰腺体积较小,应进行薄层扫描,钩突要包括在扫描范围之内,对于恶性肿瘤的患者应适当扩大扫描范围。

(八)对比剂应用

胰腺的天然对比往往不好,需要借助对比剂制造人工对比。增强扫描不但可以增加病变的检出率,对于病变的定性诊断也颇有帮助。因此对于胰腺病变特别是肿瘤或肿瘤样病变的 MRI 检查,应该常规进行动态增强扫描。

对比剂:0.1 mmol/kg,2～3 mL/s 速度静脉注射。

(九)摄片和图像后处理

通常摄取横轴位 T_2WI/FS 及 T_1WI,增强后主要摄取横轴位 T_1 加权脂肪抑制图像,并摄取病变部位冠状位 T_1 加权脂肪抑制图像。

必要时重建:薄层重建清晰显示病变及侵犯范围。

四、肾上腺 MRI 检查技术

(一)检查前准备

1.受检者的准备

同肝脏的 MRI 扫描。

2.受检者的呼吸训练与监控

同肝脏的 MRI 扫描。

(二)常见适应证与禁忌证

占位性病变,免疫炎性细胞浸润或纤维化引起的皮质和/或髓质萎缩,先天性类固醇合成酶缺陷引起的皮质增生等会引起肾上腺形态改变的疾病都可以用 MRI 进行检测。

除 MRI 检查通常禁忌证外无特殊禁忌证。

(三)线圈选择及患者体位设计

1.线圈选择

线圈通常选择表面线圈如专用的腹部线圈或者心脏扫描线圈。

2.体位设计

肾上腺的检查体位与肝脏检查体位设计一致。

肾上腺定位线中心对准剑突与脐连线中点。

(四)扫描方位

肾上腺 MRI 检查以横轴位为主,冠状位对显示肾上腺与肝脏、双肾的关系更加有效,尤其是在区别病变位于肾上腺还是肾脏时冠状位扫描是必不可少的。一般情况下,横轴位选择前后方向为相位编码方向,并尽可能同时采用矩形 FOV。冠状面扫描则一般选择左右方向为相位编码方向。

1.横轴位

以冠状位做定位参考像,在冠状位定位像上使横轴位定位线垂直于人体长轴。横轴位扫描范围从肾上极上 2 cm 到肾门,若病变体积较大,可适当增加扫描范围以扫描完整个病变。T_1WI 像与 T_2WI 像层面要保持一致。

2.冠状位

以横轴位及矢状位做定位参考像。一般使用标准冠状位。扫描范围根据肾上腺前后径及病变大小而定。

(五)推荐脉冲序列

常规采用薄层扫描。

平扫横轴位 T_2WI/FS、T_2WI、同反相位 T_1WI、冠状位 T_2WI。

增强后常规进行横轴位动态增强 T_1WI、冠状位 T_1WI。

(六)腹部常见病变的特殊检查要求

肾上腺肿瘤同反相位成像可帮助区分肾上腺腺瘤、髓样脂肪瘤,为发现肾上腺占位时的重要扫描序列。肾上腺腺瘤因为含有一定量的脂肪,其信号在反向位图像上有明显的下降,而肾上腺恶性病变如转移瘤或原发性肾上腺皮质癌不含或含有极少量脂肪,在反相位图像上不产生信号下降。

同反相位成像对于纯脂肪组织不能起到鉴别作用,应与脂肪抑制序列相互结合以助定性。

动态强化亦有助于鉴别诊断。在动态增强扫描时,腺瘤多呈早期、轻/中度强化且廓清迅速,非腺瘤多呈早/中期、中/重度强化且廓清缓慢。

对于肾上腺占位病变,进行冠状位扫描有助于明确病变与周围组织的结构关系。

(七)图像优化(序列参数应用技巧)

扫描时相同肝脏 MRI 扫描。

(八)对比剂应用

肾上腺的天然对比往往不好,需要借助对比剂制造人工对比。增强扫描不但可以增加病变的检出率,对于病变的定性诊断也颇有帮助。如在动态增强扫描时,腺瘤多呈早期、轻/中度强化且廓清迅速,非腺瘤多呈早/中期、中/重度强化且廓清缓慢。

对比剂:0.1 mmol/kg,2~3 mL/s 速度静脉注射。

(九)摄片和图像后处理

通常摄取横轴位 T_2WI/FS 及 T_1WI,增强后主要摄取横轴位 T_1 加权脂肪抑制图像,并摄取病变部位冠状位 T_1 加权脂肪抑制图像。

必要时重建:薄层重建清晰显示病变及侵犯范围。

五、肾脏、输尿管 MRI 检查技术

(一)检查前准备

1.受检者的准备

肾脏 MRI 检查并不要求受检者空腹检查。一般情况下肾脏 MRI 检查无须服用消化道对比剂。

2.受检者的呼吸训练与监控

同肝脏的 MRI 检查。

(二)常见适应证与禁忌证

肾与其周围脂肪囊在 MRI 图像上可形成鲜明的对比,肾实质与肾盂内尿液也可形成良好对比。MRI 对肾脏疾病的诊断具有重要价值,对肾实质及血管病变的显示优势明显。MRI 泌尿系统成像(MRU)可直接显示尿路,对输尿管狭窄、梗阻具有重要诊断价值,对肾功能差、IVP 检查

不显影的患者尤为适用。

除 MRI 通常禁忌证外,无特殊禁忌证。

(三)线圈选择及患者体位设计

1.线圈选择

线圈通常选择表面线圈如专用的腹部线圈或者心脏扫描线圈。

2.体位设计

肾脏的 MRI 检查体位与肝脏 MRI 检查一致。

肾脏定位线中心对准剑突与脐连线中点。

(四)扫描方位

肾脏 MRI 检查以横轴位及冠状位并重。一般情况下,肾脏横轴位以前后方向为相位编码方向,并尽可能同时采用矩形 FOV。冠状面扫描选择左右方向为相位编码方向。

1.横轴位

以冠状位做定位参考像,在冠状位定位像上使横轴位定位线垂直于人体长轴。横轴位扫描范围包括整个肾脏。T_1WI 像与 T_2WI 像层面要保持一致。

2.冠状位

以横轴位及矢状位做定位参考像。一般使用标准冠状位。扫描范围根据肾脏前后径及病变大小而定。

(五)推荐脉冲序列

平扫横轴位 T_2WI/FS、T_2WI、T_1WI 冠状位 T_2WI/FS,增强后常规进行横轴位动态增强 T_1WI、冠状位 T_1WI。

肾脏动态增强扫描同肝脏动态增强扫描。

(六)常见病变的特殊检查要求

1.尿路梗阻

除常规扫描序列外可以加做 MRU,需要注意的是,在有梗阻的部位加扫薄层扫描明确梗阻原因。

肾盂、输尿管的病变往往与膀胱病变同时发生,所以必要时行膀胱的扫描提供更多的信息。

2.肾癌

怀疑肾癌时,检查范围需适当增大,除了肾脏病变外,还应加强对腹膜后淋巴结、肾静脉、下腔静脉的显示。

(七)图像优化(序列参数应用技巧)

肾脏占位病变疑有脂肪成分时,可以进行同反相位扫描以帮助诊断。

(八)对比剂应用

磁共振增强扫描可明显增加肾实质的对比,对肾实质的病变特别是肿瘤或肿瘤样病变的 MRI 检查具有重要的意义。

对比剂:0.1 mmol/kg,2～3 mL/s 速度静脉注射。

(九)摄片和图像后处理

通常摄取横轴位 T_2WI/FS 及 T_1WI,增强后主要摄取横轴位 T_1 加权脂肪抑制图像,并摄取病变部位冠状位 T_1 加权脂肪抑制图像。

必要时重建:薄层重建清晰显示病变及侵犯范围。

六、前列腺 MRI 检查技术

(一)检查前准备

1.受检者的准备

前列腺 MRI 检查并不严格要求受检者空腹检查。一般情况下,前列腺 MRI 检查无须服用消化道对比剂,对于前列腺 MRI 扫描,受检者最好有适量的尿液充盈膀胱。使用直肠内线圈时则需提前一天只进食流食,以保证直肠内清洁。

2.受检者的呼吸训练与监控

与腹部 MRI 检查相比,多数情况下呼吸运动对于前列腺部位的 MRI 扫描影响不大,无须进行呼吸控制。

(二)常见适应证与禁忌证

前列腺增生、前列腺炎是男性常见疾病,而对于前列腺来说,前列腺癌的诊断和分期尤为重要。MRI 是诊断前列腺癌,尤其是早期者的有效方法,对于前列腺癌的局部分期有重大意义。

有直肠肛门手术史、近期活检、肠梗阻、肛瘘、巨大痔、炎症性肠病、抗凝治疗及出血性疾病患者不可使用直肠内线圈。

(三)线圈选择及患者体位设计

1.线圈选择

线圈可以选择表面线圈如专用的腹部线圈或者心脏扫描线圈,有条件的话也可以使用直肠内线圈。

2.体位设计

前列腺的 MRI 检查一般采用仰卧位,双手臂置于扫描区域以外的位置,人体长轴与床面长轴重合。双手臂置于身体两侧时注意使用衬垫隔开受检者手臂与身体,不使其直接接触,以免产生灼伤,尤其是在3.0 T 及以上场强的磁体中更要注意。

前列腺 MRI 定位线中心对脐与耻骨联合连线中点。

(四)扫描方位

前列腺 MRI 检查包括横轴位、矢状位、冠状位。

1.矢状位

以横轴位及冠状位做定位参考像。一般使用标准矢状位。扫描范围包括前列腺或根据病变大小而定。

2.横轴位

以冠状位做定位参考像,在冠状位定位像上使横轴位定位线垂直于人体长轴。横轴位扫描范围包括整个前列腺。T_1WI 像与 T_2WI 像层面要保持一致。

3.冠状位

以横轴位及矢状位做定位参考像。一般使用标准冠状位。扫描范围以膀胱底部为中心或根据病变大小而定。

(五)推荐脉冲序列

平扫横轴位高分辨 T_2WI/FS、T_2WI、T_1WI、T_1WI/FS;矢状位及冠状位 T_2WI/FS。

增强后横轴位 T_1WI/FS、冠状位 T_1WI/FS、矢状位 T_1WI/FS。

（六）前列腺常见病变的特殊检查要求

前列腺癌患者有血性精液，疑有精囊炎时应加扫 T_1WI/FS 序列，病变的精囊腺显示为高信号。

（七）图像优化（序列参数应用技巧）

盆腔部位受呼吸运动影响极小，一般不使用呼吸门控，可减少扫描时间。

膀胱内存储一定量的尿液可清晰显示膀胱壁，但 MRI 扫描时间较长，不宜提前过度积尿，以免患者检查过程中不适而产生运动伪影。

使用动态增强序列进行扫描时，用该序列在注射对比剂前进行一次平扫可代替常规 T_1WI/FS 序列，观察出血、钙化等情况的同时方便与增强后序列进行对比。由于前列腺血流动力学较慢的特性，扫描启动时间一般在注射造影剂后 25 s 左右。

（八）对比剂应用

对比剂：0.1 mmol/kg，2～3 mL/s 速度静脉注射。

（九）摄片和图像后处理

通常摄取横轴位 T_2WI/FS 及 T_1WI，增强后主要摄取横轴位 T_1 加权脂肪抑制图像，并摄取病变部位冠状位及矢状位 T_1 加权脂肪抑制图像。

必要时重建：薄层重建清晰显示病变及侵犯范围。

七、子宫 MRI 检查技术

（一）检查前准备

1.受检者的准备

子宫 MRI 检查并不严格要求受检者空腹检查。一般情况下子宫 MRI 检查无须服用消化道对比剂，对于膀胱 MRI 扫描，受检者最好有适量的尿液充盈膀胱。

2.受检者的呼吸训练与监控

与腹部 MRI 检查相比，多数情况下呼吸运动对于子宫部位的 MRI 扫描影响不大，无须进行呼吸控制。

（二）常见适应证与禁忌证

MRI 多方位、大视野成像可清晰显示子宫的解剖结构。尤其是对女性盆腔疾病诊断有价值，对盆腔内血管及淋巴结的鉴别较容易，是盆腔肿瘤、炎症、子宫内膜异位症、转移癌等病变的最佳影像学检查手段。

对于子宫 MRI，有铁磁性节育环者不宜进行此项检查。

（三）线圈选择及患者体位设计

1.线圈选择

线圈可以选择表面线圈如专用的腹部线圈或者心脏扫描线圈。

2.体位设计

同前列腺的 MRI 检查。

（四）扫描方位

子宫 MRI 检查包括横轴位、矢状位、冠状位。

1.矢状位

以横轴位及冠状位做定位参考像。一般使用标准矢状位。扫描范围包括子宫或根据病变大小而定。

2.横轴位

以冠状位做定位参考像,在冠状位定位像上使横轴位定位线垂直于人体长轴。横轴位扫描范围包括整个盆腔。T_1WI 像与 T_2WI 像层面要保持一致。

3.冠状位

以横轴位及矢状位做定位参考像。一般使用标准冠状位。扫描范围以膀胱底部为中心或根据病变大小而定。

(五)推荐脉冲序列

平扫横轴位 T_2WI/FS、T_2WI、T_1WI、T_1WI/FS;矢状位及冠状位 T_2WI/FS。

增强后横轴位 T_1WI/FS、冠状位 T_1WI/FS、矢状位 T_1WI/FS。

(六)盆腔常见病变的特殊检查要求

在主要观察子宫的情况下,可不采用常规定位,横轴位定位线垂直子宫宫体长轴,冠状位定位线平行于子宫宫体长轴。

(七)图像优化(序列参数应用技巧)

(1)盆腔部位受呼吸运动影响极小,一般不使用呼吸门控,可减少扫描时间。

(2)膀胱内存储一定量的尿液不但可清晰显示膀胱壁还可以更好显示子宫轮廓,但 MRI 扫描时间较长,不宜提前过度积尿,以免患者检查过程中不适而产生运动伪影。

(3)矢状位对于子宫内膜癌的诊断及分期极为重要,而对于宫颈癌及卵巢,轴位和冠状位的扫描是主要方向。

(八)对比剂应用

对比剂:0.1 mmol/kg,2~3 mL/s 速度静脉注射。

(九)摄片和图像后处理

通常摄取横轴位 T_2WI/FS 及 T_1WI,增强后主要摄取横轴位 T_1 加权脂肪抑制图像,并摄取病变部位冠状位及矢状位 T_1 加权脂肪抑制图像。

必要时重建:薄层重建清晰显示病变及侵犯范围。

(葛陈雷)

第四节　四肢骨关节 MRI 检查技术

一、肩关节 MRI 检查技术

(一)检查前准备

(1)确认受检者没有禁忌证。

(2)嘱受检者及陪同家属除去随身携带的金属物品,如手机、手表、刀具、硬币、钥匙、发卡、别针、磁卡、金属手链、戒指等。禁忌推床、轮椅、金属拐杖、金属假肢等进入扫描室。

(3)嘱受检者在扫描过程中不要随意运动。

(4)婴幼儿、烦躁不安及幽闭恐惧症受检者,应给适量的镇静剂或麻醉药物(由麻醉师实施),

以提高检查成功率。

(5)急危重受检者,必须做 MRI 检查时,应由临床医师陪同观察,同时备有抢救器械、药品,受检者发生紧急情况时,应迅速移至扫描室外抢救。

(二)常见适应证与禁忌证

1.适应证

MRI 具有较高的软组织分辨力,因此,在骨、关节软骨病变、韧带损伤及关节周围软组织病变检查中具有重要价值,为骨关节系统早期病变的首选影像学检查方法。主要应用于早期骨软骨缺血性坏死;肌肉软组织疾病;关节感染;关节复杂损伤;非特异性关节炎;早期急性骨髓感染;骨髓肿瘤或侵犯骨髓的转移瘤;骨关节的恶性肉瘤和良性骨关节肿瘤;韧带损伤。

2.禁忌证

(1)装有心脏起搏器及电子耳蜗者。

(2)四肢骨植入磁性固定钢板及人工磁性金属关节(钛金属除外)。

(3)血管金属支架、血管止血金属夹。

(4)带有呼吸机及心电监护设备的危重患者。

(5)体内有胰岛素泵等神经刺激器患者。

(6)妊娠三个月内。

(三)线圈选择及体位设计

1.线圈选择

可采用肩关节专用线圈或软线圈。

2.体位设计

受检者仰卧,头先进。上肢伸直,掌心向上,用沙袋固定手掌,受检者对侧肩背部抬高,呈半侧卧状态,受检侧肩关节位于线圈中心并尽量靠近检查床中线。横断位定位光标对准线圈中心。锁定位置后进床至磁体中心。

(四)扫描方位

常规进行横断面、斜冠状面及斜矢状面成像。

1.横断面成像

在矢状面及冠状面像上设置横断面成像,层面与关节盂垂直。

2.斜冠状面成像

在横断面及矢状面定位像上设置肩关节冠状面成像层面,一般沿肩胛骨和冈上肌走行方向选层,并垂直于盂肱关节,在矢状面与肱骨长轴平行。在冠状面定位像上设置 FOV 大小及调整 FOV 端正。

3.斜矢状面成像

在横断面及冠状面像上设置肩关节斜矢状面成像层面,平行于盂肱关节。在矢状面像上设置 FOV 大小及调整 FOV 端正。

(五)推荐脉冲序列

可选用:①自旋回波序列(SE);②快速自旋回波序列(FSE/TSE);③梯度回波序列(FLASH)2D/3D;④快速梯度回波序列(FLASH)2D/3D;⑤翻转恢复序列(STIR);⑥快速翻转恢复序列。

常规推荐:①冠状面 T_2WI-FSE/T_2WI-FSE-脂肪抑制、T_1WISE;②矢状面 T_2WI-FSE、

T_2WI-FSE-脂肪抑制、T_1WISE；③横断面 T_2WI-FSE-脂肪抑制/T_1WI-SE。

软骨与肌腱：①T_1WI-SE-脂肪抑制；②2D-FLASH-脂肪抑制；③3D-FLASH-脂肪抑制；④T_2WI-3D-FISP。

骨髓：①T_1WI-SE-脂肪抑制；②T_1WI-STIR(TIR)；③T_2WI-FSE-脂肪抑制。

(六)常见病变的特殊检查要求

一般无特殊检查要求。

(七)图像优化

矩形采集；相位编码方向取短轴向以减少采集时间；超样采集以消除回卷伪影。

(八)对比剂应用

一般采用 T_1WI 阳性对比剂进行增强扫描，序列选择 T_1WI-脂肪抑制三维成像。

(九)摄片和图像后处理

一般不需特殊后处理。

二、肘关节 MRI 检查技术

(一)检查前准备

与肩关节 MRI 相同。

(二)常见适应证与禁忌证

与肩关节 MRI 相同。

(三)线圈选择及体位设计

1.线圈选择

可采用软线圈或膝关节线圈。

2.体位设计

受检者仰卧，上肢伸直，掌心向上；使用膝关节线圈时，患者俯卧，肘关节上举过头。用沙袋固定手掌，对侧肩背部抬高，呈半侧卧状态，受检侧肘关节位于线圈中心，受检侧肘关节及线圈中线尽量靠近检查床中线（磁体 Z 轴中线）。横断位定位光标对准线圈中心，锁定位置后进床至磁体中心。

(四)扫描方位

常规进行横断面、冠状面及矢状面扫描。

1.横断面成像

在矢状面及冠状面像上设置横断面成像，垂直于冠状面扫描，包括整个肘关节。

2.冠状面成像

在横断面及矢状面定位像上设置肘关节冠状面成像层面，平行于肱骨内外髁，在冠状面定位像上设置 FOV 大小及调整 FOV 端正。

3.矢状面成像

在横断面及冠状面像上设置肘关节矢状面成像层面，垂直于肱骨内外髁，在矢状面像上设置 FOV 大小及调整 FOV 端正。

(五)推荐脉冲序列

脉冲序列与肩关节 MRI 相同。

三、腕关节 MRI 检查技术

(一)检查前准备

与肘关节 MRI 相同。

(二)常见适应证与禁忌证

与肘关节 MRI 相同。

(三)线圈选择及体位设计

1.线圈选择

可采用腕关节专用线圈或软线圈。

2.体位设计

患者俯卧,腕关节上举过头;或者仰卧,上肢伸直置于身体一侧,受检侧腕关节位于线圈中心,受检侧关节及线圈中线尽量靠近检查床中线(磁体 Z 轴中线)。横断位定位光标对准线圈中心,锁定位置后进床至磁体中心。

(四)扫描方位

常规进行横断面、冠状面及矢状面扫描。

1.冠状面成像

在横断面及矢状面定位像上设置腕关节冠状面成像层面,在冠状面定位像上设置 FOV 大小及调整 FOV 端正。

2.横断面成像

在矢状面及冠状面像上设置横断面成像,平行于腕关节扫描,包括整个腕关节。

3.矢状面成像

在横断面及冠状面像上设置腕关节矢状面成像层面,在矢状面像上设置 FOV 大小及调整 FOV 端正。

(五)推荐脉冲序列

脉冲序列与肘关节 MRI 相同。

(六)常见病变的特殊检查要求

一般无特殊检查要求。

(七)图像优化

矩形采集;相位编码方向取短轴向以减少采集时间;在长轴方向超样采集以消除回卷伪影;在长轴方向上下方设置横断面预饱和带以减少血管搏动伪影。

(八)对比剂应用

一般采用 T_1WI 阳性对比剂进行增强扫描,序列选择 T_1WI-脂肪抑制三维成像。

(九)摄片和图像后处理

一般不需特殊后处理。

四、双手 MRI 检查技术

(一)检查前准备

与腕关节 MRI 相同。

（二）常见适应证与禁忌证

与腕关节 MRI 相同。

（三）线圈选择及体位设计

1.线圈选择

可采用软线圈或矩形阵列线圈（体部阵列线圈）。

2.体位设计

采用软线圈进行单侧手掌 MRI 时，受检者仰卧，头先进。上肢伸直，掌心向上，用沙袋固定手掌，受检侧对侧肩背部抬高，呈半侧卧状态，受检侧手掌尽量靠近检查床中线（Z 轴中线）。

采用矩形阵列线圈进行双侧手掌 MRI 时。可采用俯卧位，头先进，双手上举过头，掌心向下，伸直靠拢置于矩形线圈中心。

矢状定位光标对床中线及线圈中线，横断位定位光标对准线圈中心。

（四）扫描方位

与腕关节 MRI 相同。

（五）推荐脉冲序列及参数

与腕关节 MRI 相同。

（六）常见病变的特殊检查要求

对临床疑有肌腱损伤、断裂的患者，扫描定位线的设定需按肌腱的走行而定，并采用大 FOV，包括肌腱的起始点。

（七）图像优化

矩形采集；相位编码方向取短轴向以减少采集时间；在长轴方向超样采集以消除回卷伪影；在长轴方向上下方设置横断面预饱和带以减少血管搏动伪影。

（八）对比剂应用

一般采用 T_1WI 阳性对比剂进行增强扫描，序列选择 T_1WI-脂肪抑制三维成像。

（九）摄片和图像后处理

一般不需特殊后处理。

五、髋关节 MRI 检查技术

（一）检查前准备

（1）确认受检者没有禁忌证。

（2）嘱受检者及陪同家属除去随身携带的金属物品，如手机、手表、刀具、硬币、钥匙、发卡、别针、磁卡、金属手链、戒指等。禁忌推床、轮椅、金属拐杖、金属义肢等进入扫描室。

（3）嘱受检者在扫描过程中不要随意运动。

（4）婴幼儿、烦躁不安及幽闭恐惧症受检者，应给适量的镇静剂或麻醉药物（由麻醉师实施），以提高检查成功率。

（5）急危重受检者，必须做 MRI 检查时，应由临床医师陪同观察，同时备有抢救器械、药品，受检者发生紧急情况时，应迅速移至扫描室外抢救。

（二）常见适应证与禁忌证

1.适应证

MRI 具有较高的软组织分辨力，因此，在骨、关节软骨病变、韧带损伤及关节周围软组织病变检查中具有重要价值,为骨关节系统早期病变的首选影像学检查方法。主要应用于早期骨软骨缺血性坏死;肌肉软组织疾病;关节感染;关节复杂损伤;非特异性关节炎;早期急性骨髓感染;骨髓肿瘤或侵犯骨髓的转移瘤;骨关节的恶性肉瘤和良性骨关节肿瘤;韧带损伤。

2.禁忌证

(1)装有心脏起搏器及电子耳蜗者。

(2)四肢骨植入磁性固定钢板及人工磁性金属关节(钛金属除外)。

(3)血管金属支架、血管止血金属夹。

(4)带有呼吸机及心电监护设备的危重患者。

(5)体内有胰岛素泵等神经刺激器患者。

(6)妊娠三个月内。

(三)线圈选择及体位设计

1.线圈选择

可采用矩形阵列线圈(体部阵列线圈)。

2.体位设计

线圈置于检查床上,长轴与床长轴一致。受检者仰卧,脚先进。髂前上棘置于线圈中心。矢状定位光标对线圈长轴中线,横断位定位光标对线圈中心。锁定位置后进床至磁体中心。

(四)扫描方位

常规进行横断面及冠状面成像。

1.横断面成像

在冠状面像上设置横断面成像,层面覆盖髋臼上缘至股骨大转子,或根据病变范围设定扫描层数。

2.冠状面成像

在横断面像上设置冠状面成像层面,层面覆盖髋关节前后缘,或根据病变范围设置层数。在冠状面像上设置FOV大小及调整FOV端正。

(五)推荐脉冲序列

可选用:①自旋回波序列(SE);②快速自旋回波序列(FSE/TSE);③梯度回波序列(FLASH)2D/3D;④快速梯度回波序列(FLASH)2D/3D;⑤翻转恢复序列(STIR);⑥快速翻转恢复序列。

常规推荐:横断面 T_2WI-FSE、T_1WI-SE、T_2WI-FSE-脂肪抑制;冠状面 T_2WI-FS E/T_2WI-FSE-脂肪抑制序列、T_1WI-SE。

(六)常见病变的特殊检查要求

若观察白血病等血液病骨髓病变,冠状面 T_1WI-SE 比较有意义,增加 T_1WI-FSE-脂肪抑制,可对比观察骨髓浸润。

(七)图像优化

矩形采集;相位编码方向取短轴向以减少采集时间;超样采集以消除回卷伪影。

(八)对比剂应用

一般采用 T_1WI 阳性对比剂进行增强扫描,序列选择 T_1WI-脂肪抑制三维成像。

(九)摄片和图像后处理

一般不需特殊后处理。

六、大腿/小腿及其肌肉 MRI 检查技术

(一)检查前准备
与髋关节 MRI 相同

(二)常见适应证与禁忌证
与髋关节 MRI 相同。

(三)线圈选择及体位设计
1.线圈选择

可采用四肢专用正交线圈、体部阵列线圈。

2.体位设计

线圈置于检查床上,长轴与床长轴一致。受检者仰卧,脚先进。使用单孔四肢专用正交线圈时,受检侧肢体置于线圈中,一侧关节包括在线圈内。使用体部阵列线圈时,双侧受检肢体并列于线圈内,近侧或远侧关节包括在线圈内。矢状位定位光标对线圈长轴中线,横断位定位光标对线圈中心。锁定位置后进床至磁体中心。

(四)扫描方位
常规进行冠状面、矢状面及横断面成像。

1.矢状面成像

在冠状面像及横断面像上设置矢状面成像层面,层面与长骨长轴平行一致,在矢状面定位像上设置 FOV 大小及调整 FOV 端正。

2.冠状面成像

在矢状面及横断面定位像上设置冠状面成像层面,使层面与长骨长轴平行。在冠状面定位像上设置 FOV 大小及调整 FOV 端正。

3.横断面成像

在矢状面及冠状面像上设置横断面成像,层面与长骨长轴垂直。根据病变范围设定扫描层数。

(五)推荐脉冲序列
可选用:①自旋回波序列(SE);②快速自旋回波序列(FSE/TSE);③梯度回波序列(FLASH)2D/3D;④快速梯度回波序列(FLASH)2D/3D;⑤翻转恢复序列(STIR);⑥快速翻转恢复序列。

常规推荐:①矢状面 T_2WI-FSE、T_1WI-SE;②横断面 T_2WI-FSE-脂肪抑制、T_1WI-SE;③冠状面 T_2WI-FSE、T_1WI-SE;④在矢状面或冠状面增加 T_2WI-FSE-脂肪抑制序列。

软骨与肌腱推荐:①T_1WI-SE-脂肪抑制;②2D-FLASH-脂肪抑制;③3D-FLASH-脂肪抑制;④T_2WI-3D-FISP。

骨髓推荐:①T_1WI-SE-脂肪抑制;②T_1WI-STIR(TIR);③T_2WI-FSE-脂肪抑制。

(六)常见病变的特殊检查要求
使用矩形阵列线圈行双腿成像时,冠状面及横断面成像可加大 FOV 行双侧同时扫描,以便左右对比观察。

(七)图像优化
矩形采集;相位编码方向取短轴向以减少采集时间;在长轴方向超样采集以消除回卷伪影;

在长轴方向上下方设置横断面预饱和带以减少血管搏动伪影。

(八)对比剂应用

一般采用 T_1WI 阳性对比剂进行增强扫描,序列选择 T_1WI-脂肪抑制冠状面、矢状面及横断面成像。

(九)摄片和图像后处理

一般不需特殊后处理。

七、膝关节MRI检查技术

(一)检查前准备

与下肢 MRI 相同。

(二)常见适应证与禁忌证

与下肢 MRI 相同。

(三)线圈选择及体位设计

1.线圈选择

采用膝关节专用线圈或软线圈。

2.体位设计

受检者仰卧,脚先进。采用软线圈进行单侧膝关节成像时,应使软线圈贴近受检关节,并置于检查床中线(磁体Z轴中线)。矢状定位光标对线圈长轴中线,横断位定位光标对线圈中心。

(四)扫描方位

常规进行冠状面、矢状面成像,必要时增加横断面成像。

1.冠状面成像

在矢状面及横断面定位像上设置膝关节冠状面成像层面,使层面与膝关节左右方向平行。在冠状面定位像上设置FOV大小及调整FOV端正。

2.矢状面成像

在冠状面像及横断面像上设置膝关节矢状面成像层面,层面与前交叉韧带有后外向前下的走向平行。在矢状面定位像上设置FOV大小及调整FOV端正。

3.横断面成像

在矢状面及冠状面像上设置膝关节横断面成像,层面与膝关节长轴垂直。

(五)推荐脉冲序列

可选用:①自旋回波序列(SE);②快速自旋回波序列(FSE/TSE);③梯度回波序列(FLASH)2D/3D;④快速梯度回波序列(FLASH)2D/3D;⑤翻转恢复序列(STIR);⑥快速翻转恢复序列。

常规推荐:①冠状面 T_2WI-FSE/T_2WI-FSE-脂肪抑制、T_1WISE;②矢状面 T_2WI-FSE、T_2WI-FSE-脂肪抑制、T_1WI-SE;③横断面 T_2WI-FSE-脂肪抑制/T_1WI-SE。

软骨与肌腱:①T_1WI-SE-脂肪抑制;②2D-FLASH-脂肪抑制;③3D-FLASH-脂肪抑制;④T_2WI-3D-FISP。

骨髓:①T_1WI-SE-脂肪抑制;②T_1WI-STIR(TIR);③T_2WI-FSE-脂肪抑制。

半月板:①矢状面-DESS;②矢状面-T_2WI-3D-FISP。

（六）常见病变的特殊检查要求

使用矩形阵列线圈行双膝关节成像时，冠状面及横断面成像应加大 FOV 行双侧同时扫描，以便左右对比观察。

（七）图像优化

矩形采集；相位编码方向取短轴向以减少采集时间；超样采集以消除回卷伪影；在长轴方向上下方设置横断面预饱和带以减少血管搏动伪影。

（八）对比剂应用

一般采用 T_1WI 阳性对比剂进行增强扫描，序列选择 T_1WI-脂肪抑制冠状面、矢状面及横断面成像。

（九）摄片和图像后处理

一般不需特殊后处理。

八、踝关节 MRI 检查技术

（一）检查前准备

与膝关节 MRI 相同。

（二）常见适应证与禁忌证

与膝关节 MRI 相同。

（三）线圈选择及体位设计

1.线圈选择

采用踝关节专用线圈。

2.体位设计

受检者仰卧，脚先进。将患侧踝关节置于线圈内，利用各种辅助固定装置使其处于稳定状态，以减少运动伪影的产生。矢状定位光标对线圈长轴中线，横断位定位光标对线圈中心。

（四）扫描方位

常规进行横断面、矢状面和冠状面成像。

1.横断面成像

在矢状面及冠状面像上设置踝关节横断面成像，在矢状位上平行于距骨顶并与胫骨长轴垂直。

2.矢状面成像

在冠状面像及横断面像上设置踝关节矢状面成像层面，与跟骨长轴平行，并垂直于内外踝连线。在矢状面定位像上设置 FOV 大小及调整 FOV 端正。

3.冠状面成像

在矢状面及横断面定位像上设置踝关节冠状面成像层面，与胫骨长轴平行，并平行于内外踝连线。在冠状面定位像上设置 FOV 大小及调整 FOV 端正。

（五）推荐脉冲序列

与膝关节 MRI 相同。

（六）常见病变的特殊检查要求

跟腱损伤患者的扫描，常进行平行于跟腱长轴的矢状位和横断位扫描。对于跟腱损伤后出现的水肿、出血、渗液等常采用 T_2WI 压脂、T_1WI 等序列扫描。扫描时应选用较薄层厚、层间距及较大的 FOV 以利于显示跟腱。

（七）图像优化

矩形采集；相位编码方向取短轴向以减少采集时间；超样采集以消除回卷伪影；在长轴方向上下方设置横断面预饱和带以减少血管搏动伪影。

（八）对比剂应用

一般采用 T_1WI 阳性对比剂进行增强扫描，序列选择 T_1WI-脂肪抑制冠状面、矢状面及横断面成像。

（九）摄片和图像后处理

一般不需特殊后处理。

九、双足 MRI 检查技术

（一）检查前准备

与踝关节 MRI 相同。

（二）常见适应证与禁忌证

与踝关节 MRI 相同。

（三）线圈选择及体位设计

1.线圈选择

采用足线圈或矩形阵列线圈（体部阵列线圈）。

2.体位设计

受检者仰卧，脚先进。采用软线圈进行单侧足成像时，应使软线圈贴近受检足，并置于检查床中线（磁体 Z 轴中线）。采用矩形阵列线圈行双足成像时，以绑带固定小腿部使双足并拢，置于线圈中心及磁体 Z 轴中线。矢状位定位光标对线圈长轴中线，横断位定位光标对线圈中心。

（四）扫描方位

常规进行冠状面、矢状面及横断面成像。

1.冠状面成像

在矢状面及横断面定位像上设置足冠状面成像层面，使层面与足长轴平行。在冠状面定位像上设置 FOV 大小及调整 FOV 端正。

2.横断面成像

在矢状面及冠状面像上设置足横断面成像，层面与足长轴垂直。根据病变范围设定扫描层数。

3.矢状面成像

在冠状面像及横断面像上设置足矢状面成像层面，层面与足长轴平行。在矢状面定位像上设置 FOV 大小及调整 FOV 端正。

（五）推荐脉冲序列

与踝关节 MRI 相同。

（六）常见病变的特殊检查要求

使用矩形阵列线圈行双足成像时，冠状面及横断面成像可加大 FOV 行双侧同时扫描，以便左右对比观察。

（葛陈雷）

第七章

乳腺疾病的X线诊断

第一节　急性乳腺炎的 X 线诊断

一、临床概述

急性乳腺炎多见于初产妇的产后第 3～4 周。病原菌常为金黄色葡萄球菌,少数为链球菌感染。主要感染途径有二:第一,细菌自擦破或皲裂的乳头进入,沿淋巴管蔓延至乳腺的间质内,引起化脓性蜂窝织炎;第二,细菌自乳头侵入后沿乳管至乳腺小叶,在滞积的乳汁中迅速繁殖,导致急性炎症。

急性乳腺炎患者常有典型症状及体征。患者可有寒战,发热,患乳肿大,表面皮肤发红、发热,并有跳痛及触痛,常可合并有同侧腋淋巴结肿大、压痛。炎症区可很快发生坏死、液化而形成乳腺脓肿。脓肿可向外溃破,亦可穿入乳管,使脓液经乳管、乳头排出。

实验室检查常可有白细胞总数及嗜中性粒细胞数升高。

二、影像学表现

急性乳腺炎患者很少需行 X 线检查,这是因为患者常具有典型的临床表现,外科医师凭此即可做出正确诊断。此外,在乳腺 X 线投照中常需对乳房施加一定的压迫,当有急性炎症时,常使患者难以耐受此种压迫。压迫可增加患者的痛苦,并可能会促使炎症扩散、加重。故对急性乳腺炎患者应尽量避免行X线检查。在少数患者中,为区别急性乳腺炎与炎性乳癌而必须做 X 线检查时,只可轻施压迫,或采用免压增加千伏投照。CT 检查虽较昂贵,但可免除压迫之苦,当为急性乳腺炎和炎性乳癌的首选检查方法。

X 线上,急性乳腺炎常累及乳腺的某一区段或全乳,表现为片状致密浸润阴影,边缘模糊。患处表面的皮下脂肪层可显示混浊,并出现较粗大的网状结构。皮肤亦显示有水肿、增厚。患乳血运亦常显示增加。经抗生素治疗后,上述 X 线征象可迅即消失而回复至正常表现。

三、鉴别诊断

急性乳腺炎须与炎症性乳癌鉴别,炎性乳癌常为乳腺中央位的密度增高,乳晕亦常因水肿而增厚,皮肤增厚则常在乳房的下部最明显,而不像急性炎症那样局限在感染区表面。经1～2周抗生素治疗后,急性炎症可很快消散,而炎性乳癌患者X线检查上无多大变化。

(王丽娟)

第二节　乳腺纤维性病变的 X 线诊断

本病罕见,且尚未被公认为一独立病变。它为一良性、局限性、无包膜的乳腺间质增生,形成一肿瘤样块。

一、临床概述

本病多见于20～50岁的妇女,绝经期后则绝少发生。由于本病好发生在卵巢功能活跃时期,故有人推测内分泌紊乱可能是引起发病的原因。

病变多位于乳腺的外上方,可有双侧对称性发病趋势。肉眼见肿块边界不清,无包膜,常呈不规则盘状,直径多数仅为2～3 cm,少有超过5 cm者。切面呈坚实、致密、质地均匀的白色纤维组织。

临床上,本病多见于较大而下垂的乳房中。乳晕区常有毛发。患者多显示有某种内分泌功能障碍。除触到一无痛性肿块外,患者常无其他症状。肿块可为囊样或似腺纤维瘤,但边界不清,呈不规则盘状,不像囊肿或腺纤维瘤那样是圆形的。

二、影像学表现

X线检查显示病变区为一局限致密阴影,无明确境界,较小时极易被忽略,较大者易被认为是腺体的一部分或腺体增生,罕见能单纯根据X线片而做出诊断者。一种极少见的情况是弥散性纤维增生,Wolfe 称之为"乳房纤维化",整个乳房呈现均匀致密,无任何脂肪组织或仅有一薄层的皮下脂肪层,此种改变在X线上颇具特征(图7-1)。

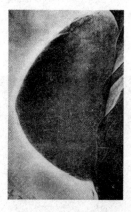

图 7-1　乳腺纤维化

(王丽娟)

第三节　乳腺囊性增生症的 X 线诊断

一、临床概述

由于病理诊断标准不一,有关乳腺囊性增生症发病率及癌变率的各家报告可有很大出入。

大体标本中可见乳腺的一部分或全部有大小不等、软硬不一的多发囊肿,小者仅在镜下可见,大者可达数厘米直径,多数囊肿在 0.01～1.00 cm。囊肿呈灰白色或蓝色,囊壁厚薄不均。囊内为清亮浆液、混浊液、稠绿乳样液或乳酪样物。囊内亦常见有乳头状瘤或瘤块,有时成分叶状,大时可填满囊腔。大囊内可含有多个小囊,互相沟通。

临床上,本病多见于 40 岁左右的患者,自发病至就诊的期限可自数天至十余年,平均病期约3 年。最主要的症状和体征是出现肿块,可单发或多发,能自由推动。囊肿感染时可与周围组织发生粘连,感染邻近乳头时可使乳头回缩。若囊肿多发,触诊时即呈所谓"多结节乳房"。

在囊性增生症中,5%～25%可合并有乳头溢液。溢液性质主要为浆液性或浆液血性,血性溢液者较少。少数患者一个或多个乳管口溢液为本病的唯一阳性表现。

疼痛不多见,约不足三分之一者有之,多在乳管开始扩张时出现,一旦囊肿形成,疼痛即逐渐消失。疼痛多数不严重,仅为局部隐痛或刺痛。

二、影像学表现

因增生成分不同而 X 线检查表现各异。当乳腺小叶增生时,小叶内的乳管、腺泡数目增加(在低倍镜野中超过 30 个),或乳腺小叶数目增多(在低倍镜野中超过 5 个),片上即呈现多数斑点状阴影,亦可能在 X 线上无明显阳性发现。

在腺病或硬化性腺病中,末端乳管或腺泡增多、密集,小叶变形,纤维组织亦有明显增生。此时,X 线上表现为某些区域或整个乳房有弥漫而散在的小的致密区,约1 至数厘米大小,无明确边界,亦不形成肿块阴影。某些致密影可互相融合,形成较大片的致密区。少数可形成似肿块样的阴影,颇为致密,但缺乏锐利的边缘。钙化较常见,大小从勉强能辨认的微小钙点至直径 2～4 mm,轮廓多光滑而类似球形或环形,分布广泛而比较散在。若钙化较局限而密集,则易被误认为乳腺癌的钙化(图 7-2、图 7-3)。

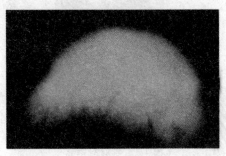

图 7-2　乳腺硬化性腺病,全乳致密

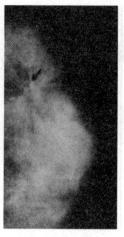

图 7-3 硬化性腺病伴有细小钙化

当小乳管高度扩张而形成囊肿时，X线上即可能见到囊肿阴影。少数(约 22%)囊肿直径可超过 2 mm，肉眼下可见，X线片上亦有可能显示。X线上，囊肿可表现为局限性或弥散性遍布全乳。前者囊肿多较大，直径常超过 1 cm，大者直径可达 8 cm，可单或多发，常呈球形，边缘光滑、锐利，密度则近似腺纤维瘤，可均匀或不均匀。极少数病例因囊内含乳酪样物而表现为脂肪样透亮阴影。若囊肿较密集，则可因各囊肿之间的互相挤压，使囊肿呈新月状表现，或在球形阴影的某一边缘有一弧形缺损(图 7-4、图 7-5、图 7-6)。钙化很罕见，若有，则多发生在较大囊肿的囊壁上，呈线样钙化。弥散性者可累及乳房的大部或全部，多系微小囊肿，X线上常未能显示出来，或仅见数个散在的小囊肿。

囊性增生在 X线上应与良性肿瘤(如多发腺纤维瘤)或癌鉴别。囊性增生一般为双侧性发病。较密集的大型囊肿，可凭借其边缘的特征性弧形压迹而有别于多发腺纤维瘤。孤立分隔的囊肿一般皆是球形，边缘光滑而密度较腺纤维瘤略淡，亦不像腺纤维瘤那样可略呈分叶状。边缘线样钙化亦为诊断囊肿的特征性 X线所见，而腺纤维瘤的钙化多呈颗粒状或融合型，位于块影内。

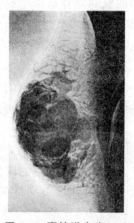

图 7-4 囊性增生症(一)

干板摄影，各囊肿之间互相挤压，使囊肿呈"新月状"

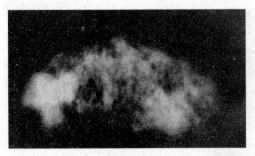

图 7-5　囊性增生症(二)

多发圆形结节,边缘光滑、锐利

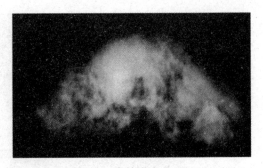

图 7-6　囊性增生症(三)

多发结节与腺体重叠,边缘模糊

　　硬化性腺病而有较密集的微小钙化时,极易被误诊为癌。但一般前者的病变边缘较模糊,亦缺乏毛刺等其他恶性征象。

　　局限性的增生应与浸润型乳腺癌鉴别。前者无血运增加、皮肤增厚及毛刺等恶性征象出现,若有钙化,亦多较散在,不像癌瘤那样密集,且增生多系双侧性,必要时可拍对侧对比。造成X线诊断最大的困难是致密的增生阴影常可将癌瘤的块影遮蔽,从而造成乳腺癌的假阴性诊断。此外,囊性增生症约有 19％发生癌变,要区别出哪一个区域已有癌变,无论是临床还是 X 线均有一定困难。

（王丽娟）

第四节　乳腺癌的 X 线诊断

　　乳腺癌的组织类型、生长方式、大体形态及周围组织反应,既有共同规律,又有各自特性,在X 线上形成各种不同征象。X 线诊断就是判断哪些影像代表哪些组织,也就是判断形成影像的组织结构和病理过程。因此了解各种征象的病理基础是提高诊断水平的关键。近年来,X 线医师和病理科医师合作,采用全乳标本平铺位或垂直位大体切片 X 线摄影和相应病理组织学检查对照分析的方法(图 7-7),观察癌灶生长蔓延的全貌,观察每一 X 线征象的组织结构,把乳腺癌X 线征象病理基础的研究提高到一个新的水平,建立了一些新的概念。作为影像科医师,还必须了解乳腺癌发生发展的过程,了解各种类型癌细胞的生物学行为,强化整体意识和动态观念。这样才能把 X 线征象分析由断面引向纵深,多方联想思维,提高理性判断。

一、块影结构和密度

　　同样密度的瘤体在不同组织背景上给人迥然不同的印象。为减少主观错觉,以正常乳腺腺体的密度作为标准把乳腺癌块影密度分为三度:显著高于正常腺体者为显著增高;略高或相等者为中度增高;低于腺体密度者为密度较低。

　　乳腺癌块影的密度因各型癌具有不同的组织成分和结构而有差异。所以了解块影组织成分的密度差及其动态变化至关重要。

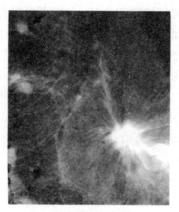

图 7-7　硬癌（一）

全乳标本平铺位 X 线检查 主癌灶呈星形。星体密度不均,含块中之块。边缘不规则,
大量针状毛刺,如光芒四射,有的长达 5 cm 以上。毛刺主由纤维组织构成,除根部外,
未含癌细胞成分。在主癌灶外上远隔部位见 3 个小灶,2 个为浸润性癌(↗),并有细索
伸向主灶;另一椭圆形块影,为乳腺内癌转移淋巴结。本例术前 X 线片仅见主癌灶

（一）密度增高

乳腺癌块影密度增高是最常见的 X 线征象。各家报告占 85％～90％。多年来传统地认为
乳腺癌X线密度增高的基础是纤维组织增生、血管增多、出血、含铁血红素沉着和坏死。贾振英
等报告,不曾被人注意的癌细胞在瘤体细胞和液体成分中密度最高,其含量和排列在很大程度上
决定着块影的密度和均匀度。瘤体中癌细胞数量越多,排列越紧密、密度越高。反之,密度越低。
在典型病例中,髓样癌的癌细胞量多,排列密集,纤维间质少,X 线密度显著增高(图 7-8)。硬癌
纤维间质丰富,癌细胞量小,散在分布,X 线密度较低。单纯癌的癌细胞量和纤维间质基本相等,
X 线密度介于髓样癌和硬癌之间,中度增高。癌细胞成分 X 线密度增高,可能与核增大、染色质
增多、脱氧核糖核酸(DNA)含量增加因而物质密度较大有关。现已证明,从正常上皮单纯增生,
非典型增生至转化为癌细胞的过程,总是伴随着 DNA 含量逐步增高。乳腺癌细胞的 DNA 含量
比正常乳腺上皮细胞高2～7 倍。癌细胞 DNA 含量的增高可能是其 X 线密度增高的重要因素。

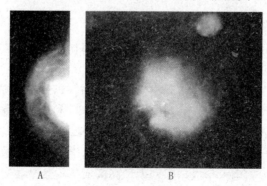

图 7-8　髓样癌

A.术前侧位 X 线片:乳腺后部半圆形块影(另半球未能包括在内),密度明显
增高。边缘不规则,境界尚清晰,瘤周见宽窄不均的密度减低环,为恶性晕
征;B.标本 X 线检查:瘤体呈不规则圆形,密度不均,瘤体内见大量成簇钙化,
大小不均,大者达 2.0 mm,形态不整,大多数为多角形,镜检为坏死区钙化

95

动态观察表明,某种组织的 X 线密度不是恒定的,而是随量和质的变化而改变。纤维组织排列密集时 X 线密度高于腺体,排列疏松和玻璃样变时低于腺体。血液的密度在通常情况下低于癌细胞团块和纤维组织。瘤块边缘血管增生,血运增加,X 线显示瘤块周边密度减低,边缘模糊。瘤体内出血灶密度减低,形成大凝血块后密度增加。囊内乳头状癌在囊内充满血液湮没瘤块时,瘤块仍可透过血液显示出来。据 New 报告,血液 X 线吸收系数为+12~40 Hu,血块吸收系数加大,与平片表现相符合。癌灶内坏死是缺血性凝固性坏死,初期失去水分,变得干燥松脆,细胞核凝固碎裂。其 X 线密度与腺体密度相等或稍高。后期坏死组织软化,结构消失,密度减低。以上看出,癌灶块影密度增高是多种组织成分构成的,除钙化灶外,癌细胞团密度最高,其次顺序为排列致密的纤维组织、早期坏死灶和大凝血块。

(二)密度不均匀

块影密度不均是乳腺癌的 X 线特征性表现,较常见,约占80%。乳腺癌不仅组织类型多种多样,即使在同一类型的癌块中也常含其他类型的结构。严格地说,不少癌灶属于程度不同的混合型癌,加之瘤体内主质和间质分布不均,纤维组织变性,含有坏死灶和出血灶等,各种组织成分的密度差必然形成块影密度不均。另外术前 X 线所见的癌灶块影常常是多个小球形灶堆积而成,或周边部有小卫星灶重叠,也时见癌灶中出现癌细胞团块小岛,形成块中之块。所有这些,都是形成癌灶块影密度不均的因素。对于后三种情况,应视为乳腺肿块的恶性特征。良性肿块亦可形成密度不均,如错构瘤、脂肪坏死和浆细胞性乳腺炎,但未见有多球堆积,卫星小灶和块中之块者。

(三)密度减低

有些组织类型的癌块,间质丰富,癌细胞量少,X 线密度较低。如硬癌、粉刺癌、小叶癌、黏液癌等,X 线密度低于腺体,常被腺体阴影湮没。对于这些病例,只有行导管造影或间质气体造影,方能显示病灶。

二、蔓延方式

乳腺癌在乳腺内的蔓延有四种方式:导管蔓延、间质蔓延、淋巴管蔓延和血管蔓延。主要是前三种。早期多以某种蔓延为主,逐步几种蔓延并存。不同的蔓延方式构成不同的瘤体形态和继发征象。

(一)导管蔓延

起源于导管上皮的癌细胞首先沿导管纵行蔓延,继而横行蔓延。虽然原位癌的自然史尚未完全明了,但癌细胞一出现即在导管内蔓延已是不争的事实。同时,导管内其他上皮细胞也会继续发生癌变。所以,导管内癌被发现时已有相当大的范围。纵行蔓延是癌细胞沿导管向乳头方向或腺泡方向蔓延。导管内蔓延总是伴随着导管上皮增生,导管周围胶原纤维增生,管壁增厚,管腔扩张,导管变形。向乳头方向蔓延可直达乳头。在 X 线上形成单支大导管相增强,常成为早期乳腺癌唯一的 X 线征象(图 7-9A)。向腺泡方向蔓延常同时侵犯数个小导管分支,可形成瘤周毛刺。受侵导管密度增高,也可形成局部密度增高区或结构紊乱。有时双向蔓延,形成大导管及其分支相增强。导管造影见导管变僵直,管腔扩张,内壁不平(图 7-9B)。管内癌向浸润性癌发展,管内的癌细胞从上皮层向外穿破管壁,在间质内浸润生长,并引起间质结缔组织增生和炎性反应。有的边纵行蔓延边穿破管壁向间质浸润,形成长条状或串珠状瘤灶。如果受累的多支小导管同时穿破管壁在间质内形成新癌灶,则形成多结节形块影。常见沿导管侵及乳晕和乳头,由于管周纤维组织增生和收缩,形成乳晕增厚、乳头内陷和间桥征(图 7-10)。

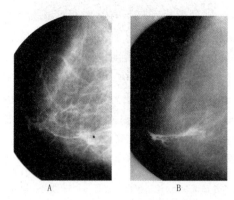

图 7-9　管内癌

A.X线平片:单支大导管相增强,后部分支密度增高,结构紊乱;B.导管造影:大
导管僵直、扩张、内壁不平滑,分支僵硬、扩张、走行紊乱

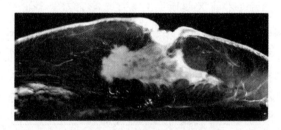

图 7-10　浸润性导管癌

标本切片放大X线片,瘤体多结节形,沿导管向乳头浸润,管周纤维组织增生,变性收缩,牵引乳头内陷,形成间桥征

(二)间质蔓延和结缔组织反应

乳腺癌细胞在瘤体边缘沿结缔组织和脂肪组织间隙向外浸润蔓延,几乎都引起结缔组织反应。反应的方式有两种:一种是以成纤维细胞、组织细胞、淋巴细胞、浆细胞和巨噬细胞为代表的活性结缔组织在瘤体周围形成炎症性水肿。X线表现为密度减低的透明环,宽度多为 0.5~2.0 cm,各部宽窄不均,即恶性晕征,是乳腺癌常见的 X 线征象,出现率为 50%~60%。这些病例临床上触及的肿块显著大于 X 线所见的肿块。另一种是起支架作用的结缔组织增生。据文献报道,乳腺癌弹力纤维增生的发生率为 43%~88%。弹力纤维增生的发生率和程度与年龄、癌组织类型,分化程度及雌激素受体等有关。在浸润性癌中其发生率明显增高,尤其是癌灶周围更为显著,同时也发生在受侵导管和血管周围。在浸润性癌灶周围常见增生的纤维组织先于癌细胞向外伸延,形成瘤周毛刺(图 7-11)。

乳腺癌周毛刺的病理组织学结构有三种表现:第一种是毛刺中央部为癌细胞团,周边部为纤维组织。这类毛刺较短,呈角锥形,其长度应能反映癌细胞浸润的范围;第二种是毛刺基底宽,近根部含癌细胞团而外部主要为增生的纤维组织;第三种是毛刺细长如针,为三者中最长者,常为 5 cm 以上,其中没有癌细胞而主要由纤维组织构成。这类毛刺不能反映癌细胞到达的范围,但它是癌灶的组成部分,被视为癌灶浸润的前哨尖兵。

瘤周增生的纤维组织常发生玻璃样变,收缩牵引邻近组织,造成纹理结构变形。导管造影见邻近导管分支牵向瘤体。

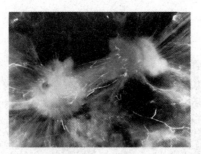

图 7-11　硬癌(二)

标本切片 X 线放大照片。见两个块影：左下肿块不规则圆形，密度显著不均，边缘大量毛刺，
辐射状外伸，瘤块上缘一球形结节；右上部肿块形态不规则，密度不均，右缘大量针状毛刺，根
部和外部粗细一致，有的外部渐粗，边缘不平滑。镜检示由纤维组织构成，不含癌细胞。两灶
纤维毛刺相向生长，互相吻合，形成间桥，并有微血管伴行生长，交通两灶之间

癌灶常沿悬吊韧带浸润皮肤，X 线检查见悬吊韧带腰部增宽，呈鼓腮状。年老妇女见不到悬吊韧带，只见多条细纤维与皮肤内面相连。癌灶可沿这些细纤维浸润皮肤。早期仅见纤维变粗拉直，以后可出现皮肤增厚和陷窝。

采用标本切片 X 线检查和病理定位镜检表明，较早期癌灶可发出细纤维毛刺直抵真皮乳头尖端，受侵乳头水肿膨胀，受拉变长，外形模糊，皮肤轻度增厚。进一步发展，真皮乳头消失，皮肤明显增厚，皮肤内形成癌细胞巢，皮肤与癌灶粘连固着。

癌灶很少浸润胸肌，因筋膜起着屏障作用。有时见癌灶沿筋膜表面蔓延。靠近胸壁的癌灶偶尔突破筋膜侵犯胸肌。X 线检查见乳腺后间隙部分消失。

(三)淋巴管蔓延

原发癌灶附近有大量微小淋巴管，特别是毛细淋巴管，在结构上与毛细血管相似，一般无完整基底膜，在内皮细胞间存在间隙，通透性较高，一旦癌细胞从瘤体脱落很容易进入淋巴管。研究表明，癌细胞能主动移向淋巴管，通过内皮细胞间裂隙伸出胞质突起，与癌细胞突起接触的内皮细胞发生变性，最终造成淋巴管缺损，癌细胞进入管内。进入淋巴管内的癌细胞可随淋巴流运行，也常在管内形成癌栓，并随时可穿破淋巴管在间质内生长，形成原发癌瘤周围的卫星灶或乳内远方转移灶，也可发生乳腺内淋巴结转移。有时在原发灶和转移灶之间见有淋巴管相连。淋巴管癌栓可形成淋巴管阻塞，淋巴液回流障碍，从而引起皮肤淋巴管扩张和水肿，皮肤增厚。炎性乳腺癌即由癌细胞淋巴管蔓延所引起。

三、瘤体形态

乳腺癌瘤体形态的形成与多种因素有关。瘤体生长蔓延易受环境影响，发生在较大乳房中部，周围条件均一，易保持球形发育。发病于小乳房或近胸壁处常呈扁圆或不规则形。多数癌灶，尤其是较大块灶或星形灶，易向胸壁平面方向发展蔓延，其横径明显大于前后径。不同组织类型的癌常有自己的生长方式，形成某种大体形态：膨胀性生长较明显的癌灶多呈团块状；浸润性生长占优势的癌灶多呈星形；还有些癌灶在相当长的时间内不形成肿块或肿块微小且密度低，X 线检查不能显示。由此可见，乳腺癌瘤体形态既是多种多样，又有其形成的规律。从总体看，在 X 线检查上可分为非肿块型和肿块型。

(一)非肿块型

非肿块型较少见，主要见于早期癌和特殊型癌。近年来，随着早期癌诊断水平的提高，非肿块型的发现率日益增加。

1.仅见钙化

无论是发生在导管内还是小叶内的癌灶,从原位癌开始就有强烈的钙化倾向,常先于肿块,为早期癌的信号,且常为唯一的阳性X线征象。国外报告1 200例乳腺癌中仅见钙化者111例,占9%,占其中321例隐性癌的35%。越是早期癌,仅见钙化的比例越大。国内报道大致相同。早期乳腺癌钙化有明显的特征,常仅据钙化即可得出诊断。各家报道,仅据X线上钙化而诊断或疑诊为乳腺癌者占全部乳腺癌的9%~16%。此类病例,应补充做X线放大检查,进一步观察钙化的形态、密度和数目。随访复查常见钙化点成倍增多,并常发现新的钙化灶。这是恶性钙化的显著特征。

X线上仅见钙化的癌灶在临床上多是隐性癌,此时应做X线立体定位活检,和/或钢丝定位,导引外科切取活检。取下的活检标本必须做X线检查,判断钙化灶是否切取,并进一步导引病理取材镜检。全乳切除的标本,很难摸到病灶,也必须做标本X线检查,指示病理取材。

2.仅见间接征象

导管内癌可缓慢在管内生长蔓延,导管内充满癌细胞,管壁和管周纤维组织增生,管壁增厚,管腔扩张,迟迟不形成肿块。小叶原位癌常多中心发生,在小叶内生长时间长且X线密度低。这些病例,在临床上仅见局部腺体增厚。X线检查仅见局部高密度区,进行性密度增高,纹理结构紊乱,导管相增强,两侧腺体不对称等征象。这些征象的早期,变化轻微,易被忽略,一旦发现可疑,进行导管造影、X线放大检查有助于深入观察并常能确定诊断。

3.特殊型癌

有些特殊型癌可长期不出现乳腺内肿块,另有其特殊的X线表现。佩吉特病多数仅见乳头、乳晕癌性湿疹伴发管内癌,不形成肿块。X线上常无异常表现或仅见乳晕增厚及乳晕后沿导管排列的钙化或导管相增强。炎性乳腺癌常无肿块发现,仅见由淋巴管癌栓引起淋巴液回流障碍所形成的皮肤广泛增厚和皮下结缔组织水肿征象。

(二)肿块型

肿块型最常见,占85%~90%,表现为团块形、星形和弥漫结节形。

1.团块形

癌灶形态的构成虽与发病部位和所处环境有相当关系,但更主要的是决定于生长方式。膨胀性生长或膨胀性生长占优势的癌灶形成团块形肿块。

圆形或椭圆形:癌灶膨胀性缓慢均匀生长,或在导管内、囊内生长,或有假包膜,易形成圆形或椭圆形肿块,境界清晰,边缘光滑锐利。此种情况多见于髓样癌、乳头状癌腺样囊性癌和早期导管癌。椭圆形肿块的长轴多与皮面平行,这可能与易向宽松的空间发展有关。但偶尔也见其长轴呈前后向,顶着胸肌和皮肤的阻力发育,形成胸肌凹陷和皮肤隆起。

分叶状:瘤块呈分叶状轮廓者亦比较常见,这可能是由于瘤体生长快,各部生长速度不均;有纤维隔分隔瘤体;瘤体周边有大的卫星灶;多个癌灶重叠;均可形成瘤体分叶状形态。

多结节形肿块:系多个小球形灶聚积堆成的多结节合成体。标本X线检查和病理大切片观察表明,多结节瘤块相当常见,占浸润性癌的35%~47%。术前X线检查表现为边缘结节样突起或凹凸不平的瘤块,特别是边缘见到球形小结节的瘤块,往往是多结节堆成的瘤块。标本X线检查显示,一个瘤块可包含几十个小球形灶。有的虽堆积在一起,仍然保持各自的边界,互相挤压而未融合。有的则部分为多球形结节,部分融合成块。

形成多结节瘤块的病理机制尚缺乏研究。成因可能有三种：一是多中心发生。在一个不大的范围内同时发生多个癌灶,同步膨胀性生长,聚合堆积,形成一个瘤块。此类多结节瘤块,中央和外围的球形结节大小基本相同。二是中央块较大,周边小结节大小不等,系瘤周淋巴管转移形成的卫星灶。三是原发癌灶即为小球形结节,一次又一次地发生瘤周淋巴转移,反复形成卫星灶,由大量卫星灶堆积成大小基本相同的多结节瘤块。

不规则形：乳腺癌瘤灶常因组织类型混合或浸润蔓延方式特殊而形成特殊形状,构成 X 线表现的另一特征。①长条形或串珠形：癌灶沿导管向乳头蔓延,边蔓延边穿破导管向间质浸润生长,形成毛刺外伸的条状块影,酷似长毛蠕虫状。有时沿导管蔓延,间断性向外穿破,形成串珠状瘤灶,主要见于浸润性导管癌。②彗星形：有些圆形癌灶片状向外浸润,越外越细,形似彗星尾状,使瘤块呈彗星形,彗星尾尖端多指向乳头,为癌灶沿间质向乳头浸润。有时远方癌灶沿一束导管分支向乳头浸润蔓延,越近乳头分支越少,形成彗星尾状。③半球形：见于 X 线密度差别较大的混合型癌。如半球为单纯癌半球为粉刺癌,或半球为单纯癌半球为硬癌的混合型癌灶。X 线检查仅能显示密度较高的单纯癌半球而不能显示密度较低的另半球。这里所说的半球形是指 X 线影像而言,实际上整个瘤块是球形。④怪异形：有些癌灶向外浸润生长极不均衡,再加上卫星灶的融合,形成多角形、怪异形等奇形怪状。

2.星形

此类癌灶瘤块不大,浸润性生长的趋势很强,并引发瘤周纤维组织强烈的增生反应,先于癌细胞向外伸延,形成瘤周大量针状毛刺。中央不大的瘤块似星体,辐射的毛刺如星芒,故称星形瘤块,有的学者称之为星形癌。星形癌灶的肿块和毛刺主要由纤维组织构成,质硬,也被称为硬癌。病理组织学检查,此型癌也确实主要见于硬癌。近来报告,也常见于浸润性小叶癌。硬癌和浸润性小叶癌在病理组织结构和生物学行为上有相似之处,也许因此出现相似的瘤体形态。星形灶可发生在任何年龄,但多见于老年妇女,易发生在脂肪型乳房。此类癌瘤生长活跃,即使癌块很小,浸润的毛刺却很长,通常为癌块直径的数倍,侵犯范围广泛,易发生转移,预后较差。

以上是典型的星形灶。近来把以下类星形灶也归入星形灶内。癌灶初期膨胀性生长,形成较大肿块后出现明显的间质浸润蔓延,形成边缘大量短毛刺,毛刺基底宽,向外渐细,长度一般不超过瘤体直径,见于各型浸润性癌。有些小癌灶和早期癌灶,引发灶周纤维组织毛刺状增生,也形成星形灶。

3.弥漫结节形

在广泛的乳腺增生基础上发生的多中心癌灶,呈弥漫散布的小结节状。结节灶边缘纤维组织增生,以毛刺状或交织状把结节连接起来。X 线平片表现为在密度增高的背景上散在分布大量小结节块影。标本切片 X 线检查见大量小结节灶,有的散在,有的融合成片。结节之间有纤维毛刺相连。

四、钙化

钙化是乳腺癌常见的 X 线征象。随着 X 线检查清晰度的改进,乳腺癌钙化发现率不断增高。据文献报告,乳腺癌钙化率术前 X 线检查为 $30\% \sim 50\%$;标本 X 线检查为 $40\% \sim 70\%$,Fisher 报告高达 86%;病理组织学检查为 $39\% \sim 63\%$,Peters 报告高达 80%。

(一)钙化机制

乳腺癌钙化发生的机制,尚无统一认识,存在以下两种观点。一种是坏死细胞矿化论。认为癌灶局部融合灶边缘大量纤维毛刺和伴行的新生微血管缺少血供,营养不良,形成坏死,细胞裂解为碎屑,同时核酸分解出大量磷酸根,加之局部钙离子和碱性磷酸酶增加,而形成磷酸钙。Levitan 等还指出,无论癌灶的组织类型如何,在 X 线片上看到的所有钙化都是在粉刺癌灶部形成的。这些钙化总是伴随着细胞坏死碎屑。另一观点是细胞活跃分泌说,Egan 认为,癌细胞钙质新陈代谢增强,不断地分泌钙质,造成超饱和,形成钙质沉着,渐渐堆成不同大小和不等密度的钙化点。Ahmeds 行超微结构研究表明,钙质沉着常常限制在癌细胞形成的腺泡样间隙中,开始钙质在癌细胞内为针状结晶,这些结晶被分泌出来后,互相结合成紧密的钙化点。这时结晶样结构已变得模糊不清。他强调,这是癌细胞的活跃分泌过程,而不是细胞碎屑和退变细胞的矿化作用。以后的不少研究支持这种观点。最有说服力的镜头是活着的癌细胞群在显微镜下分泌钙质微粒的情景。这些活癌细胞没有伴存坏死细胞碎屑。

这两种观点可能是乳腺癌钙化的两个方面。说明活的癌细胞和坏死的癌细胞碎屑均可发生钙化。没有癌细胞坏死的导管内癌、小叶原位癌和黏液癌等,属于分泌性钙化。

(二)钙化的成分

乳腺癌钙化点的化学结构尚缺乏研究。有学者从病理证实的粉刺癌活检标本中取出的微小钙化点进行化学分析表明,钙化点中含钙 25.4%,镁 2.6%,碳酸 5.8%,碳 13.8%。光谱分析表明,乳腺癌灶中钙和镁离子最易和磷酸结合。

有报告,有少数乳腺癌钙化是草酸钙,由于结晶体结构的特点而形成多面体外观。X 线上表现为钙化点较大,形态不规则。普通光学显微镜看不到,只有偏光显微镜才能显示。

(三)钙化的形态,部位和病期的关系

乳腺癌钙化形态的构成、发生的部位和病期三者密切相关。原位癌的钙化发生在导管内和小叶内。浸润性癌的钙化除上述部位外,还发生在瘤体内的导管壁、纤维间质和坏死区内。不同部位的钙化有不同的形态特征。

管内癌的钙化发生在小导管分支内,互相靠的不紧,有一定距离,多个钙粒融合在一起,充满一小段管腔,形成短线状或杆状。短线状钙化的宽度通常是 0.1～0.2 mm,和小导管腔的宽度一致。发生在小导管分叉处则呈"Y"字形。有时病灶广泛,钙化充满几支小导管,造成导管分支铸形。小导管内断续的钙化,形成沿导管走行分布的钙化点行列。粉刺型管内癌坏死细胞碎屑充满管腔形成粉刺样物,经过矿化作用产生钙化。粉刺癌在管内保持的时间长,受累导管更加扩张,线状钙化更粗些,在导管内扩展的范围更广,易形成分叉状和分支状钙化。筛状和低乳头状管内癌为分泌性钙化,钙化的概率比粉刺癌低,钙化产生在筛孔或乳头突起的间隙内,钙化点微小,形态多为点状或不规则,大小不等。粉刺癌、筛状癌和低乳头状癌常同时存在,在 X 线检查上形成钙化形态多种多样。小叶原位癌的钙化发生在小叶内导管,包括终末小导管-腺泡,几乎都是微小点状,互相靠得很紧密,钙粒呈不规则的圆形或卵圆形,大小不等,密集成丛。偶见累及小叶外导管,形成短线状钙化。这些钙化征象为乳腺癌 X 线早期诊断提供了重要依据。如果微小成丛和线状或分叉状钙化同时存在,基本上可确定诊断。浸润性癌瘤块增大,血供不足,易产生坏死或变性,进而引起钙化。发生在导管壁、纤维间质内的钙化,数量少,散在分布,呈多角形。坏死灶内的钙化,形态不规则,多呈多角形,大小不均,多数体积较大,直径为 0.3～1.0 mm,有的达 2.0 mm 以上。

(四)X线检查对钙化的限度和作用

迄今,X 线检查发现乳腺癌钙化的能力有很大限度,最清晰的 X 线平片也只能发现 $100 \mu m$

左右的钙化点,有更多的微小钙化点在医师的眼前漏掉。在显微镜下 5 μm 厚的组织切片上看到,大部分管内癌钙化灶为独立分隔的许多微小片段,形态多样,每个片段是一个微小钙粒的一部分。几十个、上百个微小钙粒堆积起来,才能形成 X 线上肉眼可见的钙化点。由此表明,有更多的微小钙化 X 线平片尚无力显示。一旦发现少量钙化或可疑钙化,必须补充放大检查,一般放大 2 倍,可显示 50 μm 左右的钙化点,使钙化比平片所见成倍增加,并更清晰显示钙化的形态和密度。越放大,钙化点的密集度越大,数量越多,是恶性钙化的显著特征。

早期乳腺癌诊断的关键是病理,而病理诊断的关键是病灶取材准确。无肿块而仅见钙化的早期病灶,临床医师摸不着,病理医师摸不准。医师必须密切配合,凡做切取活检,必先做X线钙灶定位。切下的标本常规行 X 线检查,观察钙灶是否切除,导引病理定位取材。全乳切除的标本,应做全乳和连续切片X线照片,确定钙化灶的部位、范围和有否新的钙化灶,协助病理取材。据我们观察,标本切片 X 线检查的清晰度明显高于 X 线平片和放大片,发现的钙化点数量更多,钙化灶范围更大,并常能发现新的钙化灶,新的小瘤块和乳内淋巴结,指导病理全面取材,为临床手术后补充治疗提供更全面、更准确的依据。

五、乳腺癌的诊断

在乳腺的影像诊断中,应掌握以 2 个以上主要恶性征象,或一个主要征象、2 个以上次要征象作为诊断恶性的依据。唯一例外是钙化,如 X 线上表现典型,即使不合并其他异常,亦可诊断为乳腺癌。依照此一原则,乳腺癌影像诊断的正确率在 85%~95%,其中假阴性率较高,为 8%~10%,而假阳性率较低,仅 2%左右。

乳腺癌 X 线诊断的正确性与下述一些因素有密切关系。

(一)照片质量

乳腺内各种组织均属软组织范畴,它们之间的密度对比相差甚微,故对照片的质量要求甚严,过度曝光或曝光不足均可影响病变的显露而导致误诊。

(二)病变的部位及类型

在钼靶乳腺摄影中,深位、高位或乳腺尾部的病变容易被漏照。所以在投照前,操作人员应亲自检查患者,务必使病变区被包含在 X 线片内,以免漏诊。如确有困难,应进一步行 CT 或 MRI 检查。

就乳腺癌的 X 线类型而言,以浸润型为主要表现者易被误诊断为正常腺体或增生,诊断正确率稍低。小叶癌易被误诊为增生。髓样癌当发生坏死、液化时因密度较低,亦易被漏诊,或因有坏死而被误认为慢性脓肿。

(三)乳房的大小

一般而言,乳房越大,X 线检查诊断正确性越高。这是因为大乳房患者常含有较多脂肪,自然对比较佳,较小肿物亦容易被发现。此外,较大乳房在投照上亦比较容易。据多数学者统计,在小乳房患者中,临床检查的正确性高于 X 线检查,在大乳房患者中则不如 X 线检查。

(四)年龄

年轻患者的乳房多数腺体丰满,结构致密,而脂肪组织甚少,X 线上缺乏自然对比,肿瘤常被掩盖而未能清晰显露,故 X 线上假阴性率较高。随着年龄增大及生育,乳腺渐趋萎缩,结构变得疏松,乳房大部或全部由脂肪组织组成,此时即使很小肿瘤亦易被发现,X 线诊断正确性亦明显提高。一般 40 岁以后,腺体即大部萎缩。年龄越大,X 线检查诊断正确性越高。

（五）乳房类型

致密型的乳房,包括因年轻、增生或妊娠、哺乳期的乳房,因自然对比差,X线检查诊断的正确性低。脂肪型的乳房因有良好对比,X线检查诊断正确率高。中间型和导管型乳房则介乎两者之间。

六、乳腺癌的鉴别诊断

根据乳腺癌的不同表现应与不同疾病进行鉴别。

（一）肿块的鉴别诊断

以肿块为主要表现的乳腺癌,主要应与良性肿瘤、囊肿(包括积乳囊肿)及肉芽肿性病变(包括结核、慢性炎症)等鉴别。一般良性肿瘤的形态比较规整,呈类圆形,亦可呈分叶状。肿块边缘光滑整齐,无毛刺、伪足状突起或浸润,周围小梁被单纯推挤移位,有时可见有透亮晕。肿块大小多数大于临床测量。良性肿瘤较少钙化,若有,也均在块影内,且数目少,颗粒粗大,或以粗大钙化为主掺杂少许细小钙化。

囊肿的形态比较规整,多呈类圆形,边缘光滑整齐。CT上根据CT值的测量可明确诊断,一般CT值为±20 Hu。积乳囊肿均发生在生育过的妇女,年龄多在40岁以下,在产后1～5年间发现,CT值可接近脂肪密度,常有厚壁,壁可有强化。

结节型的乳腺结核若边缘有纤维组织增生而产生毛刺征象者,与乳腺癌不易鉴别。但乳腺结核比较少见,若有钙化,则均见于结节内,且钙化颗粒较粗大,少数亦可呈细砂状。

乳腺慢性炎症多由急性乳腺炎治疗不当所致,借临床病史可帮助诊断。在钼靶、CT及MR上常可见病灶中心有脓腔,乳导管造影时造影剂可进入脓腔,形成不规则斑片影。若无脓肿形成,则易与癌相混。

（二）浸润阴影的鉴别诊断

以浸润表现为主的乳腺癌应与乳腺增生病及慢性炎症鉴别。增生病一般累及双乳,多发,呈正常腺体密度,一般较癌性浸润要淡,亦无癌的各种次要X线征象。

少数不典型的急性乳腺炎可与浸润型乳腺癌相混,此时可用抗生素治疗1～2周后再拍片复查,若系炎症,可明显吸收。慢性炎症通常呈密度不均的浸润,内有多数大小不等囊样透亮的坏死灶,血运一般不丰富,亦无乳腺癌的特征性微小钙化。

（三）良、恶性钙化的鉴别诊断

除癌有钙化外,其他一些良性病变,如腺纤维瘤、分泌性疾病、外伤性脂肪坏死、慢性乳腺炎、乳腺结核、乳腺腺病、导管扩张症及导管上皮增生等,亦均可出现钙化,必须与癌瘤的钙化鉴别。

通过文献材料及经验,良、恶性钙化的鉴别要点如下。

(1)从发生率看,钙化多数(73.6%)见于乳腺癌,良性病变的钙化仅占钙化病例的26.4%,且良性钙化中近半数(48.1%)发生在年龄较轻的腺纤维瘤患者中。年龄较大的腺纤维瘤患者若有钙化,则钙化颗粒常很粗大,可占据肿块的大部或甚至全部,与癌的钙化很易鉴别。

(2)乳腺癌的钙化约半数左右可仅位于病变紧外方或病灶的内、外方兼有,而良性病变的钙化几乎均位于肿块或致密浸润区内。

(3)乳腺癌的钙化通常呈多形性微小钙化,直径小于0.5 mm;或呈纤细和/或分支状钙化,外形不规则,宽度小于0.5 mm。法国学者认为,小线虫样、线样/分支形及不规则大小的微小钙化是恶性的可靠指征。而良性钙化的颗粒多比较粗大,通常在0.5 mm以上,亦可伴有微小钙化,但以粗大钙化为主。少数黏液腺癌的钙化颗粒可能比较粗大而类似良性钙化。偶尔结核或腺泡性腺病的钙化可能以微小钙化为主而类似恶性的钙化。

（4）乳腺癌的钙化数常较多，64%在10枚以上，25%在30枚以上，若微小钙化数超过30枚，或每平方厘米超过20枚，则癌的可能性极大。良性钙化一般数目较少，多数（66.7%）在10枚以下，仅10%在30枚以上。

（5）当钙化数较多时，呈稀疏散在分布时常为良性病变，呈密集分布时常为乳腺癌。

（四）毛刺的鉴别诊断

毛刺是乳腺癌的一个比较特异性的X线征象，故有毛刺的肿块，几乎可以肯定是乳腺癌，但识别时切勿将正常乳腺小梁误认为毛刺。少数肉芽肿性病变（如结核）或乳腺脂肪坏死中偶可见到毛刺。但乳腺结核和乳腺脂肪坏死都比较少见，且后者多数有乳房外伤史，多发生在脂肪丰满的乳房中，病变多数位于皮下脂肪层内。

（五）皮肤增厚的鉴别诊断

皮肤增厚并非为乳腺癌的特异征。可引起乳房皮肤局限增厚的原因：乳腺癌；创伤（包括乳腺针吸或切检后2～4周间，乳房局部挫伤，烫伤后的水肿等）；炎症（慢性乳腺炎、乳腺脓肿、结核等）；皮肤瘢痕（包括慢性炎症或结核后的瘢痕，皮肤感染后的瘢痕，瘢痕疙瘩等）；皮肤本身病变，如皮肤表面的痣、疣等；乳腺导管扩张症。可引起乳房皮肤弥漫增厚的原因：炎症性乳腺癌；胸壁或腋部手术后引起的淋巴或静脉回流障碍；各种原因引起的皮肤水肿，如乳房过大引起的垂吊性水肿、过度肥胖、充血性心力衰竭、黏液水肿、肾性水肿等；皮肤本身病变，如硬皮病、鱼鳞癣、皮肤炎症及其他原发皮肤病等；迅速地减重；急性乳腺炎；淋巴阻塞，如腋淋巴结的淋巴瘤、转移瘤等；全乳放射治疗照射后。

由于引起乳房皮肤增厚的原因很多，在鉴别时，医师应尽可能询问患者病史及检查患者，绝大多数病例可得到明确答案。

（六）血运增加的鉴别诊断

乳房的血运情况有很大的个体差异，为确定有无血运增加，应与对侧乳房做比较，且两侧的乳房压迫程度应基本相同。导致血运增加的原因：习惯于一侧乳房哺乳或原因不明的正常差异；急性乳腺炎；其他感染，如感染性囊肿或乳腺脓肿；乳腺纤维囊性病变及乳腺癌等。虽然造成乳腺血运增加的原因很多，但除乳腺炎及癌外，其他原因造成血运增加的发生率都比较低，且血运增加的程度亦较轻。

（七）阳性"导管征"的鉴别诊断

除乳腺癌外，阳性导管征亦可见于某些良性疾病，如良性导管上皮增生、导管扩张症及乳头状瘤病等。但良性病变的导管征中，增粗的导管比较光滑，密度较淡，无伴发的肿块影，临床常仅表现为乳头溢液。乳腺癌的导管征时，增粗的导管比较致密、粗糙，且均指向远端的肿块或致密浸润区。

（徐建超）

第八章

胸部疾病的X线诊断

第一节 食管疾病的 X 线诊断

一、食管平滑肌瘤

(一)概述

食管平滑肌瘤在食管良性肿瘤中最常见(约占 90%)。男性多于女性,男、女之比例 2∶1。各年龄均有发病,多发于 20~50 岁。多为单发,少数为多发。

(二)局部解剖

食管是咽和胃之间的消化管。食管在系统发生上起初很短,随着颈部的伸长和心肺的下降而逐渐增长。在发育过程中,食管的上皮细胞增殖,由单层变为复层,使管腔变狭窄,甚至一度闭锁,以后管腔又重新出现。

食管可分为颈段、胸段和腹段。人体食管的颈段位于气管背后和脊柱前端,胸段位于左、右肺之间的纵隔内,胸段通过膈孔与腹腔内腹相连,腹段很短与胃相连。颈部:长约 5 cm,其前壁借疏松的结缔组织与气管贴近,后方与脊柱相邻,两侧有颈部的大血管。胸部:长 18~20 cm,前方自上而下依次有气管、左主支气管和心包,并隔心包与左心房相邻。该部上段的左前侧有主动脉弓,主动脉胸部最初在食管的左侧下降,以后逐渐转到食管的右后方。

腹部:最短,长 1~2 cm,与贲门相续。食管全长有 3 处狭窄和 3 个压迹。第一处狭窄位于食管的起始处,距切牙约 15 cm,第二处在食管与左主支气管的交叉处,距切牙约 25 cm,第三处在食管穿膈处,距切牙约 40 cm。上述 3 个狭窄常是食管损伤、炎症和肿瘤的好发部位,异物也易在此滞留。食管全长还有 3 处压迹:主动脉弓压迹,为主动脉自食管的左前方挤压而成,压迹的大小,随年龄而增加;左主支气管压迹,紧靠主动脉弓压迹的下方,与食管第二处狭窄的位置一致,是左主支气管压迫食管的左前壁所致;左心房压迹,长而浅,为左心房向后挤压食管所致,压迹可随体位和心的舒缩而变化(图 8-1)。

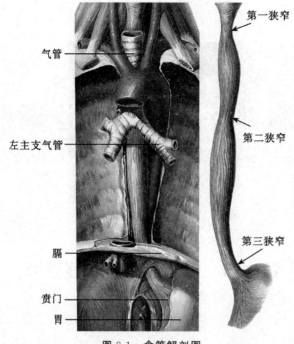

图 8-1　食管解剖图

气管

左主支气管

膈

贲门

胃

第一狭窄

第二狭窄

第三狭窄

（三）临床表现与病理基础

约半数平滑肌瘤患者完全没有症状，是因其他疾病行胸部 X 线检查或胃肠道造影发现的。有症状的也多轻微，最常见的是轻度下咽不畅，很少影响正常饮食。一小部分患者诉疼痛，部位不定，可为胸骨后、胸部、背部及上腹部隐痛，很少剧烈疼痛。可单独发生或与其他症状并发。有 1/3 左右患者有消化功能紊乱，表现为胃灼热、反酸、腹胀、饭后不适及消化不良等。个别患者有呕血及黑便等上消化道出血症状，可能由肿瘤表面黏膜糜烂、溃疡所致。

肿瘤呈圆形、椭圆形，也有不规则形状，如分叶型、螺旋形、生姜形、围绕食管生长呈马蹄形的。食管平滑肌瘤病有多个肿瘤的可致整个食管壁增厚，诊断有一定困难。肿瘤质坚韧，多有完整的包膜，表面光滑。主要向腔外生长，生长缓慢，切面呈白色或带黄色。组织切片见为分化良好的平滑肌细胞，长梭形，边界清楚，瘤细胞呈束状或漩涡状排列，其中混有一定数量的纤维组织，偶尔也可见神经组织。食管平滑肌瘤变为肉瘤的很少。

（四）X 线表现

食管钡餐造影是检查该病的主要方法之一。壁间型：肿瘤在腔内或同时向腔外生长，并可同时向两侧生长。切线位表现为向腔内凸出的半圆形或分叶状，边缘锐利的充盈缺损，病变区与正常食管分界清楚，呈弧状压迹并呈锐角；正位肿瘤表现为圆形充盈缺损。当钡剂通过后，肿瘤周围为钡剂环绕，在肿瘤上下缘呈弓状或环状影，称为"环形征"，为本病之典型表现。向壁外生长：体积较大，可造成纵隔内软组织肿块，后者与食管内的充盈缺损范围相符，肿块可误认为纵隔肿瘤。肿瘤区黏膜皱襞撑平消失，可见"涂布征"，肿瘤周围黏膜皱襞正常，部分肿瘤表面可见不规则龛影（图 8-2）。纤维食管镜检查，是检查该病的重要方法，但食管镜检查给患者带来一定痛苦，且禁忌证较多，一般在钡餐检查确定病变位置但对其良、恶性征象不明确时可通过食管镜检查，必要时可取样活检。

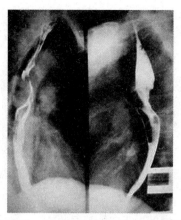

图 8-2　食管平滑肌瘤钡餐影像表现

二、食管癌

(一)概述

食管癌是指由食管鳞状上皮或腺上皮的异常增生所形成的恶性病变。其发展一般经过上皮不典型增生、原位癌、浸润癌等阶段。食管鳞状上皮不典型增生是食管癌的重要癌前病变,由不典型增生到癌变一般需要几年甚至十几年。长期不良的生活或饮食习惯可能是导致食管癌发生的元凶。

(二)临床表现与病理基础

食管癌起病隐匿,早期可无症状。部分患者有食管内异物感,或食物通过时缓慢或有哽噎感。也可表现为吞咽时胸骨后烧灼、针刺样或牵拉样痛。进展期食管癌则常因咽下困难就诊,吞咽困难呈进行性发展,甚至完全不能进食。常伴有呕吐、上腹痛、体重减轻等症状。病变晚期因长期摄食不足可伴有明显的营养不良、消瘦、恶病质,并可出现癌转移、压迫等并发症。

早期食管癌可分为隐伏型、糜烂型、斑块型和乳头型,其中以斑块型为最多见。中晚期食管癌可分为 5 型,即:髓质型、蕈伞型、溃疡型、缩窄型和未定型。我国约占 90% 为鳞状细胞癌,少数为腺癌。

(三)X 线表现

食管钡餐造影对食管癌有较特异性征象,因此诊断率较高。增生型以充盈缺损为主;浸润型以环形狭窄为主要征象;溃疡型多见不规则龛影;混合型则具有多种特征。检查时常见病变近端扩张,破入纵隔或与支气管相通者,可见累及部位的相关影像学改变。对早期食管癌 X 线表现为食管黏膜皱襞紊乱、中断,管壁局限性僵硬、蠕动中断,钡剂流经时速度减慢,病变处出现小的充盈缺损及小龛影等;较晚期食管癌表现食管较明显不规则狭窄,黏膜紊乱、中断及破坏消失,充盈缺损明显,形态多样龛影(图 8-3~图 8-6)。

三、食管炎性疾病

(一)概述

食管炎是指食管黏膜浅层或深层组织由于受到不正常的刺激,食管黏膜发生水肿和充血而引发的炎症。可分为原发性与继发性食管炎。按病理学可分成两大类。

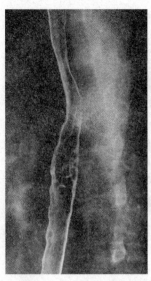

图 8-3　早期食管癌(小结节积簇型)钡餐造影影像表现

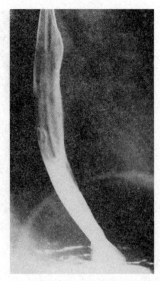

图 8-4　隆起型早癌钡餐造影影像表现

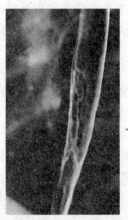

图 8-5　溃疡型早癌钡餐造影影像表现

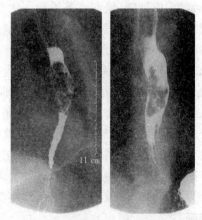

图 8-6　进展期食管癌(肿块型)钡餐造影影像表现

1.急性食管炎

(1)单纯性卡他性炎:常因食入刺激性强的或高温食物引起。

(2)化脓性炎:多继发于食管憩室引起的食物潴留、腐败、感染,或形成脓肿,或沿食管壁扩散造成蜂窝织炎,进而可继发纵隔炎、胸膜炎与脓胸。

(3)坏死性食管炎:强酸强碱等化学腐蚀剂可造成食管黏膜坏死及溃疡形成,愈合后可引起瘢痕狭窄。此外,还可由某些传染病如伤寒、猩红热、白喉等的炎症病变波及食管黏膜所致。

2.慢性食管炎

(1)单纯性慢性食管炎:常由于长期摄入刺激性食物,重度吸烟,食管狭窄致食物潴留与慢性淤血等引起。病理变化常呈现食管上皮局限性增生与不全角化,还可形成黏膜白斑。

(2)反流性食管炎:是由于胃液反流至食管,引起食管下部黏膜慢性炎性改变。

（3）Barrett食管炎:慢性反流性食管炎可引起食管下段黏膜的鳞状上皮被胃黏膜柱状上皮所取代,成为Barrett食管,该处可发生溃疡或癌变(Barrett食管腺癌)。

（二）临床表现与病理基础

食管炎其症状主要是以吞咽疼痛、困难、心口灼热及胸骨后疼痛居多,当食管炎严重时可引起食管痉挛及食管狭窄。急性腐蚀性食管炎系因吞服了强酸、强碱等化学腐蚀剂而造成食管严重损伤所引起的炎症。早期症状为流涎、呕吐、发热及吞咽疼痛和困难,胸骨后和剑突下疼痛,约经2周上述症状渐消失,烧伤后期(约1个月后)再度出现吞咽困难,并有逐渐加重的趋势,出现部分或完全性食管梗阻。同时可能伴有咳嗽、发热等呼吸道吸入性感染的症状。

食管黏膜接触腐蚀剂后,数小时至24 h内食管产生急性炎症反应,食管黏膜高度水肿,表面糜烂,多伴渗出物、出血及坏死组织,由于组织高度水肿和痉挛等造成食管早期梗阻。水肿一般在3 d后开始消退,数天至2～3周为炎症反应消退时期,3周后开始瘢痕形成,食管逐步收缩变窄,可造成食管狭窄,严重者食管壁全部被纤维组织代替,并与周围组织粘连。

临床表现通常为胸骨后或心窝部疼痛,轻者仅为灼热感,重者为剧烈刺痛。疼痛常在食物通过时诱发或加重,有时头低位如躺下或向前弯腰也能使疼痛加重。疼痛可放射至背部。早期由于炎症所致的局部痉挛,可出现间歇性咽下困难和呕吐。后期由于纤维瘢痕所致的狭窄,可出现持续性吞咽困难和呕吐。

病理改变急性期为黏膜充血、水肿,易出血,形成糜烂和表浅溃疡;慢性期病变可深达肌层,引起黏膜下层内纤维组织增生,黏膜面可呈轻度息肉样变。纤维收缩可形成食管宫腔狭窄和食管缩短。

（三）X线表现

1.急性食管炎

X线检查应在急性炎症消退后,患者能吞服流食方可作食管造影检查。如疑有食管瘘或穿孔,造影剂可流入呼吸道,最好采用碘油造影。依据病变发展分为如下几种。①急性期(1～3 d):因黏膜水肿、出血,管壁蠕动减弱或消失,可产生阵发性痉挛。因黏膜脱落,造影剂在黏膜面附着不好,并可见不规则浅钡斑。②中期(3～10 d):食管呈收缩、狭窄状态,不能扩张。可见多发浅或深之溃疡,黏膜皱襞紊乱。③晚期:主要表现为管腔狭窄,其范围一般较长,也可以生理性狭窄部位为主。造影剂难以通过。食管缩短,狭窄以上可见扩张。狭窄部分可见溃疡龛影或有假性憩室形成(图8-7)。

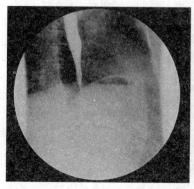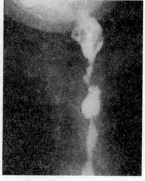

图8-7 腐蚀性食管炎X线影像表现

2.慢性食管炎

反流性食管炎早期食管钡餐造影可能无明显异常,或可见食管下段轻微痉挛改变,偶见锯齿状第三收缩波,可见黏膜充血,水肿。中期,表面糜烂,浅表溃疡,食管壁毛糙,可见针尖状钡点,小龛影。晚期,可出现食管管腔狭窄,狭窄段与正常段分界不清,管壁不光整、僵硬,部分可出现滑动性食管裂孔疝征象(图 8-8、图 8-9)。胃-食管闪烁显像表现:此法可估计胃-食管的反流量在患者腹部缚上充气腹带,空腹口服含有 300 μCi ^{99m}Tc-Sc 的酸化橘子汁溶液 300 mL(内含橘子汁 150 mL 和 0.1 mol/L HCl 150 mL),并再饮冷开水 15~30 mL 以清除食管内残留试液,直立显像。正常人经 10~15 min 胃以上部位无放射性存在否则则表示有 GER 存在。该法的敏感性与特异性约 90%。

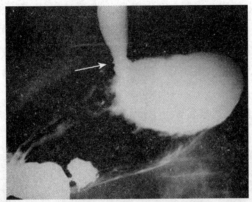

图 8-8　反流食管炎钡餐造影影像表现(箭头所示)

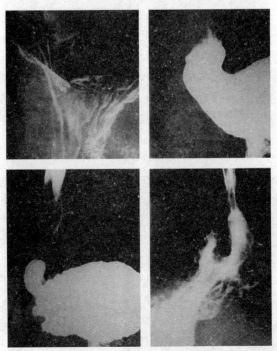

图 8-9　短食管型食管裂孔疝钡餐造影影像表现

四、贲门失弛缓症

(一)概述

贲门失弛缓症,该病过去曾称为贲门痉挛,是由于食管贲门部的神经肌肉功能障碍所致的食管功能性疾病。其主要特征是食管缺乏蠕动,食管下端括约肌高压和对吞咽动作的松弛反应减弱。功能性狭窄和食管病理性扩张可同时存在。本病为一种少见病(估计每10万人中仅约1人),可发生于任何年龄,但最常见于20~39岁的年龄组。儿童少见,在男女性别上差异不大。

(二)临床表现与病理基础

主要为吞咽困难、胸骨后疼痛、食物反流以及因食物反流误吸入气管所致咳嗽、肺部感染等症状。其中,无痛性吞咽困难是本病最常见最早出现的症状。食管扩张严重时可引起心悸、呼吸困难等压迫症状。食管贲门失弛缓症为食管下段肌壁的神经节细胞变性、减少,妨碍了正常神经冲动的传递,而致食管下端贲门部不能松弛。

(三)X线表现

表现为食管自下而上呈漏斗状或鸟嘴状,边缘光滑,黏膜皱襞正常,钡剂通过贲门受阻,呈间歇性流入,狭窄段以上食管不同程度扩张,食管蠕动减弱或消失,第三收缩波频繁出现。需与食管下段占位性病变相鉴别(图8-10)。

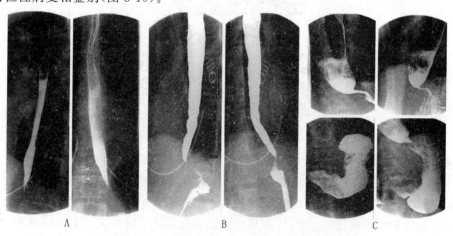

图8-10 贲门失弛缓症钡餐造影影像表现
A.轻度;B.中度;C.重度

(徐建超)

第二节 气管与支气管疾病的X线诊断

一、气管与支气管炎

(一)概述

气管与支气管炎是由生物、物理、化学刺激或过敏等因素引起的气管与支气管黏膜炎症。临床症状主要为咳嗽和咳痰。可分为急性与慢性两种。

(二)局部解剖

气管起于环状软骨下缘(平第6颈椎体下缘),向下至胸骨角平面(平第4胸椎体下缘),分为左、右主支气管,其分叉处称气管杈。左主支气管细而长,嵴下角大,斜行。右主支气管短而粗,嵴下角小,走行较直。主支气管进入肺门后,左主支气管分上、下两支,右主支气管分上、中、下3支,进入相应的肺叶,称肺叶支气管。肺叶支气管再分支即肺段支气管(图8-11)。

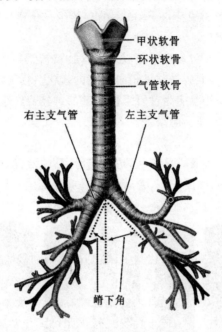

图 8-11　支气管树解剖图

(三)临床表现与病理基础

急性气管与支气管炎,起病急,通常全身症状较轻,可有发热。初为干咳或少量黏液痰,随后痰量增多,咳嗽加剧,偶伴血痰。听诊可闻及散在干、湿啰音,咳嗽后减少或消失。呼吸道表现在2~3周消失,如反复发生或迁延不愈,可发展为慢性支气管炎。慢性支气管炎以咳嗽、咳痰为主要症状,患者每年发病持续3个月,连续2年或2年以上,并除外引起慢性咳嗽、咳痰的其他疾病。急性气管与支气管炎:气管、支气管黏膜充血水肿,淋巴细胞和中性粒细胞浸润;同时可伴纤毛上皮细胞损伤脱落;黏液腺体肥大增生。

(四)X线表现

早期X线检查阴性,当病变发展到一定阶段,胸片上可出现某些异常征象,主要表现为肺纹理增多、增粗、增强、紊乱、扭曲及变形。由于支气管增厚,当其走行与X线垂直时可表现为平行的线状致密影,即"轨道征"。肺组织的纤维化表现为条索状或网状阴影。弥漫性肺气肿表现为肺野透亮度的增加,肋间隙增宽,心脏垂直,膈低平。小叶中心性肺气肿表现为肺透亮度不均匀,或形成肥大泡。肺组织的纤维化也可导致肺动脉压力过高,累及心脏,使肺动脉段隆凸、右心室肥厚增大(图8-12)。

二、支气管扩张

(一)概述

支气管扩张为较常见的慢性呼吸道疾病,是指支气管管腔超过正常范围的永久性或不可逆转性改变。分先天性和继发性两种,以后者居多。继发性支气管扩张大多继发于急、慢性呼吸道感染和支气管阻塞后,反复发生支气管炎症、致使支气管壁结构破坏,引起支气管异常和持久性扩张。

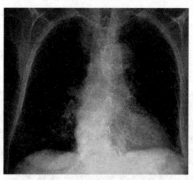

图 8-12　支气管炎 X 线影像表现

双肺纹理增多、增强、增粗、紊乱

(二)临床表现与病理基础

主要为慢性咳嗽、咳大量浓痰、反复咯血、反复肺部感染和慢性感染中毒症状等,其严重程度可用痰量估计:轻度,<10 mL/d;中度,10～150 mL/d;重度,>150 mL/d。50%～70%的患者有程度不等的咯血,咯血量与病情严重程度、病变范围有时不一致。患者反复感染常表现为同一肺段反复发生肺炎并迁延不愈。早期或干性支气管扩张可无异常肺部体征,病变重或继发感染时常可闻及下胸部、背部固定而持久的局限性粗湿啰音,有时可闻及哮鸣音。支气管扩张常常是位于段或亚段支气管管壁的破坏和炎性改变,受累管壁的结构,包括软骨、肌肉和弹性组织破坏被纤维组织替代。

肉眼可见支气管壁明显增厚,伴有不同程度的变形,管腔可呈囊、柱状或梭状扩张。扩张的管腔内常有黏液充塞、黏膜明显炎症及溃疡,支气管壁有不同程度破坏及纤维组织增生。镜下可见支气管壁淋巴细胞浸润或淋巴样结节,黏液腺及淋巴细胞非常明显。支气管黏膜的柱状上皮常呈鳞状上皮化生。支气管壁有不同程度的破坏,甚至不能见到正常结构,仅见若干肌肉及软骨碎片。管壁上有中性粒细胞浸润,周围肺组织常有纤维化、萎陷或肺炎等病理基础。一般炎性支气管扩张多见于下叶。由于左侧总支气管较细长,与气管的交叉角度近于直角,因此痰液排出比右侧困难,特别是舌叶和下叶基底段更是易于引流不畅,导致继发感染,伴随支气管行走的肺动脉可有血栓形成,有的已重新沟通。支气管动脉也可肥厚、扩张。支气管动脉及肺动脉间的吻合支明显增多。病变进展严重时,肺泡毛细血管广泛破坏,肺循环阻力增加,最后可并发肺源性心脏病甚至心力衰竭。

(三)X 线表现

支气管扩张在透视或平片肺部可无异常表现,有的表现为肺纹理增多、紊乱或呈网状、蜂窝状,还可见支气管管径明显增粗的双轨征或者不规则的杵状致密影。扩张的支气管表现为多发薄壁囊状空腔阴影,其内常有液平面。病变区可有肺叶或肺段范围肺不张,表现为密度不均的三角致密影,其内可见柱状、囊状透光区及肺纹理聚拢。继发感染时显示小片状和斑点状模糊影,或大片密度增高影,常局限于扩张部位。经治疗可以消退,易反复发作。因此,支扩、肺部感染、肺不张三者常并存且互为因果(图 8-13)。

三、先天性支气管囊肿

(一)概述

先天性支气管囊肿是胚胎发育时期气管支气管树分支异常的罕见畸形,分为纵隔囊肿、食管壁内囊肿和支气管囊肿。可为单发或多发,大小可从数毫米至一厘米占据一侧胸廓的 1/3～1/2。纵隔支气管囊肿大多位于隆突附近,通过蒂与一侧支气管相连。通常为孤立性,多位于后纵隔,中纵隔次之,上纵隔最少。可因周围结构的压力产生症状。

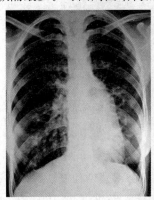
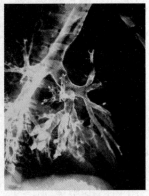

图 8-13　支气管囊状扩张 X 线影像表现

(二)临床表现与病理基础

婴幼儿的纵隔囊肿可压迫大气道引起呼吸困难,哮鸣或持续性咳嗽,运动时明显加重。一些成人的纵隔支气管囊肿可长到很大而没有症状。出现的症状或体征大多数是由于继发感染引起,或者由囊肿压迫周围组织或器官引起。胚芽发育障碍发生在气管或主支气管分支阶段形成的囊肿。

位于纵隔内,称为支气管囊肿;发生在小支气管分支阶段的发育障碍形成的囊肿,多数位于肺组织内,称为肺囊肿。支气管肺囊肿多见于下叶,两肺分布均等;纵隔支气管囊肿大多位于隆突附近,通过蒂与一侧支气管相连通常为孤立性,后纵隔多见,中纵隔次之,上纵隔最少。囊肿为单房或多房,薄壁,内覆呼吸性上皮,通常充满黏液样物质。囊壁可含黏液腺、软骨、弹性组织和平滑肌。

(三)X 线表现

单发囊肿一般下叶比上叶多见,而多发囊肿可见一叶、一侧或者双侧肺。

1.含液囊肿

呈圆形、椭圆形或分叶状;高密度影,密度均匀,出血者可见钙化;边缘光滑锐利,有时囊壁可见弧形钙化,周围肺组织清晰;深呼、吸气相囊肿形态大小可改变;邻近胸膜无改变。

2.含气囊肿

薄壁环状透亮影,囊肿壁厚度 1 mm 左右;囊肿越大壁越薄;囊壁内外缘光滑且厚度均匀一致;透视下或呼吸相摄片,可见其大小和形态有改变;与支气管相通处活瓣性阻塞,则形成张力性含气囊,同侧肺纹理受压集中且被推向肺尖或肋膈区,纵隔向健侧移位;有时含气囊肿可见有间隔,表现为多房性。

3.液气囊肿

囊肿内可见液气平面;感染后囊壁增厚;反复感染后囊壁可有纤维化改变;并发感染则在其周围可见斑片状浸润影,与周围肺组织发生粘连,可是其形态不规则;位于叶间胸膜附近的肺囊肿感染时,可见局部叶间胸膜增厚。

4.多发性肺囊肿

多见于一侧肺;多为含气囊肿,大小不等,占据整侧肺时,称为蜂窝肺或囊性肺;少数可见小的液平面,立位可见高低不平的多个液平面;囊壁薄而边缘锐利,感染后囊壁可增厚且模糊;通常伴有胸膜增厚;肺体积减小(图8-14)。

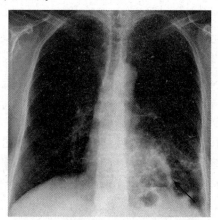

图 8-14　支气管囊肿 X 线影像表现

左下肺多发囊状影(箭头所示),内见液平

四、气管、支气管异物

(一)概述

气管、支气管异物为临床常见急症。异物可存留在喉咽腔、喉腔、气管和支气管内,引起声嘶、呼吸困难等,右支气管较粗短长,故异物易落入右主支气管。本病75％发生于2岁以下的儿童。

(二)临床表现与病理基础

异物所在部位不同,可有不同的症状。喉异物:异物进入喉内时,出现反射性喉痉挛而引起吸气性呼吸困难和剧烈的刺激性咳嗽。如异物停留于喉入口,则有吞咽痛或咽下困难。如异物位于声门裂,大者出现窒息,小者出现呛咳及声嘶、呼吸困难、喉鸣音等。如异物为小膜片状贴于声门下,则可只有声嘶而无其他症状。尖锐异物刺伤喉部可发生咯血及皮下气肿。气管异物:异物进入气道立即发生剧烈呛咳,并有憋气、呼吸不畅等症状。随着异物贴附于气管壁,症状可暂时缓解;若异物轻而光滑并随呼吸气流在声门裂和支气管之间上下活动,可出现刺激性咳嗽,闻及拍击音;气管异物可闻及哮鸣音,两肺呼吸音相仿。如异物较大,阻塞气管,可致窒息。此种情况危险性较大,异物随时可能上至声门引起呼吸困难或窒息。支气管异物:早期症状和气管异物相似,咳嗽症状较轻。植物性异物,支气管炎症多较明显即咳嗽、多痰。呼吸困难程度与异物部位及阻塞程度有关。大支气管完全阻塞时,听诊患侧呼吸音消失;不完全阻塞时,可出现呼吸音降低。

(三)X 线表现

气管、支气管异物在影像学中的具体表现,通常会和异物形状、异物大小以及异物性质、停滞时间、感染与否等因素息息相关。

1.直接征象

金属、石块及牙齿等不透 X 线的异物在 X 线胸片上可显影。根据阴影形态可判断为何种异物。正位及侧位胸片能准确定位。密度低的异物在穿透力强的正位胸片、斜位胸片及支气管体层片上引起气道透亮阴影中断;间接征象:非金属异物在 X 线上不易显示,根据异物引起的间接征象而诊断。

2.气管内异物

异物引起呼气性活瓣梗阻时,发生阻塞性肺气肿,使两肺含气增多。由于吸气时进入肺内的气体比正常情况少,胸腔负压增大,引起回心血量增多,故心脏阴影增大,同时膈肌上升。呼气时因气体不能排除,胸内压力增高,使心影变小,膈下降。这些表现与正常情况相反。

3.主支气管异物

一侧肺透光度增高:呼气性活瓣阻塞时患侧透明度升高,肺血管纹理变细;纵隔摆动:透视或者拍摄呼、吸气相两张对比判断。呼气性活瓣阻塞时纵隔在呼气相向健侧移位,吸气时恢复正常位置。吸气性活瓣阻塞时纵隔在吸气相向患侧移位,呼气时恢复正常位置;阻塞性肺炎和肺不张:支气管阻塞数小时后可发生小叶性肺炎,较长时间的阻塞后发生肺不张。阻塞性肺炎表现为斑片状阴影,肺纹理增粗、密集、模糊。肺不张后,肺体积缩小,呈致密阴影。长期肺不张引起支气管扩张和肺纤维化,使阴影的密度不均匀;其他改变:肺泡因剧烈咳嗽时内压增高而破裂,肺间质内有气体进入发生间质性肺气肿,气体沿间质间隙进入纵隔而发生纵隔气肿,表现为纵隔旁带状低密度影,继之发生颈部气肿,面、头、胸部皮下气肿。气体从纵隔破入胸腔发生气胸。

4.肺叶支气管异物

早期为阻塞性肺炎,为反复发生或迁延不愈的斑片状阴影。发生肺不张后肺体积缩小、密度增高,病变发生在相应的肺叶内(图 8-15)。

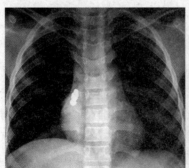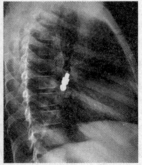

图 8-15　右侧中间段支气管异物 X 线影像表现

(徐建超)

第三节 胸膜疾病的 X 线诊断

一、胸膜炎

(一)概述

胸膜炎又称"肋膜炎",是胸膜的炎症。胸膜炎是致病因素(通常为病毒或细菌)刺激胸膜所致的胸膜炎症。胸腔内可有液体积聚(渗出性胸膜炎)或无液体积聚(干性胸膜炎)。炎症消退后,胸膜可恢复至正常,或发生两层胸膜相互粘连。由多种病因引起,如感染、恶性肿瘤、结缔组织病、肺栓塞等。

(二)局部解剖

胸膜是衬覆于胸壁内面、膈上面、纵隔两侧面和肺表面等处的一层浆膜。被覆于胸壁内面、纵隔两侧面和膈上面及突至颈根部等处的胸膜部分称壁胸膜,覆盖于肺表面的称脏胸膜,两层胸膜之间密闭、狭窄、呈负压的腔隙称胸膜腔。壁、脏两层胸膜在肺根表面及下方互相移行,肺根下方相互移行的两层胸膜重叠形成三角形的皱襞称肺韧带。

壁胸膜依其衬覆部位不同分为以下 4 部分。

(1)肋胸膜是衬覆于肋骨、胸骨、肋间肌、胸横肌及胸内筋膜等诸结构内面的浆膜,其前缘位于胸骨后方,后缘达脊柱两侧,下缘以锐角反折移行为膈胸膜,上部移行为胸膜顶;膈胸膜覆盖于膈上面,与膈紧密相贴、不易剥离;纵隔胸膜衬覆于纵隔两侧面,其中部包裹肺根并移行为脏胸膜,纵隔胸膜向上移行为胸膜顶,下缘连接膈胸膜,前、后缘连接肋胸膜;胸膜顶是肋胸膜和纵隔胸膜向上的延续,突至胸廓入口平面以上,与肺尖表面的脏胸膜相对,在胸锁关节与锁骨中、内 1/3 交界处之间,胸膜顶高出锁骨上方 1~4 cm,经锁骨上臂丛麻醉或针刺时,为防止刺破肺尖,进针点应高于锁骨上 4 cm。

(2)脏胸膜是贴附于肺表面,并伸入至叶间裂内的一层浆膜。因其与肺实质连接紧密故又称肺胸膜。

(3)胸膜腔是指脏、壁胸膜相互移行,二者之间围成的封闭的胸膜间隙,左、右各一,呈负压。胸膜腔实际是个潜在的间隙,间隙内仅有少许浆液,可减少摩擦。

(4)胸膜隐窝是不同部分的壁胸膜返折并相互移行处的胸膜腔,即使是在深吸气时,肺缘也达不到其内,故名胸膜隐窝。主要包括肋膈隐窝、肋纵隔隐窝和膈纵隔隐窝等。①肋膈隐窝左、右各一,由肋胸膜与膈胸膜返折形成,是诸胸膜隐窝中位置最低、容量最大的部位。深度可达两个肋间隙,胸膜腔积液常先积存于肋膈隐窝。②肋纵隔隐窝位于心包处的纵隔胸膜与肋胸膜相互移行处,因左肺前缘有心切迹,所以左侧肋纵隔隐窝较大。③膈纵隔隐窝位于膈胸膜与纵隔胸膜之间,因心尖向左侧突出而形成,故该隐窝仅存在于左侧胸膜腔(图 8-16)。

(三)临床表现与病理基础

胸膜炎最常见的症状为胸痛。胸痛常突然出现,程度差异较大,可为不明确的不适或严重的刺痛,可仅在患者深呼吸或咳嗽时出现,亦可持续存在并因深呼吸或咳嗽而加剧。亦可表现为腹

117

部、颈部或肩部的牵涉痛。胸膜炎是致病因素刺激胸膜所致的胸膜炎症,使胸膜充血、水肿,白细胞浸润并有多数内皮细胞脱落,胸膜面失去其原来的光泽。胸膜纤维蛋白渗出,致使胸膜增厚粗糙。

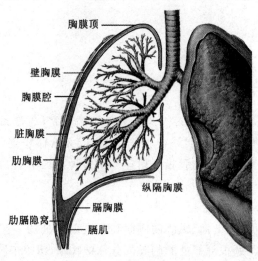

图 8-16　胸膜局部解剖图

(四)X 线表现

急性期主要表现为胸腔游离积液或包裹性积液,部分患者并发支气管胸膜瘘则可见气液平面。积液量少时可见肋膈角变钝。慢性期主要表现为胸膜增厚、粘连,甚至钙化,使患侧肋间隙变窄,胸廓塌陷,纵隔移向患侧,横膈上升。胸膜钙化时在肺野边缘呈片状、不规则点状或条状高密度影。包裹性胸膜炎时,胸膜钙化可呈弧线形或不规则环形。

二、胸膜间皮瘤

(一)概述

胸膜间皮瘤为胸膜原发性肿瘤,是来源于脏层、壁层、纵隔或横膈四部分胸膜的肿瘤。国外发病率高于国内,各为 0.07%～0.11% 和 0.04%。死亡率占全世界所有肿瘤的 1% 以下。近年来有明显上升趋势。50 岁以上多见,男、女之比为 2∶1。与石棉接触有关。目前,对恶性型尚缺乏有效的治疗方法。

(二)临床表现与病理基础

局限型者可无明显不适或仅有胸痛、活动后气促;弥漫型者有较剧烈胸痛、气促、消瘦等。患侧胸廓活动受限,饱满,叩诊浊音,呼吸音减低或消失,可有锁骨上窝及腋下淋巴结肿大。由于间皮瘤细胞形态的多样性,光镜下恶性间皮瘤组织学分型尚不统一。世界卫生组织曾将弥漫性恶性间皮瘤分为上皮型、肉瘤型和混合型。电镜检查示瘤细胞表面及瘤细胞内腔面有细长的蓬发样微绒毛,胞浆内丰富的张力微丝及糖原颗粒,有双层或断续的基底膜,瘤细胞间有较多的桥粒为恶性间皮瘤的超微结构特征。

(三)X 线表现

难以显示小的病灶,有时仅可见胸腔积液。病变较大时可以显示突入肺野的结节,呼吸时随肋骨运动(图 8-17)。

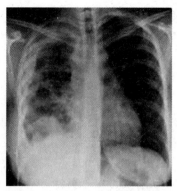

图 8-17 胸膜间皮瘤 X 线影像表现

三、气胸与液气胸

(一)概述

气胸是指气体进入胸膜腔,造成积气状态,称为气胸。通常分为三大类:自发性气胸、创伤性气胸和人工气胸。自发性气胸是由于肺部疾病使肺组织和脏层胸膜破裂,或由于靠近肺表面的微小泡和肺大疱破裂,肺和支气管内空气进入胸膜腔所致。液气胸则是指气胸的同时伴有胸腔内积水。

(二)临床表现与病理基础

起病大多急骤,典型症状为突发胸痛、继而胸闷或呼吸困难,并可有刺激性干咳。也有发病缓慢,甚至无自觉症状。部分患者发病前有用力咳嗽、持重物、屏气或剧烈活动等诱因,也有不少患者在正常活动或安静休息时发病。症状轻重取决于起病急缓、肺萎缩程度、肺原发疾病以及原有心肺功能状况等。胸体征视积气多少而定。少量气胸可无明显体征,气体量多时患侧胸部饱满,呼吸运动减弱,触觉语颤减弱或消失,叩诊鼓音,听诊呼吸音减弱或消失。肺气肿并发气胸患者虽然两侧呼吸音都减弱,但气胸侧减弱更明显。大量气胸时纵隔向健侧移位。右侧大量气胸时肝浊音界下移,左侧气胸或纵隔气肿时在左胸骨缘处听到与心跳一致的咔嗒音或高调金属音。当患者出现发绀、大汗、严重气促、心动过速和低血压时应考虑存在张力性气胸。

(三)X 线表现

可对气胸及液气胸做出诊断,并可判断肺组织被压缩的程度。气胸区无肺纹理,为气体密度。少量气胸时,气胸区呈线状或带状,可见被压缩肺的边缘,呼气时显示较清楚。大量气胸时,气胸区可占据肺野的中外带,内带为压缩的肺,呈密度均匀软组织影。同侧肋间隙增宽,横膈下降,纵隔向健侧移位,对侧可见代偿性肺气肿。

(徐建超)

第四节 肺部先天性疾病的 X 线诊断

一、先天性肺发育不全

(一)概述

肺先天性发育不全可根据其发生程度分为 3 类。①肺未发生:一侧或双侧肺缺如;②肺未发育：支气管原基呈一终端盲囊，未见肺血管及肺实质；③肺发育不全：可见支气管、血管和肺泡组织但数量和/或容积减少。患者可能伴发肺血管及其他畸形病变。先天性肺发育不全的主要原因可能是胸内肺生长发育的有效容量减少，最常见的原因是膈疝—一侧膈肌不能关闭，腹腔脏器疝入胸腔，从而影响肺的发育。

(二) 局部解剖

肺位于胸腔内，在膈肌的上方、纵隔的两侧。肺的表面被覆脏胸膜，透过胸膜可见许多呈多角形的小区，称肺小叶，其发炎称小叶性肺炎。正常肺呈浅红色，质柔软呈海绵状，富有弹性。成人肺的重量约等于自己体重的 1/50，男性为 1 000～1 300 g，女性为 800～1 000 g。健康男性成人两肺的空气容量为 5 000～6 500 mL，女性小于男性。

两肺外形不同，右肺宽而短，左肺狭而长。肺呈圆锥形，包括一尖、一底、三面、三缘。肺尖钝圆，经胸廓上口伸入颈根部，在锁骨中内 1/3 交界处向上突至锁骨上方达 2.5 cm。肺底坐于膈肌上面，受膈肌压迫肺底呈半月形凹陷。肋面与胸廓的外侧壁和前、后壁相邻。纵隔面即内侧面与纵隔相邻，其中央有椭圆形凹陷，称肺门。膈面即肺底，与膈相毗邻。前缘为肋面与纵隔面在前方的移行处，前缘角锐利，左肺前缘下部有心切迹，切迹下方有一突起称左肺小舌。后缘为肋面与纵隔面在后方的移行处，位于脊柱两侧的肺沟中。下缘为膈面与肋面、纵隔面的移行处，其位置随呼吸运动而显著变化。

肺借叶间裂分叶，左肺的叶间裂为斜裂，由后上斜向前下，将左肺分为上、下两叶。右肺的叶间裂包括斜裂和水平裂，它们将右肺分为上、中、下三叶。肺的表面有毗邻器官压迫形成的压迹或沟。如：两肺门前下方均有心压迹；右肺门后方有食管压迹，上方是奇静脉沟；左肺门上方毗邻主动脉弓，后方有胸主动脉（图 8-18）。

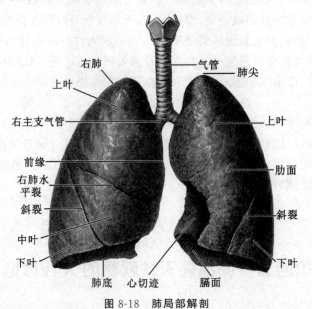

图 8-18　肺局部解剖

(三) 临床表现与病理基础

严重病例出生后即死亡。主要表现为呼吸困难，甚至呼吸窘迫，以及长期反复呼吸道感染，体检可见患侧胸廓塌陷，活动度减弱，叩诊呈浊音，听诊呼吸音减低或消失，患者可伴有其他先天性畸形的临床表现，如肾功能不全等。病情轻微者可能无明显临床症状仅于常规胸部 X 线检查时发现。

(四)X线表现

肺的发育异常通常表现为患侧片状密度均匀密度增高影,无肺纹理,患侧膈肌抬高,肋间隙变窄,纵隔偏向患侧;健侧代偿性肺气肿,血管纹理增粗。按肺发育状况具体分为以下几种。①一侧肺不发育:患侧胸腔无含气肺组织及支气管影,纵隔向患侧移位,健侧肺代偿气肿或伴发肺纵隔疝;②一侧肺发育不全:患侧部分肺膨胀不全,或呈均匀致密影,纵隔向患侧移位;③肺叶发育不全:肺内密实影尖端指向肺门,支气管造影可见支气管扩张(图8-19)。

二、肺隔离症

(一)概述

肺隔离症是一种先天畸形,指没有功能的胚胎性、囊肿性肺组织从正常肺隔离出来。一般不与呼吸道相通连,供血动脉来自主动脉(胸主动脉或腹主动脉分支)。可分为两型:叶内型及叶外型,叶内型较多见,病肺与其邻近正常肺组织被同一脏层胸膜所覆盖,可发生在任何肺叶内,但多见于肺下叶。尤以左侧后基底段为多。叶外型较少见,病部位于其邻近正常肺组织的脏层胸膜外,多数位于左肺下叶与横膈之间。

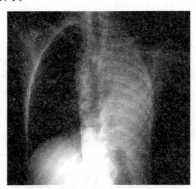

图 8-19　先天性肺发育不全 X 线表现

(二)局部解剖

局部解剖同图 8-18。

(三)临床表现与病理基础

病肺初始阶段可不与正常支气管相通,可无任何症状,仅在 X 线检查时发现胸内有肿块状阴影。可出现咳嗽、咳痰、发热和反复肺感染等症状。肺隔离症是肺的发育畸形,部分肺组织与主体肺分隔,并形成无功能囊性肿块。可分为叶内型和叶外型两种,叶内型即病肺周围系正常肺组织,二者有共同的胸膜包裹,与正常支气管系统相通,并有来自体循环的异常动脉,本型约60%位于左侧,几乎均在下叶的后基底段。叶外型者病变部分有自身的胸膜,也有来自体循环的异常动脉,多在肺下韧带内,同时有肺动脉、肺静脉回流至奇静脉、半奇静脉和门脉系统,病变部位的支气管与正常的支气管不相通,故不具呼吸功能。

(四)X线表现

肺野下叶后基底段近脊柱旁圆形或类圆形密度增高影少数有分叶状,边界清晰,密度较均匀,常合并感染,与气道相通时可见囊状影像,可见气液平。胸片主要是发现病灶及位置(图8-20)。

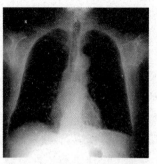

图 8-20　肺隔离症 X 线表现

（徐建超）

第五节　肺实质性病变的 X 线诊断

一、肺水肿

（一）概述

肺水肿是指由某种原因引起肺内组织液的生成和回流平衡失调,使大量组织液在很短时间内不能被肺淋巴和肺静脉系统吸收,从肺毛细血管内外渗,积聚在肺泡、肺间质和细小支气管内,从而造成肺通气与换气功能严重障碍。在临床上表现为极度的呼吸困难,端坐呼吸,发绀,大汗淋漓,阵发性咳嗽伴大量白色或粉红色泡沫痰,双肺布满对称性湿啰音。肺水肿分为心源性和非心源性两大类。本病可严重影响呼吸功能,是临床上较常见的急性呼吸衰竭的病因。

（二）局部解剖

局部解剖同图 8-18。

（三）临床表现与病理基础

肺水肿间质期,患者常有咳嗽、胸闷,轻度呼吸浅速、急促,查体可闻及两肺哮鸣音。肺水肿液体渗入肺泡后,患者可表现为面色苍白,发绀,严重呼吸困难,咳大量白色或血性泡沫痰,两肺满布湿啰音。

肉眼可见肺表面苍白,含水量增多,切面有大量液体渗出。显微镜下观察,可将其分为间质期、肺泡壁期和肺泡期。间质期是肺水肿的最早表现,液体局限在肺泡外血管和传导气道周围的疏松结缔组织中,支气管、血管周围腔隙和叶间隔增宽,淋巴管扩张。液体进一步潴留时,进入肺泡壁期。液体蓄积在厚的肺泡毛细血管膜一侧,肺泡壁进行性增厚。发展到肺泡期时,可见充满液体的肺泡壁丧失了环形结构,出现褶皱。无论是微血管内压力增高还是通透性增加引起的肺水肿,肺泡腔内液体的蛋白均与肺间质内相同,提示表面活性物质破坏,而且上皮丧失了滤网能力。

（四）X 线表现

间质性肺水肿 X 线主要表现肺静脉影增粗,肺门影变大、变模糊,可见 Kerley 氏线征,肺叶间裂增厚等;肺泡性肺水肿表现为两肺可见大片状模糊影,多位于肺中心部或基底部,及可见"蝶翼征",可伴少量胸腔积液,肺泡性肺水肿病变动态变化大。急性呼吸窘迫征引起的肺水肿X线表现通常为散在片状模糊影,随病变发展融合成大片毛玻璃样影或实变影,广泛肺影密度增高称为"白肺",对复张性肺水肿、神经性肺水肿结合病史即可做诊断(图8-21)。

二、肺气肿

(一)概述

肺气肿是指终末细支气管远端的气道弹性减退,过度膨胀、充气和肺容积增大或同时伴有气道壁破坏的病理状态。按其发病原因肺气肿有如下几种类型:老年性肺气肿,代偿性肺气肿,间质性肺气肿,灶性肺气肿,旁间隔性肺气肿,阻塞性肺气肿。

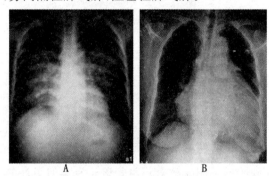

图8-21　肺水肿X线表现

A.肺泡性肺水肿X线表现"蝶翼征";B.间质性肺水肿X线表现

(二)局部解剖

局部解剖同图8-18。

(三)临床表现与病理基础

临床表现症状轻重视肺气肿程度而定。早期可无症状或仅在劳动、运动时感到气短,随着肺气肿进展,呼吸困难程度随之加重,以至稍一活动甚至完全休息时仍感气短。此外尚可感到乏力、体重下降、食欲缺乏、上腹胀满。除气短外还有咳嗽、咳痰等症状。典型肺气肿者胸廓前后径增大,呈桶状胸,呼吸运动减弱,语音震颤减弱,叩诊过清音,心脏浊音界缩小,肝浊音界下移,呼吸音减低,有时可听到干、湿啰音,心率增快,心音低远,肺动脉第二心音亢进。

肺气肿按解剖组织学部位分为肺泡性肺气肿和间质性肺气肿。肺泡性肺气肿按发生部位又可细分为腺泡中央型、腺泡周围型、全腺泡型肺气肿。腺泡中央型指肺腺泡中央区的呼吸细支气管呈囊状扩张,肺泡管及肺泡囊无明显改变,腺泡周围型则是肺泡管及肺泡囊扩张,而呼吸细支气管未见异常改变,从呼吸细支气管至肺泡囊及肺泡均扩张即是全腺泡型肺气肿。肺内陈旧瘢痕灶邻近发生的瘢痕旁若肺气肿囊腔超过2 cm,累及小叶间隔称为肥大疱。间质性肺气肿是因肺内压骤然升高,气体从破裂的肺泡壁或支气管管壁进入肺间质,在肺膜下或下叶间隔内形成小气泡形成,气泡可扩散至肺门、纵隔,甚至颈胸部皮下软组织内。

(四)X线表现

X线主要表现为肺野扩大,肺血管纹理变疏变细,肺透亮度增加,肋间隙增宽,纵隔向一侧偏移,横膈下移,心缩小等,侧位像显示胸腔前后径增大(图8-22)。

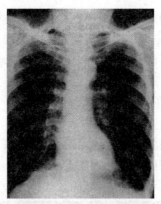

图 8-22 肺气肿 X 线表现

三、Wegener 肉芽肿

(一)概述

Wegener 肉芽肿是一种坏死性肉芽肿性血管炎,属自身免疫性疾病。该病在 1931 年由 Klinger 首次描述,在 1936 年由 Wegener 进一步作了病理学的描述。该病男性略多于女性,从儿童到老年人均可发病,未经治疗的 Wegener 肉芽肿病死率可高达 90% 以上,经激素和免疫抑制剂治疗后,Wegener 肉芽肿的预后明显改善。尽管该病有类似炎性的过程,但尚无独立的致病因素,病因至今不明。

(二)局部解剖

局部解剖同图 8-18。

(三)临床表现与病理基础

Wegener 肉芽肿临床表现多样,可累及多系统。典型的 Wegener 肉芽肿有三联征:上呼吸道、肺和肾病变。可以起病缓慢,持续一段时间,也可表现为快速进展性发病。病初症状包括发热、疲劳、抑郁、食欲缺乏、体重下降、关节痛、盗汗、尿色改变和虚弱。其中发热最常见。大部分患者以上呼吸道病变为首发症状。通常表现是持续地流鼻涕,而且不断加重。肺部受累是本病基本特征之一,约 50% 的患者在起病时即有肺部表现,总计 80% 以上的患者将在整个病程中出现肺部病变。胸闷、气短、咳嗽、咯血以及胸膜炎是最常见的症状,及肺内阴影。大部分病例有肾脏病变,出现蛋白尿,红、白细胞及管型尿,严重者伴有高血压和肾病综合征,终可导致肾衰竭,是 Wegener 肉芽肿的重要死因之一。

全身系统和脏器均可受累,病理特点:呼吸道上部(鼻,鼻窦炎,鼻咽部,鼻中隔为主)或下部(气管,支气管及肺)坏死性肉芽肿性病变,小血管管壁纤维素样变,全层有单核细胞,上皮样细胞和多核巨细胞浸润,病变严重时可侵犯骨质引起破坏。肺部可见空洞形成。肉芽肿也见于上颌骨、筛骨眼眶等处,广泛的血管炎引起的梗死及溃疡造成鞍状鼻畸形,眼球突出等。肾脏病变呈坏死性肾小球肾炎的改变。全身性灶性坏死性血管炎,主要侵犯小动脉、细动脉、小静脉、毛细血管及其周围组织,血管壁有多形核细胞浸润,纤维蛋白样变性,肌层及弹力纤维破坏,管腔中血栓形成,管壁坏死,形成小动脉瘤,出血等。

(四)X 线表现

肺野内单发或多发大小不等类圆形影或团状影,少数为粟粒型。多分布于两肺中下野及肺尖部。球形病灶可出现肉芽肿坏死、液化而形成空洞,厚薄不规则,可为单房或多房。肺浸润病变多表现大小不一边缘模糊斑片状影。以上表现可同时存在,可伴有胸腔积液、肺不张、肺梗死或气胸等(图8-23)。

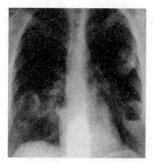

图8-23 Wegener肉芽肿X线表现

四、肺泡蛋白质沉积症

(一)概述

肺泡蛋白质沉积症(pulmonary alveolar proteinosis,PAP)是以肺泡和细支气管腔内充满PAS染色阳性、来自肺的富磷脂蛋白质物质为其特征。好发于青中年,男性发病率约3倍于女性。病因未明,可能与免疫功能障碍(如胸腺萎缩、免疫缺损、淋巴细胞减少等)有关。

(二)局部解剖

局部解剖同图8-18。

(三)临床表现与病理基础

发病多隐袭,典型症状为活动后气急,以后进展至休息时亦感气急,咳白色或黄色痰、乏力、消瘦。继发感染时,有发热、脓性痰。少数病例可无症状,仅X线有异常表现。呼吸功能障碍随着病情发展而加重,呼吸困难伴发绀亦趋严重。

肉眼肺大部分呈实变,胸膜下可见黄色或黄灰色结节,切面有黄色液体渗出。镜检示肺泡及细支气管内有嗜酸PAS强阳性物质充塞,是Ⅱ型肺泡细胞产生的表面活性物质磷脂与肺泡内液体中的其他蛋白质和免疫球蛋白的结合物,肺泡隔及周围结构基本完好。电镜可见肺泡巨噬细胞大量增加,吞噬肺表面活性物质,胞浆肿胀,呈空泡或泡沫样外观。

(四)X线表现

典型表现为从两肺弥漫且基本对称的由肺门向外放散的弥漫细小的羽毛状或结节状阴影,呈"蝶翼"状,类似肺泡性肺水肿;可表现两肺弥漫性颗粒状致密影,融合成斑片状,边缘模糊;可因支气管沉积物阻塞表现节段性肺不张、肺气肿等(图8-24)。

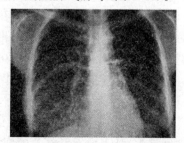

图8-24 肺泡蛋白沉积症X线表现

(徐建超)

第六节　肺部感染性病变的 X 线诊断

一、大叶性肺炎

(一)概述

病原体先在肺泡引起炎症,经肺泡间孔向其他肺泡扩散,致使部分肺段或整个肺段、肺叶发生炎症改变。典型者表现为肺实质炎症,通常并不累及支气管。致病菌多为肺炎链球菌。

(二)局部解剖

局部解剖图同图 8-18。

(三)临床表现与病理基础

起病急骤,寒战、高热、胸痛、咳嗽、咳铁锈色痰。早期肺部体征无明显异常,重症者可有呼吸频率增快、鼻翼翕动、发绀等。实变期可有典型体征,如患侧呼吸运动减弱,语颤增强,叩诊浊音,听诊呼吸音减低,有湿啰音或病理性支气管呼吸音。

大叶性肺炎其病变主要为肺泡内的纤维素性渗出性炎症(图 8-25)。一般只累及单侧肺,以下叶多见,也可先后或同时发生于两个以上肺叶。典型的自然发展过程大致可分为 4 个期。充血水肿期:主要见于发病后 1～2 d。肉眼观,肺叶肿胀、充血,呈暗红色,挤压切面可见淡红色浆液溢出。镜下,肺泡壁毛细血管扩张充血,肺泡腔内可见浆液性渗出物,其中见少量红细胞、嗜中性粒细胞、肺泡巨噬细胞。渗出物中可检出肺炎链球菌,此期细菌可在富含蛋白质的渗出物中迅速繁殖。红色肝变期:一般为发病后的 3～4 d 进入此期。肉眼观,受累肺叶进一步肿大,质地变实,切面灰红色,较粗糙。胸膜表面可有纤维素性渗出物。镜下,肺泡壁毛细血管仍扩张充血,肺泡腔内充满含大量红细胞、一定量纤维素、少量嗜中性粒细胞和巨噬细胞的渗出物,纤维素可穿过肺泡间孔与相邻肺泡中的纤维素网相连,有利于肺泡巨噬细胞吞噬细菌,防止细菌进一步扩散。灰色肝变期:见于发病后的第 5～6 d。肉眼观,肺叶肿胀,质实如肝,切面干燥粗糙,由于此期肺泡壁毛细血管受压而充血消退,肺泡腔内的红细胞大部分溶解消失,而纤维素渗出显著增多,故实变区呈灰白色。镜下,肺泡腔渗出物以纤维素为主,纤维素网中见大量嗜中性粒细胞,红细胞较少。肺泡壁毛细血管受压而呈贫血状态。渗出物中肺炎链球菌多已被消灭,故不易检出。溶解消散期:发病后 1 周左右,随着机体免疫功能的逐渐增强,病原菌被巨噬细胞吞噬、溶解,嗜中性粒细胞变性、坏死,并释放出大量蛋白溶解酶,使渗出的纤维素逐渐溶解,肺泡腔内巨噬细胞增多。溶解物部分经气道咳出,或经淋巴管吸收,部分被巨噬细胞吞噬。肉眼观,实变的肺组织质地变软,病灶消失,渐近黄色,挤压切面可见少量脓样混浊的液体溢出。病灶肺组织逐渐净化,肺泡重新充气,由于炎症未破坏肺泡壁结构,无组织坏死,故最终肺组织可完全恢复正常的结构和功能。

二、支气管肺炎

(一)概述

病原体经支气管入侵,引起细支气管、终末细支气管及肺泡的炎症,常继发于其他疾病。其病原体有肺炎链球菌、葡萄球菌、病毒、肺炎支原体以及军团菌等。

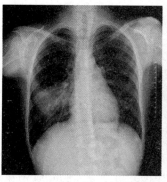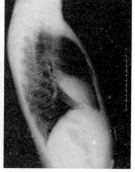

图 8-25　大叶性肺炎 X 线影像表现

可见大片状高密度影

（二）临床表现与病理基础

主要为发热、咳嗽、呼吸困难和发绀，全身中毒症状，肺部可闻及中、小湿啰音等。重症者，以上症状体征明显加重，可有呼吸衰竭，心力衰竭，中毒性脑病、脱水性酸中毒、中毒性肠麻痹，中毒性肝炎，还可并发脓胸、脓气胸、肺脓肿、肥大疱和败血症等。

病理可分为一般性和间质性两大类。一般性支气管肺炎主要病变散布在支气管壁附近的肺泡，支气管壁仅黏膜发炎。肺泡毛细血管扩张充血，肺泡内水肿及炎性渗出，浆液性纤维素性渗出液内含大量中性粒细胞、红细胞及病菌。病变通过肺泡间通道和细支气管向周围邻近肺组织蔓延，呈小点片状的灶性炎症，而间质病变多不显著。有时小病灶融合起来成为较大范围的支气管肺炎，但其病理变化不如大叶肺炎那样均匀致密。后期在肺泡内巨噬细胞增多，大量吞噬细菌和细胞碎屑，可致肺泡内纤维素性渗出物溶解吸收、炎症消散、肺泡重新充气。间质性支气管肺炎主要病变表现为支气管壁、细支气管壁及肺泡壁的发炎、水肿与炎性细胞浸润，呈细支气管炎、细支气管周围炎及肺间质炎的改变。蔓延范围较广，当细支气管壁上细胞坏死，管腔可被黏液、纤维素及破碎细胞堵塞，发生局限性肺气肿或肺不张。病毒性肺炎主要为间质性肺炎。但有时灶性炎症侵犯到肺泡，致肺泡内有透明膜形成。晚期少数病例发生慢性间质纤维化，可见于腺病毒肺炎。

（三）X 线表现

支气管肺炎又称小叶性肺炎，其典型 X 线表现为：病变多见于两肺中下肺野的内、中带；病变具有沿支气管分布的特征，多呈斑点及斑片状密度增高影，边界不清，可以融合呈大片状，液化坏死后可见空洞形成。当支气管堵塞时，可有节段性肺不张形成。支气管肺炎吸收完全，肺部组织可完全恢复，久不消散的则会引起支气管扩张等（图 8-26）。

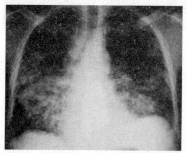

图 8-26　支气管肺炎 X 线影像表现

右中下肺及左下肺见斑片状密度增高影，边界不清

三、间质性肺炎

（一）概述

以弥漫性肺实质、肺泡炎和间质纤维化为病理基本改变，以活动性呼吸困难、X线胸片示弥漫阴影、限制性通气障碍、弥散功能降低和低氧血症为临床表现的不同类疾病群构成的临床病理实体的总称。炎症主要侵犯支气管壁肺泡壁，特别是支气管周围血管周围小叶间和肺泡间隔的结缔组织，而且多呈坏死性病变。

（二）临床表现与病理基础

起病常隐匿，病程发展呈慢性经过，机体对其最初反应在肺和肺泡壁内表现为炎症反应，导致肺泡炎，最后炎症将蔓延到邻近的间质部分和血管，最终产生间质性纤维化，导致瘢痕产生和肺组织破坏，使通气功能降低。继发感染时可有黏液浓痰，伴明显消瘦、乏力、厌食、四肢关节痛等全身症状，急性期可伴有发热。

可分为四期：一期，肺实质细胞受损，发生肺泡炎；二期，肺泡炎演变为慢性，肺泡的非细胞性和细胞性成分进行性地遭受损害，引起肺实质细胞的数目、类型、位置和/或分化性质发生变化，肺泡结构的破坏逐渐严重而变成不可逆转；三期，间质胶原紊乱，肺泡结构大部损害和显著紊乱，镜检可见大量纤维组织增生；四期，肺泡结构完全损害，代之以弥漫性无功能的囊性变化。不能辨认各种类型间质性纤维化的基本结构和特征。

（三）X线表现

病变分布广泛，多好发于两肺门及肺下野，且两肺同时受累，多见于支气管血管周围间质，呈纤细条索状密度增高影，走行僵直，可相互交织成网格状。病变也可呈细小结节影，大小一致，分布不均，通常不累及肺尖和两肺外带。由于其炎性浸润，可使肺门影增大，密度增高。病变消散较慢，部分消散不完全的可导致慢性肺间质性纤维化或支气管扩张（图8-27）。

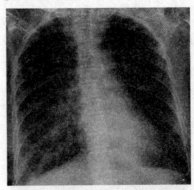

图8-27　间质性肺炎X线影像表现
双肺可见纤细条索状密度增高影，走行僵直

四、真菌性肺炎

（一）概述

引起原发性真菌性肺炎的大多是皮炎芽生菌、荚膜组织胞浆菌或粗球孢子菌，其次是申克孢子丝菌、隐球菌、曲菌或毛霉菌等菌属。真菌性肺炎可能是抗菌治疗的一种并发症，尤其见于病情严重或接受免疫抑制治疗以及患有艾滋病而致防御功能下降的患者。

(二)临床表现与病理基础

常继发于婴幼儿肺炎、肺结核、糖尿病、血液病等,滥用抗生素和激素等是主要诱因。具有支气管肺炎的各种症状和体征,但起病缓慢,多在应用抗生素治疗中肺炎出现或加剧,可有发热,咳嗽剧烈,痰为无色胶冻样,偶带血丝。肺部听诊可有中小水泡音。其病理改变可由过敏、化脓性炎症反应或形成慢性肉芽肿。

(三)X线表现

肺曲菌球是肺曲菌病的最具特征的表现,多位于肺部空洞或空洞内的圆形类圆形致密影,大小为 3～4 cm,密度一般均匀,边缘光整,可部分钙化,其位置可以改变。在曲球菌与空洞壁之间有时可见新月形空隙,称为空气半月征。如支气管黏液阻塞支气管可引起远侧肺组织的实变和不张,病灶坏死可形成脓肿,少数可见空洞形成,侵袭性曲菌病主要表现为单侧或双侧肺叶或肺段的斑片样致密影(图 8-28)。

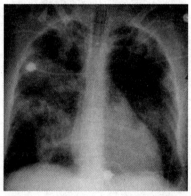

图 8-28 真菌性肺炎 X 线影像表现
双肺可见片状高密度影,其内可见空洞及空洞内可见类
圆形致密影,密度尚均匀,可见空气半月征

五、过敏性肺炎

(一)概述

过敏性肺炎是一组由不同致敏原引起的非哮喘性变应性肺疾病,以弥漫性间质炎为其病理特征。系由于吸入含有真菌孢子、细菌产物、动物蛋白质或昆虫抗原的有机物尘埃微粒(直径<10 μm)所引起的变态反应,因此又称为外源性变应性肺泡炎。

(二)临床表现与病理基础

于接触抗原数小时后出现症状:有发热、干咳、呼吸困难、胸痛及发绀。少数患者接触抗原后可先出现喘息、流涕等速发变态反应,经 4～6 h 呈Ⅲ型反应表现为过敏性肺炎。肺部可有湿啰音,多无喘鸣音,无实化或气道梗阻表现。

病理表现为亚急性肉芽肿样炎症,有淋巴细胞、浆细胞、上皮样细胞及朗汉斯巨细胞浸润等,以致间质加宽。经过慢性病程后出现间质纤维化及肺实质破坏,毛细支气管为胶原沉着及肉芽组织堵塞而闭锁。持续接触致敏抗原后可发生肺纤维性变,严重时肺呈囊性蜂窝状。

(三)X线表现

急性早期 X 线胸片可以不显示明显异常。曾有报道病理活检证实有过敏性肺炎,但 X 线胸片完全正常。另有 26 例临床症状典型的蘑菇肺仅 8 例显示 X 线胸片异常。另一组报道107 个农民肺 99 例(93%)X 线胸片有弥漫性肺部阴影。阴影的多少与肺功能、BAL、临床症状严重程度不一定相平行。X 线胸片表现多为两肺弥散的结节。结节的直径从 1 mm 至数个毫米不等，边界不清，或呈磨玻璃阴影。有的阴影为网状或网结节型，病变分布虽无特殊的倾向但肺尖和基底段较少。细网状和结节型多为亚急性表现。Fraser 等曾见到农民肺、蘑菇肺和饲鸽者肺，急性期在暴露于重度抗原后短时内两下肺泡样阴影比较常见。肺泡样阴影常为闭塞性细支气管炎的小气道闭塞，所致肺泡内的内容物形成密度增加的影像。弥漫性网状或网状结节状阴影的持续存在再加上急性加重期的腺泡样阴影(图 8-29)。

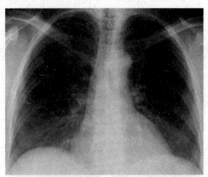

图 8-29 过敏性肺炎 X 线影像表现
两中下肺的磨玻璃影

六、肺脓肿

(一)概述

肺脓肿是多种病原菌感染引起的肺组织化脓性炎症，导致组织坏死、破坏、液化形成脓肿。以高热、咳嗽、咳大量脓臭痰为主要临床特征。常见病原体包括金黄色葡萄球菌、化脓性链球菌、肺炎克雷伯菌和铜绿假单胞菌等。

(二)临床表现与病理基础

吸入性肺脓肿起病急骤，畏寒、高热，体温达 39 ℃～40 ℃，伴有咳嗽、咳黏液痰或黏液脓性痰。炎症累及壁层胸膜可引起胸痛，且与呼吸有关。病变范围大时可出现气促。此外还有精神不振、全身乏力、食欲缺乏等全身中毒症状。如感染不能及时控制，可于发病后 10～14 d，突然咳出大量脓臭痰，偶有中、大量咯血而突然窒息致死。血源性肺脓肿多先有原发病灶引起的畏寒、高热等感染中毒症的表现。经数天或数周后才出现咳嗽、咳痰，痰量不多，极少咯血。慢性肺脓肿患者常有咳嗽、咳脓痰、反复发热和咯血，持续数周到数月。可有贫血、消瘦等慢性消耗症状。肺部体征与肺脓肿的大小和部位有关。早期常无异常体征，脓肿形成后病变部位叩诊浊音，呼吸音减低，数天后可闻及支气管呼吸音、湿啰音；随着肺脓肿增大，可出现空瓮音；病变累及胸膜可闻及胸膜摩擦音或呈现胸腔积液体征。慢性肺脓肿常有杵状指(趾)。

病理表现为肺组织化脓性炎症、坏死，形成肺脓肿，继而坏死组织液化破溃到支气管，脓液部分排出，形成有气液平的脓腔，空洞壁表面常见残留坏死组织。病变有向周围扩展的倾向，甚至超越叶间裂波及邻接的肺段。若脓肿靠近胸膜，可发生局限性纤维蛋白性胸膜炎，发生胸膜粘连；如为张力性脓肿，破溃到胸膜腔，则可形成脓胸、脓气胸或支气管胸膜瘘。肺脓肿可完全吸收或仅剩少量纤维瘢痕。若支气管引流不畅，坏死组织残留在脓腔内，炎症持续存在，则转为慢性肺脓肿。脓腔周围纤维组织增生,脓腔壁增厚,周围的细支气管受累,致变形或扩张。

(三)X线表现

急性化脓性炎症阶段,表现为大片的致密影,密度均匀,边缘模糊,有坏死液化,则密度可减低,坏死物排出后空洞形成,可见液平面,若病变好转,则显示脓肿空洞内容物及液平面减少甚至消失,愈合后可不留痕迹,或仅少许条索影。病程较快的患者,由于坏死面积较大可见肺组织体积减小。病程较慢者空洞周围纤维组织增生,空洞壁也更为清晰,肺脓肿邻近胸膜可增厚,也可形成脓胸或脓气胸(图 8-30)。

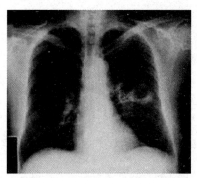

图 8-30　肺脓肿 X 线影像表现
左中肺脓肿空洞,其内可见液平面,边缘模糊

七、肺结核

(一)概述

肺结核是由结核分枝杆菌引发的肺部感染性疾病,是严重威胁人类健康的疾病。结核分枝杆菌的传染源主要是排菌的肺结核患者,通过呼吸道传播。健康人感染此菌并不一定发病,只有在机体免疫力下降时才发病。临床分型如下。

(1)原发性肺结核:多见于年龄较大儿童。婴幼儿及症状较重者可急性起病,高热可达39 ℃~40 ℃;可有低热、食欲缺乏、疲乏、盗汗等结核中毒症状。少数有呼吸音减弱,偶可闻及干性或湿性啰音。

(2)血行播散型肺结核:起病急剧,有寒战、高热,体温可达 40 ℃以上,多呈弛张热或稽留热,血沉加速。亚急性与慢性血行播散性肺结核病程较缓慢。

(3)浸润型肺结核:多数发病缓慢,早期无明显症状,后渐出现发热、咳嗽、盗汗、胸痛、消瘦、咳痰及咯血。

(4)慢性纤维空洞型肺结核:反复出现发热、咳嗽、咯血、胸痛、盗汗、食欲缺乏等,胸廓变形,病侧胸廓下陷,肋间隙变窄,呼吸运动受限,气管向患侧移位,呼吸减弱。

(二)临床表现与病理基础

可出现呼吸系统症状和全身症状。呼吸系统症状主要为咳嗽咳痰、咯血、胸痛、呼吸困难等;全身症状为结核中毒症状,发热为最常见症状,多为长期午后潮热,部分患者有倦怠乏力、盗汗、食欲缺乏和体重减轻等。

1.原发性肺结核

结核分枝杆菌经呼吸道进入肺后,最先引起的病灶称原发灶,常位于肺上叶下部或下叶上部靠近胸膜处,病灶呈圆形,约 1 cm 大小。病灶内细菌可沿淋巴道到达肺门淋巴结,引起结核性淋巴管炎和肺门淋巴结结核。肺原发灶、结核性淋巴管炎、肺门淋巴结结核合称为原发复合征,是原发性肺结核的特征性病变。

2.血行播散型肺结核

由结核分枝杆菌一次大量侵入引起,结核分枝杆菌的来源可由肺内病灶或肺外其他部位的结核灶经血播散。这些部位的结核分枝杆菌先进入静脉,再经右心和肺动脉播散至双肺。结核在两肺形成 1.5～2 mm 大小的粟粒样结节。这些结节病灶是增殖性或渗出性的,在两肺分布均匀、大小亦较均一。

3.浸润型肺结核

多见于外源性继发型肺结核,即反复结核菌感染后所引起,少数是体内潜伏的结核分枝菌,在机体抵抗力下降时进行繁殖,而发展为内源性结核,也有由原发病灶形成者,多见于成年人,病灶多在锁骨上下,呈片状或絮状,边界模糊,病灶可呈干酪样坏死灶,引发较重的毒性症状,而成干酪性(结核性)肺炎,坏死灶被纤维包裹后形成结核球。经过适当治疗的病灶,炎症吸收消散,遗留小干酪灶,钙化后残留小结节病灶,呈现纤维硬结病灶或临床痊愈。有空洞者,也可经治疗吸收缩小或闭合,有不闭合者,也无存活的病菌,称为"空洞开放愈合"。

4.慢性纤维空洞型肺结核

由于治疗效果和机体免疫力的高低,病灶有吸收修补,恶化进展等交替发生,单或双侧,单发或多发的厚壁空洞,常伴有支气管播散型病灶和胸膜肥厚,由于病灶纤维化收缩,肺门上提,纹理呈垂柳状,纵隔移向病侧,邻近肺组织或对侧肺呈代偿性肺气肿,常伴发慢性气管炎、支气管扩张、继发肺感染、肺源性心脏病等;更重使肺广泛破坏、纤维增生,导致肺叶或单侧肺收缩,而成"毁损肺"。

(三)X 线表现

1.原发型肺结核(Ⅰ型肺结核)

多见于儿童,少数见于青年,常无影像学异常。如果发生明显的感染,常常表现为气腔实变阴影(图 8-31),累及整个肺叶。原发性肺结核患者可发生胸腔积液,常仅表现为胸腔积液而无肺实质病变。淋巴结增大常发生于儿童原发性肺结核感染。有时可侵及肺门淋巴结(图 8-32)和纵隔淋巴结,尤其好发于右侧气管旁区域,可增大。淋巴结增大在成人原发性肺结核中罕见,除非是免疫功能低下的患者。原发复合征:即是肺部原发灶,局部淋巴管炎和所属淋巴结炎三者的合称,X 线表现多为上叶下部及下叶后部靠近胸膜处的云絮状或类圆形高密度灶,边缘可模糊不清。如有突出于正常组织轮廓的肿块影,多为肺门及纵隔肿大的淋巴结。典型的原发复合征显示为原发灶,淋巴管炎与肿大的肺门淋巴结连接在一起,形成哑铃状,此种征象已不多见。

2.胸内淋巴结结核

按病理改变分型为炎症型和结节型。炎症型多为从肺门向外扩展的高密度影,边缘模糊,与周围组织分界不清,亦可成结节状改变。结节型多表现为肺门区域突出的圆形或卵圆形边界清楚的高密度影,右侧多见。如气管旁淋巴结肿大可表现为上纵隔影增宽,如呈波浪状改变,则为多个肿大的淋巴结。对于一些隐匿于肺门阴影中或是气管隆嵴下的肿大淋巴结,通过行 CT 扫描可清楚地显示其大小及形态。

3.血行播散型肺结核(Ⅱ型肺结核)

急性粟粒性肺结核 X 线表现:典型病灶分布特点为"三均匀",即广泛均匀分布于两肺的粟粒样的结节状高密度灶,大小为1~2 mm,部分呈磨玻璃样改变,病灶晚期可见融合。CT扫描尤其是高分辨率CT扫描可清晰显示弥漫性的粟粒性病灶,并可观察病灶有无渗出。

4.亚急性或慢性血行播散型肺结核

X线表现为"三不均匀",即双肺多发大小不一,密度不均的渗出增殖灶和纤维钙化,钙化灶多见于肺尖和锁骨下,渗出病灶多位于其下方,病灶融合可产生干酪性坏死形成空洞和支气管播散。(图8-33、图8-34)。

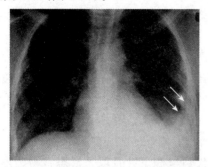

图8-31 原发性肺结核X线影像表现
胸部正位片可见左肺下叶实变,
伴左侧少量胸腔积液(箭头)

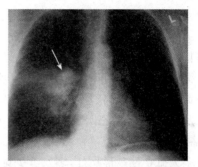

图8-32 原发性肺结核淋巴结增大X线影像表现
胸部正位片显示右肺门淋巴结增大(箭头)伴肺
内实变及轻度气管旁淋巴结增大

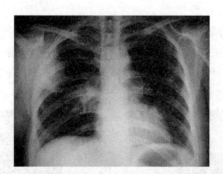

图8-33 右侧原发性肺结核综合征X线影像表现

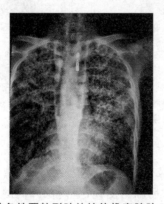

图8-34 双肺急性粟粒型肺结核伴椎旁脓肿X线影像表现

5.慢性血行播散型肺结核

病变类似于亚急性血行播散型肺结核表现,只是大部分病变呈增殖性改变,病灶边缘基本清晰,纤维索条状影更明显,或者病灶钙化更多见,胸膜增厚和粘连更显著等。同时,两肺纹理增粗紊乱更明显。

6.继发型肺结核(Ⅲ型肺结核)

浸润型肺结核:病变多局限于肺的一部,以肺尖、锁骨上、下区及下叶背段为多见;X线片上的征象多样,一般为陈旧性病灶周围出现渗出性病灶表现为中心密度较高而边缘模糊的致密影;新渗出性病灶表现为小片状云絮状影,范围较大的病灶可波及一个肺段或整个肺叶浸润;空洞常表现为壁薄、无内容物或很少液体;渗出、增殖、播散、纤维化、空洞等多种性质的病灶同时存在,活动期的肺结核易沿着支气管向同侧或对侧播散。

7.干酪性肺炎

似大叶性肺炎,显示一片无结构的、密度较不均匀的致密影,可累及一肺段或肺叶,密度较一般性肺炎高;干酪样坏死灶中心发生溶解、液化并可经支气管排出,出现虫蚀样空洞或无壁空洞;下肺野及对侧肺野可见沿支气管分布的小斑片状播散灶。

8.结核瘤

大多为孤立性球形病灶,多发者少见。多位于上叶尖后段和下叶背段。形态常为圆形或椭圆形,有时可见分叶(几个球形病灶融合在一起形成),一般为2~3 cm。其内可见点状钙化、层状钙化影;结核瘤中心的干酪改变可以液化而形成空洞,常为厚壁性;结核瘤附近肺野可见有散在的结核病灶,即"卫星病灶"。

9.慢性纤维空洞型肺结核

两上肺野广泛的纤维索条状病灶及新旧不一的结节状病灶;可见形状不规则的纤维性空洞,少有液气面;同侧或对侧可见斑片状播散病灶,密度可低可高甚至钙化;纵隔气管向患侧移位,同侧肺门影上移,其肺纹理拉长呈垂直走向如垂柳状,患侧胸部塌陷;常伴有胸膜肥厚粘连,无病变区呈代偿性肺气肿(图8-35、图8-36)。

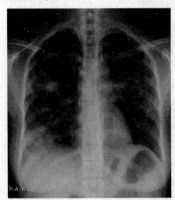
图8-35 右侧浸润型肺结核 X 线影像学表现

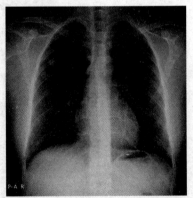
图8-36 右上肺结核球 X 线影像学表现

10.结核性胸膜炎

结核性胸膜炎多表现为单侧及双侧的胸腔积液。当积液量>250 mL 以上时,立位胸部 X线检查则可发现。X 线表现为两次肋膈角变钝,呈内低外高的弧形液体阴影。叶间裂积液表现为沿叶间裂走向的梭行高密度影,积液量较多时可呈圆形或卵圆形。包裹性积液表现为突向肺野内的扁丘状及半圆形密度增高影,边界清楚。

八、肺炎性假瘤

(一)概述

肺炎性假瘤是肺内良性肿块,是由肺内慢性炎症产生的肉芽肿、机化、纤维结缔组织增生及相关的继发病变形成的肿块,并非真正肿瘤。它是一种病因不清的非肿瘤性病变。

(二)临床表现与病理基础

肺炎性假瘤患者多数年龄在 50 岁以下,女性多于男性。1/3 的患者没有临床症状,仅偶然在 X 线检查时发现,2/3 的患者有慢性支气管炎、肺炎、肺化脓症的病史,以及相应的临床症状,如咳嗽、咳痰、低热,部分患者还有胸痛、血痰,甚至咯血,但咯血量一般较少。

肺炎性假瘤的病理学特征是组织学的多形性,肿块内含有肉芽组织的多寡不等、排列成条索的成纤维细胞、浆细胞、淋巴细胞、组织细胞、上皮细胞以及内含中性脂肪和胆固醇的泡沫细胞或假性黄瘤细胞。肺炎性假瘤一般位于肺实质内,累及支气管的仅占少数。绝大多数单发,呈圆形或椭圆形结节,一般无完整的包膜,但肿块较局限、边界清楚,有些还有较厚而缺少细胞的胶原纤维结缔组织与肺实质分开。

(三)X 线表现

病变形态不一,大小不等,多<5 cm,位于肺的表浅部位,一般为中等密度影,密度可均匀,硬化血管瘤型可见斑点状钙化影,有假性包膜时,病变边界清楚,乳头状增生型多见,有的肿块由于不规则可表现为分叶状。无假性包膜时,边界模糊,以组织细胞增生型多见。有的炎性假瘤甚至表现为周围型肺癌的毛刺样改变(图 8-37)。

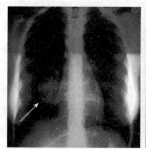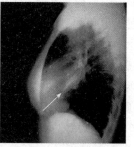

图 8-37　肺炎性假瘤 X 线影像表现

右肺中叶软组织肿块,边缘见毛刺(箭头)

九、慢性肺炎

(一)概述

慢性非特异性炎症,可分为原发性慢性肺炎和急性肺炎演变而来,促成慢性肺炎的因素有营养不良、佝偻病、先天性心脏病或肺结核患儿发生肺炎时,易致病程迁延;病毒感染引起间质性肺炎,易演变为慢性肺炎;反复发生的上呼吸道感染或支气管炎以及慢性鼻窦炎均为慢性肺炎的诱因;深入支气管的异物,特别是缺乏刺激性而不产生初期急性发热的异物(如枣核等),因被忽视而长期存留在肺部,形成慢性肺炎;免疫缺陷小儿,包括体液及细胞免疫缺陷,补体缺乏及白细胞吞噬功能缺陷皆可致肺炎反复发作,最后变成慢性;原发性或继发性呼吸道纤毛形态及功能异常亦可致肺慢性炎症。

(二)临床表现与病理基础

慢性肺炎的特点是周期性的复发和恶化,呈波浪形。由于病变的时期、年龄和个体的不同,症状多种多样。在静止期体温正常,无明显体征,几乎没有咳嗽,但在跑步和上楼时容易气喘。在恶化期常伴有肺功能不全,出现发绀和呼吸困难等。恶化后好转很缓慢,经常咳痰,甚至出现面部水肿、发绀、胸廓变形和杵状指(趾)。

炎症病变可侵及各级支气管、肺泡、间质组织和血管。特别是在间质组织的炎症,每次发作时都有所进展,使支气管壁弹力纤维破坏,终因纤维化而致管腔狭窄。同时,由于分泌物堵塞管腔而发生肺不张,终致支气管扩张。由于支气管壁及肺泡间壁的破坏,空气经过淋巴管散布,进入组织间隙,可形成间质性肺气肿。局部血管及淋巴管也发生增生性炎症,管壁增厚,管腔狭窄。

(三)X线表现

1.肺纹理增强

支气管壁和支气管周围组织的细胞浸润和结缔组织增生以及小叶间隔的细胞浸润和结缔组织增生是肺纹理增强的病理基础。在胸片上前者表现为走行紊乱的不规则线条状阴影,可伴有血管的扭曲移位及全小叶肺气肿。

2.结节和斑片状阴影

气管周围的渗出与增生改变的轴位影像和腺泡病变表现为结节影。支气管的狭窄扭曲可导致小叶肺不张或盘状肺不张。小叶肺不张呈斑片状阴影,盘状肺不张呈条状阴影。

3.肺段、肺叶及团块阴影

慢性炎症局限于肺叶或肺段时则呈肺叶肺段阴影,肺叶肺段阴影可体积缩小。由于合并支气管扩张、肺气肿、肥大疱或小脓肿、肥大疱或小脓腔,肺叶或肺段阴影的密度可不均匀。在支气管体层片或支气管造影片上可见支气管扩张。但支气管狭窄或阻塞较少见。有时在肺叶肺段阴影内可见团块状阴影,其病理基础为脓肿或炎性肿块。肺叶阴影多见于右中叶慢性炎症。其他肺叶较少见,肺段阴影较常见。呈肿块阴影的慢性肺炎,其大小从不到 3 cm 至>10 cm,肿块边缘较清楚,周围可见不规则索条状阴影,在团块内有时可见 4~6 级支气管扩张。炎性肿块阴影在正侧位胸片上各径线差有时较大,例如在正位胸片上呈圆形,在侧位胸片上呈不规则形状或椭圆形,此点有利于与周围型肺癌鉴别。

4.蜂窝状及杵状影

含空气的囊状支气管扩张可呈蜂窝状阴影、含有黏液的支气管扩张可表现为杵状阴影,其特点为与支气管走行方向一致。

5.肺气肿征象

弥漫性慢性肺炎可合并两肺普遍性肺气肿。而局限性慢性肺炎常与瘢痕旁肺气肿并存,因此慢性肺炎区的密度不均匀。有时慢性肺炎还可与肥大疱并存。

6.肺门团块状阴影

肺门区炎性肺硬化可表现为边缘不整齐、形态不规则类圆形团块状影,此时常需与肺癌鉴别。有时慢性肺炎还可伴有肺门淋巴结增大。但较少见。有时可见肺门部淋巴结肿大(图 8-38)。

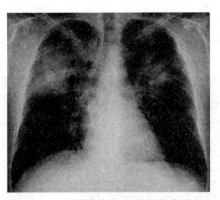

图 8-38　慢性肺炎 X 线影像表现

十、放射性肺炎

（一）概述

放射性肺炎是肺组织接受一定剂量的电离辐射后所导致的急性炎性反应,目前对该病的基础及临床研究不多,缺乏严格的诊断标准,治疗多数为对症处理、长期大剂量皮质激素治疗等。停止放疗后多数患者可以缓慢恢复,也有部分患者逐步发展成放射性肺纤维化,严重者会导致患者呼吸衰竭而死亡。

（二）临床表现与病理基础

放射性肺炎通常发生于放疗后 3 个月内,如果照射剂量较大或同时接受了化疗等,或者遗传性放射损伤高度敏感的患者,放射性肺炎也可能发生于放疗开始后 2～3 周。肺癌患者接受放疗后 70% 以上会发生轻度的放射性肺损伤,多数无症状或症状轻微,仅有 10%～20% 的患者会出现临床症状。放射性肺炎的临床症状没有特异性,通常的临床表现为咳嗽、气短、发热等,咳嗽多为刺激性干咳,气短程度不一,轻者只在用力活动后出现,严重者在静息状态下也会出现明显呼吸困难。部分患者可以伴有发热,甚至发生在咳嗽气短等症状出现前,多为 37 ℃～38.5 ℃,但也有出现 39 ℃以上高热者。放射性肺炎的体征不明显,多无明显体征,部分患者会出现体温升高、肺部湿啰音等表现。放射性肺炎临床症状的严重程度与肺受照射的剂量及体积相关,也和患者的个体遗传差异相关。

电离辐射导致放射性肺炎的靶细胞包括Ⅱ型肺泡细胞、血管内皮细胞、成纤维细胞以及肺泡巨噬细胞等。Ⅱ型肺泡细胞合成和分泌肺泡表面活性物质,维持肺泡表面张力,接受电离辐射后,Ⅱ型肺泡细胞胞质内 Lamellar 小体减少或畸形,肺泡细胞脱落到肺泡内,导致肺泡张力变化,肺的顺应性降低,肺泡塌陷不张。血管内皮细胞的损伤在照射后数天内就可以观察到,毛细血管内皮细胞超微结构发生变化,细胞内空泡形成、内皮细胞脱落,并可以发生微血栓形成、毛细血管阻塞,最终导致血管通透性改变,肺泡换气功能受损。肺泡巨噬细胞及成纤维细胞在接受电离辐射损伤后也会出现相应的变化,促进和加重放射性肺炎的发生。

（三）X 线表现

其表现取决于放射线照射的部位、照射的方向、照射野及照射量。乳腺癌术后放射照射所引起的放射性肺炎病灶多位于第 1～2 肋间。肺癌放疗后引起的放射性肺炎发生在原发病灶所在的肺叶,食管癌于恶性淋巴瘤放疗后引起的放射性肺炎位于两肺内带。放射性肺炎的 X 线表现如下。急性期:通常表现为大片状高密度阴影,密度较均匀,边缘较模糊;慢性期:由于病灶纤维结缔组织增生明显,原来的大片状阴影范围缩小,病灶较前密度增高而不均匀,可见网状及纤维索条状阴影。大范围的慢性放射性肺炎体积缩小可伴纵隔向患侧移位,同侧胸膜肥厚粘连,胸廓塌陷变形,膈升高(图 8-39)。

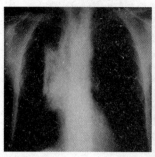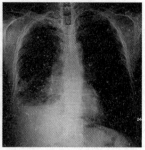

图 8-39 放射性肺炎 X 线影像表现

十一、特发性肺间质纤维化

(一)概述

特发性肺间质纤维化是一种原因不明、以弥漫性肺泡炎和肺泡结构紊乱最终导致肺间质纤维化为特征的疾病,按病程有急性、亚急性和慢性之分,临床更多见的是亚急性和慢性型。现认为该病与免疫损伤有关。预后不良,早期病例即使对激素治疗有反应,生存期一般也仅有 5 年。

(二)临床表现与病理基础

通常为隐匿性起病,主要的症状是干咳和劳力性气促。随着肺纤维化的发展,发作性干咳和气促逐渐加重。进展的速度有明显的个体差异,经过数月至数年发展为呼吸衰竭和肺心病。起病后存活时间为 2.8~3.6 年。通常没有肺外表现,但可有一些伴随症状,如食欲缺乏、消瘦等。体检可发现呼吸浅快,双肺底可闻及吸气末期 Velcro 啰音。晚期可出现发绀等呼吸衰竭和肺心病的表现。50％以上患者有杵状指(趾)。

特发性肺纤维化的病理改变与病变的严重程度有关。主要特点是病变在肺内分布不均一,肺泡壁增厚,伴有胶原沉积、细胞外基质增加和灶性单核细胞浸润。炎症细胞不多,通常局限在胶原沉积区或蜂窝肺区。肺泡腔内可见到少量的 Ⅱ 型肺泡上皮细胞聚集。可以看到蜂窝肺气囊、纤维化和纤维增殖灶。

(三)X 线表现

1.磨玻璃样影及实变影

病变早期,两下肺后外基底段部位可见小叶状轻度密度增高影;其内可见含气支气管影,支气管血管树增粗。实变影可相互融合成肺段甚或肺叶实变。

2.线状影

表面与胸膜面垂直的细线形影,长为 1~2 mm,宽约 1 mm,多见于两肺下叶,也可见其他部位。两肺中内带区域的小叶间隔增厚则表现为分枝状细线形影。

3.胸膜下弧形线影

表现为胸膜下 0.5 cm 以内的与胸壁内面弧度一致的弧形线影,长为 5~10 cm,边缘较清楚或较模糊,多见于两下肺后外部。

4.蜂窝状影

表现为数 1 mm 至 2 cm 大小不等的圆形或椭圆形含气囊腔,壁较薄而清楚,与正常肺交界面清楚。主要分布于两肺基底部胸膜下区。

5.小结节影

在蜂窝、网、线影基础上,可见少数小结节影,边缘较清楚,并非真正的间质内结节,而是纤维条索病变在横断面上的表现,或相互交织而成。

6.肺气肿

小叶中心性肺气肿表现为散在的、直径 2~4 mm 的圆形低密度区,无明确边缘,多见于肺部外围,但随病变发展可逐渐见于肺中央部。有时胸膜下可见直径 1~2 cm 大小的圆形或椭圆形肺气囊。

7.支气管扩张

主要为中小支气管扩张,多为柱状扩张,可伴支气管扭曲、并拢。

十二、肺结节病

(一)概述

肺结节病是一种病因未明的多系统多器官的肉芽肿性疾病,近来已引起国内广泛注意。常侵犯肺、双侧肺门淋巴结、眼、皮肤等器官。其胸部受侵率高达 80%~90%。本病呈世界分布,欧美国家发病率较高,东方民族少见。多见于 20~40 岁,女略多于男。病因尚不清楚,部分病例呈自限性,大多预后良好。

(二)临床表现与病理基础

早期结节病的症状较轻,常见的呼吸道症状和体征有咳嗽、无痰或少痰,偶有少量血丝痰,可有乏力、低热、盗汗、食欲缺乏、体重减轻等。病变广泛时可出现胸闷、气急,甚至发绀。后期主要是肺纤维化导致的呼吸困难。肺部体征不明显,部分患者有少量湿啰音或捻发音。

结节病的病理特点是非干酪样坏死性类上皮肉芽肿。肉芽肿的中央部分主要是多核巨噬细胞和类上皮细胞,后者可以融合成朗汉斯巨细胞。周围有淋巴细胞浸润,而无干酪样病变。

(三)X 线表现

有 90% 以上的患者伴有 X 线胸片的改变,而且常是结节病的首次发现。

1.纵隔、肺门淋巴结肿大

纵隔、肺门淋巴结肿大为结节病最常见表现,为唯一异常表现。多组淋巴结肿大是其特点,其中两侧肺门对称性淋巴结肿大且状如土豆,多为本病典型表现,其肿大淋巴结一般在 6~12 个月期间可自行消退,恢复正常;或在肺部出现病变过程中,开始缩小或消退;或不继续增大,为结节病的发展规律。

2.肺部病变

肺部病变多发生在淋巴结病变之后。最常见的病变为两肺弥漫性网状结节影,但肺尖或肺底少或无。结节大小不一,多为 1~3 mm 大小,轮廓尚清楚。其次为圆形病变,直径为 1.0~1.5 cm,密度均匀,边缘较清楚,单发者类似肺内良性病变或周围型肺癌,多发者酷似肺内转移瘤。此外为阶段性或小叶性浸润,类似肺部炎性病变,一般伴或不伴胸腔内淋巴结病变。少数表现为单纯粟粒状颇似急性粟粒型肺结核。以纤维性病变为主,不易与其他原因所致的肺纤维化区别,且可引起多种继发性改变。

3.胸膜病变

胸膜渗液可能为胸膜脏、壁层广泛受累所致。肥厚的胸膜为非干酪性肉芽肿。

4.骨骼病变

较少见,约占全部结节病的 10%。骨损害一般限于手、足的短管状骨,显示小囊状骨质缺损并伴有末节指(趾)变细、变短(图 8-40)。

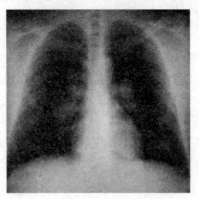

图 8-40 肺结节病 X 线影像表现
两侧纵隔、肺门淋巴结肿大

十三、硅肺

(一)概述

硅肺是由长期吸入石英粉尘所致的、以肺部弥漫性纤维化为主的全身性疾病,是我国目前常见的且危害较为严重的职业病。目前是职业病中发病率最高的病种之一,也是 12 种尘肺中较重的一种。

(二)临床表现与病理基础

硅肺的早期可能没有自觉症状,或症状很轻。Ⅱ、Ⅲ 期硅肺患者多有症状,但症状轻重和 X 线胸片改变的程度不一定平行,在有肺部并发症时,症状加重。早晨咳嗽较重,无痰或有少量黏液痰。肺内有并发感染时,则痰量增多,或有脓性痰。单纯硅肺多无胸痛或有轻微胸痛,一旦有明显胸痛应考虑有肺内感染或并发结核的可能。胸膜摩擦音常是并发肺结核的征象。早期硅肺气短不明显,晚期硅肺并发肺结核、肺气肿时,气短明显。早期患者一般状态尚好,晚期则营养欠佳。晚期患者,特别是并发肺结核或肺部感染时,肺部可听到呼音,也可出现发绀。

硅肺基本病变是矽结节形成,眼观矽结节呈圆形灰黑色、质韧、直径为 2~3 mm。在人体,最早的改变是吸入肺内的粉尘粒子聚集并沉积在相对固定的肺泡内,巨噬细胞及肺泡上皮细胞(主要是 Ⅱ 型)相继增生,肺泡隔开始增厚。聚集的细胞间出现网织纤维并逐渐转变成胶原纤维,形成矽结节。典型矽结节,结节境界清晰,胶原纤维致密扭曲排列或呈同心圆排列,纤维间无细胞反应,出现透明性变,周围是被挤压变形的肺泡。

(三)X 线表现

1.圆形小阴影

圆形小阴影是硅肺最常见和最重要的一种 X 线表现形态,其病理变化以结节型硅肺为主,呈圆形或近似圆形,边缘整齐或不整齐,直径 <10 mm;不规则形小阴影多为接触游离二氧化硅含量较低的粉尘所致,病理基础主要是肺间质纤维化。表现为粗细、长短、形态不一的致密阴影。之间可互不相连,或杂乱无章的交织在一起,呈网状或蜂窝状;致密度多持久不变或缓慢增高。早期也多见于两肺中下区,弥漫分布,随病情进展而逐渐波及肺上区(图 8-41)。

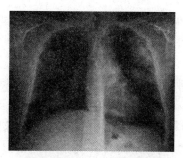

图 8-41　硅肺 X 线影像表现
两肺散在类圆形结节影,边界尚清

2.大阴影

长径超过 10 mm 的阴影,为晚期硅肺的重要 X 线表现,边界清楚,周围有明显的肺气肿;多见于两肺上、中区,常对称出现;大阴影长轴多与后肋垂直,不受叶间裂限制。

3.胸膜变化

胸膜粘连增厚,先在肺底部出现,可见肋膈角变钝或消失;晚期膈面粗糙,由于肺纤维组织收缩和膈胸膜粘连,呈"天幕状"阴影。

4.肺气肿

多为弥漫性、局限性、灶周性和泡性肺气肿,严重者可见肥大疱。

5.肺门和肺纹理变化

早期肺门阴影扩大,密度增高,有时可见淋巴结增大,包膜下钙质沉着呈蛋壳样钙化,肺纹理增多或增粗变形;晚期肺门上举外移,肺纹理减少或消失。

（徐建超）

第七节　肺部肿瘤的 X 线诊断

一、肺癌

(一)概述

肺癌发生于支气管黏膜上皮称支气管肺癌。肺癌一般指的是肺实质部的癌症,通常不包含其他胸膜起源的中胚层肿瘤,或者其他恶性肿瘤如类癌、恶性淋巴瘤,或是转移自其他来源的肿瘤。特指来自支气管或细支气管表皮细胞的恶性肿瘤,占肺实质恶性肿瘤的 $90\%\sim95\%$ 。肺癌目前是全世界癌症死因的首位,而且每年人数都在上升。而女性得肺癌的发生率尤其有上升的趋势。本病多在 40 岁以上发病,发病年龄高峰为 $60\sim79$ 岁。种族、家属史与吸烟对肺癌的发病均有影响。

肺癌起源于支气管黏膜上皮局限于基底膜内者称为原位癌,可向支气管腔内或邻近的肺组织浸润生长并可通过淋巴血行或经支气管转移扩散。生长速度和转移扩散的情况与肿瘤的组织学类型分化程度等生物学特性有一定关系。

右肺多于左肺,上叶多于下叶,从主支气管到细支气管均可发生。起源于主支气管肺叶支气管的肺癌位置靠近肺门者称为中央型肺癌;起源于肺段支气管以下的肺癌位置在肺的周围部分者称为周围型肺癌。

(二)临床表现与病理基础

临床表现按部位可分为原发肿瘤、肺外胸内扩展、胸外转移和胸外表现四类。原发肿瘤引起的症状和体征主要为咳嗽、血痰或咯血、气短或喘鸣、发热、体重下降等;肺外胸内扩展引起的症状和体征主要为胸痛、声音嘶哑、咽下困难、胸腔积液、上腔静脉阻塞综合征、Horner 综合征等;胸外转移至中枢神经系统可引起颅内压增高,精神状态异常等,转移至骨骼可引起骨痛和病理性骨折等,转移至胰腺,表现为胰腺炎症状或阻塞性黄疸;胸外表现,指肺癌非转移性胸外表现,或称之为副癌综合征,主要表现为肥大性肺性骨关节病、异位促性腺激素、分泌促肾上腺皮质激素样物、分泌抗利尿激素、神经肌肉综合征、高钙血症、类癌综合征等。

肺癌按病理组织学可分为非小细胞癌和小细胞癌两类。非小细胞癌包括鳞状上皮细胞癌、腺癌、大细胞癌等;小细胞癌包括燕麦细胞型、中间细胞型、复合燕麦细胞型。

(三)X 线表现

在大体病理形态上,肿瘤的发生部位不同,其 X 线平片表现亦不同。中央型肺癌 X 线胸片显示肺门肿块阴影,边缘清楚。若支气管被肿块阻塞,可引起相应肺段肺气肿、肺不张、肺炎,称为"肺癌三阻征"。中央型肺癌转移到邻近肺门淋巴结引起肺门阴影增大,若侵犯到膈神经可导致横膈的矛盾运动。周围型肺癌 X 线表现为肺内结节阴影,肿瘤密度一般较均匀,亦可发生钙化或形成空洞。肿瘤边缘多分叶不光滑,呈"分叶征""毛刺征"。若肿瘤侵犯邻近脏层胸膜,可表现为"胸膜凹陷征"。周围型肺癌转移常表现为肺内多发结节阴影。弥漫型肺癌表现为双肺多发弥漫结节或斑片状影像,结节呈粟粒大小至 1 cm 不等,以两肺中下部较多(图 8-42、图 8-43)。

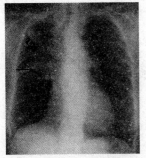

图 8-42 中央型肺癌 X 线影像表现

右肺门淋巴结增大,右上肺不张

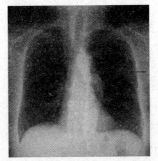

图 8-43 周围型肺癌 X 线影像表现

左上肺均匀结节影

二、肺转移瘤

(一)概述

原发于身体其他部位的恶性肿瘤经血道或淋巴道转移到肺称为肺转移瘤。据统计在死于恶性肿瘤的病例中,20%～30%有肺转移。恶性肿瘤发生肺转移的时间早晚不一,大多数病例在原发癌出现后 3 年内发生转移,亦有长达 10 年以上者,但也有少数病例肺转移灶比原发肿瘤更早被发现。转移到肺的原发恶性肿瘤多来自乳腺、骨骼、消化道和泌尿生殖系统。

（二）临床表现与病理基础

症状轻重与原发肿瘤的组织类型、转移途径、受累范围有密切关系。多数病例有原发癌的症状。早期肺转移多无明显的呼吸道症状。肺部病变广泛，则可出现干咳、痰血和呼吸困难等。病理表现与原发肿瘤的组织类型相关。以血行转移多见，即肺内或肺外肿瘤细胞经腔静脉回流至右心从而转移到肺内，癌细胞浸润并穿过肺小动脉及毛细血管壁，在邻近肺间质及肺泡内生长形成转移瘤；淋巴道转移前期类似血行转移，瘤细胞穿过血管壁累及支气管血管周围淋巴管，并在内增殖形成转移瘤；胸膜、胸壁或纵隔内肿瘤还可直接向肺内侵犯。

（三）X线表现

原发性恶性肿瘤向肺内转移的途径有血性转移、淋巴转移及直接侵犯，转移方式不同其X线胸片表现亦不同。血道转移表现为两肺多发结节及肿块阴影、边缘清楚，以两中下肺野常见。也可表现为单发的结节及肿块，也有的表现为多发空洞影像，成骨肉瘤与软骨肉瘤的转移可有钙化。淋巴道转移表现为网状及多发细小结节阴影，若小叶间隔增生可见"Kerley B线"。纵隔、胸膜、胸壁向肺内直接侵犯表现为原发肿瘤邻近的肺内肿块（图8-44）。

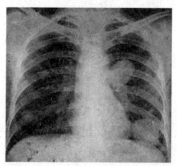

图 8-44　肺转移瘤 X 线影像表现

三、肺错构瘤

（一）概述

肺错构瘤的来源和发病原因尚不十分清楚，比较容易被接受的假说认为，错构瘤是支气管的一片组织在胚胎发育时期倒转和脱落，被正常肺组织包绕，这一部分组织生长缓慢，也可能在一定时期内不生长，以后逐渐发展才形成瘤。错构瘤大多数在 40 岁以后发病这个事实支持这一假说。常无临床表现，多为体检时影像学检查偶然发现。合理手术是最佳治疗方法，预后良好。

（二）临床表现与病理基础

错构瘤的发生年龄多数在 40 岁以上，男性多于女性。绝大多数错构瘤（80％以上）生长在肺的周边部，紧贴于肺的脏层胸膜之下，有时突出于肺表面，因此临床上一般没有症状，查体也没有阳性体征。只有当错构瘤发展到一定大小，足以刺激支气管或压迫支气管造成支气管狭窄或阻塞时，才出现相应等临床症状。

错构瘤病理学特征是正常组织的不正常组合和排列，这种组织学的异常可能是器官组织在数量、结构或成熟程度上的错乱。错构瘤的主要组织成分包括软骨、脂肪、平滑肌、腺体、上皮细胞，有时还有骨组织或钙化。

（三）X线表现

根据肿瘤的发生部位，错构瘤可分为周围型及中央型。周围型错构瘤发生于肺段以下支气管与肺内,主要由软骨组织构成。中央型错构瘤发生于肺段及肺段以上支气管,主要由脂肪组织构成。周围型错构瘤表现为肺内的孤立结节,边缘清楚,无分叶,部分病变内会有爆米花样钙化。中央型错构瘤阻塞支气管引起阻塞性肺炎或肺不张,表现为斑片状模糊阴影或肺叶、肺段的实变、体积缩小(图 8-45)。

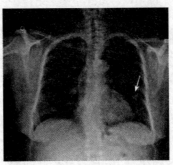

图 8-45　肺错构瘤 X 线表现
左上肺结节,边界清楚,无分叶(箭头)

（徐建超）

第九章

颅脑疾病的CT诊断

第一节 脑血管疾病的CT诊断

脑血管疾病(CVD)以脑出血和脑梗死多见,CT 和 MRI 诊断价值大;动脉瘤和血管畸形则需配合 DSA、CTA 或 MRA 诊断。

一、脑出血

(一)病理和临床概述

脑出血是指脑实质内的出血,依原因可分为创伤性的和非创伤性的,后者又称原发性或自发性脑内出血,多指由高血压、动脉瘤、血管畸形、血液病和脑肿瘤等引起的出血,以高血压性脑出血常见,多发于中老年高血压和动脉硬化患者。出血好发于基底核、丘脑、脑桥和小脑,易破入脑室。血肿及伴发的脑水肿引起脑组织受压、软化和坏死。血肿演变分为急性期、吸收期和囊变期,各期时间长短与血肿大小和年龄有关。

(二)诊断要点

呈边界清楚的肾形、类圆形或不规则形均匀高密度影,周围水肿带宽窄不一,局部脑室受压移位(图 9-1)。破入脑室可见脑室内积血。

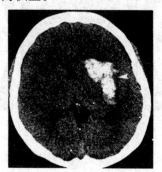

图 9-1 脑出血

女性患者,68 岁,突发言语不清、左侧肢体偏瘫 4 h 就诊,CT
显示左侧基底核区条片状高密度影,左侧侧脑室受压变形

145

急性期表现为脑内密度均匀一致的高密度灶,呈卵圆形或圆形为主,CT 值为 50~80 Hu;吸收期始于 3~7 d,可见血肿周围变模糊,水肿带增宽,血肿缩小并密度减低,小血肿可完全吸收;囊变期始于 2 个月以后,较大血肿吸收后常遗留大小不等的囊腔,伴有不同程度的脑萎缩。

(三)鉴别诊断

应与脑外伤出血鉴别,结合外伤史可以鉴别。

(四)特别提示

血肿不同演变时期 CT 显示的密度不同,容易误诊,应密切结合临床。

二、脑梗死

(一)病理和临床概述

脑梗死包括缺血性和出血性脑梗死及腔隙性脑梗死。缺血性脑梗死是指脑血管闭塞导致供血区域脑组织缺血性坏死。其原因有以下几种。①脑血栓形成:继发于脑动脉硬化、动脉瘤、血管畸形、炎性或非炎性脉管炎等;②脑栓塞:如血栓、空气、脂肪栓塞;③低血压和凝血状态。病理上分为缺血性、出血性和腔隙性脑梗死。出血性脑梗死是指部分缺血性脑梗死继发梗死区内出血。腔隙性脑梗死系深部髓质小动脉闭塞所致,为脑深部的小梗死,在脑卒中病变中占 20%,主要好发中老年人,常见于基底核、内囊、丘脑、放射冠及脑干。

(二)诊断要点

1.缺血性梗死(图 9-2A)

CT 示低密度灶,其部位和范围与闭塞血管供血区一致,皮髓质同时受累,多呈扇形。基底贴近硬膜。可有占位效应。2~3 周时可出现"模糊效应",病灶变为等密度而不可见。增强扫描可见脑回状强化。经1~2 个月形成边界清楚的低密度囊腔。

2.出血性梗死(图 9-2B)

CT 示在低密度脑梗死灶内,出现不规则斑点、片状高密度出血灶,占位效应较明显。

3.腔隙性梗死(图 9-2C)

CT 表现为脑深部的低密度缺血灶,大小为 5~15 mm,无占位效应。

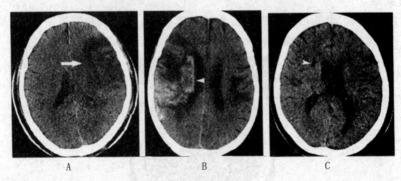

图 9-2 脑梗死

A.男性患者,75 岁,突发肢体偏瘫 1 d,CT 显示左侧额、颞叶大片低密度梗死灶;B.女性,64 岁,突发肢体偏瘫 5 h,经诊断为右颞大片脑梗死后入院后行溶栓治疗。3 d 后病情加重,CT 显示右侧额顶叶大片出血性脑梗死;C.女性,67 岁,头晕 3 d,CT 显示右侧颞叶基底核区腔隙性脑梗死(箭头)

（三）鉴别诊断

1.胶质瘤

详见胶质瘤章节。

2.脑炎

结合病史和临床症状及实验室检查。

（四）特别提示

CT对急性期及超急性期脑梗死的诊断价值不大，应行MRI弥散加权扫描。病情突然加重时应行CT复查，明确有无梗死后出血即出血性脑梗死，以指导治疗。

三、动脉瘤

（一）病理和临床概述

动脉瘤好发于脑底动脉环及附近分支，是蛛网膜下腔出血的常见原因，发生的主要原因是血流动力学改变，尤其是血管分叉部血液流动对血管壁形成剪切力以及搏动压力造成血管壁退化；动脉粥样硬化也是常见因素。另外，常与其他疾病伴发，如纤维肌肉发育异常，马方综合征等。按形态可分为常见的浆果形、少见的梭形及罕见的主动脉夹层。浆果形的囊内可有血栓形成。

（二）诊断要点

分为3型。Ⅰ型无血栓动脉瘤（图9-3A），平扫呈圆形高密度区，均一性强化；Ⅱ型部分血栓动脉瘤（图9-3B），平扫中心或偏心处高密度区，中心和瘤壁强化，其间血栓无强化，呈"靶征"；Ⅲ型完全血栓动脉瘤，平扫呈等密度灶，可有弧形或斑点状钙化，瘤壁环形强化。动脉瘤破裂时CT图像上多数不能显示瘤体，但可见并发的蛛网膜下腔出血、脑内血肿、脑积水、脑水肿和脑梗死等改变。

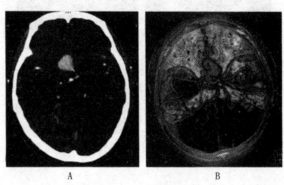

图9-3　前交通动脉瘤

A.男性患者，24岁，因不明原因蛛网膜下腔出血而行CT检查，增强可见鞍上池前方可见一囊样结节灶，强化程度与动脉相仿；B.CTA的VRT重建显示前交通动脉瘤

（三）鉴别诊断

1.脑膜瘤

与脑膜宽基相接。

2.脑出血

结合病史及临床症状。

（四）特别提示

CTA对动脉瘤显示价值重大，可以立体旋转观察载瘤动脉、瘤颈及其同周围血管的空间关系。

四、脑血管畸形

(一)病理和临床概述

脑血管畸形为胚胎期脑血管的发育异常,根据 McCormick 1996 年分类,分为动静脉畸形、静脉畸形、毛细血管扩张症、血管曲张和海绵状血管瘤等。动静脉畸形最常见,好发于大脑中动脉、后动脉系统,由供血动脉、畸形血管团和引流静脉构成。好发于男性,以 20～30 岁最常见。儿童常以脑出血、成人以癫痫就诊。

(二)诊断要点

显示不规则混杂密度灶,可有钙化,并呈斑点或弧线形强化,水肿和占位效应缺乏(图 9-4A)。可合并脑血肿、蛛网膜下腔出血及脑萎缩等改变。

(三)鉴别诊断

与海绵状血管瘤相鉴别。CT 增强扫描呈轻度强化,病灶周围无条状、蚓状强化血管影;MRI 可显示典型的网格状或爆米花样高低混杂信号,周围见低信号环。

(四)特别提示

CTA 价值重大,可以立体旋转观察供血动脉和引流静脉(图 9-4B)。MRA 显示更清楚。

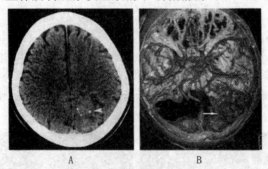

A B

图 9-4　颅内动静脉畸形

A.男性,患者 19 岁,因癫痫不规则发作 5 年来院检查,CT 平扫显示左侧顶、枕部脑实质内可见多发斑点状钙化影,局部脑实质密度增高。DSA 证实为颅内动静脉畸形;B.CTA 的 VRT 重建显示为左侧顶枕叶 AVM

（王春业）

第二节　颅内感染的 CT 诊断

颅内感染的病种繁多,包括细菌、病毒、真菌和寄生虫感染,主要通过血行性感染或邻近感染灶直接扩散侵入颅内,少数可因开放性颅脑损伤或手术造成颅内感染。改变包括脑膜炎、脑炎和动静脉炎。

一、脑脓肿

(一)病理和临床概述

脑脓肿以耳源性常见,多发于颞叶和小脑;其次为血源性、鼻源性、外伤性和隐源性等。病理上分为急性炎症期、化脓坏死期和脓肿形成期。

（二）诊断要点

急性炎症期呈大片低密度灶，边缘模糊，伴占位效应，增强无强化；化脓坏死期，低密度区内出现更低密度坏死灶，轻度不均匀性强化；脓肿形成期，平扫见等密度环，内为低密度并可有气泡影，呈环形强化，其壁完整、光滑、均匀，或多房分隔（图9-5）。

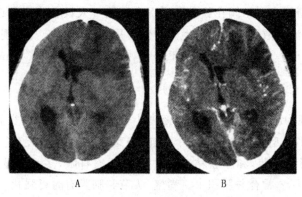

图9-5　脑脓肿

男性患者，24岁，因头痛、呕吐2 d入院，CT平扫显示左额叶不规则低密度灶，占位效应明显。增强可见病灶呈环形均匀强化，未见明显壁结节，中心低密度区无明显变化，周围水肿明显，左侧侧脑室前角明显受压移位变形。考虑为脓肿形成，经抗感染治疗后情况好转

（三）鉴别诊断

（1）胶质瘤：胶质瘤的环状强化厚薄不均，形态不规则，常呈花环状、结节状强化，中心坏死区密度不等，CT值常大于20 Hu。

（2）脑梗死：多见于老年高血压患者，有明确突发病史，经复查随访，占位效应减轻。

（3）与肉芽肿病鉴别。

（四）特别提示

CT诊断该病应结合病史、脑脊液检查。

二、结核性脑膜脑炎

（一）病理和临床概述

结核性脑膜脑炎是结核分枝杆菌引起脑膜弥漫性炎性反应，并波及脑实质，好发于脑底池。脑膜渗出和肉芽肿为其基本病变，可合并结核球、脑梗死和脑积水。

（二）诊断要点

CT早期可无异常发现。脑底池大量炎性渗出时，其密度增高，失去正常透明度；增强扫描脑膜广泛强化，形态不规则。肉芽肿增生则见局部脑池闭塞并结节状强化。

脑结核瘤平扫呈等或低密度灶，增强扫描呈结节状或环形强化。

（三）鉴别诊断

应与蛛网膜下腔出血相鉴别，蛛网膜下腔出血CT平扫呈高密度，增强扫描无明显强化，脑底池形态规则，无局部闭塞及扩张改变。此外，需同脑囊虫病，转移瘤及软脑膜转移等鉴别，需结合病史。

（四）特别提示

CT 诊断应结合脑脊液检查、胸部 X 线检查等。

三、脑猪囊尾蚴病

（一）病理和临床概述

脑猪囊尾蚴病系猪绦虫囊尾蚴在脑内异位寄生所致。人误食绦虫卵或节片后，卵壳被胃液消化后，幼虫经肠道血流而散布于全身寄生。脑猪囊尾蚴病为其全身表现之一，分为脑实质型、脑室型、脑膜型和混合型。脑内囊虫的数目不一，呈圆形，直径为 4～5 mm。囊虫死亡后退变为小圆形钙化点。

（二）诊断要点

脑实质型 CT 表现为脑内散布多发性低密度小囊，多位于皮、髓质交界区，囊腔内可见致密小点代表囊虫头节。不典型者可表现为单个大囊、肉芽肿、脑炎或脑梗死。脑室型以第四脑室多见；脑膜型多位于蛛网膜下腔，和脑膜粘连，CT 直接征象有限，多间接显示局部脑室或脑池扩大，相邻脑实质光滑受压。常合并脑积水。囊壁、头节和脑膜有时可强化。

（三）鉴别诊断

1.蛛网膜囊肿

常位于颅中窝、侧裂池，边缘较平直，可造成颅骨压迫变薄。

2.转移癌

呈大小不一的圆形低密度灶，增强扫描环状、结节状强化，病灶周围明显水肿。

3.脑结核

结合病史、CT 特点可以区别。

（四）特别提示

需要结合有无疫区居住史、有无生食史等。

四、急性播散性脑脊髓炎

（一）病理和临床概述

急性播散性脑脊髓炎或称急性病毒性脑脊髓炎，可见于病毒（如麻疹、风疹、水痘等）感染后或疫苗（如牛痘疫苗、狂犬病疫苗等）接种后，临床表现为发热、呕吐、嗜睡、昏迷。一般是在病毒感染后 2～4 d 或疫苗接种后 10～13 d 发病。发病可能与自身免疫机制有关。

（二）诊断要点

CT 表现急性期脑白质内多发、散在性低密度灶，半卵圆中心区明显，有融合倾向，增强呈环形强化。慢性期表现为脑萎缩。

急性病毒性脑炎时，主要表现为早期脑组织局部稍肿胀，中、后期可以出现密度减低（图 9-6），增强扫描可以有局部软脑膜强化，增厚改变，脑沟显示欠清。

（三）鉴别诊断

同软脑膜转移、结核性脑膜炎等鉴别。

（四）特别提示

应进行脑脊液检查。MRI 成像及增强扫描对显示该病有很好的效果。

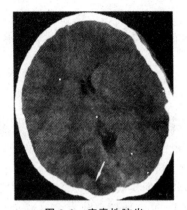

图 9-6 病毒性脑炎

女性患者,11 岁,因头昏嗜睡 2 d,CT 可见右侧枕叶局部脑皮
质肿胀、白质水肿改变,经脑脊液检查证实为病毒性脑炎

五、肉芽肿性病变

(一)病理和临床概述

肉芽肿种类繁多,主要有炎症性的和非炎症性的。侵犯脑内的肉芽肿主要有炎症性的,其中以结核性最常见。炎症性肉芽肿是炎症局部形成主要以巨噬细胞增生构成的境界清楚的结节样病变。病因有结核、麻风、梅毒、真菌及寄生虫、异物、其他疾病等。临床表现与颅内占位类似。

(二)诊断要点

CT 平扫表现等或稍高密度的边界清楚的结节灶(图 9-7)。增强扫描呈结节样强化,也可以因内部发生坏死而呈环形强化,后者常见于结核性肉芽肿。少部分肉芽肿内可见钙化。可以单发或多发。好发于大脑皮质灰质下。

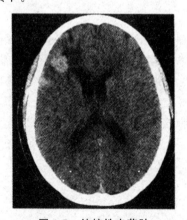

图 9-7 结核性肉芽肿

男性患者,32 岁,因头晕嗜睡 3 d 就诊,CT 平扫显示右侧额、颞叶大脑皮质灰质下及灰质区可见高
密度结节灶,右侧侧脑室前角扩大伴局部白质区低密度改变,手术病理检查为结核性肉芽肿

(三)鉴别诊断

(1)脑转移肿瘤:水肿较明显,增强扫描呈环状或结节状,一般有原发病史,临床复查随访进展明显。

(2)同部分脑肿瘤鉴别困难。

（四）特别提示

应进行脑脊液检查。MRI 成像及增强扫描对显示该病有很好的效果。

（王春业）

第三节　颅内肿瘤的 CT 诊断

颅内肿瘤是中枢神经系统最常见的疾病之一。原发性颅内肿瘤可以发生在脑组织、脑膜、脑神经、垂体、血管及残余胚胎组织中，继发性颅内肿瘤多来源于身体各个部位的原发性肿瘤。颅内肿瘤的发生以 20～50 岁年龄组最常见，男性稍多于女性。以星形细胞肿瘤、脑膜瘤、垂体瘤、颅咽管瘤、听神经瘤和转移瘤等较常见。胶质瘤、脑膜瘤和垂体腺瘤为颅内三大原发性肿瘤。可以出现以下症状：颅内高压综合征、神经系统定位体征、内分泌功能失调、脑脊液循环障碍等。

CT 检查目的主要在于确定有无肿瘤，并对其做出定位、定量乃至定性诊断。根据病灶所在的位置及其与脑室、脑池和脑叶的对应关系以及同相邻硬膜与颅骨结构的比邻关系多不难做出定位诊断，但临界部位肿瘤，仅轴位扫描可能出现定位困难，需要薄层扫描后再进一步多方位重建。MRI 因多方位扫描，一般定位无困难。

CT 灌注扫描有助于脑肿瘤内血管生成及血流状态的研究，而脑肿瘤内血管生成对肿瘤生长、分级、预后有重要影响。CT 灌注可以反映血管生成引起血流量、血容量和毛细血管通透性的改变，从而有助于判断肿瘤的生物学特性，并估计预后情况。

一、星形细胞瘤

（一）病理和临床概述

星形细胞瘤成人多发生于大脑，儿童多见于小脑。按肿瘤组织学分为 6 种类型，且依细胞分化程度不同分属于不同级别。1993 年 WHO 分类，将星形细胞瘤分为局限性和弥漫性两类。Ⅰ级，即毛细胞型、多形性黄色星形细胞瘤及室管膜下巨细胞型星形细胞瘤，占胶质瘤 5％～10％，小儿常见。Ⅱ级星形细胞瘤，包括弥漫性星形细胞瘤、多形性黄色星形细胞瘤（Ⅱ级），间变性星形细胞瘤为Ⅲ级，胶质母细胞瘤为Ⅳ级。Ⅰ～Ⅱ级肿瘤的边缘较清楚，多表现为瘤内囊腔或囊腔内瘤结节，肿瘤血管较成熟；Ⅲ～Ⅳ级肿瘤呈弥漫浸润生长，肿瘤轮廓不规则，分界不清，易发生坏死、出血和囊变，肿瘤血管丰富且分化不良。

（二）诊断要点

1.Ⅰ级星形细胞瘤

（1）毛细胞型常位于颅后窝，具有包膜，一般显示为边界清楚的卵圆形或圆形囊性病变，但内部囊液 CT 值较普通囊液高，20～25 Hu。瘤周水肿和占位效应较轻。部分可呈实质性，但密度仍较脑实质为低（图 9-8）。增强扫描无或轻度强化，延迟扫描可见造影剂进入囊内。

（2）多形性黄色星形细胞瘤通常位于大脑皮质的表浅部位，约一半以上为囊性，增强后囊内可见强化结节，囊壁不强化。不足一半为实质性，密度不均，有钙化及出血，增强后不均强化。

（3）10％～15％结节性硬化患者可以发生此瘤，常位于室间孔附近，形成分叶状肿块，并可见囊变及钙化。增强扫描有明显强化。

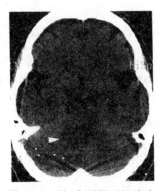

图 9-8　毛细胞型星形细胞瘤

男性患者,63 岁,因头昏不适 3 个月来院就诊,CT 显示小脑右侧低密度影,边界尚清;第
四脑室受压变形。病变内部 CT 值约 20 Hu。手术病理为毛细胞型星形细胞瘤

2.Ⅱ级星形细胞瘤

平扫呈圆形或椭圆形等或低密度区,边界常清楚,但可见局部或弥漫性浸润生长,15%～
20%有钙化及出血,增强扫描一般不强化。

3.Ⅲ～Ⅳ级星形细胞瘤

多呈高、低或混杂密度的囊性肿块,可有斑点状钙化和瘤内出血,肿块形态不规则,边界不
清,占位效应和瘤周水肿明显,增强扫描多呈不规则环形伴壁结节强化,有的呈不均匀性强化
(图 9-9、图 9-10)。

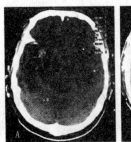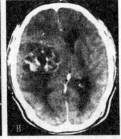

图 9-9　Ⅲ级星形细胞瘤

男性患者,26 岁,因头昏 1 个月,癫痫发作 2 d。A.CT 扫描示左侧颞
叶片状不规则高低混杂密度囊性肿块,边界不清;B.增强扫描呈不规
则环形伴壁结节强化。手术病理为Ⅲ级星形细胞瘤

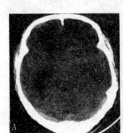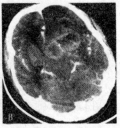

图 9-10　胶质母细胞瘤

男性患者,17 岁,因头痛 2 个月来院就诊。A.CT 示:左额叶密度不均肿块影,边界不清,中心
及周围低密度,侧脑室受压变形,中线结构向右移位;B.增强呈环状中度不均强化肿块影,环
形欠规则,厚薄不均,内为不均低密度,病灶前较大低密度水肿区。手术病理为胶质母细胞瘤

（三）鉴别诊断

1.脑梗死

同Ⅱ级星形细胞瘤相鉴别。一般脑梗死与相应供血血管的区域形态相似，如楔形、扇形、底边在外的三角形等，无或轻微占位效应，并且经2～3周增强扫描可见小斑片状或结节状强化。

2.脑脓肿

有相应的临床症状，增强扫描厚壁强化较明显。

3.转移瘤

一般多发，有明显的水肿。

（四）特别提示

CT对星形细胞瘤诊断价值有限，MRI对颅内病变显示尤为清晰，并可以多方位、多参数成像，应补充MRI检查。

二、脑膜瘤

（一）病理和临床概述

脑膜瘤多见于中年女性，起源于蛛网膜粒帽细胞，多居于脑外，与硬脑膜粘连。好发部位为矢状窦旁、脑凸面、蝶骨嵴、嗅沟、桥小脑角、大脑镰和小脑幕等，少数肿瘤位于脑室内。肿瘤包膜完整，多由脑膜动脉供血，血运丰富，常有钙化，少数有出血、坏死和囊变。组织学分为上层型、纤维型、过渡型、砂粒型、血管瘤型等15型。脑膜瘤以良性为最常见，少部分为恶性，侵袭性生长。

（二）诊断要点

平扫肿块呈等或略高密度，常见斑点状钙化。多以广基底与硬膜相连，类圆形，边界清楚，瘤周水肿轻或无，静脉或静脉窦受压时可出现中度或重度水肿。颅板侵犯引起骨质增生或破坏。增强扫描呈均匀性显著强化（图9-11）。

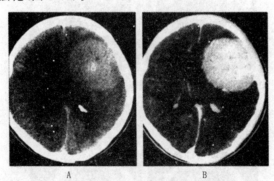

图9-11　纤维型脑膜瘤

A.CT检查显示肿瘤为卵圆形，均匀的略高密度灶，与硬脑膜相连，邻近脑沟消失，有白质
受压征；B.增强后明显均匀强化。术后病理为纤维型脑膜瘤

少数恶性或侵袭性脑膜瘤可以侵犯脑实质及局部骨皮质，但基本也基于局部脑膜向内、外发展。

（三）鉴别诊断

1.转移瘤

一般有大片裂隙样水肿及多发病变，较容易鉴别。

2.胶质瘤

一般位于脑内,与脑膜有关系者,可见为窄基相接,增强强化不如脑膜瘤。

3.神经鞘瘤

位于桥小脑角区时较难鉴别,但MRI有较大意义。

(四)特别提示

CT对该病有较好的价值,但显示与脑膜的关系不如MRI。

三、垂体瘤

(一)病理和临床概述

绝大多数为垂体腺瘤。按其是否分泌激素可分为非功能性腺瘤和功能性腺瘤。直径小于10 mm者为微腺瘤,直径大于10 mm者为大腺瘤。肿瘤包膜完整,较大肿瘤常因缺血或出血而发生坏死、囊变,偶可钙化。肿瘤向上生长可穿破鞍隔突入鞍上池,向下可侵入蝶窦,向两侧可侵入海绵窦。

(二)诊断要点

肿瘤较大时,蝶鞍可扩大,鞍内肿块向上突入鞍上池,或侵犯一侧或者两侧海绵窦。肿块呈等或略高密度,内常有低密度灶,均匀、不均匀或环形强化。

局限于鞍内的、小于10 mm的微腺瘤,宜采取冠状面观察,平扫不易显示,增强呈等密度、低密度或稍高密度结节(图9-12)。间接征象有垂体高度超过8 mm、垂体上缘隆突、垂体柄偏移和鞍底下陷。

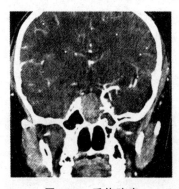

图9-12 垂体腺瘤

CT检查示垂体窝内可见类圆形稍高密度影,边界清楚,蝶鞍扩大,鞍底下陷;增强扫描肿瘤均匀强化。术后病理为垂体腺瘤。

(三)鉴别诊断

1.颅咽管瘤

位于鞍区一侧,位于鞍区时鞍底无下陷或鞍底骨质无变化。

2.脑膜瘤

位于蝶嵴的脑膜瘤与脑膜关系密切。

(四)特别提示

注意部分垂体微腺瘤CT需要冠状位扫描,可以显示垂体柄偏移,正常垂体柄位正中或下端极轻的偏斜(倾斜角为1.5°左右)。若明显偏移,肯定为异常。MRI矢状位、冠状位扫描对显示正常垂体及垂体病变有重要价值。

四、听神经瘤

(一)病理和临床概述

听神经瘤为成人常见的颅后窝肿瘤。起源于听神经鞘膜,早期位于内耳道内,以后长入桥小脑角池,包膜完整,可出血、坏死、囊变。

(二)诊断要点

头颅 X 线平片示内耳道呈锥形扩大,骨质可破坏。CT 示桥小脑角池内等、低或高密度肿块,瘤周轻、中度水肿,偶见钙化或出血,均匀、非均匀或环形强化(图 9-13)。第四脑室受压移位,伴幕上脑积水。骨窗观察内耳道呈锥形扩大。

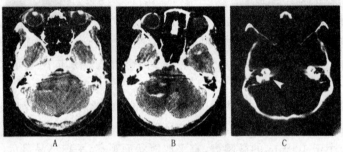

图 9-13 听神经瘤

A、B.女性患者,29 岁,右侧耳鸣 7 个月,近来加重伴共济失调,CT 扫描可见右侧桥小脑角区肿块,宽基于岩骨尖,内有大片囊变区。增强呈实质部分明显强化;C.骨窗观察可见右侧内听道喇叭口扩大(箭头所指)

(三)鉴别诊断

1.桥小脑脚区的脑膜瘤

CT 骨窗观察可见内听道无喇叭口样扩大是重要征象。

2.表皮样囊肿

匍行生长、沿邻近蛛网膜下腔铸型发展、包绕其内神经和血管、无水肿等可以鉴别,MRI 对诊断该疾病有很好的优势。

3.颅咽管瘤

CT 可见囊实性病变伴包膜蛋壳样钙化。

4.特别提示

根据内听道处应薄层扫描,内耳道呈锥形扩大。高强场 MRI 行局部轴位、冠状位扫描可以显示位于内听道内较小的肿瘤。

五、颅咽管瘤

(一)病理和临床概述

颅咽管瘤来源于胚胎颅咽管残留细胞的良性肿瘤,以儿童多见,多位于鞍上。肿瘤可分为囊性和实性,囊性多见,囊壁和实性部分多有钙化,常见为鸡蛋壳样钙化。

(二)诊断要点

鞍上池内类圆形肿物,压迫视交叉和第三脑室前部,可出现脑积水。肿块呈不均匀低密度为主的囊实性改变或呈类圆形囊性灶(图 9-14A),囊壁可以有鸡蛋壳形钙化,实性部分也可以不规则钙化,呈高密度。囊壁和实性部分呈环形均匀或不均匀强化,部分颅咽管瘤呈实性(图 9-14B)。

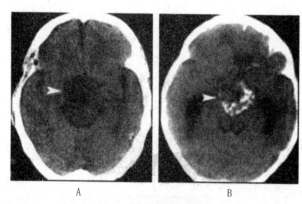

图 9-14 颅咽管瘤

A.男性患者,13 岁,头昏来院检查,CT 显示鞍上池内囊性占位,边界清楚。手术病理
证实为囊性颅咽管瘤;B.男性患者,65 岁,因双眼复视 3 年,近来数月有加重来院就诊,
CT 显示鞍上池区囊实性肿块,壁多发钙化,边界清楚。手术病理为实性颅咽管瘤

(三)鉴别诊断

垂体瘤及囊变、脑膜瘤等。

(四)特别提示

冠状位扫描更有帮助,应补充 MRI 扫描。

六、转移瘤

(一)病理和临床概述

转移瘤多发于中老年人。顶枕区常见,也见于小脑和脑干。多来自肺癌、乳腺癌、前列腺癌、
肾癌和绒癌等原发灶,经血行转移而来。常为多发,易出血、坏死、囊变,瘤周水肿明显。临床上
一般有原发肿瘤病史后出现突发肢体障碍或头痛等症状,也有部分患者因出现神经系统症状,经
检查发现脑内转移灶后再进一步查找原发灶。

(二)诊断要点

典型征象是"小肿瘤、大水肿",部分肿瘤平扫无显示,增强扫描有明显强化后显示清晰,可以
只有很小的肿瘤病灶,便可出现大片指压状水肿低密度影(图 9-15)。

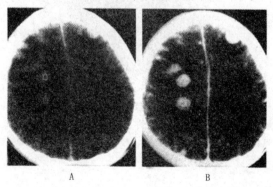

图 9-15 转移瘤

男性患者,68 岁,1 年前右下肺癌手术切除病史,7 d 前无明显诱因下出现头痛、呕吐,CT 检查可见
双侧额顶叶可见多发类圆形结节灶,周围可见大片水肿带,增强病灶明显均匀强化,边界清晰

(三)鉴别诊断

1.脑猪囊尾蚴病

有疫区居住史,可见壁结节或钙化。

2.脑炎

一般结合临床表现及实验室检查可以做出诊断。

3.多发脑膜瘤

根据有无水肿及与脑膜关系可以鉴别。

4.胶质母细胞瘤

瘤内有出血、坏死,显著不均匀强化等。

(四)特别提示

须注意的是部分肿瘤要增强扫描才能显示,MRI 显示效果要优于 CT。

七、少枝神经胶质瘤

(一)病理和临床概述

少枝神经胶质瘤多发于 30～50 岁,约占颅内肿瘤的 3%。以额叶、顶叶等常见,很少发生于小脑和脑桥。肿瘤发生于白质内,沿皮质灰质方向生长,可累及软、硬膜,可侵及颅骨和头皮。肿瘤乏血供,多钙化,钙化常位于血管壁和血管周围。可以伴囊变和出血。病理上可以分为单纯型和混合型,但影像学上难以区分。

(二)诊断要点

好发于额叶。肿瘤位置一般较表浅,位于皮质灰质或灰质下区,边界清楚或不清楚。肿瘤内囊变及钙化使密度不均匀,呈高、低混杂密度。钙化多为条带状、斑块状及大片絮状,囊变可以单或多囊,少见出血。瘤周水肿及占位效应较轻微(图 9-16)。

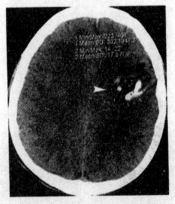

图 9-16 少枝神经胶质瘤

男性患者,42 岁,癫痫偶发 1 年,发作间隔缩短约 2 个月,CT 显示左侧额顶叶边界清楚肿瘤,内可见条片状钙化,钙化 CT 值约 303 Hu,占位效应轻微。手术病理结果为少枝神经胶质瘤

(三)鉴别诊断

1.星形细胞瘤

常位于脑白质及其深部,而少支胶质瘤位于脑表浅皮质和皮质灰质下区。

2.神经颜面综合征

一般为小点状钙化,有明显的三叉神经分布区域颜面部血管痣等。

(四)特别提示

需要注意的是与一般钙化和血管畸形的钙化相鉴别。MRI 显示软组织肿瘤的效果要优于CT,但显示钙化的效果较差。

八、室管膜瘤

(一)病理和临床概述

室管膜瘤为发生于脑室壁与脊髓中央管室管膜细胞的神经上皮瘤,多发于儿童及青少年,占颅内肿瘤的1.9%～7.8%。占小儿颅内肿瘤的13%,男女比例为 3∶2。室管膜瘤为中等恶性程度肿瘤。多于术后通过脑脊液种植转移。好发部位第四脑室底部最为常见,其次为侧脑室、第三脑室、脊髓、终丝和脑实质。临床表现因肿瘤生长部位不同而异。一般主要有颅内高压、抽搐、视野缺损等,幕下肿瘤还可以伴有共济失调。

(二)诊断要点

幕下室管膜瘤为等、稍低密度软组织肿块,有时可以在肿瘤周围见到残存第四脑室及瘤周水肿,呈低密度环状影。CT 可以显示瘤内钙化及出血,钙化约占一半,呈点状或位于瘤周。增强扫描肿瘤有轻至中度强化(图 9-17)。幕上室管膜瘤囊变及出血较幕下多见,肿瘤有较显著强化。

(三)鉴别诊断

(1)髓母细胞瘤:一般位于幕下,应行 MRI 矢状位扫描,可见显示发生部位为小脑蚓部。

(2)毛细胞星形细胞瘤。

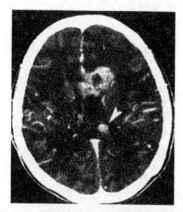

图 9-17　侧脑室内室管膜瘤伴种植转移

男性患者,19 岁,因头昏 1 个月,抽搐 1 d 就诊,CT 扫描可见左侧侧脑室前角肿块,瘤内有囊变,左侧侧脑室体部后壁可见一结节灶。增强扫描肿块及结节有明显强化。手术病理为侧脑室内室管膜瘤伴种植转移

(四)特别提示

MRI 矢状位及冠状位扫描显示肿瘤与第四脑室关系非常有优势,对诊断有重大价值。

九、髓母细胞瘤

(一)病理和临床概述

髓母细胞瘤好发于颅后窝,以小脑蚓部最常见,多发于男性儿童,约占儿童颅后窝肿瘤的

18.5％。髓母细胞瘤为原始神经外胚层瘤,恶性程度较高。一般认为起源于髓帆生殖中心的胚胎残余细胞,位于蚓部或下髓帆,再向下生长而填充枕大池。本病起病急,病程短,多在 3 个月内死亡。

(二)诊断要点

平扫为边缘清楚的等或稍高密度肿瘤,周边可见低密度第四脑室影(图 9-18)。增强扫描主要呈中等或轻度强化,少部分可以明显强化或不强化。

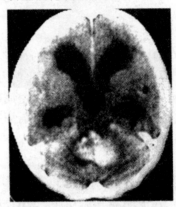

图 9-18　髓母细胞瘤

3 岁患者,因呕吐、步态不稳 2 周就诊,CT 增强扫描可见第四

脑室内肿块,有中等均匀强化。手术病理为髓母细胞瘤

(三)鉴别诊断

同第四脑室室管膜瘤、毛细胞星形细胞瘤等鉴别。

(四)特别提示

MRI 矢状位及冠状位扫描显示肿瘤与第四脑室关系,非常有优势,对诊断有重大价值。

十、原发性淋巴瘤

(一)病理和临床概述

中枢神经系统原发性淋巴瘤是相对罕见的颅内肿瘤,占颅内原发瘤的 0.8％～1.5％。均为非霍奇金淋巴瘤。但近年来由于获得性免疫缺陷综合征及器官移植术后服用大量免疫抑制药的患者增多,淋巴瘤的发生率逐年增高。原发性淋巴瘤恶性程度高,病程短,如不及时治疗,患者将会在短期内死亡。因此早期诊断意义重大。好发于额叶、颞叶、基底核区、丘脑,也可以发生于侧脑室周围白质、胼胝体、顶叶、三角区、鞍区及小脑半球、脑干。临床表现无特异性,主要有:①基底部脑膜综合征,头痛、颈项强直、脑神经麻痹及脑积水等,脑脊液检查可见瘤细胞;②颅内占位症状,癫痫、精神错乱、痴呆、乏力及共济失调等。

(二)诊断要点

平扫大多数为稍高密度肿块,也可以表现为等密度,一般密度均匀,呈圆形或类圆形,边界多数较清楚或呈浸润性生长使边界欠清。瘤内囊变、出血、钙化相对少见。肿瘤可以单发亦可以多发,大小不等。病灶占位效应轻微,瘤周水肿轻或中等(图 9-19)。

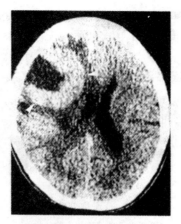

图 9-19　原发性淋巴瘤

男性患者,36 岁,因头痛 1 周来院就诊,CT 平扫见右侧额叶巨大肿块,呈类圆

形稍高密度,中央有低密度影,宽基于脑膜。手术病理为原发性淋巴瘤

继发于 AIDS 或其他免疫功能缺陷时,病理上常有瘤中心坏死,CT 上表现为低密度灶。增强扫描肿瘤大多数均匀强化,少数形态不规则,边缘不清及强化不均匀。沿室管膜种植转移者可见室管膜不均匀增厚并明显强化。侵及脑膜者亦如此。AIDS 患者,病灶可见低密度周围的环形强化。

(三)鉴别诊断

1.继发淋巴瘤

临床上有 AIDS 或器官移植史,一般难以鉴别。

2.转移瘤

多发,大片水肿。

3.其他

需要鉴别的还有星形细胞瘤、脑膜瘤等。

(四)特别提示

CT 与 MRI 均可以作为首选方法,但 MRI 增强扫描时剂量增加后可以显示小病变,T2WI显示瘤周水肿效果非常好。

十一、血管母细胞瘤

(一)病理和临床概述

血管母细胞瘤,又叫成血管细胞瘤,系起源于内皮细胞的良性肿瘤,占中枢神经系统原发性肿瘤的1.1%~2.4%。好发于小脑,亦见于延髓及脊髓,罕见于幕上。发生于任何年龄,以中年男性多见。病理上常为囊性,含实性壁结节,壁结节常靠近软脑膜,以便于接受血供。实性者常为恶性,预后较差。临床症状较轻微或呈间歇性,有头痛、头晕、呕吐、眼球震颤、言语不清等症状。

(二)诊断要点

平扫时囊性肿瘤表现为均匀的低密度灶,囊液内因含蛋白及血液,密度较脑脊液稍高,囊性肿瘤的壁结节多为等或稍低密度(图 9-20A)。增强后囊性肿瘤壁不强化或轻度强化,壁结节明显强化(图 9-20B)。

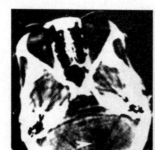
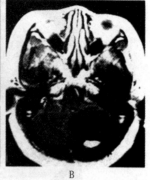

图 9-20　血管母细胞瘤

A.男性患者,48 岁,因头痛、呕吐及共济失调来院就诊,CT 平扫可见左侧小脑半球可见囊性灶,边界及壁结节显示欠清。手术病理为血管母细胞瘤;B.与前者为同一患者,MRI 增强显示囊性灶,壁轻微强化,后壁上有明显强化的壁结节

实性肿瘤多为等或稍低密度混杂灶,呈轻度或中等强化。

(三)鉴别诊断

囊性肿瘤需要与星形细胞瘤、脑脓肿、转移瘤相鉴别。实性肿瘤需要与星形细胞瘤等相鉴别。

(四)特别提示

CT 平扫不容易发现壁结节,增强效果较好,但与 MRI 比较应以后者作为首选方法,MRI 增强多方位扫描,显示壁结节效果极佳。

(王春业)

第四节　颅脑外伤的 CT 诊断

颅脑外伤是脑外科常见病,国内统计占损伤的第 1～2 位,为年轻人第一位死因。颅脑外伤多由直接暴力所致,极少可由间接暴力引起。因受力部位不同和外力类型、大小、方向不同,可造成不同程度的颅内损伤,如脑挫裂伤、脑内、外出血等,脑外出血又包括硬膜外、硬膜下和蛛网膜下腔出血。急性脑外伤病死率高。CT 应用以来,脑外伤诊断水平不断提高,极大降低了病死率和病残率。

一、脑挫裂伤

(一)病理和临床概述

脑挫裂伤是临床最常见的颅脑外伤之一,包括脑挫伤和脑裂伤。脑挫伤是指外力作用下脑组织发生局部静脉瘀血、脑水肿、脑肿胀和散在的小灶性出血。脑裂伤则是指脑膜、脑组织或血管撕裂。两者常合并存在,故统称为脑挫裂伤。

(二)诊断要点

CT 表现为低密度脑水肿区内,散布斑点状高密度出血灶。小灶性出血可以互相融合,病变小而局限时可以没有占位效应,但广泛者可以有占位征象(图 9-21)。

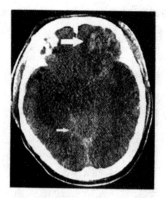

图 9-21 颅脑外伤 2 h 后 CT 检查

大箭头所示为左额叶挫裂伤,小箭头为小脑上池蛛网膜下腔出血

早期低密度水肿不明显,随着时间推移,水肿区逐渐扩大,第 3~5 d 达到高峰,以后出血灶演变为低密度,最终形成软化灶。

1.部分容积效应

前颅底骨可能因部分容积效应反应到脑额叶高密度影,但薄层扫描后即消失。

2.出血性脑梗死

有相应的临床表现和病史。

(三)特别提示

CT 可以快速诊断,病变小者如治疗及时一般能痊愈,不遗留或很少有后遗症。病变较大者形成软化灶。

二、颅内血肿

(一)病理和临床概述

外伤性颅内血肿约占颅内血肿的 5%。多发生于额、颞叶,即位于受力点或对冲部位脑表面区,与高血压性脑出血好发位置不同。绝大多数为急性血肿且伴有脑挫裂伤和/或急性硬膜下血肿。少数为迟发血肿,多于伤后 48~72 h 复查 CT 时发现。

(二)诊断要点

CT 表现为边界清楚的类圆形高密度灶(图 9-22)。血肿进入亚急性期时呈等密度,根据占位效应和周围水肿,结合外伤史,CT 仍能诊断。

(三)鉴别诊断

主要与高血压性脑出血鉴别,根据有无外伤史很容易鉴别。

(四)特别提示

CT 可以快速诊断,如果血肿较大,可以进行立体定向血肿穿刺抽吸术。如外伤后 CT 扫描原来无血肿患者有进行性意识障碍者,应及时进行 CT 复查,以除外迟发性血肿。

三、硬膜外血肿

(一)病理和临床概述

硬膜外血肿位于颅骨内板与硬膜之间的血肿,临床常见,占 30%。主要因脑膜血管破裂所致,脑膜中动脉常见,血液聚集硬膜外间隙。硬膜与颅骨内板粘连紧密,故血肿较局限,呈梭形。临床表现因血肿大小、部位及有无合并伤而异。典型表现为:外伤后昏迷、清醒、再昏迷。此外,有颅内压增高表现,严重者可出现脑疝。

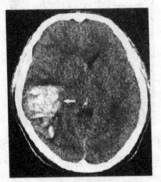

图 9-22　右颞颅内血肿

颅脑急性外伤后 6 h 行 CT 检查,可见右颞颅内血肿,周边可
见低密度水肿带,右侧侧脑室受压改变,中线结构左移

(二)诊断要点

CT 表现为颅板下见局限性双凸透镜形、梭形或半圆形高密度灶(图 9-23),多数密度均匀,但亦可不均匀,呈高、等混杂密度影,主要是新鲜出血与血凝块收缩时析出的血清混合所致。

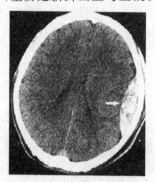

图 9-23　硬膜外血肿

颅脑外伤后 3 h 行 CT 检查,左颞可见梭形高密度影,手术证实为硬膜外血肿

硬膜外血肿多位于骨折附近,一般不跨越颅缝。跨越者常以颅缝为中心呈"3"字形。

(三)鉴别诊断

主要与高血压性脑出血鉴别,根据有无外伤史很容易鉴别。

(四)特别提示

CT 对硬膜外血肿具有很重要的诊断价值,应注意的是硬膜外血肿一般伴有局部颅骨骨折。

四、硬膜下血肿

(一)病理和临床概述

硬膜下血肿是位于硬膜与蛛网膜之间的血肿,临床常见,占颅内血肿 40%。主要因静脉窦损伤出血所致,血液聚集于硬膜下腔,沿脑表面分布。急性期是指外伤后 3 d 内发生的血肿,约占硬膜下血肿的 70%。病情多较危重,常有意识障碍;亚急性期是指外伤后 4 d~3 周内发生的血肿,约占硬膜下血肿5%,原发损伤一般较轻,出血较慢,血肿形成较晚,临床表现较急性者出现晚且轻;慢性期是指伤后3周以上发生的血肿,约占20%。慢性硬膜下血肿并不是急性或亚急性硬膜下血肿的迁延,而是有其自身的病理过程。可为直接损伤或间接的轻微损伤,易忽略。好发于老年人,为脑萎缩使脑表面与颅骨内板间隙增宽,外伤时脑组织在颅腔内移动度较大所致血管断裂出血。慢性硬膜下血肿常不伴有脑挫裂伤,为单纯性硬膜下血肿。患者症状轻微,多于伤后数周或数月出现颅内压增高、神经功能障碍及精神症状来就诊。

(二)诊断要点

急性期见颅板下新月形或半月形高密度影,常伴有脑挫裂伤或脑内血肿,脑水肿和占位效应明显(图9-24)。亚急性表现为颅板下新月形或半月形高、等密度或混杂密度区。经1~2周可变为等密度;慢性期表现为颅板下新月形或半月形低密度、等密度、高密度或混杂密度区。血肿的密度和形态与出血时间、血肿大小、吸收情况及有无再出血有关。

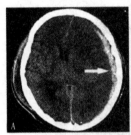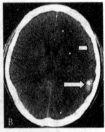

图 9-24　硬膜下血肿 CT 检查

A.颅脑外伤5 h后行 CT 检查,可见左侧额、颞、顶颅板下新月形高密度影,手术证实为硬膜下血肿;B.1周前有颅脑外伤史的患者,CT 检查发现左侧额、颞、顶颅板下新月形等密度影(短箭头),部分有高密度(长箭头)为新鲜出血,手术证实为慢性硬膜下血肿伴少量新鲜出血

(三)鉴别诊断

主要与硬膜外血肿鉴别,硬膜下血肿呈新月形,可以跨越颅缝。

(四)特别提示

CT 对急性硬膜下血肿诊断很有价值,但对亚急性、慢性硬膜下血肿却显示欠佳,血液因其顺磁性,所以在 MRI 下显示非常清楚,应进一步行 MRI 检查。

五、外伤性蛛网膜下腔出血

(一)病理和临床概述

外伤性蛛网膜下腔出血,近期外伤史,蛛网膜小血管破裂所致,多位于大脑纵裂和脑底池。脑挫裂伤是外伤性蛛网膜下腔出血的主要原因,两者常并存。

(二)诊断要点

CT 表现为脑沟、脑池内密度增高影,可呈铸形。大脑纵裂出血多见,形态为中线区纵行窄带形高密度影。出血亦见于外侧裂池、鞍上池、环池、小脑上池或脑室内。蛛网膜下腔出血一般7 d 左右吸收。

(三)鉴别诊断

应与结核性脑膜炎相鉴别,根据近期外伤史和临床症状容易鉴别。

(四)特别提示

CT 在急性期显示较好,积血一般数天后吸收消失。伤后5~7 d,CT 难以显示,血液因其顺磁性,所以在 MRI 下显示非常清楚,故应行 MRI 检查。

六、硬膜下积液

(一)病理和临床概述

硬膜下积液又称硬膜下水瘤。占颅脑外伤的 0.5%～1%。系外伤致蛛网膜撕裂,使裂口形成活瓣,导致脑脊液聚积。可因出血而成为硬膜下血肿。临床上可无症状,也可以有颅内压增高的临床表现。

(二)诊断要点

呈颅骨内板下方新月形均匀低密度区,密度与脑脊液相似,多位于双侧额部。纵裂硬膜下积液表现为纵裂池增宽,大脑镰旁为脑脊液样低密度区(图 9-25)。

(三)鉴别诊断

应与老年性脑萎缩相鉴别,根据年龄情况和其他部分脑实质有无萎缩等情况可以鉴别。

(四)特别提示

CT 诊断硬膜下积液时应结合临床病史及年龄等因素。

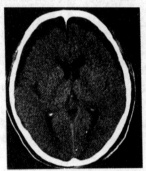

图 9-25　硬膜下积液

颅脑外伤 7 d 后 CT 复查示双侧额、颞部颅板下可见新月形低密度影,为硬膜下积液

(王春业)

第五节　脱髓鞘疾病的 CT 诊断

一、病理和临床概述

脱髓鞘疾病是一组以神经组织髓鞘脱失为主要病理改变的疾病。可分为原发性和继发性两类。多发性硬化是继发性脱髓鞘疾病中最常见的一种,病因不明,以脑室周围髓质和半卵圆中心多发性硬化斑为主,也见于脑干、脊髓和视神经。20～40 岁女性多见,临床上呈多灶性脑损害,或伴有视神经和脊髓症状,病程缓解与发作交替且进行性加重。

二、诊断要点

侧脑室周围和半卵圆中心显示多灶性低或等密度区,也见于脑皮质、小脑、脑干和脊髓,多无占位效应。活动期病灶有强化,激素治疗后或慢性期则无强化。

三、鉴别诊断

(一)老年脑

可以出现脑白质变化,但正常老年人无多发硬化的临床病表现,且很少60岁以后发病。

(二)SLE

患者有时脑白质改变类似多发硬化,但脑室周围白质变化较重,外周部分白质变化较轻,脑皮质常伴萎缩。

四、特别提示

MRI对硬化斑的显示远较CT敏感,尤其是在小脑和脑干。激素治疗效果较好。MRI矢状面上有特征表现,病灶为条状垂直于侧脑室。硬化斑T1WI呈稍低或等信号,T2WI和水抑制像均呈高信号。

（王春业）

第六节　先天性畸形的CT诊断

先天性畸形种类很多,仅分述以下几种。

一、胼胝体发育不全

(一)病理和临床概述

胼胝体发育不全是较常见的颅脑发育畸形,包括胼胝体完全缺如和部分缺如,常合并脂肪瘤。

(二)诊断要点

侧脑室前角扩大、分离,体部距离增宽,并向外突出,三角部和后角扩大,呈"蝙蝠翼"状。第三脑室扩大并向前上移位于分离的侧脑室之间,大脑纵裂一直延伸到第三脑室顶部。合并脂肪瘤时可见纵裂池为负CT值伴边缘钙化。

(三)鉴别诊断

一般无需鉴别。

(四)特别提示

由于MRI可以多方位成像,并且矢状位和冠状位显示胼胝体非常清楚,所以对该病诊断有重要意义。

二、Chiari畸形

(一)病理和临床概述

Chiari畸形又称小脑扁桃体下疝畸形,系后脑的发育异常。小脑扁桃体变尖延长,经枕大孔下疝入颈椎管内,可合并延髓和第四脑室下移、脊髓空洞和幕上脑积水等。

（二）诊断要点

CT 主要表现为幕上脑积水,椎管上端后部类圆形软组织,为下疝的小脑扁桃体。X 线平片可显示颅、颈部的畸形。

（三）鉴别诊断

一般无需鉴别。

（四）特别提示

由于 MRI 可以多方位成像,并且矢状位显示脑干、延髓与枕大孔关系及颈髓内部结构非常清楚,所以对该病诊断有重要意义。应行 MRI 检查。

三、脑颜面血管瘤综合征

（一）病理和临床概述

脑颜面血管瘤综合征又称 Sturge-Weber 综合征,属于先天性神经皮肤血管发育异常疾病。与神经外胚层和血管中胚层组织发育障碍有关。主要病理改变为颅内血管畸形、颜面三叉神经分布区皮肤血管痣及眼球脉络膜血管畸形。脑的基本病变为覆盖皮质灰质表面的软脑膜血管异常瘤样改变,好发于枕叶或顶枕叶、额叶或颞极,并可以导致血管闭塞、脑组织缺血、萎缩等改变。临床表现主要有:癫痫,部分患者伴偏瘫、不同程度智力低下,颜面部沿三叉神经分布的血管痣的发生常与颅内血管瘤同侧。

（二）诊断要点

CT 主要表现为枕叶或顶枕叶、额叶或颞极不规则斑片状高密度影或斑点状钙化,局部可以伴发脑萎缩或广泛脑萎缩改变(图 9-26A)。增强少数病例可以看到钙化部位及周围不规则的轻微脑皮质强化。

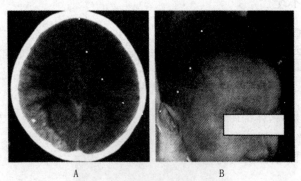

图 9-26　脑颜面血管瘤综合征

A.男性患者,4 岁,因癫痫发作来院就诊,CT 显示右侧顶枕叶皮质灰质区密度
增高,脑回可见多发斑点状钙化;B.与前图同一患者,可见患者右侧三叉神经
分布区大片红色血管痣,结合 CT 脑内表现,诊断为脑颜面血管瘤综合征

（三）鉴别诊断

一般无需鉴别。

（四）特别提示

CT 由于对钙化显示效果较 MRI 好,结合临床上三叉神经分布区颜面部血管痣(图 9-26B),对该病诊断有重要意义。

（王春业）

第十章

颈部疾病的CT诊断

第一节 咽部疾病的CT诊断

一、鼻咽腺样体增生

(一)病理和临床概述

腺样体(咽扁桃体)是位于鼻咽顶部的一团淋巴组织,在儿童期可呈生理性肥大,腺样体增生5岁时最明显,以后逐渐缩小,15岁左右达成人状态。腺样体肥大可引起呼吸道不畅或反复性上呼吸道感染,临床主要表现有鼻塞、张口呼吸、打鼾,影响咽鼓管时导致分泌性中耳炎。

(二)诊断要点

CT表现为顶壁、后壁软组织对称性增厚,表面可不光滑,增强后均匀强化,两侧咽隐窝受压狭窄,咽旁间隙、颈长肌等结构形态密度正常,颅底无骨质破坏(图10-1)。

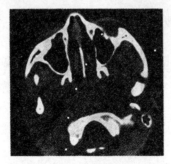

图 10-1 腺样体肥大

患者男性,8岁,打鼾加重就诊,CT检查可见顶壁、后壁软组织
对称性增厚,表面光滑,两侧咽隐窝受压狭窄

(三)鉴别诊断

一般可明确诊断。

(四)特别提示

临床检查即可以明确诊断,做X线平片侧位检查有助于了解腺样体大小,CT检查可以明确

显示腺样体情况,并有助于鉴别诊断。

二、鼻咽部纤维血管瘤

(一)病理和临床概述

纤维血管瘤是常见的良性肿瘤,多见于男性青少年。组织学上,肿瘤由结缔组织和扩张的血管组成,由于血管缺乏肌层,容易出血,随着年龄增长,病灶可纤维化,部分可自行消退。主要症状为鼻阻塞、鼻出血。

(二)诊断要点

肿瘤常位于鼻咽顶壁或后鼻孔,呈软组织密度,边界清晰,呈膨胀生长,周围骨质可压迫吸收,肿块有沿自然孔道、裂隙生长趋势,可经后鼻孔长入同侧鼻腔,蝶腭孔扩大,肿瘤长入翼腭窝、颞下窝,向上可破坏颅底骨质,侵入蝶窦或海绵窦,肿块境界清楚,密度一般均匀,肿瘤强化异常明显(图 10-2)。

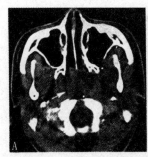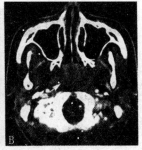

图 10-2 鼻咽部纤维血管瘤

A.鼻咽部顶后壁软组织肿块;B.增强扫描明显均匀强化

(三)鉴别诊断

(1)鼻咽癌:一般患者年龄较大,临床常见回吸性涕血,咽旁间隙一般显示清晰,DSA 检查肿块血管多显著,可作鉴别。

(2)腺样体增生:多发生于婴幼儿,一般 15 岁后逐渐萎缩,无鼻出血症状。

(四)特别提示

MRI 检查示 T_1WI 呈低信号,T_2WI 呈明显高信号,强化明显,瘤内可见低信号条状或点状影,称为"椒盐征"。肿瘤富含血管,DSA 可明确肿瘤供血动脉及引流静脉,同时可进行介入治疗。

三、鼻咽癌

(一)病理和临床概述

鼻咽癌(NPC)占鼻咽部恶性肿瘤的 90%,以结节型多见。好发年龄 30～60 岁,男性较多见。临床常见回吸性涕血,单侧耳鸣及听力减退,不明原因的复视及偏头痛。

(二)诊断要点

鼻咽癌病灶较小时,CT 表现为咽隐窝变浅或咽鼓管变平;肿瘤较大时,向鼻咽腔生长,顶后壁或侧壁不规则肿块,咽鼓管隆起变厚。咽旁间隙变小。鼻咽癌常侵犯周围结构,颅底骨质破坏多表现为溶骨性,部分病例为成骨性。鼻咽癌淋巴转移常位于颈后三角、颈静脉二腹肌淋巴结等,常显示中央低密度,周围有增强(图 10-3)。

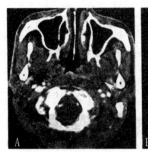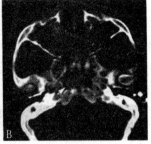

图 10-3　鼻咽癌

A.图示左侧咽隐窝变浅,鼻咽部左后壁、咽旁间隙见软组织肿块(箭头),颈部血管旁淋巴结肿大;B.图示颅底见骨质破坏吸收(箭头)

(三)鉴别诊断

需要与鼻咽部慢性炎症、淋巴瘤、颈部淋巴结结核等鉴别。

(四)特别提示

CT能明确鼻咽癌的侵犯范围及有无转移,并用于放疗后随访。

四、咽部脓肿

(一)病理和临床概述

咽部脓肿为临床常见疾病。咽周为疏松结缔组织、肌肉、筋膜构成的间隙,这些间隙感染较易形成积脓。根据感染的部位又分为扁桃体周围脓肿、咽后脓肿、咽旁间隙感染或脓肿。急性脓肿多见于儿童,常因咽壁损伤、异物刺伤、耳部感染、化脓性淋巴结炎等引起。慢性脓肿多见于颈椎结核、淋巴结结核所致的脓肿。临床上急性脓肿患者有全身炎症症状、咽痛、吞咽及呼吸困难等,脓肿破坏血管可引起出血。

(二)诊断要点

CT显示软组织肿胀,呈略低密度,结核脓肿有时见脓肿壁钙化。脓肿突向咽腔,导致气道变形,脓肿与深部组织分界清或不清。增强CT检查呈不规则环形强化(图10-4)。

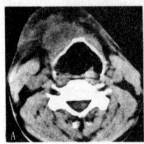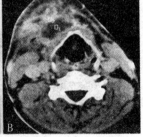

图 10-4　咽部脓肿

患者男性,12岁,外伤后10 d,发现右侧咽部肿胀,触之有波动感,CT检查可见软组织明显肿胀,皮下脂肪间隙模糊,有低密度团块影,增强扫描低密度影呈环形强化,为脓肿

(三)鉴别诊断

与外伤性血肿、咽部囊性淋巴管瘤、鼻咽血管纤维瘤等疾病鉴别。血肿CT呈高密度,MRI示 T_1WI、T_2WI 呈高信号。囊性淋巴管瘤为儿童头颈部较常见疾病,范围较广,与脓肿改变不同。鼻咽纤维血管瘤见于男性青少年,DSA检查肿瘤富含血管,CT和MRI强化明显。

(四)特别提示

CT 增强扫描有重要价值;MRI T_1WI 见脓肿呈不均匀低信号,T_2WI 呈高信号,脓肿范围显示清楚,压迫周围组织器官移位。增强后 CT 显示脓肿壁强化,脓腔无强化。

(刘传梅)

第二节 喉部疾病的 CT 诊断

一、喉癌

(一)病理和临床概述

喉癌是喉部常见的恶性肿瘤,大多数为鳞状细胞癌。好发年龄 50～70 岁,喉癌按位置分为声门下区癌、声门癌、声门上区癌,所有肿瘤均可通过黏膜层、黏膜下层向深部组织扩散。临床上声门上癌早期表现异物感,晚期表现为咳嗽、痰中带血、呼吸困难、声音嘶哑。声门癌早期出现声音嘶哑,逐渐加重。声门下癌早期无症状,晚期出现呼吸困难及颈部淋巴结转移。

(二)诊断要点

声门癌多数位于真声带前部,早期表现声带局限性增厚,中、晚期声带显著增厚变形,有软组织肿块,杓状软骨移位,周围软组织及软骨破坏(图 10-5)。

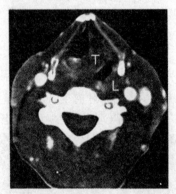

图 10-5 喉 癌

左侧声带增厚,呈团块状高密度影,左侧梨
状窝受累(T),颈动脉旁淋巴结肿大(L)

(三)鉴别诊断

喉部息肉,呈小结节状,常见歌手及教师等人群,息肉位于声带游离缘前、中 1/3 处,双侧多见。

(四)特别提示

CT 检查可以发现甲状软骨、环甲膜及会厌前间隙有无肿瘤侵犯。

二、甲状舌管囊肿

(一)病理和临床概述

甲状舌管囊肿(TDCs)是由于胚胎早期甲状腺舌导管未完全闭合,部分开放管壁所衬之上皮细胞发育成长,并分泌黏液而形成。因此,甲状舌骨囊肿大多数位于颈中线,少数病例也可略为偏向一侧,是颈部常见无痛性肿块,可随伸舌运动而上下移动。

(二)诊断要点

表现为颈中线区或略偏一侧可见一囊性病灶,边界清楚,内部密度均匀,偶尔可因囊肿内少量出血或蛋白含量增高,可见密度较高(图 10-6)。

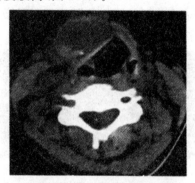

图 10-6　甲状舌管囊肿

男性,15 岁少年,3 年前发现颈中线区肿块,近 1 年来有增大并向右侧略偏移。

CT 可见中线偏右侧囊性肿块,边界清楚。手术病理为甲状舌管囊肿

(三)鉴别诊断

(1)声门癌:多数位于真声带前部,早期表现声带局限性增厚,中、晚期声带显著增厚变形,有软组织肿块,杓状软骨移位,周围软组织及喉软骨破坏。

(2)颈前部炎症:起病急,颈前部软组织肿胀,脓肿形成时可见积气及环状强化,实验室检查白细胞计数增高。

(四)特别提示

CT 检查增强扫描囊性病变无强化及边界相对清晰者应该考虑本病。CT 检查可以发现甲状软骨有无侵犯,观察囊肿边缘是否光整及有无瘘管形成。

(刘传梅)

第三节　甲状腺及甲状旁腺疾病的 CT 诊断

CT 检查能够清晰显示甲状腺形态、大小、密度的变化,正常甲状腺密度高于周围颈部组织,甲状腺病变时,病变组织含碘量降低,在 CT 上表现为低密度灶。临床上,影像学检查首先选择超声检查,CT 作为二线检查手段,主要应用于:①观察甲状腺肿大的程度并分析可能的原因;②检查甲状腺结节并鉴别良恶性;③对于甲状腺癌,检查有无周围结构侵犯、淋巴结转移或远处

转移,治疗过程中有无复发或转移;④区别前上纵隔肿块是否与甲状腺相连;⑤颈部肿块是否为异位甲状腺组织。

一、弥漫性甲状腺肿大

(一)病理和临床概述

弥漫性甲状腺肿大又叫 Graves 病,其临床 3 个主要特点:高代谢、弥漫性甲状腺肿大、突眼。在甲状腺功能亢进患者中,Graves 病患者约占 85%,20～40 岁女性多见。临床症状有甲状腺肿大、突眼、心悸、神经质、易激动、畏热多汗、多食、体重减轻等。

(二)诊断要点

CT 检查时弥漫性甲状腺肿表现为甲状腺侧叶及峡部明显增大,边缘清楚,密度均匀或不均匀,与颈部肌肉密度相仿。增强扫描更明显(图 10-7)。

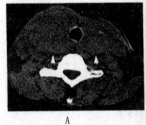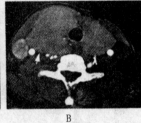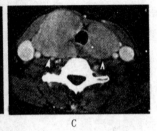

A   B   C

图 10-7 弥漫性甲状腺肿大

图 A～C 分别为平扫、动脉期、静脉期扫描图像,双侧甲状腺弥漫性肿大,密度均匀,增强时呈均匀性强化

(三)鉴别诊断

结节性甲状腺肿,甲状腺轮廓呈结节状或波浪状,密度不均,见多发结节状低密度灶。

(四)特别提示

临床怀疑有甲状腺肿或甲状腺功能亢进时,慎行 CT 碘对比剂增强扫描。

二、结节性甲状腺肿

(一)病理和临床概述

结节性甲状腺肿是由于甲状腺激素合成不足,刺激甲状腺滤泡上皮增生、肥大所致。病理分为弥漫性或结节性甲状腺肿。结节性甲状腺肿镜下可见胶体潴留性结节和腺瘤样结节。临床多无症状表现,较大者可出现压迫症状。

(二)诊断要点

CT 表现为低密度结节,较小时密度均匀,较大时密度不均匀,多结节甲状腺肿表现为多发低密度区,有时边缘可见钙化,腺瘤样增生结节可有轻度强化,一般不侵犯邻近器官或结构。有两种结节表现:①胶体潴留性结节表现为边界不清低密度结节,可有囊变或钙化,钙化为弧状或粗斑点状;②腺瘤样结节呈实性,可有轻度强化(图 10-8)。

(三)鉴别诊断

甲状腺癌:临床上结节生长迅速,结节边界不清,病灶侵犯周围结构,颈部淋巴结肿大,提示甲状腺癌。

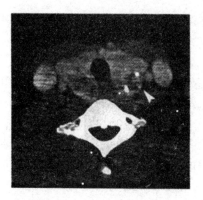

图 10-8 结节性甲状腺肿

双侧甲状腺增大,密度不均,见结节状低密度灶,边缘见小点状钙化

(四)特别提示

临床怀疑有甲状腺肿或甲状腺功能亢进时,慎行对比剂增强扫描。MRI 表现为长 T_2 信号,T_1 信号强度则根据胶体中蛋白质含量而定,信号由低信号到高信号不等。

三、甲状腺腺瘤

(一)病理和临床概述

甲状腺腺瘤是最常见的甲状腺良性肿瘤,好发于 30~50 岁女性。病理上分为滤泡状和乳头状囊性腺瘤。临床上,患者常无症状,部分有颈部压迫和吞咽困难,通常生长缓慢,出血时明显增大。

(二)诊断要点

CT 检查腺瘤呈圆形或类圆形低密度灶,多数单发,直径为 1~5 cm,边缘清晰、光整、锐利,密度均匀,部分病灶可有囊变,急性出血时呈高密度。增强扫描轻度强化,强化程度低于正常甲状腺组织。邻近甲状腺及气管受压、移位(图 10-9)。

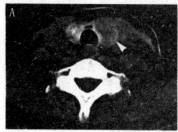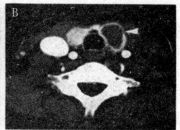

图 10-9 甲状腺腺瘤

图 A.CT 平扫显示左侧甲状腺见结节状低密度灶,边缘光整,
密度较均匀;图 B.增强扫描可见结节无明显强化

(三)鉴别诊断

甲状腺癌:临床上结节生长迅速,结节边缘不清,病灶侵犯周围结构,颈部淋巴结肿大,提示甲状腺癌。

(四)特别提示

10%的甲状腺腺瘤有癌变危险,且可引起甲状腺功能亢进,一般应早期切除。

四、甲状腺癌

(一)病理和临床概述

甲状腺癌为内分泌系统中最常见的恶性肿瘤,女性多见。组织学上,甲状腺癌分为乳头状癌、滤泡癌、未分化癌和髓样癌。颈前或颈侧区肿块是其主要临床表现。

(二)诊断要点

CT 平扫甲状腺癌大小不一,2～5 cm,常单发,部分病例可累及一叶或双侧甲状腺,呈形态不规则、边界不清的不均匀低密度影,约半数可见细盐状钙化及更低密度坏死区,病变与周围组织分界不清,颈部淋巴结肿大。不均匀明显强化,转移淋巴结多呈环状强化。甲状腺肿块生长迅速或侵犯包膜和邻近组织、器官是恶性的较为可靠征象,可伴有局部淋巴结转移。增强扫描不均匀强化,强化程度低于正常组织,病灶边缘变清晰,边界模糊;甲状腺癌侵犯邻近组织包括肌肉、气管、食管及颈部血管。颈部淋巴结转移表现淋巴结肿大,密度不均,可呈环状强化(图 10-10)。

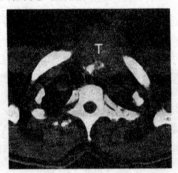

图 10-10　甲状腺癌
左侧甲状腺不规则肿块,肿块内见不定形钙化,周围间隙不清,气管受压右移

(三)鉴别诊断

结节性甲状腺肿、甲状腺腺瘤,当甲状腺癌较小时,鉴别诊断困难,需在 B 超引导下活检定性。

(四)特别提示

总体上,CT 对甲状腺癌的定性较超声没有明显优势。但 CT 可显示甲状腺癌对周围器官的侵犯、淋巴结转移情况及肿瘤同血管的关系较佳。MRI 能辨别肿瘤切除术后甲状腺内组织特征,将纤维化和肿瘤复发区别开来,利于随访。

五、甲状旁腺疾病

甲状旁腺分泌的甲状旁腺激素(PTH)具有调节钙、磷代谢的作用,主要的疾病为甲状旁腺功能亢进和特发性甲状旁腺功能减退,以原发性甲状旁腺功能亢进最多见。甲状旁腺检查方法有 X 线平片、US、PET、CT、MRI 检查及血管造影和选择性静脉采样等。

(一)病理和临床概述

甲状旁腺腺瘤是原发性甲状旁腺功能亢进最常见原因,常单发,肿瘤包膜完整,无分叶表现,与残存甲状旁腺分界明显。甲状旁腺腺瘤约 80% 位于颈部甲状腺区,常位于气管-食管旁沟内,呈软组织肿块,该区正常的脂肪密度消失。小部分甲状旁腺腺瘤位于甲状腺叶下极附近或稍下方。临床上主要有以下两点:①屡发活动性尿结石或肾钙盐沉着;②骨质吸收、脱钙,甚而囊肿形成,特别是当累及上述好发部位时,应高度怀疑本病。

原发性甲状旁腺功能亢进的病因还有甲状旁腺增生、甲状旁腺癌等。原发性甲状旁腺功能亢进占10%～30%,常为多个腺体增生肥大,程度不一。甲状旁腺增生病理表现分两型:主细胞型和亮细胞型,以主细胞型多见,表现为所有的腺体均增大,病变与正常组织分界不清。

在原发性甲状旁腺功能亢进中,甲状旁腺癌少见,仅占0.4%～3.2%。临床上,血钙及PTH明显增高,颈部见增长迅速的肿块,质地较硬,肿瘤细胞排列成小梁状,被厚的纤维束分隔,细胞核大、深染,易出血、纤维化,部分病灶内见显著钙化。

甲状旁腺功能减退是因甲状旁腺分泌不足或先天性肾小管和/或骨对甲状旁腺素反应不良而引起的疾病,临床常分3种:特发性、继发性、低镁血性。临床特点:手足搐搦,癫痫样发作,儿童常有智力低下、发育畸形、低钙血症、高磷血症。特发性甲状旁腺功能减退病因不明,多认为是自身免疫性疾病,可伴有其他自身免疫性疾病。多数有家族遗传性。

(二)诊断要点

(1)甲状旁腺腺瘤(图10-11):CT表现为类圆形软组织肿块,常1～3 cm,边缘清晰,密度较均匀,CT值35～60 Hu,少部分病灶内见囊变,常为陈旧性出血所致。较大肿瘤表现邻近甲状腺、气管受压或移位。增强扫描,肿瘤强化明显,CT值90～105 Hu。

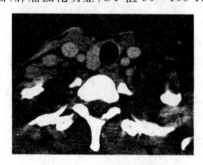

图10-11　甲状旁腺腺瘤

患者有多次尿路结石病史,血钙明显升高而行颈部CT检查,可见右侧气管食管间隙结节,增强扫描有均匀强化

(2)增生的甲状旁腺通常很小,只有增生的甲状旁腺明显增大时,方能被影像学检查发现。CT检查能发现的增生性显著增大的腺体的表现与甲状旁腺腺瘤相似,难以鉴别。

(3)CT表现颈部甲状旁腺区较大的软组织肿块,常呈分叶状,肿块密度不均,常见坏死、出血、钙化,增强扫描瘤体实性部分明显强化。较大肿块可压迫或侵犯相邻结构如甲状腺、气管、食管和颈部血管。

(4)甲状旁腺功能减退(图10-12):甲状旁腺功能减退患者约93%有脑内钙化,而临床症状一般在甲状旁腺素分泌减少到正常的50%以下时出现。CT表现:双侧基底节、丘脑、小脑、齿状核、皮质下及皮髓质交界区高密度钙化。钙化常对称性,多发,大小不等。其形态常片状、点状、弯曲条状、条带状。钙化好发于基底节(苍白球、壳核、尾状核),常对称,其次是脑叶、丘脑、小脑、齿状核。脑叶深部钙化多发于额顶叶。

(三)鉴别诊断

需要与正常颈部血管和肿大淋巴结相鉴别:颈部血管呈连续性,多层面均可清晰显示,动态增强扫描,血管强化明显,腺瘤强化程度略低。颈部肿大淋巴结,常位于颈部血管旁,增强扫描轻度强化。

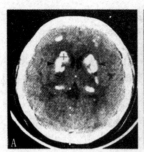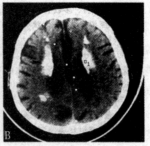

图 10-12　甲状旁腺功能减退

患者反复抽搐就诊,CT 检查可见苍白球、壳核、尾状核多发对称性
钙化,提示甲状腺功能减退,经血钙、磷检查证实

(四)特别提示

原发性甲状旁腺功能亢进患者行各种影像学检查时,发现甲状旁腺区结节或肿块影,除考虑腺瘤外,也需要想到甲状旁腺增生的可能性,因此,甲状旁腺功能亢进患者手术时,除切除影像学发现的增大腺体外,还需探查其余的腺体并行术中甲状旁腺激素(PTH)测定。在原发性甲状旁腺功能亢进者,如果甲状旁腺区 CT 检查未发现异常,需继续向上扫描至下颌水平、向下扫描至主动脉根部水平,以寻找移位的甲状旁腺腺瘤。

临床怀疑甲状旁腺功能减退,癫痫样发作或肢体功能障碍伴有低血钙或高血磷者,均应行颅脑 CT 检查。反之,CT 上发现脑内多发钙化者,应结合临床表现,血清钙、磷及甲状旁腺素的检查确定有无甲状腺功能减退。

（刘传梅）

第十一章

胸部疾病的CT诊断

第一节 先天性气管-支气管发育异常的CT诊断

一、先天性气管瘘

单纯的先天性气管瘘少见,多数为合并食管闭锁伴食管气管瘘。

(一)影像检查方法的选择

主要影像检查方法为胸部X线检查、支气管造影及CT检查。胸部X线检查是基本的检查方法,支气管镜或支气管造影可确诊,但均为有创性。螺旋CT为无创检查方法,应作为首选。

(二)影像与病理

气管瘘分先天性和后天性。先天性气管瘘病因不明,现多认为是正常气管发育受损所致,主要为气管食管瘘,且伴或不伴有食管闭锁。后天性气管瘘多为气管胸膜瘘,是因气管或肺部手术后造成。

(三)影像诊断要点及比较影像学

1.胸部X线检查

胸部X线检查不能显示气管瘘,但能发现肺部病变,表现为两肺不同程度的炎症。

2.支气管造影

转动患儿体位或呛咳时对比剂可通过瘘管到达气管外,可确诊。

3.CT表现

CT平扫后处理技术如表面重建和多平面重建(MPR)可显示气管瘘。

4.比较影像学

胸部X线检查可显示肺部病变,对本病确诊帮助不大。螺旋CT为首选检查方法,可通过多平面重建及仿真内镜直接显示气管瘘。

(四)影像与临床

患者表现为反复呛咳、吐沫、肺炎。食管闭锁患儿如果胃肠道充气,考虑有气管食管瘘存在。

二、先天性气管支气管狭窄

先天性气管狭窄是因气管软骨发育异常或胚胎期前肠分隔气管与食管过程异常引起,常伴有食管发育异常。病变可为气管纤维性狭窄形成隔膜,或是气管软骨环发育不全或畸形引起,亦可是大血管畸形所形成的血管环压迫气管引起局部狭窄。

(一)影像检查方法的选择

胸部 X 线检查尤其是 CR 和 DR 可显示气管大小和形态,但对支气管显示不够清楚,对先天性气管狭窄的诊断有一定价值,但对支气管狭窄诊断帮助不大;同时可发现肺部的继发改变如炎症、肺不张等。螺旋 CT 扫描及后处理技术如多平面重建、三维重建及仿真内镜能准确显示支气管气管狭窄的部位、程度、范围及与邻近组织的关系,可明确诊断,是本病首选影像学检查方法。

(二)影像与病理

气管狭窄可以是局限性的,或是弥漫性的。局限性气管狭窄多位于下 1/3 处,病变段管腔可呈漏斗状向心性狭窄,或呈新月形偏心性狭窄,也可为纤维索带。弥漫性气管狭窄累及整个气管,且由上向下逐渐加重,气管分叉位置偏低。先天性支气管狭窄原因不明,常见发生于主支气管,也可仅发生在肺叶支气管。

(三)影像诊断要点及比较影像学

1.胸部 X 线检查

(1)先天性气管狭窄,表现为两肺程度不等肺气肿,如肺部感染,则肺内有斑片状致密影,缺乏特征性。侧位片可显示狭窄段的气管,严重者管腔直径可小于 5 mm。

(2)先天性主支气管狭窄,患侧肺呈气肿表现;肺叶支气管狭窄引起相应肺叶炎性病变,且反复出现,或持续存在肺不张。

2.CT 表现

轴位上可见病变段气管内径变小,<10 mm,甚至于不到 5 mm,新生儿<3 mm。气管环完整,管壁通常无增厚。应当注意气管纤维性狭窄或闭锁形成气管内隔膜,CT 平扫轴位有时也难以显示,应结合仿真内镜,判断管腔是否阻塞。

3.比较影像学

胸部平片简便易行,较为清晰显示气管,但对支气管显示欠佳,对肺部病变显示较好。CT扫描能直接显示气管支气管形态,准确测量冠状径及矢状径,多平面重建及表面遮盖法重建可清楚显示狭窄气管、支气管的程度、范围及与邻近组织的关系。

(四)影像与临床

临床表现差异较大,轻者常无临床症状。严重的气管狭窄表现为出生后呼吸困难、持续性喘憋及上呼吸道反复感染;支气管狭窄重者则表现为呼气和吸气时喘息,下呼吸道反复感染。

(五)鉴别诊断

(1)气管外肿物及血管畸形压迫引起的气管狭窄,CT 平扫及增强可明确诊断。

(2)结核性支气管狭窄患者年龄较小,结核菌素试验阴性可排除结核病。

(3)其他病因所致的气管狭窄,如白喉感染引起炎症后纤维化、化学腐蚀及气管切开引起肉芽组织增生和瘢痕挛缩,导致气管狭窄。CT 扫描显示此类狭窄病变范围较广且管腔宽窄不一。

三、气管性支气管

气管性支气管为气管分支发生异常,被认为起源于气管的右上叶支气管,发病率为

0.1%～2%。

(一)影像检查方法的选择

螺旋CT扫描是首选检查方法,其后处理技术即多平面重建、最小密度投影、容积重组、表面阴影成像和CT仿真内镜可清楚显示气管及两侧主支气管的形态及分支。而胸部X线检查虽可显示气管及主支气管及肺部改变,但难以发现气管性支气管。

(二)影像与病理

病因目前尚无定论,假设性理论有复位学说、迁移学说和选择学说,分成额外型和移位型,额外型为正常支气管分支都存在,移位型为正常的支气管分支部分缺如。

(三)影像诊断要点及比较影像学

1.CT表现

CT表现为直接开口于气管侧壁,由内向外走行的低密度气管影,部分可伴气管狭窄。异常的支气管开口多在距气管隆嵴20 mm以内,右侧多见,常单独一支,也可双侧。

2.比较影像学

胸部X线检查对本病诊断无帮助。胸部CT气道后处理重建即最小密度重建、表面遮盖法重建、仿真内镜能较好地显示气管及两侧主支气管的形态,尤其是最小密度重建图像操作简单,不仅可显示支气管的形态,并可同时看到肺野情况,有无感染和/或肺不张等。

(四)影像与临床

临床上通常无症状,部分患儿可因反复性右上叶肺炎或支气管扩张而偶然发现。部分可有喘息、反复感染、气管插管并发症。

(五)鉴别诊断

本病需与支气管桥相鉴别,支气管桥与左主支气管形成的气管分叉常被误认为气管隆嵴。

四、气管、支气管软化症

气管、支气管软化是引起呼吸道阻塞的发育异常之一,为呼吸道管腔纵行弹性纤维的萎缩或气道软骨结构被破坏所致的管腔狭窄塌陷。

(一)影像检查方法的选择

CT能清楚显示气管、支气管形态和大小,尤其是动态呼气相CT扫描对本病诊断有重要意义,为本病首选影像学检查方法。胸部X线检查尤其是侧位片不仅能显示气道管径变化,而且能显示肺部病变,为本病最基本检查方法。支气管造影能显示气管支气管的形态及大小,但有较大危险性,且敏感性不高,一般不用于本病诊断。

(二)影像与病理

气管支气管软化主要表现为呼气时气管冠状径减小,是由呼吸道管腔纵行弹性纤维萎缩或气道软骨结构破坏引起管腔过度塌陷,中心气道膜部无力。本病病因不明,可以是先天性或获得性。病变可为部分或整个气管,也可累及主支气管。

(三)影像诊断要点及比较影像学

1.X线表现

肺部表现可正常、感染或肺不张,部分患儿有充气过度。透视下可有气道阻塞现象,即纵隔摆动或心影大小随呼吸改变反常,即吸气时心影增大,呼气时心影变小。

2.CT 表现

主要表现为呼气时气管过度塌陷,气管或支气管横断面积减少50％以上,气管可呈新月形、军刀状,管壁无增厚和钙化,内壁光整;肺内除炎性病变外,可有气体滞留。

3.比较影像学

胸部平片有时可直接显示气管管腔塌陷,同时显示继发的肺部表现。CT 扫描不仅能显示病变范围,还能直接显示气管、支气管和准确测量冠状径及矢状径,尤其是动态呼气相CT 扫描可客观反映气道的改变,为临床提供确切的诊断依据。

(四)影像与临床

临床表现多种多样,取决于年龄和病变程度。先天性气管支气管软化症多在 6 个月内发病,表现为喘鸣、阵发性发绀和发作性呼吸困难,反复咳嗽,随活动增多而明显,或伴发感染时加重。年龄较大的患儿以慢性咳嗽为主,咳嗽呈突发的、较深的金属音样干咳或阵咳,多在夜间熟睡时突然发作。轻、中度患儿以喘息和咳嗽为主,重者以反复感染、肺不张和呼吸困难为主。

(五)鉴别诊断

本病需同喉软骨软化症鉴别,后者为喉软骨松弛引起吸气时喉腔狭窄,临床表现为吸气性喘鸣。CT 扫描显示管腔内径可以鉴别。

五、先天性支气管囊肿

先天性支气管囊肿属肺前肠发育畸形,是因胚胎期支气管由实心索状演变成中空管状组织过程中发生障碍所致,索状的支气管一段或多段与肺芽分离,分离的远端中空支气管形成盲囊,囊内细胞分泌黏液积聚形成囊肿。

(一)影像检查方法的选择

胸部 X 线检查简便、价格便宜,是本病诊断和鉴别诊断的重要依据。CT 检查不仅能显示病变的部位、形态、大小、密度及与周围组织器官的关系,而且可较准确测定 CT 值,对判断病变的性质有较大帮助,是较理想的检查方法。MR 对病变的定位较 CT 更准确,显示囊肿大小及周围脏器受压情况更加清楚,尤其是可更清楚地显示囊内的不同组织成分,应作为普通 X 线和 CT 检查的补充。

(二)影像与病理

本病一般分为纵隔型、肺内型和异位型。肺内型又称先天性肺囊肿,单侧多见,可单发,也可多发。组织学上囊壁含腺体、软骨和平滑肌,内衬呼吸上皮。囊肿可为单房或多房,一般不与支气管相通,感染后可与支气管连通,囊内液体可经支气管排出,并有气体进入囊内,使囊肿为含气/气液囊肿或活瓣性张力性气囊肿。

(三)影像诊断要点及比较影像学

1.胸部 X 线检查

含液囊肿表现为圆形或椭圆形致密影,密度均匀,边缘光滑、清晰。含气囊肿为薄壁圆形透亮影,内可有液平面,囊壁较薄,多为 1～2 mm,囊肿大小和形态可随呼吸改变。如与支气管相通,且呈活瓣性阻塞,则为张力性囊肿,此时囊肿体积较大,占位效应明显,压缩周围肺组织,纵隔向健侧移位。合并感染时囊壁增厚模糊,囊内液体增加,周围有炎性浸润病灶。感染控制后囊肿恢复原形态大小,或与周围肺组织粘连而形态不规则。

2.CT 表现

平扫病灶多为圆形,也可为葫芦状、长条状或不规则形,CT 值随着其成分不同而不同,含液囊肿如无感染,CT 值近似水样密度,较易诊断。若合并出血或囊内蛋白质胶冻样成分含量多,可呈软组织样密度,CT 值为 20～30 Hu。囊壁可有点状或弧线状钙化,尤以弧线状最具特征性。病变周围可有局限性肺气肿。增强扫描示囊壁可轻到中度的强化。如合并感染,囊壁强化明显。

3.MRI 表现

根据囊内成分不同,MRI 可有 3 种信号。如囊肿内含有单纯液体,呈均匀一致 T_1WI 低信号,T_2WI 高信号;在 T_1WI 和 T_2WI 均呈高信号,表示囊内含有蛋白质或胆固醇成分,或合并囊内出血;如果反复感染和出血,T_1WI 和 T_2WI 信号则不均匀,有时可见气液平面。

4.比较影像学

胸部 X 线检查简便易行,但易误诊和漏诊,诊断价值有限,可用于病变的发现和随访。CT扫描有助于确定囊肿所在肺叶、段,显示其与气道关系,通过测定 CT 值进一步明确性质。MRI也可根据囊内信号不同,进一步提示囊内组成。

(四)影像与临床

多数在婴儿期发病,临床症状的轻重与囊肿大小、位置和继发感染有关。小的囊肿可无临床症状,较大的囊肿可出现相应的压迫症状,如呼吸困难或喘鸣。合并继发感染则有发热、咳嗽、脓痰等症状。张力性囊肿一旦破裂,可出现胸痛、胸闷、气急等自发性气胸征象。少数患者有咯血。

(五)鉴别诊断

肺部的囊性病变种类较多,包括先天性和获得性。

1.肺大疱

肺大疱多见于慢性支气管炎的患者,少数为先天性的。肺大疱多发生于肺尖、肺底及肺外带胸膜下,壁菲薄,一般无气液平面,有感染病史。有时两者很难区别。

2.先天性肺囊性腺瘤样畸形

先天性肺囊性腺瘤样畸形呈多发囊状或囊实性改变,也可见单发薄壁囊肿,也无异常血供,与支气管囊肿有时难以鉴别。

3.张力性气胸

单发巨大张力性肺囊肿胸部 X 线检查难以显示菲薄囊壁,两者均为肺野透亮度增高,内无肺纹理影,需要鉴别。后者为胸腔积气,以压缩肺移向肺门为特点。

4.肺脓肿

支气管囊肿继发感染时,囊壁变厚,边缘模糊,腔内有液气平,周围有炎性病灶,类似肺脓肿。但后者壁更厚,周围的炎性病变更明显,内壁不光整,如及时治疗肺脓肿病灶逐渐缩小完全吸收消散,而支气管囊肿感染好转后含气空腔仍存在。

(张艳伟)

第二节 获得性气管-支气管异常的CT诊断

一、气管插管后狭窄

气管插管后狭窄为气管插管后发生的并发症,是气管狭窄最常见的原因。

(一)影像检查方法的选择

X线平片尤其是颈部侧位片可作为本病的筛选方法。多层螺旋CT气管、支气管三维重建可显示气管插管后引起狭窄的部位、形态、范围及内部特征,是较准确的无创性的诊断方法。

(二)影像与病理

气管切开位置一般位于第2~3软骨环。插管后可因压迫血管导致气管软骨缺血性坏死,48 h组织学有炎症反应,7 d后有浅表气管炎及黏膜溃疡,1~2周可有深溃疡及软骨暴露,进一步发展软骨遭受破坏。愈合期肉芽组织及纤维组织增生导致气管狭窄。

(三)影像诊断要点及比较影像学

1.X线检查

颈侧位片可显示颈段局部气管前壁内陷,气管狭窄。

2.CT检查

气管前壁和/或两侧壁内陷使管腔呈三角形或漏斗状,狭窄部位常在声门下区,狭窄段一般长1~4 cm,管壁轻度到显著的增厚。

3.比较影像学

颈部侧位片可显示气管狭窄,CT检查可更好地显示狭窄范围。

(四)影像与临床

临床症状与气管狭窄程度成正比,患儿有气管插管的病史,在拔除气管插管后出现上呼吸道阻塞症状,表现为气促、喘鸣、进行性呼吸困难,可有反复肺部感染。

(五)鉴别诊断

气管插管后狭窄有明确的病史,病变常位于颈段气管,与其他原因导致的气管狭窄较易鉴别。若仅从影像学上观察,需与气管肿瘤相鉴别。气管肿瘤造成的管腔狭窄常为偏心性的,腔内可见软组织肿块。

二、急性支气管炎

急性支气管炎是支气管黏膜的急性炎症,病原体是各种病毒或细菌或其合并感染。

(一)影像检查方法的选择

急性支气管炎一般不需要影像学检查,胸部X线检查是为观察肺部有无并发炎症,或有无肺气肿、肺不张等继发改变。

(二)影像与病理

病变的气管、主支气管和肺叶支气管黏膜充血、水肿及渗出,泌物增多且黏度增高,妨碍黏膜上纤毛运动,继而纤毛上皮细胞脱落,黏膜下层白细胞浸润。

（三）影像诊断要点及比较影像学

1.X线表现

胸部X线检查可无阳性发现，或两肺纹理增多、增粗、模糊，肺门影浓密，结构模糊，小儿常伴有肺气肿或肺不张。

2.比较影像学

胸部X线检查为本病基本检查方法，主要是为了观察肺部并发症。

（四）影像与临床

本病是小儿最常见的呼吸道疾病之一。起病前有上呼吸道感染的症状如鼻塞、喷嚏，部分有咳嗽、咳痰、胸痛，发热。一般无肺部体征，肺部听诊偶有干、湿啰音。

三、支气管哮喘

支气管哮喘是由多种细胞（包括炎性细胞、气道结构细胞）和细胞组分参与的气道慢性炎症性疾病，为儿童期最常见的慢性疾病，且近年来有明显上升趋势。

（一）影像检查方法的选择

首次因喘息就诊的患儿应行胸部X线检查检查，以除外肺部先天性或感染性疾病，如需要可行CT检查，明确病变性质。对已确诊支气管哮喘的患儿无需进行X线检查。长期哮喘的儿童应行HRCT扫描，观察肺间质病变情况，评估预后。

（二）影像与病理

哮喘发作期气道黏膜中有大量炎症细胞浸润，以嗜酸性粒细胞浸润为主。气道上皮损伤、脱落，纤毛细胞损伤脱落，甚至坏死。气道壁增厚，黏膜水肿，胶原蛋白沉着。支气管黏膜下黏液腺增生，杯状细胞肥大、增生，气道黏液栓形成。

（三）影像诊断要点及比较影像学

1.X线检查

大多数缓解期哮喘儿童胸部X线检查正常，少数为肺纹理增多。哮喘发作期，多表现为肺纹理增多和肺气肿，部分病例肺内可见片状致密影。如黏液嵌塞支气管可引起肺不张。少数严重者可并发纵隔气肿。

2.比较影像学

胸部X线检查检查可了解肺部病变及并发症，CT检查尤其是HRCT可进一步明确肺间质性改变。

（四）影像与临床

反复发作喘息、咳嗽、气促、胸闷，多与接触变应源、冷空气、物理、化学性刺激、呼吸道感染及运动等有关，肺部可闻及哮鸣音。

（五）鉴别诊断

（1）气道异物：患者异物吸入史，有纵隔摆动。

（2）气管狭窄、软化临床易与支气管哮喘相混淆。两者胸部X线检查表现相似，如均可正常或肺气肿、肺不张，CT检查可鉴别。

（3）支气管淋巴结结核

常易与支气管哮喘相混淆。前者临床上有结核中毒症状，胸部X线检查可发现肺内原发病灶或肺门淋巴结肿大。CT检查可显示纵隔内肿大淋巴结及其钙化。

四、气道异物

气道异物好发于3岁以下幼儿。异物按是否透X线分为不透X线异物和透X线异物。

(一)影像检查方法的选择

胸部X线检查与透视相结合,是诊断和随访气道异物最简便、快捷的方法,胸部X线检查应包括呼、吸两相。透视可动态反复观察,对判断纵隔摆动有重要价值。CT扫描横断面及后处理技术如MPR、仿真内镜可直接显示气道内的异物影,明确诊断,且定位准确,对支气管镜检查具有重要指导价值,是首选检查方法。应当注意的是必须同时用肺窗和纵隔窗仔细观察,因对于植物类的异物肺窗显示清楚,纵隔窗易漏诊;高密度异物如骨块、金属异物纵隔窗显示清楚,肺窗易漏诊。

(二)影像与病理

异物进入气道引起不同程度的气道阻塞,同时损伤和刺激局部黏膜,引起充血、水肿、渗出、肉芽组织及纤维组织增生,加重气道阻塞和损伤,经12～48 h可发生较重的炎性改变。异物引起气道不全阻塞时,吸气时气道增宽,气体通过,呼气时气道变窄,异物将气道完全阻塞,产生气流能进不能出,引起阻塞性肺气肿。异物如在吸气时随气流向下移动,阻塞气道,呼气时异物上移,气流能出不能进,引起阻塞性肺不张。异物将气道完全阻塞,肺内气体吸收发生肺不张。

(三)影像诊断要点及比较影像学

1.X线表现

(1)直接征象:对金属或碎骨头、鱼刺类不透X线的异物,通过胸部正侧位呼吸两相检查或透视能够准确定位。如异物在气管内且为片状可扁平状时,正侧位胸部X线检查上分别呈矢状面和冠状面,与食管异物相反。

(2)间接征象:X线不能直接显示透X线异物,只能根据异物引起气道阻塞的间接X线征象推断异物部位以确定诊断。①气管异物:主要嵌于声门下,侧位片可直接显示颈段气管内声门区异物轮廓,相应气管变窄。透视下心影大小随呼吸变化异常是诊断气管异物最重要的间接征象,表现为吸气相心影增大呼气相心影缩小。②支气管异物:阻塞性肺气肿最为常见。肺气肿范围有助于异物定位诊断,单侧性肺气肿应警惕存在支气管异物。肺不张,患侧全肺、肺叶或段密度增高,严重者纵隔向患侧移位。纵隔摆动为单侧支气管异物最重要、最常见的X线征象。不论是吸气性活瓣阻塞还是呼气性活瓣阻塞,吸气时纵隔均向患侧移位,即吸气时纵隔向哪侧移位,异物就在哪侧。必须注意纵隔摆动征象无特异性,凡是气道阻塞造成两侧胸腔内压差加大者均可出现此征象,如气道炎症分泌物淤积、肺门淋巴结肿大压迫相应支气管等。肺部感染,表现为密度不均匀的斑片影。对于难治的肺部感染,特别是合并局部肺气肿,应考虑有气道异物的可能,必须透视观察有无纵隔摆动。

部分患者可有患侧胸腔积液、纵隔疝,少数有气胸、纵隔气肿及皮下气肿。

2.CT表现

(1)直接征象:显示异物及其所在位置,异物呈不同形状的软组织密度影,所在管腔气柱中断或狭窄,仿真内镜见局部管腔变窄或完全闭塞。

(2)间接征象:包括阻塞性肺气肿、阻塞性肺炎、肺不张、横膈双边征、纵隔双边影。横膈双边征表现为横膈影上方另有一与其平行的浅淡条带影,在冠状位上易于观察。纵隔双边影表现为纵隔影外缘另有一与其平行的浅淡条带影,左侧较明显,是纵隔摆动在CT上的表现。

3.比较影像学

胸部 X 线检查可直接显示不透 X 线异物,但对于气管内或较小的不透光异物可能漏诊。透 X 线异物通过气道阻塞的间接征象基本判断病变部位,应重视透视下观察心、肺、横膈的动态变化。对轻度纵隔摆动有时难以发现,常需要让患儿做深呼吸(或哭泣)及仔细观察才能发现。CT 检查对本病诊断非常重要,可直接显示不同密度的异物,定位准确,确诊率高。

(四)影像与临床

临床表现取决于异物的性质、部位和气道阻塞程度。异物吸入气管时首先引起刺激性呛咳、喘鸣、发绀及呼吸困难等。异物可随呼气向上移动撞击声门下部,环甲区触诊有撞击感,听诊有气管拍击声。异物进入支气管后症状有所缓解,伴发支气管炎或肺炎时有咳嗽、发热等感染表现。

(五)鉴别诊断

患儿有明确异物吸入史及典型临床症状,通过 X 线和 CT 检查,可及时确诊及定位。对于异物史不明确而出现上述气道异物的间接 X 线征象者,需与各种气管、支气管疾病相鉴别。

五、支气管扩张症

支气管扩张症是指各种因素引起支气管内径持久不可逆的增宽和变形,少数为先天性的,多数为继发性的。先天支气管发育障碍是由于软骨发育不全或弹力纤维不足,局部管壁较薄或弹性较差,生后受呼吸活动影响形成支气管扩张。继发性的主要原因是肺部的感染、阻塞和牵拉,且互相影响,促使支气管扩张的发生和发展。

(一)影像检查方法的选择

胸部 X 线检查可显示支气管扩张所引起的肺部改变,如肺纹理增粗、轨道征或囊状影,但特异性不高。支气管造影对支气管显示好,属侵入性检查,对比剂不易排除,滞留肺泡内可形成机化性病灶。CT 可显示胸部 X 线检查的"盲区",清楚显示支气管,尤其是 HRCT,可显示支气管扩张的部位、范围及程度,还能显示肺小叶中央终末细支气管扩张及周围小叶实质炎变等细节,取代传统支气管造影,是筛查和诊断支气管扩张首选的检查方法。

(二)影像与病理

支气管扩张根据形态分为 3 种:①柱状型,扩张的支气管失去正常由粗逐渐变细的移行过程,远端支气管管径与近端相似,甚至比近端还粗。②静脉曲张状型,支气管管壁有局限性收缩,呈不规则串珠状。③囊状型,支气管末端明显扩张呈囊状,多个扩张的囊腔似葡萄串,是最严重的一种类型。

(三)影像诊断要点及比较影像学

1.胸部 X 线检查

(1)正常或肺纹理增多、增粗、紊乱、模糊。柱状型可见管状透明影呈双轨征或环状影,粗细不规则,如有分泌物潴留,表现为杵状增粗致密影。囊状型显示为多个圆形或卵圆形壁薄囊状影,直径为 5~30 mm,分布不均匀,可呈蜂窝状。如囊腔内有液气平常提示合并感染。

(2)继发肺部感染:多呈斑片状密度增深影,边缘模糊。病变吸收缓慢,有时可在同一区域反复出现。

(3)肺不张:往往与支气管扩张同时存在,互为因果。肺不张可以出现在肺叶、肺段或肺亚段,表现为三角形、线样或盘状密度增深影,邻近的肺组织有代偿性肺气肿。

2.支气管造影

(1)柱状型:表现为病变的支气管呈柱状增粗,失去正常由粗逐渐变细的移行过程,或远端反较近端粗。

(2)静脉曲张型:支气管管腔形态不规则,粗细不一呈串珠状,似曲张的静脉。

(3)囊状型呈囊状,大小不一,对比剂可进入囊内,囊内形成液平面,较多的囊聚集在一起呈葡萄串或蜂窝状。

3.CT 表现

CT 表现取决于支气管的走行方向与扫描层面的关系、支气管内有无黏液栓、支气管扩张的类型和是否合并感染。

(1)柱状型:扩张的支气管增粗,胸膜下 30 mm 的肺周部内可见到支气管,比相伴行的动脉影粗,可见"印戒征",即环状的支气管断面与相邻的圆形血管影形成特征性征象。

(2)静脉曲张状型:管壁局限性收缩造成边缘不规则呈串珠状。

(3)囊状型:呈多发环状含气的空腔,边缘光滑,呈散在或簇状分布的葡萄串样排列,腔内可有液气平面。

(4)其他征象:包括病变部位的支气管聚拢及扭曲,管壁增厚,管腔增宽,可有肺不张或反复同一部位的肺实变或浸润。

4.比较影像学

胸部 X 线检查对本病的诊断价值有限,确诊需支气管造影或 CT 检查尤其是 HRCT。HRCT 能取代大部分支气管造影检查或作为支气管造影前的筛选,其敏感性接近支气管造影。

(四)影像与临床

主要表现为慢性咳嗽和咳痰,痰液呈黏液或脓性,可痰中带血或有咯血。咯血多为成人,小儿少见。呼吸道反复感染,发生急性感染时有发热、咳嗽加剧、痰量增加。早期体征多不明显,继发感染时病变部位叩诊可呈浊音,肺底常有湿啰音,或有呼吸音减低或管状呼吸音,部分有杵状指。

(五)鉴别诊断

当患者有反复咳嗽、咳痰、肺部感染的病史,通过 CT 检查,一般可得出诊断,诊断时需判断是否为继发性支气管扩张,并且判断病因。

六、闭塞性细支气管炎

闭塞性细支气管炎是由小气道炎症病变引起的慢性气流阻塞的临床综合征。病变部位累及细支气管和肺泡小管,肺实质几乎不受累。

(一)影像检查方法的选择

胸部 X 线检查可观察肺内的改变如透明肺等,是最基本的影像检查方法。薄层 CT 或HRCT 比胸部 X 线检查更具有特征性,是进一步检查的首选方法。

(二)影像与病理

本病主要累及终末或呼吸性细支气管,病理学特征为细支气管及其周围炎症和纤维化,小气道的破坏和瘢痕形成,导致管腔狭窄、闭塞,管腔内无肉芽组织,肺泡正常。

（三）影像诊断要点及比较影像学

1.胸部X线检查

无明显特异性改变，可为：①表现正常；②肺透光度增加，肺纹理增多，模糊；③病变肺段的实变或不张；④斑片状肺泡浸润影，呈磨玻璃样，边缘不清；⑤正常或体积较小的单侧透明肺。

2.HRCT

（1）支气管壁增厚和/或支气管扩张，前者为本病的直接表现，后者出现于病程稍晚阶段。

（2）"马赛克灌注征"，表现为片状分布肺密度减低区域合并血管管径的减小，为间接表现。

（3）呼气时的气体滞留征，是间接表现。

（4）肺实变或肺不张。

（5）黏液栓。

3.比较影像学

本病的X线表现多数无特异性，诊断不敏感。薄层CT或HRCT在病变密度、范围、分布明显优于胸部X线检查，可提示本病的诊断。

（四）影像与临床

急性感染或急性肺损伤患者6周后出现反复或持续气促、喘息或咳嗽、喘鸣，运动耐受性差，重者可有三凹征，对支气管扩张剂无反应，可闻及喘鸣音和湿啰音。

（五）鉴别诊断

闭塞性细支气管炎初期的影像学表现与普通毛细支气管炎或病毒性肺炎难以区别，但前者影像学表现迁延不愈，且随呼吸道感染而加重。

（张　磊）

第三节　肺气肿的CT诊断

肺气肿是常见病，在成人尸检中几乎都能见到。在生前取得肺组织做病理检查有困难，只能依赖胸部X线检查和肺功能检查做出间接的诊断。但除非是严重的患者，这两者对肺气肿的诊断均不很敏感。CT特别是HRCT能在肺小叶水平上显示肺气肿的病理解剖，为生前诊断肺气肿创造了非常有利的条件。

虽然肺气肿是慢性阻塞性肺疾病（COPD）中的一种常见病因，但它的定义是根据其形态学表现而不是其功能异常。肺气肿的定义是终末细支气管远端气腔的持久性异常增大，并伴有壁的破坏。所谓的气腔增大是指与正常肺的气腔大小比较而言。肺气肿患者中的气道阻塞性功能异常是呼气时气道萎陷所致，而后者在很大程度上是肺实质破坏，气道失去支持的结果。

一、病理表现

根据肺破坏区的解剖分布，通常把肺气肿从病理上分为以下4型。

（一）小叶中心型肺气肿

也有人称之为腺泡中心型肺气肿或近侧腺泡肺气肿，但以小叶中心型肺气肿最为普遍接受。本型肺气肿早期改变为位于小叶中央的2、3级呼吸细支气管扩张，而小叶的周围部分肺泡囊、肺泡管和肺泡不受累。这种选择性的肺破坏导致正常肺和气肿样肺呈特征性的并列状，即破坏区周围常常绕以正常肺，形成病理标本上肉眼可见到的"气肿腔"。当病变进展时，病灶互相融合，累及全小叶甚至肺段，此时很难与全小叶肺气肿区分。但是，除非是最严重的病例，小叶中心型肺气肿在肺内是不均匀的，除了较大范围已融合的病灶外，常可以发现还有早期的局灶性气肿腔存在。小叶中心型肺气肿是最常见的肺气肿，病变多发生于两肺上、中部，特别是上叶尖、后段和下叶背段。大部分患者均有长期、大量的吸烟史并合并慢性支气管炎。在成人吸烟者的尸检中半数都可发现有小叶中心型肺气肿。

(二)全小叶型肺气肿

本型也称为非选择性肺气肿，因为病变是均匀的，无选择地累及整个肺小叶，即病变涉及终末细支气管以下的全部气道。扩张的气道使原来较大的肺泡管和肺泡之间的正常区别消失了。全小叶型肺气肿是肺气肿中最重要的类型，因为它常较严重，在肺内分布范围较广而导致患者的肺功能丧失。虽然病变在两肺内弥漫分布，但以下叶及前部为多。有的患者有家族史，并有α1-抗胰蛋白酶缺乏，导致由白细胞携带的蛋白水解酶逐渐破坏肺组织，由于下叶血流量较多，故本型肺气肿亦以下叶为最多见。

(三)间隔旁肺气肿

本型也称远侧腺泡肺气肿、局限性肺气肿等。病变选择性地累及小叶的远侧部分，因此特征性地位于胸膜下区、肺周围部的小叶间隔旁。本型肺气肿的病理过程还不清楚。通常把直径超过1～2 cm的间隔旁肺气肿称作肺大疱，它们常位于肺尖，但也可位于肺内其他部位，可逐渐增大，并可形成自发性气胸。但肺大疱并不是间隔旁肺气肿的同义词，其他各型肺气肿也可见到肺大疱。偶尔，间隔旁肺气肿可十分大，造成邻近的肺不张，而产生呼吸困难等症状。

(四)瘢痕旁型或不规则型肺气肿

本型肺气肿指在肺瘢痕区周围发生的气腔增大和肺破坏，如见于肺结核、弥漫性肺纤维化、肺尘埃沉着病尤其是发生团块和进行性大块纤维化时。不规则型肺气肿一词强调了本型肺气肿的病变和肺小叶或腺泡的任何部分没有肯定的关系。在肺纤维化区域，本型肺气肿常和细支气管扩张共存，形成所谓"蜂窝肺"。

在病理标本上可用计点法或与标准片比较来估计肺气肿的范围，病变占全肺的1％～5％者为极轻度，5％～25％者为轻度，25％～50％者为中度，大于50％者为重度。病变范围小于25％者常无症状，大于25％者有COPD的临床症状。

二、临床及肺功能表现

早期病例其临床症状和体征可不明显，典型者有咳嗽、咳痰、气短，在发病过程中常有反复呼吸道感染并逐渐加重，后期发生低氧血症和高碳酸血症，并可发生肺源性心脏病。

肺功能检查对估计病变的严重程度及预后有很大意义。一般通过第一秒用力呼气容积（FEV_1）和FEV_1与肺活量（FVC）或用力肺活量的比例减少来确定有无气道阻塞性异常。

三、影像学表现

(一)胸部 X 线检查

胸部 X 线检查是肺气肿诊断重要的方法，早在 20 世纪 30 年代中期即已完整地叙述了肺气肿在胸部 X 线检查上的表现：主要为肺膨胀过度和血管改变。

1.提示为肺膨胀过度的征象

(1)正位片上从右膈顶至第一肋骨结节间的距离,若大于 29.9 cm,则 70%病例的肺功能有异常改变。

(2)膈肌低位,右膈位于或低于第 7 前肋。

(3)膈肌变平,若正位片上右膈顶至右肋膈角和右心肋角连线的最大垂直距离大于2.7 cm,则2/3 病例的肺功能有阻塞性改变,其中 80%皆为中至重度异常。侧位上则可见前肋膈角大于90°,膈顶至前、后肋膈角连线的最大垂直距离小于 1.5 cm 或膈肌翻转。

(4)胸骨后间隙增宽,侧位片上从胸骨角下 3 cm 至升主动脉前缘的水平间距大于2.5 cm。

2.血管改变

血管改变包括周围血管纹理变细和减少,由于肺大疱或肺气肿区所致的肺血管移位,血管分支角度增宽,边支减少及血流再分配(表现为由气肿区血管减少而非气肿区代偿性血管增粗和增多)。肺血管纹理稀疏、变细虽也反映了肺组织的破坏,但无特异性,且在诊断中的主观性较强。此时还要注意胸部 X 线检查的投照质量,在过度曝光胸部 X 线检查上的肺纹理稀少可被误解为肺气肿表现。此外,肺血栓栓塞、心源性肺动脉高压、伴空气潴留的支气管内黏液嵌塞等都可在胸部 X 线检查上呈现肺血管纹理减少,但它们常无肺气肿时肺大小和形态的改变。

上述征象中以肺高和膈肌变平最有用。将上述两大改变结合起来要比仅用其中一项征象来诊断的正确性高。但上述各种征象都是肺气肿的间接征象,也无特异性,也并不能在每例肺气肿患者中都出现。轻度的小叶中心型或全小叶型肺气肿很少能在胸部 X 线检查上被认识。在胸部 X 线检查上出现肺大疱是肺气肿诊断中仅有的特征性征象,它表现为增大的气腔,直径为1 cm以上,内无肺纹理,和周围肺实质间有细而锐利的细线,它常见于肺气肿,代表了肺组织的破坏,但它并不能反映肺内全面的肺气肿改变,而且肺大疱也可出现在和肺气肿无关的病例中,此时,肺内无其他肺气肿的影像表现。胸部 X 线检查表现很难区分是小叶中心型还是全小叶型肺气肿。但若在肺水肿、肺炎或肺出血患者的致密影区内出现散在的透亮区时要考虑合并有小叶中心型肺气肿,若患者系成年吸烟者,则可能性更大。此外,也曾提出有的患者表现为肺纹理增加、边缘模糊,而肺过度膨胀并不明显,也很少有肺大疱者,病理证实此种肺纹理增加型肺气肿的表现是支气管壁增厚和血管增粗及血流再分配混合所致,同时也常有严重的小叶中心型肺气肿。

(二)CT

CT 的出现戏剧性地改变了肺气肿的诊断,使得可以在任何临床表现出现以前检出解剖性的肺气肿。在 CT 和 HRCT 上肺气肿的特征是出现无壁的异常低密度区。HRCT 由于较高的分辨率可以显示常规 CT 所不能发现的肺气肿,从而可以更好地评定病变的范围和严重程度。根据病变无明显的壁,可以与淋巴管肌瘤病中的含气囊肿或纤维化中的蜂窝鉴别。

1.各型肺气肿在 HRCT 上的表现

(1)小叶中心型肺气肿:直径大于 1 cm、周围为正常或几乎正常肺的低密度区为本型肺气肿在常规 CT 上的主要表现。这种局灶性低密度区多位于肺的非周围部,除非病变进展,才见于肺的周围部。轻度至中度的小叶中心型肺气肿在 HRCT 上的特征性表现是直径几毫米的小圆形低密度区,无可见的壁,聚集在小叶中心附近。病理证实这种低密度区相当于小叶中心处的肺破坏区。它的这种小叶中心分布在常规 CT 上是不能辨认的。当病变进展到重度肺气肿时,破坏区发生融合,这种病灶在小叶中心分布,不再能从 HRCT 或病理上辨认。有时称此种肺气肿为融合性肺气肿。在弥漫性融合性小叶中心型肺气肿中,由于周围缺乏并列的正常肺作密度上的对比,而使得病灶显得不那样低密度。此时,肺血管纹理稀疏形成小叶中心型肺气肿的另一种CT征象。

(2)全小叶型肺气肿:本型肺气肿的特征是肺小叶的一致性破坏,导致较大范围的异常低密度区,如小叶中心型肺气肿那样的直径几毫米的小圆形低密度区在全小叶肺气肿中未见到过。在严重的全小叶型肺气肿中,由于广泛的肺破坏,表现为病变区内血管纹理变形、稀疏,形成弥漫性的"简化肺结构",即肺野内仅剩下由血管、小叶间隔和支气管等组成的肺内支持性结构,是容易和正常肺实质区分的。这种血管异常改变仅在肺组织有明显破坏时才有明确的表现。因此,轻度甚至中度的本型肺气肿常难以在CT上被确认。如前所述,全小叶型肺气肿在下叶最严重。

(3)间隔旁型肺气肿:由于本型肺气肿多发生于胸膜下、小叶间隔旁及血管和支气管周围,故特别适用CT诊断。它的典型CT表现为肺周围部局限性低密度区。HRCT可检出位于胸膜下的直径为0.5~1.0 cm的小的间隔旁型肺气肿,对检出位于肺实质深部的直径为2 cm的局限性肺气肿也有满意的对比度。间隔旁型肺气肿可散在分布于其他为正常的肺野内,也可与全小叶型或小叶中心型肺气肿共存。特别是小叶中心型肺气肿也可向脏胸膜方向延伸,因此,当在其他层面上的、非周围部肺野内有小叶中心型的小圆形低密度区存在时,则此时的、肺周围部的局限性低密度区很可能就是小叶中心型肺气肿的一部分。

(4)瘢痕旁型或不规则型肺气肿:本型肺气肿常见于局灶性瘢痕附近、弥漫性肺纤维化及肺尘埃沉着病,特别是在融合性团块和进行性大块纤维化中。当CT上有可见的肺内纤维灶时,认识本型肺气肿是容易的,常规CT上就可发现纤维化周围直径为1.5 cm的本型肺气肿,但当它与仅在显微镜下才能见到的肺纤维化共存时,其CT表现难以和小叶中心型肺气肿区别。

2.根据HRCT上肺气肿的严重度和支气管壁表现的COPD分型

COPD是一种综合征,包含了以慢性气流阻塞为共同特征的不同的肺气肿、小气道病变和细支气管炎等的一组疾病。文献上还有根据它们的HRCT表现分为下列3型:①气道型,无或仅有少许肺气肿[CT上的肺部低衰减区(LAA)<25%],有或无支气管壁增厚;②肺气肿型,有肺气肿(LAA>50%),无支气管壁增厚;③混合型,有肺气肿及支气管壁增厚。气道型和肺气肿型比较:前者多为不吸烟者,弥散能力高,肺过度充气少,对支气管扩张剂有较大的可恢复性。

(三)CT和病理、胸部X线检查的比较

应用以上叙述的诊断标准作出肺气肿的CT诊断是可靠的。HRCT表现和病理表现的对照研究证实在肺气肿的范围上两者间的相关系数为0.85~0.91,是较为理想的。Foster等的小叶中心型肺气肿的常规CT和病理比较中发现两者诊断一致者为84%,CT的假阴、阳性各为8%,较胸部X线检查和病理对照的结果有显著的提高。当应用HRCT后,它与病理的符合率又有进一步提高,在Hruban的20例尸检材料的HRCT和病理比较中,15例病理为小叶中心型肺气肿者,HRCT均做出同样诊断,其中包括4例病理上为轻度肺气肿者,在5例病理上无小叶中心型肺气肿者中HRCT上4例正常,1例将肺尖部陈旧性结核灶周围的瘢痕性肺气肿误为小叶中心型肺气肿。Kuwano等发现在HRCT中,层厚为1 mm的CT图像对检出肺气肿的低密度区效果好,它更正确地反映了肺气肿的病理,而层厚为5 mm的图像对评价血管纹理的分布较好,但在早期肺气肿的诊断中检出低密度区要比评价血管纹理的分布重要得多。因此,做层厚为1~2 mm的CT扫描在早期肺气肿的诊断上是很重要的。胸部X线检查和尸检的对照结果表明,轻度肺气肿时胸部X线检查常正常,中度和重度肺气肿也分别仅41%和67%可从胸部X线检查上加以诊断。因此,可以认为胸部 X 线检查在肺气肿的诊断上是不敏感的。当比较胸部 X 线检查和 CT 在肺气肿诊断上的价值时,可以发现 CT 不仅较胸部 X 线检查的诊断敏感性为高(CT 能较胸部 X 线检查提高 28%～38% 的肺气肿检出率),还较胸部 X 线检查有更高的诊断特异性,HRCT 在正常人和因其他原因在胸部 X 线检查上呈现肺过度充气的患者中也较少出现假阳性。CT 对检出位于肺尖、膈上或较小的肺大疱较胸部 X 线检查有较大的优越性。

(四)CT 和肺功能的比较

肺气肿患者的肺功能改变表现为气道阻塞和弥散功能降低,较胸部 X 线检查要敏感。但上述改变在其他病因引起的 COPD 中也可存在,不能加以鉴别,而且据估计肺组织要破坏达 30% 以上时,才能出现肺功能改变,因此,肺功能正常时也不能除外肺气肿。虽然肺功能检查较胸部 X 线检查在肺气肿的诊断上有较高的敏感性,但不少报告研究了 CT 和肺功能检查在肺气肿定性和定量诊断上的关系,几乎一致肯定它们之间存在相当密切的关系。在肺功能检查中依赖 FEV_1/FVC 来反映气道有无阻塞,用一氧化碳弥散功能(DLCO)来反映肺泡毛细血管膜表面区域的减少程度。Goddard、Bergin、Sakai 等先后报告 CT 上见到肺气肿严重程度和肺功能检查之间有密切的阳性关系。随着 CT 上肺气肿严重度的增加,DLCO 和 FEV_1 均同步发生变化。Sanders 和潘纪成等都曾报告在肺功能诊断为肺气肿的患者中,91%～96%CT 上都有肺气肿的证据,说明 CT 在肺气肿的检出上至少和肺功能有相似的敏感性。更加重要的是在无肺功能改变的患者中,66.7%～69% 在 CT 上发现有肺气肿的征象。Omori 等也曾对 615 例 40～69 岁低剂量肺癌普查中的男性病例进行了 CT 和肺功能检出肺气肿的比较,在 380 例吸烟者中有 116 例在 CT 上显示有肺气肿,而其中 91 例(78%)的肺功能正常。因此,CT 在检出轻度肺气肿上较肺功能检查有更大的敏感性。Gurney 在比较 HRCT 和肺功能的结果中,也发现在肺功能正常者中 40% 在 HRCT 上有肺气肿。他还发现在这些病例中肺气肿多位于上肺部,因而认为上肺部是一沉默区,在该区可发生较广泛的肺破坏而无肺功能异常,也不出现症状。这使得好发于上肺部的小叶中心型肺气肿的临床诊断更为困难,对这些肺气肿的诊断目前只有依赖 HRCT。

(五)CT 诊断肺气肿的限度

虽然 HRCT 对肺气肿的诊断有很高的敏感性和特异性,但它仍有一定限度。Miller 曾报告 27 例 HRCT 和病理的对照研究,在病理上 4 例小叶中心型肺气肿,2 例轻至中度全小肺型肺气肿在 CT 上未见到肺气肿征象。在回顾性的对比研究中发现:直径小于 0.5 mm 或面积小于 0.25 mm² 的局灶性破坏区无论是在 1.5 mm 还是在 10 mm 层厚的 CT 上均不能被发现。因此,可以得出以下结论:CT 特别是 HRCT 是当今诊断早期肺气肿的最敏感的无创性方法,但对最早期的肺气肿仍是不敏感的,也不能除外肺气肿。

(六)肺气肿的 CT 定量诊断

CT 可对肺气肿做出定性诊断,还可对它的分布范围和严重度做出正确的定量诊断。

1.视觉定量

对 CT 上所见到的肺气肿区用一种简单的视觉(肉眼)分级系统加以定量。Bergin 首先报告了 32 例肺气肿的视觉定量和病理所见的关系,结果显示在 CT 定量和病理估计之间有良好的相关,也和 DLco、FEV_1、FEV_1/FVC 等肺功能参数之间密切相关。计分时左、右侧分别计分,每层面上的肺气肿区范围分为 0～4 级,0=正常,1=肺气肿区<25%,2=肺气肿区占 25%～50%,3=肺气肿区占 50%～75%,4=肺气肿区>75%;严重度分为 0=无肺气肿,1=有<5 mm 的低

密度区,2=<和>5 mm 的低密度区共存,3=弥漫性低密度区,无正常肺插入或呈融合性低密度区。各层面范围和严重度得分乘积的总和即为该例全肺肺气肿的得分,总分为 120 分,如除以层面数则为该例的肺气肿平均得分,<8 分为轻度肺气肿,8.1~16 分为中度肺气肿,16.1~24 分为重度肺气肿。Sanders 等用相似的方法对 60 例男性肺气肿者进行了胸部 X 线检查、CT、肺功能的比较,结果认为 CT 较胸部 X 线检查在肺气肿和肺功能参数之间有更好的相关。Eda 曾用相似的方法于吸气末和呼气末 CT 上,并取得呼气末得分和吸气末得分的比值(E/I),结果显示两者的得分和 E/I 比都和 FEV_1、FEV_1/FVC 和 VC 有良好的相关,而 E/I 比和 RV/TLC% 有更好的相关。有学者认为,肺气肿区得分反映的是肺气肿程度,而 E/I 比反映的是空气潴留,有利于区别在呼气 CT 上难以区分的肺气肿或空气潴留。

2.数字定量诊断

除上述用视觉读片方法来得出肺气肿的 CT 诊断外,还可以利用测量像素的 CT 值来作肺气肿的 CT 数字定量诊断。早先是测定每层层面的平均 CT 值,Rosenblum 报告正常人吸气末的全肺平均 CT 值为 -813 Hu±37 Hu。我国正常成人为 -816 Hu±26 Hu,其值由上肺区至下肺区形成一个下降的梯度。由于肺部 CT 值是由血液、组织和空气三者的衰减值综合形成的,因此,若局部或普遍的远端气腔增大和/或组织有破坏,如在肺气肿中那样,则空气和血液之比将增大,形成 -1 000~-900 Hu 范围内的 CT 值。由于在 10 mm 层厚的深吸气末的 CT 扫描上肺的平均衰减值为 -850~-750 Hu,在大于 2 个标准差以外的近 -900 Hu 处被视为是肺气肿的阈值。现在,大多数 CT 扫描机都具有选择性地使在一定范围内 CT 值的像素更明亮或用一种、多种假彩色的后处理软件,当把被选择的 CT 值限定在 -1 000~-900 Hu 内时即可将空气样密度的肺气肿区域检出。Müller 首先报告用称之为密度屏蔽的方法,使小于 -910 Hu 像素增亮,从而将肺气肿区域画出来,并计算位于该阈值以下像素的面积及其所占全肺野面积的比例,即像素指数(PI)。通过每层层面上肺气肿区域和正常肺区的比例计算,可得到该患者肺气肿范围的定量诊断,其结果与肺气肿的病理级别间是密切相关的,这种方法得到不少学者的支持。

Kinsella 也证实了密度屏蔽定量诊断的结果与肺功能检查的结果也是密切相关的。但这种用手工方法计算的定量诊断太费时间,不实用。后来,Archer 在上述像素 CT 值分析的基础上,发展了一种在 CT 层面上自动计算肺容积和肺气肿所占百分比的系统,大大地缩短了所需时间,其结果与用手工计量者无显著差异。由于 CT 值的测定受多种因素影响,如扫描机型、扫描技术、层厚、呼吸状态等,究竟以何种阈值来分割有无肺气肿尚无一致的意见,其范围为 -960~-900 Hu 不等,也曾提出了诊断不同严重度肺气肿的阈值,如阈值 -960 Hu 用于严重的肺气肿,而阈值 -856 Hu 则用于轻度肺气肿;用薄层 CT 和锐利算法重组时的阈值为 -950 Hu,在呼气 CT 上则以 -910 Hu 与病理的相关最好。目前似乎视 -950 Hu 为在 HRCT 上诊断肺气肿范围的有效阈值者较多,它和肺功能参数之间有良好的相关。如前所述,需要注意的是在用定量技术进行肺气肿的检出和定量时,选择作为肺气肿增亮区的肺密度值范围可能随 CT 扫描机而异,因此要首先决定每架 CT 机区分正常肺和气肿性肺之间的阈值。其次还要注意一些扫描技术包括层厚和是否用造影剂增强,都可以影响测量的 CT 值。如 Adams 等发现利用薄层 CT 扫描会使 CT 值为 -1 000~-900 Hu 的区域从厚层的占平均 9.6% 增加到 16.1%,而用造影剂增强后其面积从增强前的 8.9% 降为3.3%。肺气肿的 CT 值定量诊断由于消除了在视觉读片时的主观解释上的差异,也解决了用不同窗条件时 CT 表现上的差异,在肺气肿的流行病学和纵向研究上是十分重要的。但 Stem 指出,在临床实践中,对 CT 图像直接观察进行视觉上的分级和上述较复杂的定量方法的结果几乎是同样正确的。

(七)HRCT诊断肺气肿的临床适应证

虽然CT是最敏感的生前诊断肺气肿的方法,但由于其成本较高,在临床实践中结合病史、肺功能改变及胸部X线检查上的肺容积增加和肺破坏的表现,还是多利用胸部X线检查作出肺气肿的日常诊断。但在一些早期肺气肿的患者中,常无胸部X线检查及阻塞性肺功能改变,却可有气短或肺弥散功能异常,难以和间质性肺病或肺血管病区别,此时在HRCT上若可见有明显的肺气肿,则可避免做进一步的活检。由于HRCT在肺气肿的分型和定量诊断上的作用,它对肺移植术、肺大疱切除术及严重肺气肿患者的肺减容术的术前评定都有很大价值。

（王　舟）

第四节　中毒性肺水肿的CT诊断

中毒性肺水肿是由吸入高浓度刺激性气体所致的呼吸系统损害的疾病之一。其病理特征是肺间质和肺泡腔液体积聚过多。若不及时抢救或救治不当,可导致急性呼吸窘迫综合征ARDS和急性呼吸衰竭,是职业性中毒的常见急症之一。

一、作用机制

高浓度刺激性气体烟雾吸入后,直接损伤肺泡上皮细胞及表面活性物质,致肺泡表面张力增加,肺泡萎陷,液体渗出增加,肺泡壁通透性增加,水分进入肺泡。

毒物直接破坏肺毛细血管内皮细胞,致内皮细胞间裂隙增宽,液体渗出。此外,进入血液循环中的毒物、炎症介质、缺氧、神经体液反射等因素,致毛细血管痉挛或扩张,使渗出增加,导致肺间质水肿;肺淋巴循环受阻,肺动脉高压和静脉回流受阻,影响肺内液体排出。

二、病理过程

由肺毛细血管渗出到肺组织的液体首先出现于肺间质,若程度较轻,则表现为间质性肺水肿。反之则逐渐扩展至肺泡,形成肺泡性肺水肿。可分为四个阶段:液体积聚于细支气管和小血管周围的结缔组织内;肺泡间隔肿胀;液体积聚于肺泡角;肺泡水肿。

三、临床过程与分期

临床上可分为四期。

(1)刺激期:吸入刺激性气体后短时间内发生呛咳、流涕、咽痛、胸闷、头晕、恶心、呕吐等。

(2)潜伏期:一般为2~6 h,病情越重者本期越短。本期内病情相对稳定,患者自觉症状减轻。但肺部病变可继续发展。

(3)肺水肿期:患者突然出现进行性加重的呼吸困难,咳嗽并咳出大量泡沫血痰,发绀、烦躁、大汗淋漓,双肺布满湿啰音。胸部影像学检查可见肺水肿表现。该期尚可并发自发性气胸、纵隔及皮下气肿及肝、肾、心等器官损害及酸中毒和继发肺部感染等。

(4)恢复期:经正确救治,无严重并发症,肺水肿可在2~3 d间得到控制,症状、体征逐渐消失,肺部影像学表现约在一周恢复正常。

四、CT 表现

(1)潜伏期:在潜伏期末可无明显异常或仅见肺纹理增多模糊,双肺磨玻璃影(图 11-1)。

(2)肺水肿期:至肺水肿期,可见双肺野内弥漫性成团、成片样絮状高密度影,边缘模糊,呈中央型分布,越往中央密度越高,越往周边密度越淡,病变以双中下肺野为主,而肺尖及外带较清晰。双侧胸腔可有少量积液。可有纵隔气肿和颈部及腋窝的皮下气肿(图 11-2)。

(3)恢复期:双肺野内弥漫性成团、成片样絮状高密度影开始吸收,密度逐渐变淡,而渐变为密度极淡的毛玻璃影,一般 7 d 左右基本消失。双侧少量胸腔积液、纵隔气肿和颈部及腋窝的皮下气肿一般需10~15 d 才能吸收(图 11-3,图 11-4)。

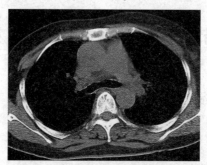

图 11-1 中毒性肺水肿潜伏期

患者为苯中毒潜伏期,双肺弥漫性磨玻璃影,密度较淡,边缘模糊

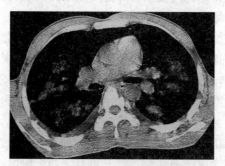

图 11-2 中毒性肺水肿的肺水肿期

双肺多发片样絮状高密度影,轮廓模糊。呈中央分布

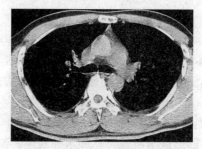

图 11-3 中毒性肺水肿恢复初期表现

中毒性肺水肿开始恢复,双肺呈团的絮状影变淡,周围呈磨玻璃影

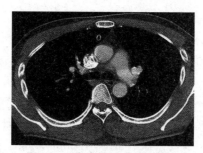

图 11-4　中毒性肺水肿恢复期

与图 11-4 为同一患者,双肺多发的絮状影已吸收,双肺表现为正常

（王　舟）

第五节　肺癌的 CT 诊断

一、发病率

肺癌是严重威胁人类健康和生命的恶性肿瘤,也是世界上发病最多的恶性肿瘤之一。2000 年全世界共有 120 万新发肺癌病例,约占世界癌症发病的 12.3%,其中 52% 的病例分布于发达国家;男性发病显著高于女性,分别为 34.9/10 万和 11.1/10 万。根据卫生部(现国家卫健委)《2006 年中国卫生统计提要》的资料显示,1990－1992 年,中国的肺肿瘤死亡率为 17.54/10 万,男性和女性分别为 20.03/10 万和 10.66/10 万,位居所有肿瘤死亡率的第三位。

自 1990 年以来,全世界肺癌病例以 20% 的速度递增(男性为 17%,女性为 27%)。肺癌发病的趋势与地区内吸烟人数的趋势密切相关,美国和北欧、西欧地区男性吸烟人数已经从高峰下降,其男性肺癌发病也呈减缓趋势;发达国家女性因吸烟导致肺癌发病率和死亡率增高,而发展中国家因为女性吸烟稀少,故发病率低。受环境污染和国人吸烟人群庞大等肺癌危险因素和人口增长与老龄化的双重因素的影响,中国肺癌发病率显著增加,2000－2005 年,我国肺癌死亡率从 32.7 万增加到 42.8 万,患者数从 38.1 万增加到 49.7 万,成为中国最常见、增幅最大的恶性肿瘤之一。

导致肺癌发生有两大危险因素——吸烟和空气污染。75%～90% 肺癌和吸烟相关。烟叶中含有多种致癌物。吸烟与肺鳞状细胞癌、小细胞癌的相关性比与肺腺癌的相关性更强,而暴露在香烟环境中,即吸二手烟者承担的肺癌患病风险也和低剂量吸烟者相当。1996 年的调查显示:国人吸烟率为 37.62%,其中男性吸烟率更高达 66.94%。既然三分之一以上的中国人吸烟,也就不难理解何以近年来国内肺癌发病率和死亡率有如此大的增长幅度。空气污染是导致肺癌的第二个危险因素,空气污染主要存在于室内,由建筑物内部逐渐释放而出,包括一些放射性物质。室内空气污染作为肺癌危险因素和吸烟具有协同作用。

二、病理学分类

按照组织解剖学对肺癌分类,能更方便临床诊断和治疗的需要。

(一)按解剖部位分

1.中央型肺癌

中央型肺癌指发生于肺段和肺段以上支气管的肺癌,约占所有肺癌的 3/4,以鳞状上皮细胞癌和小细胞癌多见。

2.周围型肺癌

周围型肺癌指发生在段支气管以下的肺癌,约占肺癌的 1/4,以腺癌多见。

3.弥漫型肺癌

癌组织沿肺泡管、肺泡弥漫浸润生长,累及部分肺叶或在肺内呈散在分布的多发结节。

(二)按组织学分

肺癌组织学分类有两大类:小细胞肺癌(small cell lung cancer,SCLC)和非小细胞肺癌(non small cell lung cancer,NSCLC),后者包括鳞状上皮细胞癌、腺癌、大细胞癌和鳞腺癌。

1.非小细胞肺癌

非小细胞肺癌占肺癌总数的 75% 左右,各型细胞分期、治疗相似,但是组织类型和临床表现各有差异。

(1)鳞癌:最常见的肺癌,占整个肺癌的 30%,好发于 50 岁以上的男性,一般有吸烟史,血行转移发生晚,因而手术切除效果好,约占肺癌手术切除病例的 60%。肿瘤多数起源于段和亚段支气管黏膜,形成肿块,堵塞管腔。肿块中央易发生坏死,空洞多见。多数鳞癌为中等分化或低分化。

(2)腺癌:第二常见肺癌,占整个肺癌的 25%,女性多于男性,早期就可以侵犯血管和淋巴管,引起远处转移,累及胸膜。腺癌主要起源于小支气管的黏液腺体,因此,3/4 以上的腺癌发生于肺的周边,生长速度比较缓慢,约 50% 为孤立性肺结节,空洞少见。

在诊断上,肺腺癌常常需要与来自其他脏器(如肠道、乳腺、甲状腺和肾脏)的转移性腺癌相鉴别。肺腺癌也常发生于原先肺有损伤的区域,即所谓的瘢痕癌。

(3)大细胞癌:一种高度恶性的上皮肿瘤,多位于肺的周边实质,占整个肺癌的 15%。大细胞癌中有 10% 左右鳞状分化,80% 左右腺样分化,而与鳞癌和腺癌难以区分。

(4)腺鳞癌:明确的腺癌和鳞癌结构混杂或分别存在于同一肿块内。

2.小细胞肺癌

小细胞肺癌常见于较为年轻的男性,是肺癌中恶性程度最高的。肿瘤早期就发生血行和淋巴转移,肿瘤浸润性强,生长速度快,多数位于大的支气管,表现为中央型肺癌,在支气管黏膜下层呈浸润性生长,引起管腔狭窄。小细胞肺癌对放、化疗敏感。

三、临床表现

除定期查体发现的肺癌者外,大多数肺癌患者在就诊时已经出现临床表现。其临床表现有肺癌原发肿瘤引起的刺激性咳嗽、持续性咳嗽、肺不张、咯血、胸闷、气促等;肿瘤在胸内蔓延可导致的胸痛、呼吸困难、声音嘶哑、上腔静脉阻塞、心包积液、胸腔积液等;肺癌远处转移导致的相应表现及非转移性肺外表现(包括内分泌异常、神经肌肉疾病、皮肤病变和全身性症状等)。

四、肺癌分期

肺癌的分期和患者的治疗方案选择、预后密切相关。无论是临床诊断还是影像学诊断,都必须把分期诊断涵盖其中，才是完整的诊断。目前普遍采用的是 1997 年国际抗癌联盟（UICC）公布的肺癌国际分期标准。肺癌国际分期标准主要适用于非小细胞肺癌。小细胞肺癌由于通常不以手术作为首选，较多采用放疗，因此，以癌症是否局限于一个放射治疗照射野，分为局限期和广泛期。

五、治疗和预后

肺癌的治疗方法和其他实体肿瘤一样，包括手术治疗、放疗、化疗，近年来还有生物靶点治疗。

（1）非小细胞肺癌的治疗：①外科治疗，对肺癌根治治疗，目前主要采用以手术为主的综合治疗。对 T_1N_0、T_2N_0 肺癌采用外科根治术，5 年生存期可达到 80％；对 T_1N_1 和 T_2N_1 期采用根治性切除并纵隔淋巴结清扫，5 年生存率为 15％～20％；T_3N_0 期肺癌的 5 年生存率为 30％～50％；如果术前已经明确是 N_2 期或 N_3 期患者，则不主张手术。②对于不能外科治疗的行化疗、放疗、分子靶向治疗等。对于局部广泛期肺癌患者，放化疗联合已经成为规范治疗方案。

（2）小细胞肺癌是一种恶性程度较高的肿瘤，绝大多数患者于确诊时已伴有淋巴结或远处转移，且无手术治疗的指征。不利的预后因素包括广泛期疾病、LDH 值升高、不良的行为状态评分、体重下降与男性性别。局限期小细胞肺癌的治疗应采用化疗联合同期胸部放射的治疗方案。广泛期疾病以全身化疗为主。即使对于老年或行为状态评分较差的患者，联合化疗仍值得推荐。治疗后肿瘤达完全缓解者应接受预防性全颅放疗，以降低颅脑转移率。

六、原发性肺癌 CT 表现

按原发性支气管肺癌的 CT 表现可分为周围型肿瘤（起自肺门以远的支气管肿瘤）和位于中央支气管树的中央型肿瘤（起自与肺门密切相关的支气管）两种。

（一）周围型肺癌

约 40％支气管肺癌起源于段以后的支气管，其大小各异，但如小于 1 cm 时，胸部 X 线检查上不易发现，而 CT 因其分辨率较高，可检出较小的病灶，并可准确评价其大小和形态。

1.大小、形态和边缘

除了某些肺泡细胞癌或发生于间质纤维化区的周围性肺癌外，一般都表现为圆形或卵圆形，是影像学上成人孤立性肺结节诊断中的难题之一。在大于 20 mm 的孤立性肺结节中，恶性肿瘤的患病率达到85％，如小于 5 mm，则恶性肿瘤的机会小于 1％，6～10 mm 的结节 24％为恶性结节，而 11～20 mm 的结节，33％为恶性结节。由于肿瘤各部分的生长速度不一，可出现分叶状边缘，在生长较慢处呈脐样切迹或凹陷，曾有学者把无钙化的孤立性肺结节的边缘形态在 CT 上分为 4 类：1 型为边缘锐利、光滑；2 型为中度光滑伴有一些分叶状；3 型为不规则起伏或轻度毛刺状；4 型为明显的不规则和毛刺状。

CT 上的结节-肺界面对良、恶性的区别也有帮助。88％～94％的原发性肺癌可见到毛刺状边缘，表现为自结节向周围放射的无分支的细短线影，近结节端略粗，以在 HRCT 上所见最好。病理上，为结节中的促结缔组织增生反应引起地向周围肺野内放射的纤维性线条。在恶性结节中它也可以是肿瘤直接向邻近支气管血管鞘内浸润或局部淋巴管扩张的结果，但它在 HRCT 上难以和由纤维性反应引起的毛刺区别，毛刺状边缘无完全的特异性，因为在慢性肺炎或肉芽肿中有时也能见到（图 11-5）。

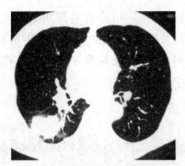

图 11-5　肺癌患者的横断面 CT 图(一)

患者男性,67 岁,右下叶腺癌。肿瘤边缘呈分叶状,有细毛刺,为 4 型边缘

2.密度

在 Zuirewich 等报道的 68 例恶性结节中,80%呈不均匀密度,CT 上表现为钙化、磨玻璃影、小泡样低密度区、空气支气管征、明显的空洞或无空洞的肿瘤坏死。

(1)钙化:在病理上,肺癌内可见钙化,钙化可由于肿瘤坏死区的营养不良或肿瘤本身的原因而致,后者可见于黏液性腺癌。但除了在肺标本上,肺癌中的钙化很少能在胸部 X 线检查上检出,而薄层 CT 在钙化的检出上较标准胸部 X 线检查敏感。据报告胸部 X 线检查在恶性结节中钙化的检出率仅 0.6%～1.3%,但在 CT 上其钙化检出率可达 13.4%,几乎为胸部 X 线检查的 10 倍。6%～10%的肺癌在 CT 上可仅用肉眼即见到其内部的钙化,在有疑问者中则可用测量结节或肿块内的衰减值,以确定其有无钙化,许多学者采用的区分钙化和非钙化的衰减值为 200 Hu。

肺癌中的钙化多数表现为结节或肿块内偏心性的针尖状或云雾状钙化。不常出现大块钙化区,钙化仅占据结节的一小部分,常在 10%以下(图 11-6)。非小细胞肺癌或小细胞肺癌都可发生钙化,钙化与细胞类型也无关,虽然小的周围型肺癌可发生针尖状钙化,但大多数发生钙化的肺癌直径都大于 5 cm。

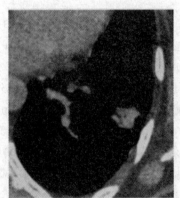

图 11-6　肺癌患者的横断面 CT 图(二)

患者男性,56 岁,鳞腺癌。CT 纵隔窗,肿瘤内可见支气管充气征、空泡征及小于 10%面积的钙化

(2)磨玻璃影成分:虽然大部分非钙化的周围型肺癌是实心的,即肿瘤表现为软组织密度,但有些可出现全部或局灶性磨玻璃影密度,前者称为非实心结节,后者为部分实心结节。在一项 233 例孤立性肺结节的研究中,19%结节内有磨玻璃影成分,其中 34%为恶性结节,而实心结节中仅 7%为恶性结节。部分实心结节中的恶性率为 63%,非实心结节中的恶性率为 18%,大于 1 cm 的部分实心结节中的恶性率很高。1996 年 Jang 正式报道 4 例有磨玻璃影的肺泡细胞癌,

在病理上磨玻璃影处为非黏蛋白性肺泡细胞癌,而在实心处为黏蛋白性肺泡细胞癌。其中 2 例正电子发射断层显像(PET)阴性,可能与肺泡细胞癌中有新陈代谢活力的肿瘤细胞较少有关。此种磨玻璃影中多伴支气管充气征,据此可和其他呈磨玻璃影病变区别。在肺泡细胞癌中磨玻璃影范围越大则生长越慢、预后越好。2001 年 Kim 报道了有磨玻璃影的 132 例肺泡细胞癌和 92 例腺癌,肺泡细胞癌的磨玻璃影范围比腺癌大(29%:8%),无淋巴结或远处转移者的磨玻璃影范围大,提示磨玻璃影范围越大预后越好(图 11-7)。

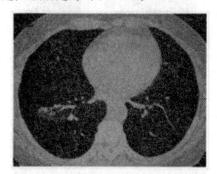

图 11-7 肺癌患者的横断面 CT 图(三)

患者女性,70 岁,右下叶结节。边缘有分叶,80% 为磨玻璃影
组成,并牵拉斜裂,手术病理为细支气管肺泡癌

(3)空泡征:空泡征表现为结节内 1～2 mm 的点状低密度透亮影。病理上,小泡样低密度区在有些病例中为小的未闭合的含气支气管,在细支气管肺泡癌中也可为伴有乳头状肿瘤结构的小含气囊样间隙。小泡样低密度区可见于 50% 的细支气管肺泡癌病例中,较其他恶性病变多见,也可偶见于良性结节中。

(4)空气支气管征:当在 CT 上见到一支气管直接进入结节或在结节内包含有支气管时称为支气管征或支气管充气征。表现为上、下层连续的长条状或分支状小透亮影。Kuriyama 曾对良、恶性结节各 20 个的 HRCT 表现进行了这方面的观察,结果发现 65% 的恶性结节内均可见通畅的支气管或细支气管,管径正常或稍扩张;而良性结节中仅 1 例(5%)有支气管征。但局限性机化性肺炎可能是一个例外,因为其中 50% 的病灶可见支气管征。在恶性结节中,则以腺癌出现支气管征的病例为多。

(5)空洞:指在结节内有较大而无管状形态的低密度透亮影,在 CT 图像上应大于 5 mm 或相应支气管的 2 倍,而且与上、下层面支气管不相连的圆形或类圆形低密度透亮影(图 11-8、图 11-9);病理上为结节内坏死液化并已排出;肿瘤性空洞多为厚壁空洞,壁不规则,可有壁结节;壁厚≤4 mm 者倾向于良性,≥15 mm 者倾向于恶性。在 HRCT 上见到有明显的空洞的结节或肿块者,几乎都是恶性的,其中腺癌要较鳞状细胞癌为多。

3.结节和胸膜的关系

位于肺周围的孤立性肺结节和邻近的胸膜之间可见所谓"胸膜尾征",它表现为从结节外缘走向胸膜的三角形或放射状线条影,也称"兔耳征"或胸膜皱缩。在病理上,是结节的一种促结缔组织反应而形成的结缔组织带牵扯胸膜向内(图 11-10);"胸膜尾征"最常见于恶性结节中。在 Zwirewich 的 85 个恶性结节中,58%(49 个)可见,而 Kuriyama 的 18 例周围型小肺癌中 78%(14 例)可见。它们绝大多数见于腺癌和细支气管肺泡癌(63.3%～78.6%)中,少数见于鳞状细胞癌和类癌中,但从未见于转移瘤中。要注意 27% 的良性结节也可见到"胸膜尾征",特别是结核和机化性炎症,这说明在 HRCT 上见到的该种征象对恶性结节来说并不是特异性的;如仅见局部胸膜增厚、粘连,也有结节和胸膜间的条状连接,但无胸膜皱缩是为胸膜反应,可为炎症纤维化或肺肿瘤对胸膜的侵犯。

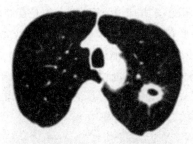

图 11-8　肺癌患者的横断面 CT 图(四)

患者男,66 岁,左上叶鳞状细胞癌。边缘呈分叶状,有较长的毛刺,内有空洞,本例还有弥漫性肺小叶型肺气肿

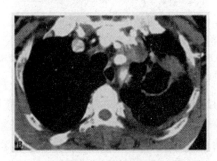

图 11-9　肺癌患者的横断面 CT 图(五)

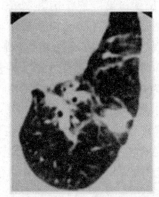

图 11-10　肺癌患者的横断面 CT 图(六)

肺窗图像,结节外缘和胸膜之间可见胸膜尾征,还有血管向肿瘤集中征

4.生长速度

大多数肺癌的体积倍增(或直径增加 26%)的时间为 1~18 个月,其中细支气管肺泡癌、黏液表皮样癌和囊腺癌生长较慢。在一项研究中,未分化癌的平均倍增时间为 4.1 个月,鳞状细胞癌为 4.2 个月,腺癌为 7.3 个月。

5.增强扫描

对无钙化的肺内孤立性结节的增强扫描研究中,注射对比剂前后结节 CT 衰减值和密度形态学上的改变对鉴别结节的良、恶性上有重要价值。

（1）增强后CT衰减值的改变：Swensen等曾报告对163例肺内孤立性结节的测量结果，111例恶性结节注射对比剂前后CT衰减值均较平扫时增加20～108 Hu,中位数为40 Hu,

而43例肉芽肿和9例良性病变仅增加4～58 Hu,中位数为12 Hu。Yamashita等报告对32例孤立性肺结节的增强结果,平扫时恶性结节和结核球的CT值均为18～20 Hu,无明显区别,而错构瘤仅在1 Hu左右。注射对比剂后恶性结节CT值增加25～56 Hu,平均为40 Hu±10 Hu,而结核球CT值增加低于12 Hu,平均为3 Hu±6 Hu。4例错构瘤中3例仅平均增加2 Hu±4 Hu,但另1例却增加71 Hu,后者根据其CT值不能与癌区别。恶性结节注射对比剂后CT值逐渐升高,根据时间-衰减曲线大部分在注射后2 min达到峰值。也有报告61%在注射后5 min达到峰值者,若以注射对比剂后CT值增强≥20 Hu为诊断恶性结节的阈值,其灵敏度为100%,特异性为76.9%,阳性预期值为90.2%,阴性预期值为100%,正确性为92.6%。这种阈值在肉芽肿疾病发生率较高的地区中更有价值。但在Swensen的资料中,也有9%（15例）的结节（6例恶性,9例良性）增强为20 Hu±5 Hu范围内,因此,增强在20 Hu左右的病例其诊断可靠性减少,故他们认为若增强为16～24 Hu时仍应视为不定性结节。若≥25 Hu时则可诊断为恶性结节,此时应进一步做经皮针吸活检,经支气管镜活检,直至开胸探查等有创性检查。若增加仅≤15 Hu则可在临床密切观察下做定期X线复查。

从增强后的时间-密度曲线研究中可知:恶性结节的曲线上升速率较快,达到峰值后曲线维持在较高值;炎性结节的曲线上升更快,峰值更高,但达峰值后下降较快;良性结节的曲线低平或无升高。目前,多数学者认为增强≤20 Hu者高度提示良性,20～60 Hu提示恶性,>60 Hu以炎症结节可能大。

（2）增强后的密度形态学改变：根据注射后肉眼观察到的密度改变,Yamashita等把孤立性肺结节分为4型:中央增强型,增强位于占结节60%的中央部;周围增强型;完全增强型,结节的周围及中央部均见增强;包囊增强型,仅周围部的最外围增强,此型结节常在注射后早期表现无增强,而在延迟扫描中出现包囊增强。完全增强型多提示为肺癌,周围增强型和包囊增强型见于结核球及大的错构瘤,该两型在CT值的测量中常呈无或仅轻度增强,因为测量时多取结节中央部之故。肺癌有大面积坏死时也可呈周围增强型,此时其CT值增强可小于20 Hu。因此,直径大于3 cm的结节做增强扫描时可出现不规则增强的形态学表现（图11-11）。

（二）中央型肺癌

中央型肺癌最常见的CT表现为病变侧伴支气管管腔变窄或阻塞的肺门部软组织肿块和肿块远侧的肺不张和实变。

1.肺门部肿块

肺门部肿块是中央型肺癌的直接征象,肿块可来自肿瘤本身、因转移而肿大的肺门淋巴结和肿瘤周围的实变或炎症。肿块的边缘不规则,与纵隔之间分界不清,如肺门部肿块的边缘分叶状愈明显,则愈可能有肿大的淋巴结。肿块的密度一般较均匀,呈软组织密度（图11-12）。

早期病例在肿块内或其内侧的支气管管壁内缘呈不规则的高低不平,以后管壁增厚,发生不同程度的管腔狭窄,但导致管腔完全阻塞者不多。此时,多可见管壁周围有肿块形成。

中央型肺癌可直接侵犯纵隔胸膜及各种纵隔器官和组织,如心脏、大血管、气管、食管和脊柱。如仅见到上述器官的轮廓线中断,只能假定上述器官有侵犯,而仅有的较可靠的纵隔侵犯的诊断征象是由于肿瘤蔓延而致的纵隔脂肪线的消失。胸膜或心包积液并不是胸膜浸润的可靠征象,而完整的纵隔边缘也不足以除外早期的肿瘤浸润。CT 和手术对比的结果显示,在 CT 上肿瘤和纵隔面的接触未超过 3 cm 时常仍可切除,但这常需用薄层 CT 来证实。

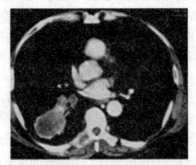

图 11-11　肺癌患者的横断面增强 CT 图(一)

患者男,62 岁,右下叶鳞癌。增强 CT 见肿瘤呈周围强化

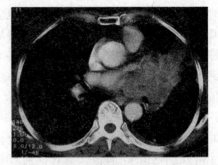

图 11-12　肺癌患者的横断面增强 CT 图(二)

2.肿块远侧的肺不张和实变

支气管狭窄、闭塞后将发生一系列继发性改变,如阻塞性肺气肿、阻塞性肺炎、阻塞性肺不张和支气管扩张等,它们并无特征性,是中央型肺癌的间接表现。

大支气管阻塞可导致肺不张和支气管和/或肺内分泌物的潴留,由于鳞状细胞癌较常见,并且起源于中央气道者也较多,因此是最容易发生肺不张和实变的肺癌类型。由于存在侧支通气,这种阻塞后的改变可以是完全的或不完全的,它们都在 CT 上形成致密影,呈斑片状或均匀性密度增高,常伴有肺容积缩小(图 11-12)。虽然支气管充气征在胸部 X 线检查上不易见到,但在 CT 上的检出比胸部 X 线检查多,特别是在治疗后,肿瘤有缩小时。在肿瘤远侧的气道可因黏液潴留而扩张,CT 上表现为致密的不张区内出现分支状、结节状的低密度结构,为支气管充液征,在增强扫描后更明显。

当中央型肺癌合并阻塞性肺不张或实变时,要明确肿瘤的大小有困难,在 CT 平扫时,肿瘤和非肿瘤的肺不张或实变的密度相似,要区别两者是困难的,而在初次诊断时了解肿瘤的位置和大小对肿瘤的处理又是很重要的。快速系列增强扫描有帮助,但要注意扫描的速度和时间,在肺动脉期扫描时肿瘤的强化程度小,而远端的肺不张则呈明显的均匀强化,从而可区分两者。

(三)肺门纵隔淋巴结转移

无论是中央性还是周围性肺癌在发展过程中会发生肺门和/或纵隔淋巴结转移而致的淋巴结肿大。在初次诊断肺癌时,常已有肺门或纵隔淋巴结转移,特别在腺癌和小细胞癌中。肿瘤直径大于 3 cm(T_2)时淋巴结转移的发生率要比较小的肿瘤为多,原发肿瘤的位置越靠中央淋巴结受侵的机会也越多。淋巴结的转移常有一定的顺序,首先到同侧的段、叶间或叶淋巴结(N_1),以后到达同侧纵隔淋巴结(N_2);但 33% 病例可见转移到纵隔淋巴结,而无肺门淋巴结转移,跳跃转移到对侧纵隔淋巴结(N_3)者也不少见。

当肺癌尚局限于胸部时,有无纵隔淋巴结转移是决定大部分患者最后结果的最重要的指征。如对侧纵隔淋巴结被累及(N_3),已不能手术;在有症状的同侧纵隔淋巴结被侵犯时(N_2),手术也可能是不合适的;在手术中发现有 N_2 淋巴结的预后要比术前 CT 或纵隔镜已发现有 N_2 者为佳,其 5 年生存率可达 30%。

七、转移性肺癌 CT 表现

直径大于 6mm 的血源性肺转移瘤可在胸部 X 线检查上发现,但 CT 的灵敏度更高,CT 可显示直径大于 2 mm 的胸膜下转移瘤,而在中央肺部则需要直径大于 4 mm 时才能检出。

(一)多发性血源性肺转移瘤

在一个有已知肿瘤病例中,CT 见到多发性软组织密度的肺结节时常表明为肺转移瘤。结节的大小不一,自几毫米至几厘米,位于肺周围部者较多。边缘多清楚、光滑(图 11-13),少数来自腺癌的转移瘤可表现为边缘不规则或边缘模糊。在一篇报告中,30％～75％的转移瘤可见肺血管直接进入转移瘤内,但在 CT 与病理的对照研究中,其检出率小于 20％,薄层 CT 在该征象的检出上较可靠。约 5％的肺转移瘤发生空洞,常见于来自宫颈癌、结肠癌和头颈部癌(图 11-14)。空洞和转移瘤的大小无关,可能和原发肿瘤的病理过程有关,如鳞状细胞癌中的角蛋白液化和腺癌中的黏蛋白/类黏蛋白变性。来自头颈部鳞癌的空洞性转移瘤可很小,壁很薄,可同时有实心结节。钙化见于成骨肉瘤和软骨肉瘤的病例中,偶见来自产生黏液的肿瘤,如结肠或乳腺癌。

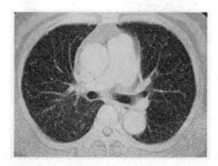

图 11-13　肺癌患者的横断面 CT 图(七)

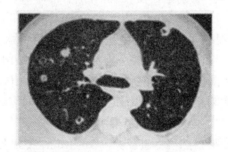

图 11-14　直肠癌肺转移患者的横断面 CT 图

患者男,70 岁,直肠癌患者的胸部 CT,见两肺血源性转移瘤,大小不一,有空洞,也有实心结节

(二)孤立性肺转移瘤

在一项有胸外恶性肿瘤一年后肺内出现孤立性结节的报告中,63％为原发瘤,25％为转移瘤。65％鳞癌者、50％腺癌者的孤立性肺结节为原发瘤,而肉瘤者则几乎都为转移瘤。Quint 等报告在原发为头颈、膀胱、乳腺、宫颈、胆管、食管、卵巢、前列腺或胃等癌中的孤立性肺结节多为原发瘤(转移:原发＝25～26:3～8);在原发为涎腺、肾上腺、结肠、腮腺、肾、甲状腺、胸腺、子宫等癌中两者概率相似(转移:原发＝13:16);而原发为黑色素瘤、肉瘤、睾丸癌者中则多为转移瘤(转移:原发＝23:9)。

孤立性肺转移瘤的 CT 表现和良性结节十分相似,多数为直径小于 2 cm、边缘光滑的圆形结节,有时可呈卵圆形。60％位于胸膜下,25％位于肺周围部,2/3 位于两侧下叶。有时可见到结节-血管征,即在转移性结节和相邻动脉分支之间有相连(图 11-15)。另一个有助于与良性结节区别的征象是转移性结节远侧的低密度区,这可能是由于转移瘤阻塞了肺血管造成了其远侧血流灌注不良,良性结节中无此征象。少数孤立性转移瘤的边缘有分叶和毛刺,多来自腺癌的转移,和原发性肺腺癌不易区别。

八、鉴别诊断

原发性肺癌的 CT 表现,特别是其中的周围性肺癌要和许多肺内孤立性肺结节鉴别,纵隔内的转移性淋巴结肿大要和各种肺门和/或纵隔淋巴结肿大的病变相鉴别。

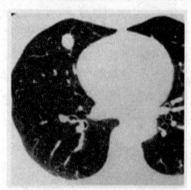

图 11-15　结肠癌肺转移患者的横断面 CT

患者男,60 岁,结肠癌病例肺内边缘光滑的孤立性转移瘤,病理证实,在 HRCT 上,可见血管进入结节内

(一)孤立性肺结节的鉴别

1.结核球

约 60％的孤立性肺结节是肉芽肿,可发生于任何年龄组的病例中。据统计,在年龄小于 35 岁的患者的孤立性肺结节中 90％为肉芽肿。肉芽肿多由结核、组织胞浆菌病及球孢子菌病所致,在中国大多数的肉芽肿为结核性。直径≥2.0 cm 的类圆形纤维干酪灶称为结核球,≤2.0 cm 者称为结核结节。结核球的内容物多为凝固状的干酪坏死,有时有钙化,周围有厚约为 1 mm 的纤维包膜。

结核球或结核结节在 CT 平扫上显示直径为 0.5～4 cm,或更大些的圆形或卵圆形病变,大多位于上叶,右侧多于左侧。典型的结核球边缘光滑、锐利(图 11-16),但少数也可模糊,甚至呈分叶状,90％的病例其周围可见到卫星灶,发生空洞者也不少见,空洞多呈偏心性、裂隙状或新月状。结核的重要特征是经常发生钙化,各种良性钙化形态如弥漫性、靶心性、点状、爆米花状及层状等,均可见于结核球中,尤其层状或全部钙化几乎是结核球的特征性表现,经常伴有肺门淋巴结钙化。

此外,多数的结核球有胸膜粘连带,也是本病在 CT 上的另一重要特征。结核球在 CT 上可保持几个月或几年不变,偶有进行性增大者。通常,病变越大,其活动性可能越大。在增强扫描时结核球 CT 值增加常低于 12 Hu,平均为 3 Hu±6 Hu。结核球在增强扫描后的形态学表现上也有较特征性的表现,Murayama 等曾对 12 例经手术切除的无钙化结核球进行了 CT 增强类型的观察,发现 7 例(58％)呈环状边缘增强,其中 2 例为不完全的环状增强;2 例(17％)于结节中央部可见弧线状增强;其余 3 例(25％)为无特异性的增强,其中 2 例呈部分增强,1 例为均匀增强。

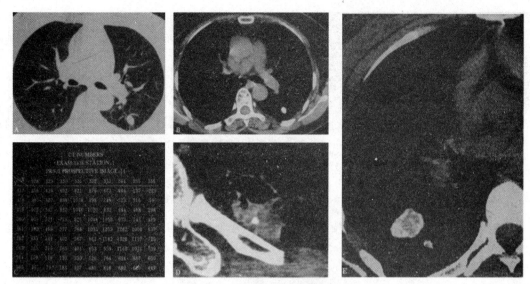

图 11-16　结核球患者的横断面 CT

A.左下叶背段结核球,CT 肺窗示病灶呈结节状,边缘较光滑;B.纵隔窗,结节呈弥漫性全钙化;C.为上述病灶的像素 CT 值分析,多在 300 Hu 以上;D.左下叶结核球,CT 平扫纵隔窗示病灶边缘不规则,内部见靶心钙化;E.右下叶结核球,CT 平扫纵隔窗见病灶边缘呈环状钙化,周围有小的钙化卫星灶

结核球主要和周围型肺癌鉴别。周围型肺癌的形态不规则,边缘毛糙,有分叶,而且多为深分叶,并可见毛刺,可有空泡征和支气管充气征,但钙化少见;而结核球边缘多光整,空洞多呈偏心性,钙化常见,周围多有卫星灶等可资鉴别,如有困难可做增强扫描,结核球多无强化或呈边缘强化,而肺癌多为均匀或不均匀强化,强化幅度多在 20 Hu 以上。

2.错构瘤

错构瘤是最常见的肺部良性肿瘤,占手术切除的肺结节病例中的 6％～8％,仅次于肺癌和肉芽肿病(结核球)。起源于支气管的未分化间质细胞,由间质和上皮组织混合组成,有不同程度钙化和骨化的软骨、脂肪或黏液瘤样结缔组织。

CT 表现为肺内结节或肿块,呈圆形或类圆形,77％的直径在 3 cm 以下,但也可达到 10 cm 以上,边缘光滑,可有分叶,密度均匀,内部可有钙化或代表脂肪的低密度区。CT 诊断标准:①结节直径小于2.5 cm;②边缘光滑;③结节内含有 CT 值在−40～−140 Hu 的局灶性脂肪区,或有与脂肪共存的 CT 值大于 170 Hu 的钙化(图 11-17)。有时分叶较深,可误诊为肺癌,但后者除有分叶外,常有细短毛刺和棘状突起,胸膜凹陷,结节内有时有支气管充气征或空泡,有利于鉴别诊断。

3.炎性假瘤

本病的细胞成分多样,病程长短不一,临床上有多种不同的命名,但本质上并不是真正的肿瘤,而是一种非特异性的慢性炎症性增生,其病理基础是肺实质炎性增生性瘤样肿块,属于不吸收或延迟吸收的肺炎。

在 CT 表现上具有良性病变的征象,但无特征性。大多呈圆形或类圆形的结节或肿块,直径为 2～6 cm,多为 3 cm 以内,但少数可达 10 cm 以上,多位于肺周围部或紧贴胸膜,并可与其发生粘连,边缘较清楚或毛糙,分叶少见,邻近胸膜常有尖角样胸膜反应。密度较均匀,偶有钙化,少数病例可出现洞壁光滑的空洞或支气管充气征。平扫时 CT 值略高,增强时呈不均匀的明显增强,部分病例不强化或仅有边缘强化。纵隔内多无淋巴结肿大,此点有助于良性病变的诊断。

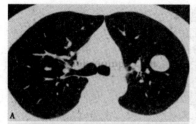 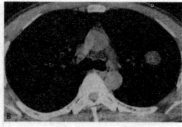 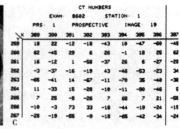

图 11-17　错构瘤患者的横断面 CT

患者男,45 岁,无症状。图 A 为左肺上叶直径 2 cm 结节,边缘光滑;图 B 为纵隔窗,

见结节密度均匀,取小区域为兴趣区,测量其内部像素的 CT 值;图 C:兴趣区内有

15 个像素的 CT 值在-40～-140 Hu 之间,提示有脂肪存在,手术证实为错构瘤

随访中肿瘤可长期无变化或缓慢增大,如边缘出现分叶、毛刺等征象时要想到恶变的可能。

4.局限性机化性肺炎

本病为不吸收或延迟吸收的肺炎,占全部肺炎的 5%～10%。病理上可见肺泡和呼吸细支气管内的炎性渗出物机化,并有炎性细胞浸润,是不可逆的病变。

根据 Kokno 的经验,本病变位于肺周围部,39% 和胸膜相接,44% 直径小于 2 cm,大部分(72%)呈卵圆形、梭形或梯形,呈圆形者仅 28%,94% 边缘清楚而不规则,50% 病例可见胸膜尾征和空气支气管征,56% 病灶周围有卫星灶,在随访中 3/4 病例病灶有缩小、密度减低或消失(图 11-18)。

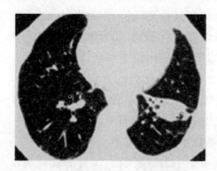

图 11-18　机化性肺炎患者的横断面 CT

患者男,45 岁,左肺下叶内前基底段,斜裂下梭形结节,内有大小不

等的低密度影,并可见胸膜尾征。手术证实为机化性肺炎

本病病灶边缘不规则,病灶内有空气支气管征等常难以与肺癌鉴别,但本病位于肺周围部胸膜下,呈卵圆形、梭形或梯形的形态,病灶周围有卫星灶等特征有助于本病的诊断,如不能肯定,应及早进行肺活检,必要时,可在较短间隔期(3～4 周)后复查,观察病灶有无缩小。

5.真菌病

多种真菌可在肺部形成病灶,其中较常见的有曲霉菌、毛霉菌、白念珠菌、隐球菌和组织胞浆菌等。它们大多是继发在全身性疾病、机体免疫力下降的基础上,导致肺部真菌病的发生。

各种肺部真菌感染在 CT 上多无特征性表现,不能加以区分,也难以和其他病因所致的肺炎、结核、肿瘤或脓肿相鉴别。常见的 CT 表现有呈累及多个肺段或肺叶的炎症性改变,边缘模糊,内可有空洞形成;肺内单个或多个结节也不少见,大小不一,多位于肺的中外带,边缘多较模糊,有的结节边缘围绕以磨玻璃影,出现所谓"晕征",是病变累及小肺动脉导致出血性梗死的结果;当多个结节增大融合时可形成肿块,其边缘可呈分叶状,有的周围也有"晕征",肿块内部密度均匀或不均匀,有坏死液化时出现空洞,一般空洞内壁较光滑,厚薄不一。真菌感染还可引起肺门和/或纵隔淋巴结肿大、胸腔积液、胸膜增厚,甚至肋骨破坏等。

孤立性真菌感染所致的结节或肿块须与周围型肺癌、结核球、炎性假瘤等鉴别。周围型肺癌多有分叶或毛刺的边缘,一般周围无"晕征",有胸膜尾征等,较易鉴别。结核球的边缘清晰,较光滑,周围有卫星灶,内部密度较高,多有钙化等也常可与之鉴别。

(二)肺门和/或纵隔淋巴结肿大的鉴别

许多其他疾病,包括肺癌以外的肿瘤、感染、结节病和反应性增生等都可引起纵隔和肺门淋巴结肿大,需要和肺癌转移所致的肿大淋巴结鉴别。在肿瘤中包括恶性淋巴瘤、转移瘤、白血病等。转移瘤常来自支气管、食管和乳腺,如原发肿瘤位于胸外时,则多来自肾、睾丸和头颈部。感染中最常见者为结核和真菌,后者常见者为组织胞浆菌病和球孢子菌病;结节病是又一种经常引起淋巴结肿大的原因。淋巴结肿大还可见于其他各种疾病:硅沉着病、肺尘埃沉着症、石棉沉着病、巨大淋巴结增生症、淀粉样变、慢性肺铍沉积症、坏死性肉芽肿性血管炎、多发性骨髓瘤、组织细胞增生症、严重的肺静脉压力增高和药物引起的淋巴结病等。反应性过度增生是淋巴结对肺感染、细胞碎屑和异物反应性改变,是一种急或慢性、非特异性的炎症过程,产生了淋巴结的炎症和过度增生。它们见于肺感染、支气管扩张和各种急、慢性间质性肺病等的淋巴引流区。

1.淋巴瘤

恶性淋巴瘤是淋巴过度增生病中的一部分,现在一般把恶性淋巴瘤分为霍奇金淋巴瘤(HD)和非霍奇金淋巴瘤(NHL)两种,它们在临床、病理和预后上均有所不同,在 HD 中可见到 Reed-Sternberg 细胞,而 NHL 中没有,而且恶性程度较 HD 高,预后差。每种又根据组织学改变分为几个型,它们都可累及胸部。

上纵隔淋巴结肿大是 HD 的标志,最易累及上纵隔和气管旁淋巴结链,不累及肺门淋巴结者也很少见,其他区的淋巴结——隆突下、膈上、食管旁和乳内等区的发生率依次下降。在治疗前淋巴结很少钙化,在治疗后则可发生钙化。

广泛的纵隔淋巴结肿大可造成上腔静脉阻塞,对食管或气管的压迫。病变还可累及肺部及胸膜,但检出率要较淋巴结者为少。NHL 的临床表现和病理特征都较 HD 复杂。病变在全身较为广泛,仅 40% 累及胸部,在全部 NHL 中 10% 仅累及纵隔。

在病理上一般先根据病变的大体表现分为低、中、高三个等级,然后再分为 10 类,一般 NHL 在发现时要较 HD 为严重,但它不像 HD 那样,解剖部位的分期并不重要,而是其病理组织学改变和肿瘤的大小更重要。

在 CT 表现上,虽然两种淋巴瘤在全身分布可不一样,但在胸内淋巴结的表现是相似的。典型表现为两侧但不一定是对称的肺门淋巴结肿大,一侧肺门淋巴结肿大者非常少见。纵隔中气管旁淋巴结和隆突下淋巴结受累者至少和气管支气管淋巴结一样多或还要多,累及前纵隔和胸骨后淋巴结者也不少,当它们很大时,甚至可直接破坏胸骨,当肺部有病变时都有纵隔淋巴结肿大。但在 NHL 的组织细胞亚型可仅有肺部改变而无淋巴结肿大。在淋巴瘤中增大的淋巴结可呈散在状或融合成块,边缘清楚或模糊,大多数病例中增大的淋巴结在增强扫描中有增强,大部分为轻度或中度增强,小部分可增强达 50 Hu 以上,后者多为霍奇金淋巴瘤,但也有不增强者。

20% 病例的淋巴结内有低密度囊状坏死区,在治疗后淋巴结有缩小时,囊状坏死区可继续存在。治疗前淋巴结内有钙化者很少见,在经化疗或放疗后淋巴结内可发生钙化,呈不规则、蛋壳状或弥漫性。

在与肺癌转移而致的肺门和/或纵隔淋巴结肿大的鉴别上肿大淋巴结的位置很重要,肺癌转移而致的肿大淋巴结的分布位置多沿原发肺癌的淋巴转移的途径发生,常有肺门淋巴结肿大,至晚期才有对侧纵隔或肺门淋巴结肿大,而此时肺内的原发病灶多已较明显;而淋巴瘤者肺内可无原发病灶,其肿大的淋巴结多为两侧对称,好融合成片,淋巴结之间的界线消失,不易分出该组中的每个淋巴结,增强扫描时为中度增强,较肺癌所致者为低,这些均有助于鉴别。

2.结节病

结节病也是一种常引起肺门和纵隔淋巴结肿大的全身疾病,淋巴结肿大是结节病最常见的胸部表现,发生于 75%～80% 的患者中。

两侧对称的肺门淋巴结肿大伴有气管旁淋巴结肿大是结节病的典型表现,右侧气管旁淋巴结比左侧者发生率高。病变淋巴结的大小各异,肿大的肺门淋巴结的边缘清楚,常呈分叶状。两侧对称分布是结节病的又一大特点(图 11-19),因为在其他淋巴结肿大的病变,如结核、淋巴瘤和转移瘤中很少是两侧对称的。纵隔内的肿大淋巴结常多区同时发生,可累及前、中和后纵隔等各区淋巴结,在 CT 上 25%～66% 累及前纵隔,但都伴有其他区的淋巴结肿大,如仅为前纵隔淋巴结肿大,强烈提示为结节病以外的疾病,特别是淋巴瘤;结节病的淋巴结可发生钙化,在 CT 上的检出率为 44%～53%,钙化仅发生在有病变的淋巴结内,是纤维组织营养不良的表现,而与高钙血症或合并结核无关。钙化可发生于任何区的淋巴结中,但以肺门和气管旁为多见。钙化的形态也无特异性,但有的表现为蛋壳状钙化较有特异性,因为它仅见于结节病和硅沉着病中,偶见于结核中。在增强扫描中淋巴结多为中度的弥漫性增强,很少有呈环状强化者。

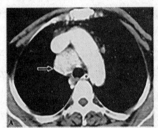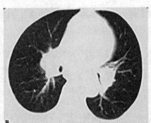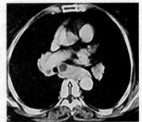

图 11-19　结节病横断面 CT

患者女,53 岁,结节病。增强 CT 纵隔窗见右气管旁(4R 区)淋巴结肿大(图 A 箭头),增强后呈弥漫性强化,CT 值较高,达 80 Hu。图 B 为图 A 的向下层面,见两侧叶间区(11 区)淋巴结肿大,气管旁+两侧肺门淋巴结增大是结节病的典型表现。图 C 为图 B 的增强 CT 纵隔窗,除 11 区淋巴结肿大外,还可见隆突下(7 区)淋巴结肿大,并有囊变(箭头)

在与肺癌转移而致淋巴结肿大的鉴别上,淋巴结的位置仍很重要,虽然有些结节病病例肺内可见到大小不等的结节或肿块,但其肿大淋巴结的位置和肺内病变无肯定的关系;结节病中的肿大淋巴结虽然也可以长得很大,但常仍可见到各个淋巴结的边缘,肿大淋巴结可发生钙化,增强扫描时多为中、高度增强,较肺癌转移者稍高;而肺癌转移所致的淋巴结肿大可发生融合,并很少发生钙化;大多数结节病患者在第一次检查时淋巴结已达最大的大小,在以后的 3～6 个月内减小,2/3 在 1 年后不再可见,仅 6% 在 2 年后仍可见但也有减小,淋巴结逐渐缩小,这也有助于和纵隔淋巴瘤或转移瘤鉴别。

3.纵隔淋巴结结核和真菌感染

纵隔和/或淋巴结结核多见于儿童的原发性结核中,近年来随着抗结核药物的滥用和艾滋病的流行,成人中继发结核性纵隔淋巴结炎也不少见,以中老年人和免疫损害者为多见。患者多无症状或有因肿大的淋巴结压迫邻近纵隔组织而引起相应的症状。

在 CT 上,几乎各区的淋巴结都可以被累及,但 60%左右位于右气管旁上区(2R 区),20%左右位于右气管旁下区(4R 区)和主-肺动脉窗区(5 区)内。淋巴结的大小对判断病变的活动性上有一定意义,Moon 等认为活动性者和非活动性者的平均长径分别为 2.8 cm 和 2.1 cm。平扫时淋巴结的密度对诊断也有重要意义,有学者认为直径大于 2 cm 的淋巴结在平扫上呈中央相对低密度区时表明病变为干酪坏死期。增强 CT 扫描对本病的诊断和鉴别诊断有决定性意义。在增强时,85%~100%的活动性者的淋巴结呈明显环形强化(CT 值 101~157 Hu),而中央区密度较低(CT 值 40~50 Hu),当有液化时 CT 值将更低,有的淋巴结的边缘较模糊也提示病变有淋巴结外蔓延。上述表现经抗结核治疗后有明显好转或完全消失,证实为活动性病变。非活动性者则在增强扫描时呈均匀状,而无边缘环状强化、中央低密度的表现。

本病虽然肺内常无实质性活动病变,但 67%可见肺内有陈旧性结核病变。

在纵隔淋巴结结核与肺癌转移而致的淋巴结肿大的鉴别上,平扫时淋巴结中央低密度和增强扫描时典型的边缘环形增强有重要意义。特别是边缘环形增强在肺癌转移而致者中不多见,但 CT 并不是经常都能区别它们。MRI 可能有用,如肿大淋巴结在 MRI 的 T_1 和 T_2 权重像上都呈低信号强度而考虑为炎性肿块时,必须考虑纵隔淋巴结结核的可能。

真菌感染中常见者为组织胞浆菌病和球孢子菌病,它们在我国较少见,当组织胞浆菌病累及肺和/或纵隔及胸外组织时,常见纵隔淋巴结肿大,表现为伴或不伴有肺部改变的一侧或两侧肺门淋巴结、纵隔淋巴结或肺内淋巴结肿大。肺部改变可表现为局灶性肺炎、一个或多个结节,可出现空洞或钙化,在无肺部改变的本病中,诊断需结合流行病学、临床材料和实验室资料。

4.肺癌以外的其他胸部恶性肿瘤的纵隔淋巴结转移

(1)食管癌:食管淋巴管构成围绕食管的不间断的致密的黏膜下丛,上 2/3 食管淋巴管向头侧引流,下 1/3 的淋巴管向下引流至腹部,也可在多水平上直接和邻近的胸导管交通,作为这种广泛引流系统的结果,常发生跳跃性转移,在远处发生淋巴结转移,而不累及中间的淋巴结。上中部食管的播散常累及气管旁淋巴结,下部食管癌转移的最常见淋巴结为胃小弯和胃左动脉淋巴结(胃肝韧带淋巴结)。

食管癌因纵隔淋巴结转移而出现肿大时,其肿大程度可能较因肺癌而转移者为小,Schroder 对 1 196 个因食管癌而切除的淋巴结的研究中表明,129 个(10.8%)为恶性,其大小和转移无明显相关。无转移淋巴结平均直径为 5 mm,转移淋巴结平均直径为 6.7 mm,仅 12%转移淋巴结直径大于10 mm。但 Dhar 报告直径小于 10 mm 的转移淋巴结的预后要较大于 10 mm 者为好。由于食管癌病例发现有纵隔淋巴结肿大时,其进食困难的症状多已较明显,在临床上和肺癌淋巴结转移的区别一般不困难。

(2)恶性胸膜间皮瘤:恶性胸膜间皮瘤起自脏层和膈肌胸膜,其自然的播散是通过脏层胸膜到肺,局部扩张到胸壁和膈肌。上中部前胸膜淋巴引流到内乳淋巴结,下部胸膜淋巴引流到膈肌周围淋巴结。后胸膜淋巴引流到胸膜外淋巴结,后者位于脊柱旁邻近肋骨头的胸膜外脂肪内。膈肌胸膜有丰富的淋巴管网络,沟通胸腔和腹腔。膈肌的前部和侧方淋巴管引流入内乳和前纵隔淋巴结,后部膈肌淋巴管引流到主动脉旁和后纵隔淋巴结。后纵隔淋巴管再向上引流和中纵隔淋巴管交通,也可向下引流到胃肝韧带和腹腔动脉淋巴管。

恶性胸膜间皮瘤的纵隔淋巴结转移可表现为累及一侧肺门或支气管肺淋巴结,也可累及隆突下和同侧纵隔淋巴结,严重时累及对侧纵隔或内乳淋巴结。此时胸膜间皮瘤的结节或肿块多已十分明显(图 11-20)。

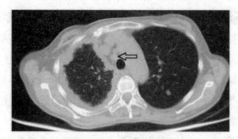

图 11-20　胸膜间皮瘤

患者女,58 岁,胸膜间皮瘤。右侧胸膜呈典型的环状增厚,表面高低不平。纵隔内可见右下气管区(4R 区)淋巴结肿大(箭头)

5.肺尘埃沉着症

在长期吸入生产性粉尘的工人中也会发生肺门和纵隔淋巴结的变化,表现为淋巴结的肿大和/或钙化(图 11-21)。有学者报告的 100 例煤工肺尘埃沉着病的 CT 检查中,83％淋巴结有肿大,88％有淋巴结钙化。在有大块纤维化的Ⅲ期肺尘埃沉着病患者中的肿大淋巴结检出率较无大块纤维化的Ⅰ、Ⅱ期肺尘埃沉着病明显增多。此时,要和肺癌所致者鉴别,除肺尘埃沉着病的大块纤维化的 CT 表现和肺癌有不同外,肺尘埃沉着病中的肿大淋巴结较小,以直径在 1.5 cm 以下者为多,而且钙化的发生率高,有助于鉴别。

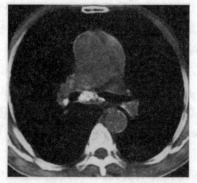

图 11-21　肺尘埃沉着病患者横断面 CT

隆突下(7 区)淋巴结肿大,并有大量钙化

6.巨大淋巴结增生症

本病原因不明,在青年人(平均 33 岁)中多见。它也可为多灶性累及胸内、外淋巴结,以在纵隔内最多见。

在组织学上,它分为两型:透明血管型(90％)和浆细胞型。前者的 CT 表现为纵隔或肺门部有一侧或两侧软组织密度肿块,边缘清楚,可有分叶,有时可巨大,并发生钙化,肿块可延伸至颈部或腹膜后。平扫时的 CT 值为 43～55 Hu,平均 47 Hu,在增强扫描时肿块有非常明显的增强,CT 值可达125 Hu,平均 90 Hu,在动态扫描中可见从周边到中央的逐渐强化,这有助于鉴别诊断。鉴别诊断中要包括各种在增强扫描中有强化的病变,如结节病、结核病、血管成免疫性淋巴结病和血管性转移瘤,特别是来自肾细胞癌、甲状腺乳头状癌和小细胞肺癌者。

(曲德杰)

第六节 胸壁疾病的 CT 诊断

胸壁由皮肤、浅筋膜、深筋膜、胸上肢肌、胸廓、肋间组织及胸内筋膜等共同构成,因此胸壁主要包含皮肤、脂肪、肌肉、血管、神经等软组织及肋骨、胸骨的骨性结构。胸壁疾病包括畸形、外伤、感染、肿瘤及术后改变等。

一、畸形

胸壁畸形主要由胸廓的骨性结构畸形所致,如鸡胸、桶状胸及胸廓不对称等,其病因可为先天性,亦可为后天各种原因所致,一般轻度的胸廓畸形对人体的生理功能影响不大,但严重胸廓畸形可不同程度影响心、肺功能。以下简略介绍与临床相关的畸形。

(一)鸡胸和漏斗胸

1.病因及病理

造成鸡胸、漏斗胸这两种畸形原因:先天发育异常、营养不良及继发于胸腔内的疾病。严重的鸡胸、漏斗胸可引起心、肺受到不同程度的压迫,引起心脏移位,影响肺通气功能,还易发生呼吸道感染等病症。

2.CT 表现

鸡胸在 CT 上表现胸骨前突,可合并相连接的前肋呈反弓形,胸前壁呈楔状凸起,胸廓的前后径比左右径还长,状如禽类胸廓。漏斗胸在 CT 上表现为胸骨凹陷畸形,相连接的肋骨弓形程度增大,状如漏斗。

(二)桶状胸和扁平胸

1.病因

桶状胸可由慢性支气管炎、哮喘等疾病形成的肺气肿所致,扁平胸可因先天发育形成,也可为慢性消耗性疾病所致,如肺结核等。

2.CT 表现

桶状胸表现为胸廓的前后径增长,有时超过左右径,以中下前肋为主的肋间隙加宽,整个胸廓呈圆桶形(图 11-22)。扁平胸表现为胸部的前后径不到左右径的一半,呈扁平状,且颈部细长、锁骨突出。

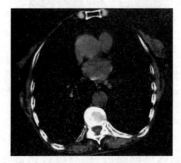

图 11-22 桶状胸

前后径明显增大,前后径大于左右径,胸似桶状

胸廓畸形常伴有其他疾病,因此在通过 CT 发现胸廓畸形的同时,还应密切注意肺、心脏等部位表现。另外,胸廓为肋骨、胸骨和胸椎之间的连接共同构成的统一体,当其中某一骨性结构畸形时,常伴有其他骨性结构改变,因此,观察 CT 表现时,需结合 X 线平片进行全面观察。

二、外伤

胸部损伤根据是否穿破胸膜分为闭合性和开放性两类,而表现在胸壁损伤主要为骨性结构和软组织损伤,如肋骨、胸骨骨折及软组织血肿等。临床上无论是闭合性损伤还是开放性损伤,胸腔内、纵隔内脏器受损及合并腹部脏器损伤形成胸腹联合伤时都是临床急症。因此 CT 观察胸壁外伤的同时必须注意肺内、纵隔及腹腔等变化,如皮下积气、胸腔积液、气胸、间质性肺气肿、心包积液、腹内游离气体等征象。CT 还可有发现因外伤残留在胸壁的异物,并且可有观察到异物是否损伤纵隔内重要脏器(图 11-23)。另外,应用 CT,特别是螺旋 CT 的重建技术对诊断胸骨骨折、细微的肋骨骨折及肋软骨骨折较 X 线平片有明显优势(图 11-24)。

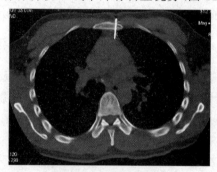

图 11-23　胸壁异物

高密度条形异物穿过胸骨,进入前纵隔,紧贴升主动脉

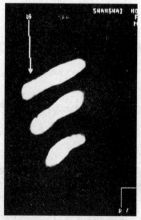

图 11-24　肋骨外伤

CT 矢状面重建可有清楚地看到肋骨的骨折线

三、感染

胸壁感染包括非特异性感染和特异性感染,特异性感染包含结核、真菌感染,非特异性感染为一般统称的化脓性感染。

(一)胸壁结核

胸壁结核是胸壁常见疾病,根据中华医学分会结核病学会最新分类法,胸壁结核归类于肺外结核。

1.病因

胸壁结核原发少见,主要继发于肺、胸膜及纵隔淋巴结等结核,但胸壁结核并非和肺、胸膜及纵隔淋巴结结核呈同步性,有相当一部分胸壁结核患者其肺内病灶已吸收或趋于吸收。其主要感染途径如下。

(1)淋巴道播散:为最常见的感染途径,结核菌由肺、胸膜及纵隔淋巴结等原发灶经淋巴道感染胸壁组织,以胸骨旁、肋间为主的淋巴丰富区最易累及。早期病变局限于胸壁淋巴结,以后可蔓延侵犯周围软组织、骨质。

(2)血行播散:体内原发病灶的结核菌播散至胸壁上血供丰富的胸骨、肋骨骨松质内,导致结核性骨髓炎,而后引起骨质破坏,病灶破溃侵入软组织。

(3)直接侵犯:肺、纵隔结核病灶穿破胸膜后直接侵犯胸壁,或是结核性脓胸破溃,病灶累及胸壁,此种形式常有肺、纵隔、胸腔结核病灶与胸壁病灶的相互连接。

2.病理

胸内结核以淋巴、血行播散和直接侵犯累及胸壁淋巴结及胸壁各层组织,包括骨骼和软组织,形成无痛性冷脓肿并可导致骨质破坏;胸壁结核脓肿以起源于胸壁深处的淋巴结较多,经穿透肋间肌蔓延至胸壁浅部皮下层,往往在肋间肌层里外各有一个脓腔,中间有孔道相通,形成葫芦状。有的脓肿穿透肌间隙之后,因重力坠积作用,逐渐向外向下沉降至胸壁侧面或上腹壁,脓肿穿透皮肤可形成窦道。

3.临床表现

本病常见于35岁以下的青年人,以男性为多。大多患者全身症状不明显,若原发结核病灶尚有活动,则可有低热、盗汗等低毒症状。早期,患者只有不痛、不热、不红的冷脓肿,因此又称为无痛性寒性脓肿,按之有波动,少数患者可出现轻微疼痛。随着病灶继续发展,脓肿穿破皮肤,排出水样混浊脓液,无臭,可伴有干酪样物质,如经久不愈,可形成溃疡、窦道。如合并非特异性感染时,可出现急性炎症症状。

4.CT表现

(1)病变早期可只显示软组织增厚,后可形成软组织肿块,提示冷脓肿形成。淋巴道播散是其主要的感染方式,因此肿块常位于肋间及胸骨旁,其形态各异,常表现为梭形、圆形及椭圆形,内可伴钙化(图11-25、图11-26)。淋巴道播散形成的冷脓肿,边缘较光整,但也可侵及胸腔、周围骨质而边缘模糊;血行播散和直接侵犯形成的冷脓肿,软组织肿块常边缘模糊(图11-27)。平扫CT可示肿块中心区为低密度液化区,周围为稍低于肌肉密度的软组织块影。增强CT见周围软组织密度可强化,中心区的液性密度不强化。这种表现有一定特征性,但亦见于真菌感染或肿瘤伴坏死改变。

(2)胸壁结核通常可伴脓肿相邻的骨质呈溶骨性改变。病变部位一般在肋软骨处、肋骨或胸骨肋骨连接处。淋巴道播散形成的冷脓肿常为先出现肿块,后有骨质破坏;血行播散者先出现骨质破坏,后出现肿块;直接侵犯者,一般先出现肿块,后有骨质破坏,但亦可软组织肿块及骨质破坏同时出现。

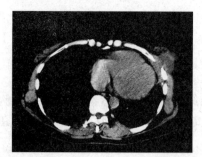

图 11-25　冷脓肿(一)
左侧胸壁包块影,与胸腔相通,局部的胸膜增厚

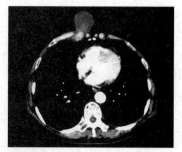

图 11-26　冷脓肿(二)
右侧胸壁包块影,密度不均,边缘光整

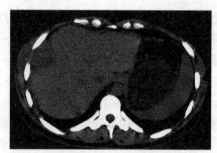

图 11-27　胸壁结核
右侧胸壁受结核直接侵犯,肿胀,肌间隙模糊

(3)发现胸壁结核的同时,应密切注意肺、胸膜及肺门纵隔淋巴结情况。胸壁结核患者肺内、胸膜病变常常较轻,常可表现为肺内趋于陈旧性的条索影、钙化等病变,胸膜上常只表现为胸膜增厚粘连,伴部分钙化。如为直接侵犯形成的胸壁结核,肺内、胸膜病灶较严重,并清晰可见与胸壁病灶相连。胸壁结核常合并淋巴结结核,因此肺门纵隔、腋窝、锁骨上窝、颈部等部位淋巴结肿大情况需密切关注。

(二)其他胸壁感染

胸壁其他感染形成的脓肿主要包括化脓性感染和真菌感染,CT 表现与胸壁结核类同,结合临床病史后一般可明确诊断。胸壁化脓性软组织脓肿多为胸部手术继发,原发性胸壁化脓性软组织脓肿有典型的红、肿、热、痛及全身中毒症状。胸壁真菌感染少见,临床上常有明显的免疫缺陷提示。

四、肿瘤

胸壁肿瘤包括原发性和继发性,其中以继发性多见,包括各类恶性肿瘤经血行、淋巴道转移至胸壁及肺癌、乳癌、胸膜间皮瘤等胸部恶性肿瘤直接侵犯胸壁。胸壁肿瘤按组织成分不同又可分为软组织源性肿瘤和骨源性肿瘤。

(一)原发性软组织肿瘤

按组织不同可分为:①脂肪组织肿瘤;②纤维组织肿瘤;③肌肉组织肿瘤;④脉管组织肿瘤;⑤神经组织肿瘤;⑥其他肿瘤。

1.脂肪组织肿瘤

胸壁常见脂肪组织肿瘤主要为良性的脂肪瘤及恶性的脂肪肉瘤。

（1）脂肪瘤：一种由成熟脂肪细胞组成的良性肿瘤，是最常见的良性脂肪组织肿瘤，也是最常见的胸壁原发性软组织肿瘤。

病理：外观为扁圆形或分叶状，有包膜，质地柔软，切面色淡黄，似正常的脂肪组织。肿瘤大小不一，直径由数厘米至数十厘米不等，常为单发，亦可为多发。镜下结构与正常脂肪组织的主要区别在于有包膜。瘤组织分叶、大小、形态不规则，并可有不均等的纤维组织间隔存在。

临床表现：脂肪瘤可发生于任何年龄，但以中青年好发，男性居多。在胸壁常见的部位为前胸壁皮下组织，亦可发生于肌间内及胸膜外。临床上生长缓慢，一般无明显症状，但也有引起局部疼痛者，肿块质地柔软，似面团状，深部脂肪瘤体积增大时，可压迫神经产生相应的症状。肿瘤很少恶变，手术易切除。

CT表现：胸壁脂肪瘤在CT上表现典型，多呈均匀低密度影，CT值常在−50 Hu以下，部分肿瘤内可见少许线网状纤维分隔，少数肿瘤内可见钙化。发生于皮下的脂肪瘤由于相邻组织的关系，肿瘤常见边界锐利清晰的薄层包膜，CT增强后包膜可有强化，肿瘤较大时可引起相邻骨质吸收。肿瘤形态上可因发生部位不同有所差异：发生于皮下者病灶较小时常呈圆形，肿瘤增大时因胸廓受限常呈扁圆形（图11-28）；发生于胸膜外者在CT横断面可呈上下肋骨间隙中的哑铃形、葫芦形的脂肪密度肿块，一部分在肋间肌下，另一部分突向胸腔，肋间隙可扩大，这一点与胸膜脂肪瘤有不同，胸膜脂肪瘤很少突向胸壁（图11-29）；发生于肌内的胸壁脂肪瘤形态各异，因胸壁的肌肉多为阔肌，其在CT横断面上多呈条梭形（图11-30）。

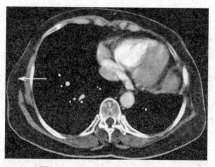

图11-28　胸壁脂肪瘤（一）

右侧胸壁皮下内见扁圆形低密度影，密度均匀，边缘清晰，外缘可见薄层包膜（箭头所指）

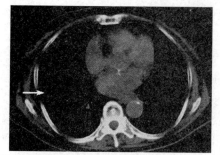

图11-29　胸壁脂肪瘤（二）

右侧肋间肌内侧脂肪膨鼓，呈葫芦
状，部分病灶突入胸腔（箭头所指）

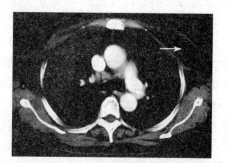

图11-30　胸壁脂肪瘤（三）

左侧胸壁梭形低密度影，位于胸大
肌与胸小肌之间（箭头所指）

（2）脂肪肉瘤：一种由不同分化程度和异型性的脂肪细胞组成的恶性肿瘤，是最常见软组织肉肿瘤之一。

病理：肿瘤呈结节状或分叶状，肿瘤境界清楚，可有假包膜，发生在胸壁的脂肪肉瘤体积常不大。肿瘤切面观因组织学类型不同有较大差异。分化良好的脂肪肉瘤可类似脂肪瘤；黏液脂肪肉瘤则呈黏液样或胶样；分化差的脂肪肉瘤可呈鱼肉样或脑髓样，常伴出血、坏死和囊性变。镜下脂肪肉瘤形态多种多样，最主要的是在肿瘤组织中有胞浆空泡的脂肪母细胞。

临床表现：脂肪肉瘤主要发生于成年人，发病高峰年龄为 40～60 岁，很少发生在儿童，男性稍多于女性。主要发生在大腿及腹膜后，位于胸壁的发生率较低。胸壁脂肪肉瘤临床表现主要为病灶压迫、浸润周围组织引起的疼痛、触痛或功能障碍。

CT 表现：胸壁脂肪肉瘤在 CT 典型表现为肿瘤内部密度显著不均匀，可见低密度的脂肪密度组织和不规则的软组织密度影混合存在，如软组织成分较多时，CT 上很难显示脂肪组织密度。肿瘤较大时，肿瘤内部出现出血、坏死或囊变时，软组织密度内可见液性坏死区。肿瘤包膜不清，边界毛糙模糊，相邻骨质可有侵犯破坏。增强 CT 扫描可见肿瘤内的软组织成分有强化。一般，脂肪肉瘤与脂肪瘤 CT 图像鉴别较容易，而且胸壁脂肪肉瘤肿瘤生长部位较深，很少发生在皮下，临床上肿瘤增大相对较快，但部分分化良好的脂肪肉瘤与脂肪瘤非常相似，需通过组织病理学检查确诊。

2.纤维组织肿瘤

纤维组织主要由细胞(成纤维细胞、脂肪细胞及未分化间充质细胞等)、纤维(胶原纤维、弹性纤维及网状纤维)和基质组成，它们在多种因素作用下，可发生多种增生性瘤样病变及肿瘤，根据细胞分化和成熟程度、肿瘤的生物学行为，可分为良性、纤维瘤病和恶性三类。良性病变主要包括纤维瘤、瘢痕疙瘩及弹性纤维瘤等；恶性病变包括纤维肉瘤、黏液纤维肉瘤及炎症型纤维肉瘤等；纤维瘤病生物学特性介于良、恶性之间，其常成浸润性生长，具有低度恶性，但极少转移。

胸壁纤维组织肿瘤主要来源于胸壁皮下组织、筋膜、肌腱和韧带等，发生在胸壁的纤维瘤病少见，以下简述较常见的几种肿瘤。

(1)纤维瘤和纤维肉瘤。①病理：纤维瘤镜下主要有分化成熟的成纤维细胞、纤维细胞及数量不等的胶原纤维构成。纤维肉瘤镜下可见有不同程度核分裂的瘤细胞及胶原纤维组成，肿瘤内瘤细胞和胶原纤维的比例决定其恶性程度，胶原纤维成分越少，肿瘤恶性程度越高。②临床表现：胸壁纤维瘤男女均可发病，可发生于成人和儿童，临床多表现为胸壁深部单个或多个圆形、椭圆形无痛结节或肿块，生长缓慢，如短期内增大明显，应考虑恶变。纤维肉瘤多发生于四肢，发生于胸壁少见，其发生年龄多见于成年，男性多见，临床上早期生长缓慢，肿瘤较小呈结节状，一般无症状，后肿瘤可迅速增大，可出现疼痛、皮肤溃疡等，肿瘤术后易复发，较少有转移。③CT 表现：纤维瘤和纤维肉瘤 CT 平扫病灶密度均可与肌肉密度相同或稍高或稍低于肌肉密度(图 11-31)。纤维瘤密度多均匀，少数不均匀，内少见坏死、钙化、囊变及出血，而纤维肉瘤密度多不均匀，内可见斑点样钙化、坏死、囊变及出血。纤维瘤边缘多光整，境界多较清，而纤维肉瘤边缘多不光整，境界模糊。纤维瘤增强 CT 可有轻度强化或不强化，而纤维肉瘤有不规则、不均匀强化(图 11-32)。当肿瘤较大时，纤维瘤和纤维肉瘤均可引起周围组织受压、移位、变形及骨质破坏，但胸壁纤维肉瘤易侵犯胸腔、纵隔，CT 上可伴随胸腔积液等征象，并且其骨质破坏呈浸润性，不同于纤维瘤的压迫性骨质吸收。

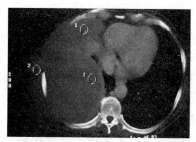

图 11-31 胸壁纤维肉瘤(一)

右侧胸壁巨大包块影,占据胸腔内外,CT 平扫,其密度与肌肉相同

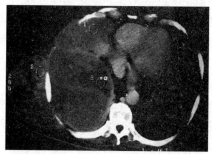

图 11-32 胸壁纤维肉瘤(二)

与图 11-31 为同一患者,增强扫描,密度不均,内有不规则坏死灶

CT 上纤维肉瘤常随肿瘤增大,肿瘤坏死、囊变及出血出现瘤内低密度区机会也增高,但部分纤维肉瘤基质内含黏液样物质的特殊类型,如黏液纤维肉瘤、低度恶性纤维黏液样肉瘤,肿瘤一般密度不均,低于肌肉密度,肿瘤较小时内部便可出现低密度区(图 11-33)。

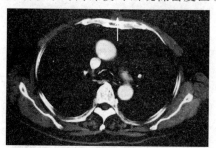

图 11-33 胸壁黏液型纤维肉瘤

胸骨前见一结节影,增强扫描密度不均,内可见低密度区

(2)弹性纤维瘤:弹性纤维瘤是一种富含大量弹性纤维的瘤样病变。绝大多数发生于 50 岁以上老年人,而且女性占大多数。本病有特征性发生部位,为背部肩胛下区及侧胸壁,因此胸壁弹性纤维瘤不少见。胸壁弹性纤维瘤 CT 多表现为侧胸壁上肌肉密度肿块影,边缘不光整,境界不清,内可出现条状脂肪密度影。

(3)瘢痕疙瘩:瘢痕疙瘩是真皮和皮下的纤维组织增生性病变,常在皮损后出现,如注射、手术、接种及昆虫叮咬等,瘢痕体质者容易出现,但少数患者无明显损伤史,而胸壁瘢痕疙瘩常出现于胸部手术后,其 CT 表现为胸壁表浅部形态不规则的肌肉密度影或稍高于肌肉密度,边缘不清,境界模糊,常伴有胸部手术痕迹。

3.纤维组织细胞肿瘤

纤维组织细胞肿瘤是以成纤维细胞和组织细胞为基本细胞成分,且可能起源于原始间叶细胞的一组软组织肿瘤,根据其细胞分化及生物学特性可分为良性、中间型及恶性三类,良性如纤维组织细胞瘤、网状组织细胞瘤及黄色瘤等,此类肿瘤细胞分化良好,手术切除后不复发也无转移;中间型如非典型纤维黄色瘤、巨细胞成纤维细胞瘤及丛状纤维组织细胞瘤等,它们具有局部浸润性,手术切除后易复发,但极少转移;恶性纤维组织细胞瘤恶性程度极高,手术切除后极易复发,转移常见。胸壁纤维组织细胞肿瘤 CT 表现类似于其他软组织肿瘤。以下简单阐述恶性纤维组织细胞瘤。

恶性纤维组织细胞瘤(malignant fibrous histiocytoma,MFH):肿瘤呈结节状或分叶状鱼肉样肿块,大小差异较大,胸壁 MFH 一般不是很大。肿瘤境界较清,可有假包膜。镜下可见多形性和组织结构多样性特点的瘤细胞,主要包括成纤维细胞、组织细胞、巨细胞、黄色瘤细胞和炎症细胞,细胞形态复杂、奇异。

(1)病理:恶性纤维组织细胞瘤是中老年人最常见的多形性软组织肉瘤,其发病年龄大多数在 40 岁以上,男性多于女性,好发于四肢、躯干、腹膜后及头颈部。临床上主要表现为局部肿块,肿瘤一般生长较慢,有文献认为接触放射线史者可继发恶性纤维组织细胞肿瘤。MFH 属于高度恶性肿瘤,术后复发率可达80%,转移常见,最主要为血行转移,因此胸壁恶性纤维组织细胞瘤肺内转移率很高。

(2)临床表现:胸壁恶性纤维组织细胞瘤可发生于胸壁任何部位,肿瘤形态不规则,可呈分叶状,边缘不光整,境界模糊,密度常为肌肉密度或稍高于肌肉密度,内密度不均匀,可见钙化、坏死、囊变及出血。增强 CT 可见肿瘤不规则强化。由于胸壁骨性组织密集及组织厚度不大,肿瘤常常早期侵犯骨质、胸腔及纵隔(图 11-34),肿瘤可早期转移至肺内,因此观察胸部 CT 时应密切注意肺部改变。

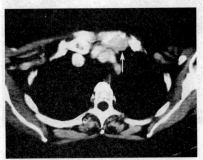

图 11-34　胸壁恶性纤维组织细胞瘤
左侧胸锁关节见一肿块影,侵犯胸骨。箭头所指

4.神经组织肿瘤

胸壁神经组织肿瘤以良性的神经鞘瘤、神经纤维瘤、恶性神经鞘瘤和恶性神经纤维瘤为主,它们主要来源于肋间神经。另外,周围型神经纤维瘤病可出现胸壁多发软组织结节、肿块。

(1)神经鞘瘤、神经纤维瘤:神经鞘瘤由施万细胞发生,其可发生于颅神经、脊神经及周围神经,颅内主要发生于听神经。神经纤维瘤发生在颅内少见,主要发生在周围神经部位。胸壁神经鞘瘤和神经纤维瘤主要发生于胸壁周围神经中的肋间神经。神经鞘瘤和神经纤维瘤任何年龄均可发生,神经鞘瘤好发于 30～50 岁,神经纤维瘤好发于 20～30 岁,二者男性发病率均稍高于女性。胸壁神经鞘瘤和神经纤维瘤临床上多表现为胸壁上缓慢生长的无痛肿块,较表浅的肿瘤可见局部皮肤有少量色素沉着。

临床表现:胸壁神经鞘瘤和神经纤维瘤CT平扫均可表现为边缘光整、境界清晰的稍低于肌肉密度肿块,增强CT软组织密度均可强化(图11-35)。神经鞘瘤易出现囊变、出血及坏死,因此常可表现为低密度肿块,肿瘤内可出现钙化,神经纤维瘤很少出现囊变、出血及坏死,一般不出现钙化,如肿瘤内出现低密度区,提示恶变可能。因胸壁神经鞘瘤和神经纤维瘤主要来源于肋间神经,CT表现上肿瘤大多生长于肋间,相邻肋骨可见压迫性骨质吸收,随着肿瘤体积增大易突入胸腔(图11-36,图11-37),CT上常与胸膜、肺内肿块较难鉴别。

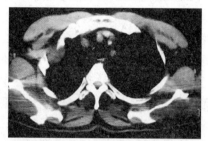

图 11-35 胸壁神经鞘膜瘤

右侧胸壁肋间隙见一结节影,密度均匀,边缘光整

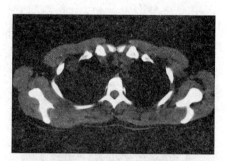

图 11-36 胸壁神经纤维瘤(一)

右侧胸壁肋间隙见一结节影,突入胸腔,密度均匀,边缘光整

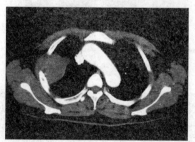

图 11-37 胸壁神经纤维瘤(二)

右侧胸壁包块影,突入胸腔,并有胸壁肌肉增厚

(2)恶性神经鞘瘤(malignant peripheral nerve sheath tumor,MPNST)、恶性神经纤维瘤病理上肿瘤界限不清,没有包膜,浸润生长,或呈多结节状,伴有出血、坏死和囊性变。组织学上如见神经鞘瘤结构,诊断为恶性神经鞘瘤,如见神经纤维瘤结构,则诊断为恶性神经纤维瘤。

病理:本病可以是原发或者是神经鞘瘤、神经纤维瘤恶变而来,有学者认为神经鞘瘤恶变少见,而神经纤维瘤恶变可达 20% 以上。任何年龄都可发生。此类肿瘤大多是低度恶性的肿瘤,局部浸润和复发。少数病例恶性程度高,浸润明显,可见远处转移。

临床表现:胸壁恶性神经鞘瘤和恶性神经纤维瘤平扫 CT 可表现为胸壁单发或多发的等于或低于肌肉密度占位,境界大多较清,内可见坏死、囊变、出血及钙化,增强 CT 可见不规则强化。肿瘤可侵犯肋骨、胸腔,出现骨质破坏及胸腔积液等。

(3)神经纤维瘤病:神经纤维瘤病是一种人类常染色体显性遗传性疾病,30%～50% 的病例有家族史,其特征为皮肤色素沉着和多发性神经纤维瘤。根据肿瘤发生部位可分三型:①中枢型,常并发神经胶质瘤和脑膜瘤。②周围型,以皮肤多发神经纤维瘤最突出。③内脏型,较少见,为内脏及自主神经系统的肿瘤。

临床表现:本病是一种慢性进行性疾病,男性发病率约为女性 2 倍。在婴儿的早期患者除皮肤有咖啡斑外,其他症状很少;随着年龄增长症状逐渐增多,主要表现为皮肤色素斑和多发性神经纤维瘤,超过 20 岁的患者可恶变。临床上,咖啡斑为本病的一个重要体征,为有诊断意义的皮损之一;皮肤肿瘤,即发生于皮肤及皮下的多发性神经纤维瘤,在儿童期即可出现,到青春期后明显发展,好发于躯干、四肢及头部;50% 的患者有神经系统的症状;骨、肾上腺、生殖系统及血管也可发生肿瘤而引起相应的症状,如骨质破坏、高血压等。

CT 表现:CT 平扫肿瘤可呈肌肉密度或低于肌肉密度、境界清晰的结节、肿块。增强 CT 肿瘤可轻度强化或不强化。该病可出现全身多发肿瘤,因此胸部 CT 发现胸壁肿瘤后,应行全身CT 扫描,可发现其他部位肿瘤。如有恶变倾向时,肿瘤可侵犯肌群、骨质、胸腹膜及纵隔等,能发现多部位相应的改变(图 11-38～11-43)。

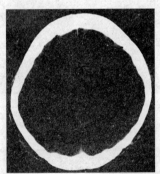

图 11-38　神经纤维瘤病(一)

头颅皮下多发小结节影

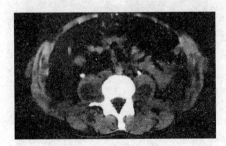

图 11-39　神经纤维瘤病(二)

与图 11-38 为同一患者,双侧腰大肌及双侧皮下多发结节影

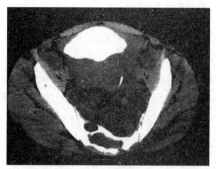

图 11-40　神经纤维瘤病（三）

与图 11-39 为同一患者,盆腔内多发包块,膀胱侵犯,骶骨骨质破坏,双侧皮下多发结节影

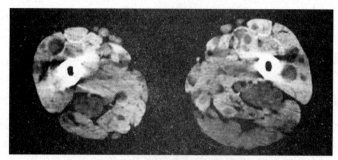

图 11-41　神经纤维瘤病（四）

与图 11-40 为同一患者,双侧大腿肌内多发不规则结节影

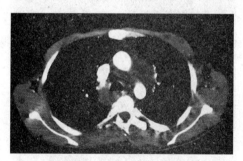

图 11-42　神经纤维瘤病（五）

与图 11-41 为同一患者,纵隔及双侧胸壁多发结节影

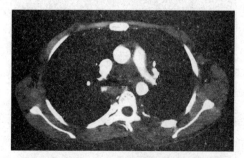

图 11-43　神经纤维瘤病（六）

与图 11-42 为同一患者,双侧胸壁多发结节、胸膜结节、纵隔结节影

5.脉管组织肿瘤

脉管组织包括血管和淋巴管,绝大多数脉管组织肿瘤起源于血管,以下简述起源于血管及血管周围组织的胸壁软组织肿瘤。

(1)分类:①起源于血管的肿瘤,临床类型常见有良性的毛细血管瘤和海绵状血管瘤,中间型的血管内皮瘤,恶性的血管肉瘤。②起源于血管周围组织的肿瘤,临床类型主要包括良性血管外皮瘤和球瘤及恶性血管外皮瘤和恶性球瘤。

(2)临床表现:毛细血管瘤和海绵状血管瘤好发于婴幼儿,浅表的肿瘤肤色上可有不同程度表现,触之一般柔软;深部的肿瘤多呈胸壁上皮下结节,触之较软。血管内皮瘤好发于中青年,多表现为胸壁皮下单发或多发结节,手术切除后可复发,但不转移。胸壁血管肉瘤,主要为皮肤血管肉瘤及乳腺血管肉瘤,好发于老年人,一般质地较硬。

起源于血管周围组织的肿瘤:好发于成年人,一般处于胸壁深部,血管外皮瘤体积较大,而球瘤体积较小,生长缓慢或不生长,发生恶变时体积可明显增大,其中恶性血管外皮瘤恶性程度极高,早期可转移,而恶性球瘤恶性程度低,手术切除可治愈,一般不发生转移。

(3)CT表现:一般胸壁浅部血管瘤形态各异,深部胸壁血管瘤多呈圆形、类圆形或不规则形,平扫CT密度多低于肌肉密度,内可见钙化。典型血管瘤特征性表现为增强CT可见明显强化或瘤内、瘤周可见明显增粗的血管影,但部分实质性血管瘤,特别是起源于血管周围组织的肿瘤强化不一定明显(图11-44)。当病灶体积较大,边缘不光整,境界模糊,内呈实质性低密度,增强CT可见不规则强化(图11-45),病灶侵犯周围组织,应考虑恶性。

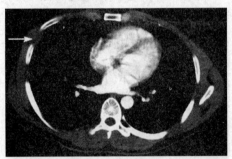

图 11-44　胸壁血管瘤
右侧胸壁结节影,增强扫描无明显强化,箭头所指

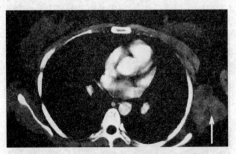

图 11-45　胸壁恶性血管外皮瘤
左侧腋窝肿块影,增强扫描密度不均匀,箭头所指

6.肌肉组织肿瘤

胸壁肌肉组织肿瘤主要分为起源于皮肤竖毛肌的平滑肌源性肿瘤和起源于骨骼肌的横纹肌

源性肿瘤,发生于胸壁不多见。

良性肿瘤 CT 上一般呈边缘光整,境界清晰的圆形、类圆形结节,平扫 CT 密度一般低于肌肉密度,增强 CT 可有轻度强化。恶性肿瘤 CT 上一般呈边缘不光整、境界模糊、形态不规则的肿块,平扫 CT 密度呈不规则低密度肿块,内可见钙化、坏死等,增强后可有不规则强化,并常可见侵犯周围组织及远处转移表现。

7.其他肿瘤

(1)原发性软组织恶性淋巴瘤:本病指原发于结缔组织、脂肪及骨骼肌内的恶性淋巴瘤,少见,多发生于老年人,好发于四肢及胸腹壁。发生于胸壁的原发性软组织恶性淋巴瘤 CT 表现无明显特征性(图 11-46),可侵犯胸腔及周围组织(图 11-47)。

(2)皮样囊肿:皮样囊肿好发于前下纵隔,胸壁皮样囊肿罕见(图 11-48)。

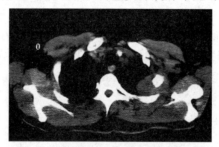

图 11-46 原发性软组织恶性淋巴瘤(一)

左侧胸壁结节影,边缘光整

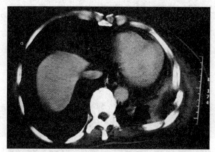

图 11-47 原发性软组织恶性淋巴瘤(二)

左侧胸壁包块影,密度不均,胸壁明显肿胀,并侵犯胸腔

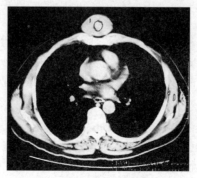

图 11-48 胸壁皮样囊肿

前胸壁圆形软组织密度影,密度均匀,边缘光整

(二)原发性骨源性肿瘤

胸壁骨性组织包括肋骨、胸骨及胸椎，一般胸椎归于脊椎部分讨论，在此只讨论肋骨和胸骨原发性肿瘤。胸壁骨性组织原发性肿瘤发生率远远低于转移性肿瘤，并且大部分发生于肋骨，而胸骨原发性肿瘤少见，但其大多数为恶性。以下简述几种胸壁原发性骨源性肿瘤。

1.骨软骨瘤

骨软骨瘤是最常见的良性骨肿瘤，又称外生骨疣，在胸壁常发生在肋骨上，常沿肋骨体的前、后侧面或近前端出现特征性骨疣，带蒂的骨疣可深入胸腔或胸壁软组织，CT检查对其定位及相邻组织的改变较X线检查有优势。

2.软骨瘤

软骨瘤根据发生部位可分为内生性、外生性和皮质旁三种类型，好发于四肢短骨，发生在肋骨和胸骨少见。

CT上肿瘤常呈边缘锐利的分叶状骨性肿瘤，CT检查对肿瘤内钙化提示较X线检查更加清晰，特别是内生性软骨瘤内的沙粒状钙化，外生性软骨瘤的特征性改变为软骨帽，CT可更清晰提示肿瘤恶变时的肿瘤内软组织成分增多及周围组织改变。

3.骨化性纤维瘤

骨化性纤维瘤的肿瘤结构如纤维瘤，内可有不同量的骨组织。青年人好发，为肋骨常见原发性骨肿瘤，常发生在肋骨前段。

CT上肿瘤可呈肋骨膨胀性改变，皮质变薄，边缘可锐利，亦可模糊，主要为低密度的软组织影，可伴条状、点状及网状致密影(图11-49)。

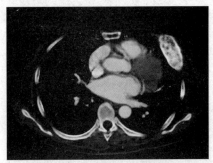

图11-49　胸壁骨化性纤维瘤

左侧肋骨明显膨胀性改变，骨皮质变薄，内小斑状影

4.骨囊肿

骨囊肿多发生于四肢长骨，发生在短骨及扁骨少见，多发生于青少年，常伴病理性骨折。本病多为单房性，但也可为多房性，在胸壁上常发生于肋骨前端。

CT上呈各种形状膨胀性改变，内可见液性密度区(图11-50)，多房者内见分隔的骨嵴(图11-51)。

5.骨髓瘤

骨髓瘤可多发，亦可单发，好发于成年人，男性较女性多见，多累及扁平骨，因此胸壁骨髓瘤受累较多见。临床上常继发贫血、消瘦、骨痛及全身衰竭，半数病例尿液中可见本周蛋白。CT上可见胸骨、肋骨内多个囊性溶骨性破坏区，肿瘤较大时可突破骨皮质，产生病理性骨折。

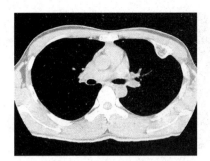

图 11-50　胸壁骨囊肿(一)

双侧肋骨前端膨胀性改变,内有液性密度影

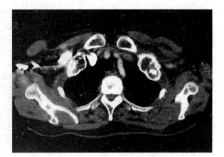

图 11-51　胸壁骨囊肿(二)

双侧肋骨前端膨胀,其内结构不规则

6.尤因肉瘤

尤因肉瘤为一种圆细胞骨瘤,发病高峰在 10～20 岁,男性比女性多见,肋骨、胸骨可被累及。临床类似急性骨髓炎、多发性骨髓瘤。CT 上主要呈溶骨性改变,在确定病变范围方面更有帮助。

7.骨肉瘤

骨肉瘤主要发生于青少年,男性居多,最多见于四肢长骨,发生在胸壁骨肉瘤罕见,CT 上表现为浸润性骨破坏,伴有软组织肿块,与其他胸壁恶性肿瘤鉴别难,CT 检查主要观察肿瘤范围、周围组织及胸部转移灶。

(三)继发性胸壁肿瘤

继发性胸壁肿瘤占胸壁肿瘤的大多数,包括软组织源性和骨源性,可有全身恶性肿瘤转移至胸壁,多见于肺癌、乳癌、甲状腺癌及前列腺癌,亦可由肺癌、乳癌、胸膜间皮瘤、纵隔恶性肿瘤及肝癌等直接侵犯胸壁。

继发性胸壁肿瘤 CT 表现多样,大多数与其他原发性肿瘤难以鉴别,需紧密结合临床病史,另需观察肿瘤范围、分布、周围组织及原发肿瘤等情况。继发性胸壁肿瘤,如为远处转移,可呈单发或多发大小不等结节、肿块,可分布于胸壁各层,若肿瘤较大时可侵犯周围骨质,形成溶骨性骨破坏;如为相邻部位的恶性肿瘤直接侵犯,形成软组织肿块常同时发生相邻骨质破坏。继发性胸壁骨源性肿瘤,以肋骨最为多见,可单发亦可多发,呈溶骨性、成骨性及混合性(图 11-52),其中大多数为溶骨性和混合性,少数为成骨性如前列腺癌转移,转移瘤多伴软组织密度肿块(图 11-53,图 11-54),肿瘤较大时与继发性胸壁软组织源性肿瘤难以鉴别。

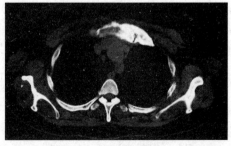

图 11-52　胸壁转移瘤(一)

胸骨及左侧肋软骨骨质增白,结构不规则

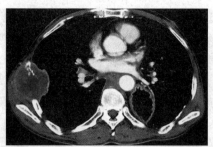

图 11-53 胸壁转移瘤(二)
胃癌术后右侧胸壁转移包块影,邻近肋骨骨质破坏

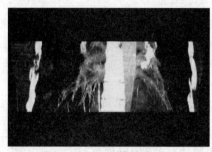

图 11-54 胸壁转移瘤(三)
与图 11-53 为同一患者,MIP 重建,右侧胸壁两个包块影,邻近肋骨骨质破坏

五、术后表现

肺、纵隔内脏器术后,CT 可发现胸壁各组织不同程度改变。胸壁软组织可出现不同程度受损,但部分微创手术胸壁软组织受损不一定能发现,如胸腔镜下手术。骨组织受损,其中肺部手术常伴单个、多个肋骨体部缺损,手术相邻部位的部分肋骨可出现因手术引起的医源性骨折,纵隔各内脏手术常伴胸骨受损。肺部术后,常可见术侧胸廓畸形、缩小,部分可出现健侧胸廓因健肺代偿性气肿而扩大。在创伤较大的胸部手术,如胸改术、开窗术,以上改变更加明显,并可伴有其他表现,如胸改后胸壁上可见不同物质的填充物,开窗术后可见胸壁部分缺损,胸腔与外界相通。

六、皮下气肿

胸壁皮下气肿可为自发性,亦可为医源性。胸壁皮下气肿由各类气胸突破纵隔胸膜,或纵隔气肿破裂进入胸壁皮下引起,先累及颈面部,接着累及双侧腋窝,严重者可累及腹壁,CT 表现为前上、侧胸壁皮下疏松组织内见弥漫的条状、线状及片状气影,一般为双侧对称。医源性及外伤性皮下气肿,为外伤、胸腔闭式引流术及肺穿刺术等致肺内气体进入胸壁皮下,皮下气肿一般较局限,CT 上表现为局部皮下可见少许点状、条状气影。另外,高张性肺大疱误行胸腔闭式引流术或高压性气胸胸腔闭式引流不当,肺内高压的气体进入胸壁,皮下气肿范围可较大,甚至可表现如胸壁皮下气肿由各类气胸突破纵隔胸膜,或纵隔气肿破裂进入胸壁皮下引起的皮下气肿,但一般患侧较重。

七、CT 在胸壁疾病诊断方面的优劣

CT 对胸壁软组织的分辨率要远高于 X 线检查,通过测定病变的 CT 值可分辨气性、脂性、

囊性、钙化及实质性等密度,另通过增强 CT 可提供病变血供情况,可初步对病变进行定性。与 MRI 比较,CT 对组织分辨率要差,除脂肪源性、血管性等少数表现典型的软组织病变有直接定性能力,对其他很多软组织肿瘤性质较难确定,需通过组织活检进行确诊,但对钙化的检出,CT 效果优于 MRI。

CT 对胸壁骨性病变的诊断能力是 MRI 无法比拟的。CT 较 X 线检查图像更加清晰,内部结构观察得更加细致。胸壁软组织肿瘤均可引起相邻骨质改变,而 CT 可分辨出大部分骨质改变为受压吸收还是侵犯、破坏。CT 对胸骨、胸锁关节显示要明显优于 X 线检查。虽然目前螺旋 CT 可制作出各种三维图像,但这些三维骨性图像分辨率仍低于 X 线检查,对诸多骨肿瘤定性能力低于 X 线平片。

CT 横断面图像可清晰将胸壁各组织清晰分开,不产生组织重叠现象,对病变定位能力较 X 线平片有优势,MRI 可显示各方位图像,其对胸壁组织的定位能力较 CT 更有优势。另外,常规 CT 对肋骨扫描表现为分节性,还可因为容积效应出现各种伪影,不利于观察,只有通过对病变肋骨行倾斜角度扫描,才能使同一肋骨在同一平面显示。

对胸壁软组织是否侵犯胸腔或肺内肿瘤是否侵犯胸壁,常仅凭胸膜外脂肪线改变情况来判断,而 MRI 对这方面较 CT 有优势。因胸壁疾病常和肺部疾病同时存在,而 MRI 对肺部成像有明显缺陷,因此 CT 对全面观察病变较 MRI 有优势。

综上所述,对胸壁疾病的影像学检查方法除 CT、X 线检查和 MRI 外,还包括超声检查和放射性核素检查,它们各有优、缺点,在胸壁疾病影像学诊断上应进行综合评估。

（杨琳琳）

第七节　胸膜肿瘤的CT诊断

一、胸膜脂肪瘤

胸膜脂肪瘤是一种少见的胸膜肿瘤,CT 表现有特征,一般诊断并不难。起于胸膜间皮层下,部位较局限,生长缓慢,突入胸膜腔内。

（一）临床表现

患者常无明显的临床表现,通常是因胸部其他疾病做检查时无意中发现。

（二）CT 表现

胸壁弧形影向胸腔内突出,椭圆形阴影。密度较淡、均匀、边锐,紧贴于胸壁,边界清晰锐利。纵隔窗上可能见不到。肺窗示胸膜下见梭形影,以宽基底部与胸膜相贴(图 11-55A),边缘锐利,CT 值可为−100 Hu 左右;病灶密度均匀,与胸部皮下脂肪密度相等(图 11-55B)。CT 因有良好的密度分辨率可直接测出其脂肪密度,结合常规纵隔窗无异常发现,而肺窗病灶明显,一般可做出诊断(图 11-56)。

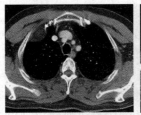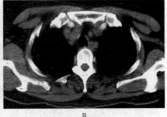

A   B

图 11-55　右侧胸膜脂肪瘤

A.右前上胸膜见一梭形包块影,宽基底与胸膜相连,肺野侧边缘光
整,密度低;B.右侧前上胸膜包块影,胸壁弧形影向胸腔内突出,椭
圆形阴影,密度较淡、均匀,紧贴于胸壁,边界清晰锐利

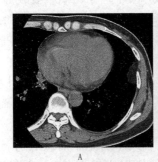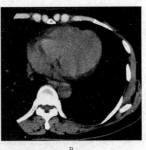

A   B

图 11-56　左侧胸膜脂肪瘤

A.肺窗可见左侧胸壁宽基底与胸膜相连的结节影,跨斜裂;B.纵隔窗见包块密度低,而且均匀

二、局限性胸膜纤维瘤

局限性胸膜纤维瘤是胸膜较为常见的肿瘤之一,有别于弥漫性胸膜间皮瘤。

(一)病理表现

局限性胸膜纤维瘤起源于间皮下纤维组织,多源于脏层胸膜,突入胸膜腔生长,也有学者认为多数来源于小叶间隔的间质细胞或来源于肺组织。50%以上的肿瘤带蒂,也有无蒂而附着于胸膜表面者。

局限性胸膜纤维瘤患者可有 Poland 综合征,Poland 综合征在临床上表现为胸大肌缺损及同侧短指(趾)并指(趾)畸形,有学者认为同时出现局限性胸膜纤维瘤和 Poland 综合征可能与中胚层发育异常有关。

部分学者认为有良、恶性之分,但是并未得到多数人的认可。

(二)临床表现

局限型胸膜纤维性肿瘤可发生于任何年龄,男女发病机会相当。本病发病率低,无特异症状,术前易误诊。临床症状有胸痛、胸闷、咳嗽,肿瘤增大到一定程度压迫周围组织器官引起相应症状,少数可伴肺源性骨关节病、杵状指、低血糖。

(三)CT 表现

CT 平扫多表现为密度均匀、边界光整、紧临胸壁的孤立性椭圆形肿块。肿块边缘与胸壁交角多数为钝角(图 11-57)。

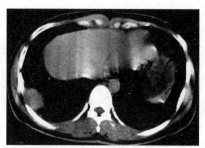

图 11-57 右侧胸膜纤维瘤

右侧胸膜紧贴胸壁的包块影,边缘光整,密度均匀

CT 增强扫描示肿块强化较显著,可均匀也可不均匀,CT 值为 35～65 Hu,肿块内可见簇状小血管影,向外压迫推移周围组织结构。部分病例可见肿瘤与胸膜之间的蒂,为位于肿瘤与胸膜之间的小结节影,强化较肿瘤组织更明显(图 11-58)。

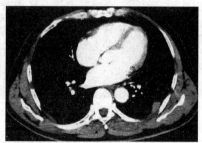

图 11-58 左侧胸膜纤维瘤

左侧胸膜包块影,增强扫描强化均匀,与胸膜为钝角相连

(四)鉴别诊断

(1)有胸大肌缺损及同侧短指(趾)并指(趾)畸形,高度支持局限性胸膜纤维瘤的诊断。

(2)CT 片上发现肿瘤与胸膜之间的蒂,有利于局限性胸膜纤维瘤的诊断。蒂内含有较粗的血管,CT 轴位图像上于肿瘤边缘可见一结节状影,增强扫描后结节影内有明显的血管强化表现。

(3)必要时需做胸膜穿刺活检,以明确诊断。

三、胸膜间皮瘤

胸膜间皮瘤为胸膜原发性肿瘤,是一种少见肿瘤,据报道占肿瘤的 0.04% 左右,但近年其发病率有逐年增加趋势。其发病与石棉的关系已被证实,长期接触石棉的人比一般人的发病数高 300 倍,从接触石棉到发现间皮瘤长达 20～40 年。临床上分为弥漫型及局限型。弥漫性绝大多数是恶性。

(一)病理表现

纽约纪念医院于 1939—1972 年间共治疗胸膜间皮瘤,其中良性单发局限者 13%。世界卫生组织曾将弥漫性恶性间皮瘤分为上皮型、肉瘤型和混合型。Adams 等根据胸膜尸检材料将该瘤分为上皮样型、腺管乳头状型、肉瘤样型、黏液样型、硬纤维瘤样型及混合型。细胞学检查常查不到恶性瘤细胞,但可见到大量间皮细胞。胸液透明质酸酶常增高。超微检查瘤细胞表面及瘤细胞内腔面有细长的蓬发样微绒毛,胞浆内丰富的张力微丝及糖原颗粒,有双层或断续的基底膜,瘤细胞间有较多的桥粒为弥漫性胸膜间皮瘤的超微结构特征。

(二)临床表现

胸膜皮瘤发病年龄为 40～70 岁,男性 2 倍于女性,右胸腔比左胸腔常见。常见症状为咳嗽、胸痛、呼吸困难,部分患有可有杵状指、肺性肥大性骨关节病。50％的患者有大量胸腔积液,胸痛并不随胸腔积液的增多而减轻,胸液 50％为血性,较为黏稠,为渗出液,细胞总数和白细胞不多。

(三)CT 表现

(1)局限性胸膜间皮瘤表现为胸膜的局限性结节影,宽基底与胸膜相连,肿瘤与胸膜大多成钝角。密度均匀,边缘光整(图 11-59A)。少数有胸腔积液。局限性胸膜间皮瘤多位于侧胸膜,呈丘状或卵圆形软组织密度肿块(图 11-59B)。病灶边缘光整与胸膜外脂肪分界清楚。较大肿块内可有坏死、囊变或出血区(图 11-59C)。增强扫描,肿瘤呈均匀性显著强化,瘤体较大者可呈不均匀性强化或周边为均匀性强化,极少伴胸腔积液或胸膜增厚。

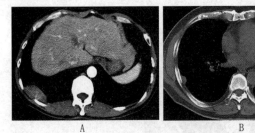
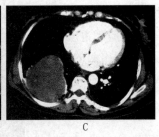

图 11-59　局限性胸膜间皮瘤

A.右侧胸膜包块影,宽基底与胸膜相连,密度均匀,边缘光整;B.右侧胸膜小结节影,边缘光整;C.右侧下部胸膜间皮瘤,呈囊性,且与胸膜为锐角相连

(2)弥漫性胸膜间皮瘤显示胸膜呈弥漫性增厚,并可见到有结节样肿块,比较多的累及横膈胸膜和纵隔胸膜面。肺容量明显缩小(图 11-60)。也可为多发的胸膜"D"字形结节影。常常有胸腔积液。单侧弥漫性结节状胸膜肥厚伴大量胸腔积液,增厚的胸膜厚度在 1 mm 以上。纵隔固定使有病侧胸腔变小,也有的侵犯胸壁组织(图 11-61)。

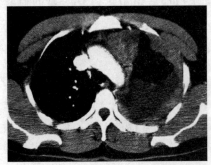
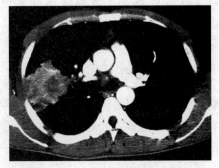

图 11-60　弥漫性胸膜间皮瘤

左侧胸膜弥漫性增厚,并成结节状,左侧胸腔积液

图 11-61　似肺癌的胸膜间皮瘤

右肺叶间裂胸膜间皮瘤,形态不规则,密度不均,容易与肺癌混淆

(四)鉴别诊断

需要与恶性间皮瘤鉴别的病主要有以下几种。

1.结核性胸膜炎

(1)临床表现:结核性胸膜炎患者常有少量胸液时可出现胸痛,当出现大量胸液时胸痛减轻,抗结核治疗胸痛可以消除,而间皮瘤患者有大量胸腔积液时,胸痛仍存在,胸膜增厚。

(2)CT表现:结核性胸膜炎是以胸膜增厚为主,很少有胸膜结节影。陈旧性结核性胸膜炎还有胸廓塌陷。相邻肺组织有纤维条索状影。弥漫性胸膜间皮瘤以胸膜的结节包块多见,一般胸膜增厚较结核性胸膜炎更厚。不伴胸廓塌陷。

2.肺癌

(1)临床表现:出现咯血或痰中带血的症状支持肺癌的诊断,因为胸膜间皮瘤不侵犯肺内支气管。

(2)肺癌常可以找到肺内病灶支持。广泛胸膜增厚伴结节影胸膜间皮瘤较胸膜转移瘤多见。另外胸膜间皮瘤与胸膜多为广基底钝角接触,胸膜转移瘤多为锐角接触。弥漫性胸膜间皮瘤侵犯膈或纵隔胸膜多见。

3.间皮细胞增生

两者鉴别较困难,前者为良性过程,可达10年以上,少数病例可自愈,病理显示间皮细胞核仁不显著,染色质无过度染色,缺乏有丝分裂呈良性细胞表现。

与其他原因引起的恶性胸腔积液比较,几乎所有的恶性间皮瘤在首诊时均有症状(其他原因的恶性胸腔积液患者约25%在首诊时无症状),主要表现为胸痛、呼吸困难和咳嗽。

四、胸膜神经鞘膜瘤

神经鞘膜瘤好发于四肢及躯干等体表面,据报道发生在胸部占肿瘤的2.3%～6.6%,发生在胸膜神经鞘膜瘤发生率非常低,容易误诊。

(一)起源

胸膜神经鞘膜瘤多起源于脊神经,病灶多见于后纵隔脊椎旁区。少数来源于肋间神经、迷走神经和膈神经。

(二)CT表现

在后胸壁病灶呈孤立结节影,边界光滑、密度均匀、类圆形致密阴影。软组织肿块,紧贴外侧胸壁,平扫CT值为10～35 Hu。肺组织明显受压(图11-62)。多发肿块型,一侧或双侧胸膜多发包块影,结节影,密度均匀,边缘不规则。常伴有胸腔积液(图11-63)。肺、支气管明显压迫。肺浸润,呈小斑状影或多发粟粒状影。肋骨受压变形,可伴骨质破坏,可有胸腔积液。病灶边缘较光整或边缘毛糙。病灶呈网格样强化,不均匀强化,内有不规则囊性区域。

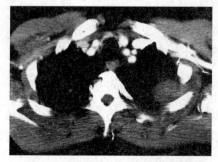

图11-62　孤立性胸膜神经鞘膜瘤

左侧胸腔靠近侧胸膜处结节影,边缘光整,密度不均

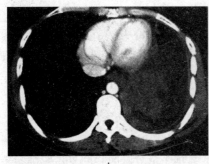
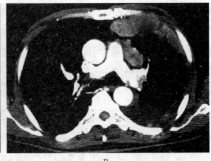

图 11-63　**多发肿块性胸膜神经鞘膜瘤**

A.左侧胸腔见靠近胸膜处,尤其是靠近纵隔胸膜多发包块影,边缘不规则,左

侧胸腔积液;B.左侧胸膜多发包块影,结节影,形态不规则。左侧胸腔积液

(三)鉴别诊断

1.与胸膜间皮瘤鉴别

(1)良性胸膜间皮瘤:病程进展慢,密度均匀,边缘光整,与良性胸膜神经鞘膜瘤难以鉴别。

(2)恶性胸膜间皮瘤:病程发展快,临床表现重。CT 表现一侧广泛胸膜增厚,一般厚度超过1 cm,并有多发胸膜结节影。增强扫描密度不均,但是与胸膜神经鞘膜瘤的不规则强化有不同,胸膜间皮瘤的不规则强化多为条形,与胸膜面平行,而恶性胸膜神经鞘膜瘤的不规则强化多为其内的液性类圆形囊性低密度影。

2.胸膜转移瘤

(1)肺癌胸膜转移常可以找到肺癌的依据,肺内包块影或支气管阻塞,淋巴结增大等。

(2)胸膜转移瘤分为胸膜小结节转移和广泛胸膜转移,小结节胸膜转移容易与神经鞘膜瘤区别,仅仅为胸膜上的散在小结节影。广泛胸膜转移,表现为不规则增厚的胸膜与多发胸膜肿块影共存。

3.胸膜神经鞘膜瘤的良恶性鉴别

CT 鉴别胸膜神经鞘膜瘤的良恶性有很大的局限性,以下供鉴别时参考。

(1)增强扫描肿瘤内密度不均,有囊性低密度影多为恶性,密度均匀多为良性。

(2)有肺内浸润的多为恶性,恶性胸膜神经鞘膜瘤可以表现为,肺内小斑状影,多发粟粒状影浸润。

(3)有相邻肋骨骨质破坏的为恶性胸膜神经鞘膜瘤。

(4)出现胸腔中到大量积液的多为恶性胸膜神经鞘膜瘤。

五、胸膜淋巴瘤

胸膜淋巴瘤和淋巴瘤胸膜浸润并非十分少见的疾病,据报道淋巴瘤的胸膜侵犯占淋巴瘤的7%～30%。其中原发于胸膜的淋巴瘤较少见,全身淋巴瘤尤其肺内淋巴瘤的胸膜浸润较多见。

(一)病理

最多累及脏层胸膜,也有部分累及到壁层胸膜。镜下见一些小型类圆恶性肿瘤细胞,细胞大小不均,核大,圆或不规则圆形,染色质组粒状,核仁显露不一,1～2 个,浆少,多淡蓝色,无颗粒,偶见少数小空泡。

(二)临床表现

胸痛,不规则高热。感到胸隐痛,经止痛治疗无缓解。数月后可以出现胸痛加重。呈刀割样,不规则高热,体温有时自降至正常,数天后又上升。偶有咳嗽,咳少许黏液痰。有大量胸腔积液时可有呼吸困难、端坐呼吸。

(三)CT表现

1.原发胸膜淋巴瘤

主要表现为由胸膜突向肺内的结节或沿胸膜浸润生长的斑片影,或结节与斑片影共存(图11-64A)。胸膜局限增厚,厚处均超过1.0 cm。呈厚薄不均的饼状,胸腔积液。极少数还出现胸壁肿胀、肋骨破坏、心包积液(图11-64B)。

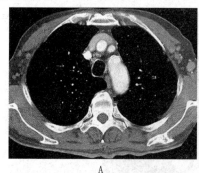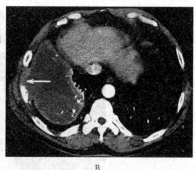

A　　　　　　　　　　　B

图11-64　胸膜淋巴瘤

A.左侧胸膜多发小结节影,大小不均,边缘光整,双侧腋窝淋巴结增大;B.右侧胸腔积液,胸膜有结节样增厚,并有右侧胸壁侵犯及肋骨破坏(箭头所指)

2.淋巴瘤胸膜浸润

淋巴瘤胸膜浸润是有其他部位的淋巴瘤表现加胸膜增厚伴结节影,胸腔积液。如肺内淋巴瘤浸润胸膜,表现为肺内包块影、斑片状影、小点状影及纵隔双侧肺门淋巴结增大,同时伴有胸膜结节影、饼状影、胸腔积液。

(四)鉴别诊断

1.与胸膜间皮瘤鉴别

胸膜间皮瘤可发生于任何部位的胸膜,以弥漫性病变多见,一般不伴纵隔及肺门淋巴结肿大。其CT表现为胸膜常普遍受累,脏、壁层胸膜彼此粘连,呈波浪状增厚及结节,患侧肺常被包裹,体积缩小。而胸膜淋巴瘤呈不均匀的局部胸膜增厚,伴有程度不等的占位效应,胸廓较少塌陷。受累的脏、壁层胸膜可为胸腔积液分离,且脏层胸膜受累更多见。

2.与胸膜转移瘤鉴别

胸膜转移瘤常发生在肺癌、乳癌或侵袭性胸腺瘤对胸膜的直接浸润,原发肿瘤易于确定。而远处肿瘤胸膜转移常伴有相邻的肋骨破坏,这与胸膜淋巴瘤不同。

3.与良性病变的胸膜增厚鉴别

良性病变的反应性胸膜炎常不累及纵隔胸膜。慢性胸膜炎症性改变往往出现胸膜的纤维性收缩,CT显示患侧胸膜增厚、胸腔狭小、胸廓塌陷。胸膜淋巴瘤不会导致显著的胸廓塌陷,相反,还可能有局部占位效应出现。

六、黏膜相关性淋巴瘤胸膜浸润

黏膜相关性淋巴瘤胸膜浸润是一种罕见疾病,属于非霍奇金淋巴瘤在胸膜上的一种侵犯。

(一)一般表现

黏膜相关性淋巴瘤属非霍奇金淋巴瘤的一个亚型,有病程长、进展慢、发病率低、全身症状少等特点,约占同期淋巴瘤的 5%。据报道,肺部黏膜相关淋巴瘤占全部淋巴瘤的 10%。自然病程 4～6 年,治疗后可达 7～12 年,对治疗敏感,但难以获得长期缓解及治愈。淋巴瘤累及胸膜多由淋巴管浸润。

(二)CT 表现

胸膜局限性结节影,有的呈"D"型表现。边缘光整,密度均匀,也有少数表现为密度欠均匀。周围胸膜轻度增厚。胸腔积液少见。经随访观察变化不大(图 11-65)。

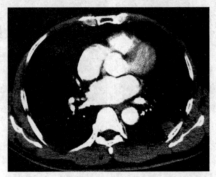

图 11-65 黏膜相关性淋巴瘤胸膜浸润
左侧胸膜见一"D"形结节影,密度不均,边缘清晰

(三)鉴别诊断

黏膜相关性淋巴瘤胸膜浸润依靠影像学诊断与鉴别诊断非常困难,一般结合临床表现及较长时间的 CT 随访观察,提出可能诊断。确诊依靠胸膜穿刺活检,甚至开胸胸膜活检。

七、胸膜转移瘤

胸膜转移瘤是较长见的胸膜病变,其中孤立性胸膜转移瘤是胸膜转移瘤中的一种表现形式,容易与胸膜的其他肿瘤混淆,有时还需要与肺部肿瘤鉴别。

(一)病因

乳腺癌和支气管癌最常引起胸膜转移性肿瘤。据报道乳腺癌占胸膜转移瘤的 20%～50%,支气管癌占胸膜转移瘤的 10%～45%。大约有 20%的胸膜转移瘤不能寻找到原发癌的来源。

(二)CT 表现

1.胸膜包块影或结节影

表现为孤立性椭圆形、圆形、扁丘状胸膜肿块(图 11-66A)。CT 发现相邻肋骨破坏及胸壁深部软组织浸润。甚至出现巨大包块影,与肺内巨大包块影需要鉴别(图 11-66B、C)。

2.环绕性胸膜增厚

结节样胸膜增厚厚度＞1 cm,瘤样胸膜增厚、纵隔胸膜受累及纵隔淋巴结肿大为恶性胸膜病变较具特征的征象。如果出现胸腔积液,在积液里看到壁层胸膜上结节影、饼状影是胸膜转移瘤的有力证据(图 11-66D)。

3.胸膜上小点状影

胸膜出现小点状影,分布不均。胸膜有粘连。部分合并有胸腔积液(图 11-66E)。

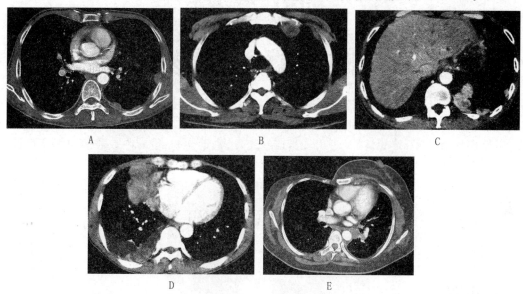

图 11-66 胸膜转移瘤

A.左侧胸膜多发小结节状影,呈椭圆形、圆形、扁丘状,与胸膜相交为钝角;B.左侧前胸膜见一结节影,扁丘状,与胸膜呈钝角;C.左侧胸膜包块影,形态不规则,大小不均,有强化;D.右侧胸膜饼状影、包块影,右侧胸腔少许积液;E.右侧乳腺癌术后,左侧胸膜小结节影转移

(三)鉴别诊断

1.与胸膜间皮瘤鉴别

对于胸膜转移瘤与弥漫型胸膜间皮瘤,许多学者认为大多数病例在影像学上都不易鉴别。我们认为胸膜面上各自分离的多个小结节状阴影以转移瘤可能性大;单发胸膜肿瘤,伴胸壁软组织及肋骨受侵多见于转移瘤。胸膜弥漫性增厚呈驼峰样大结节状阴影提示为弥漫型胸膜间皮瘤。恶性胸膜间皮瘤远处转移较少见。

2.孤立性胸膜转移瘤的鉴别

孤立型胸膜转移瘤鉴别依据原发灶的帮助及恶性肿瘤的治疗病史。必要时需要胸膜穿刺。

3.与良性胸膜增厚的鉴别

线状粘连增厚和钙化,胸膜穿刺活检未见肿瘤细胞,CT 追踪观察胸膜增厚无明显变化,多为良性病所见。胸膜弥漫性增厚伴结节样或瘤样增厚提示恶性,而均匀性弥漫性增厚,厚度<1 cm 则不易鉴别良恶性。单纯胸腔积液而无胸膜增厚,不能除外恶性病变。应查找原发灶,或进一步做胸腔积液细胞学检查明确诊断。

(韩言秀)

第十二章

腹部疾病的CT诊断

第一节　肠道疾病的CT诊断

一、肠梗阻

肠梗阻是临床最常见的急腹症之一,可见于各年龄段。肠梗阻的病因很多,其临床表现复杂多变且无特异性,不但引起肠管本身解剖和功能的改变,并且导致全身性正常生理功能紊乱。腹部X线检查对肠梗阻的诊断具有重要作用,但对20%~52%的病例尚不能得出肯定诊断,对梗阻原因、有无闭襻和绞窄的诊断价值十分有限。钡剂检查对明确结肠梗阻有一定的诊断价值,并对小儿肠套叠有重要治疗意义,但对不完全性小肠梗阻价值有限,并存在使完全性小肠梗阻患者梗阻程度加重的危险。螺旋CT作为一种先进的无创性检查技术具有良好的密度分辨率和时间分辨率,对气体和液体分辨均很敏感。

肠梗阻一般可以分为机械性、动力性(包括假性肠梗阻)、血运性梗阻三大类,其中大部分为机械性肠梗阻。机械性肠梗阻按照梗阻的病变位置可以分为肠壁、肠腔内和肠腔外三种。

(一)肿瘤性肠梗阻

1.病理和临床概述

肠道肿瘤是引起肠梗阻重要原因之一。临床表现为腹痛、腹胀、呕吐及肛门停止排便、排气。

2.诊断要点

检查可显示梗阻近、远段肠管情况,以阳性对比剂充盈肠管并追踪梗阻点,以重组分析梗阻段情况,常能显示肠腔或肠壁肿块,同时显示供血动脉及引流静脉。

以下CT表现支持肠道恶性肿瘤:①肠壁肿块局部僵硬,较明显强化,中央有坏死;②移行带狭窄不规则,肠壁不规则增厚;③淋巴结肿大(图12-1)。

3.鉴别诊断

炎症、粘连、发现肠道内不均匀肿块和淋巴结肿大有助于肿瘤性肠梗阻的诊断。

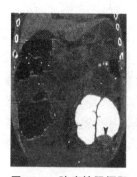

图 12-1　肿瘤性肠梗阻

三维重建显示降结肠腔内充盈缺损,手术病理为降结肠腺癌

4.特别提示

小肠是内镜检查盲区,应用螺旋 CT 使诊断肠梗阻发生了革命性变化,它能分析肠梗阻原因、明确梗阻部位。

(二)肠扭转

1.病理和临床概述

肠扭转是严重急腹症,以小肠多见,原因有先天发育异常、术后粘连、肠道肿瘤、胆道蛔虫及饱餐后运动等;另外小肠内疝(部分小肠疝入手术形成空隙内)实质上也是肠扭转。临床表现为急性完全性肠梗阻,常在体位改变后剧烈腹痛。

2.诊断要点

(1)漩涡征:肠曲及肠系膜血管紧紧围绕某一中轴盘绕聚集。

(2)鸟嘴征:扭转开始后未被卷入"涡团"的近端肠管充气、充液而扩张,紧邻漩涡肠管呈鸟嘴样变尖。

(3)肠壁强化减弱、靶环征及腹水:肠扭转时造成局部肠壁血运障碍所致,靶环征指肠壁环形增厚并出现分层改变,为黏膜下层水肿增厚所致(图 12-2)。

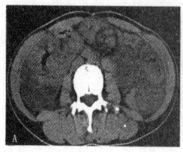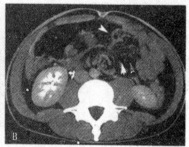

图 12-2　肠扭转

A.肠系膜血管 360°旋转,呈典型漩涡征,同时见肠管梗阻、肠壁水肿及腹水;B.可见附属肠系膜血管"漩涡征"

3.鉴别诊断

与肠道肿瘤、其他原因肠梗阻鉴别。

4.特别提示

诊断肠扭转必须具备肠管及肠系膜血管走行改变,即肠管及血管漩涡征。CT 扫描结合后处理诊断肠扭转具有明显优势。

(三)肠套叠

1.病理和临床概述

肠套叠是指一段肠管套入邻近肠管,并导致肠内容物通过障碍,常因系膜过长或肠道肿瘤所致,以回盲部或升结肠多见。婴幼儿表现为突然发生的阵发性剧烈腹痛、哭闹、果酱样血便。成人肠套叠常继发于肿瘤、炎症、粘连及坏死性肠炎等,最常见是脂肪瘤。临床表现为不全性肠梗阻或完全性肠梗阻,症状不典型,并可以因反复肠套叠,反复出现腹部包块。

2.诊断要点

本病可以分三型:小肠-小肠型;小肠-结肠型;结肠-结肠型。以小肠-结肠型为最常见。

典型征象:出现三层肠壁,最外层为鞘部肠壁,第二层为套入之折叠层肠壁,第三层为中心套入部肠腔。鞘部及套入部均可有对比剂或气体,呈多层靶环状表现,即"同心圆征"或"肠内肠征"。原发病灶一般位于肠套叠的头端(图12-3)。CT重建可见肠系膜血管卷入征。

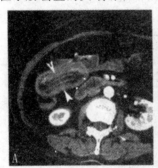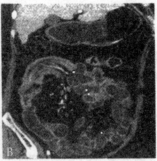

图 12-3　肠套叠

A、B两图CT检查显示肠套叠的横断位增强扫描和冠状位重建,因套叠部长轴与扫描层
面平行,表现为肾形或香肠状,并可见肠系膜动脉嵌入,即"肠内肠征"及"血管卷入征"

3.鉴别诊断

CT重建有助于与肠道肿瘤鉴别。

4.特别提示

CT扫描及重建对肠套叠有非常重要的价值,对原发病的检出也有重要意义。少部分坏死性肠炎所致及慢性肠套叠CT征象不典型,需密切结合临床。

(四)粘连性肠梗阻

1.病理和临床概述

粘连性肠梗阻的诊断与治疗是临床上一个棘手问题,而能否及时正确诊断,对患者治疗效果甚至预后有重大影响。以往,肠梗阻的诊断一般依赖于传统X线检查,但螺旋CT的应用显著提高了粘连性肠梗阻的定性、定位诊断正确率。本病主要继发于腹部手术后,由于以不全性肠梗阻为主,大部分病例临床症状较轻,以反复腹痛为主。

2.诊断要点

(1)梗阻近段的肠管扩张和远端肠塌陷。

(2)在梗阻部位可见光滑移行带。

(3)增强扫描肠壁局部延迟强化,但肠壁未见增厚。

(4)局部见"鸟嘴征"、粘连束带及假肿瘤征(图12-4)。

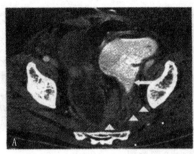
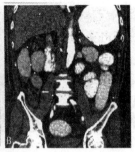

图 12-4　粘连性肠梗阻

A.在梗阻部位可见移行带光滑,肠壁未见明显增厚,但局部后期强化更明显,近段肠管扩张,并可见局部粘连束带,后方见光整移行带及粘连束带,局部呈"鸟嘴征";B.在单纯回肠末段粘连性肠梗阻病例的 MPR 重建,可见回肠末段呈鸟嘴样改变,梗阻段肠管明显变细,其外可见束带影

3.鉴别诊断

与其他原因所致肠梗阻相鉴别,如肠道肿瘤、扭转等。

4.特别提示

一些有反复不全性肠梗阻症状患者,行螺旋 CT 扫描及各种方法重组,对肠梗阻定性、定位诊断具有重要临床价值。

(五)肠内疝

1.病理和临床概述

肠内疝、小肠内疝是罕见的肠梗阻原因之一,及时正确诊断并进行手术治疗对抢救患者生命具有重大意义。肠内疝分先天性、后天性小肠内疝两种。胚胎发育期,中肠的旋转与固定不正常将导致内疝。腹腔内会有一些腹膜隐窝或裂孔形成如十二指肠旁隐窝、回盲肠隐窝、回结肠隐窝、小网膜孔、肠系膜裂孔等。后天性小肠内疝常见胃空肠吻合术后,上提的空肠襻与后腹膜间可形成间隙,另外还有末端回肠与横结肠吻合后形成系膜阀隙等。一个正常的腹腔内并无压力差,肠管的各种运动(主要是蠕动)和肠内容物之重力作用及人体位突然改变,而致使肠管脱入隐窝、裂孔或间隙,由于肠管的蠕动,进入孔洞的肠曲增多,无法自行退回则会发生嵌闭、扭转、绞窄,甚至坏死。部分内疝由于肠管的运动,可自行退回复位,这就是间断出现发作性或慢性腹痛的原因。小肠内疝临床表现不典型,一直以来,正确的术前诊断是难点和重点。

2.诊断要点

(1)左侧十二指肠旁疝:①胃、胰腺之间囊性或囊袋状肿块,重建观察与其余腹内肠管相连,为移位、聚集的小肠。②肠系膜血管异常征,包括肠系膜血管聚集、牵拉、扭转与充盈,肠系膜血管干左移或右移,超过一个主动脉宽度,并可见粗大的肠系膜血管进入病灶内。③肠系膜脂肪延伸进入病灶内;可见十二指肠第四段受压移位(图 12-5)。

(2)经肠系膜疝的主要征象:①肠管或肠襻聚集、移位及拥挤、拉伸及"鸟嘴征",肠襻经肠系膜裂孔疝入后,继续蠕动进入更多肠襻,可以显示聚集拥挤的肠襻;②其附属肠系膜血管异常征,包括肠系膜血管聚集、牵拉、扭转与充盈等,上述征象在重建时可以观察到;③肠系膜脂肪延伸进入病灶内,可见附属于疝入肠襻的肠系膜脂肪受牵连进入;④其他肠段移位,原来位置的腹腔空虚及疝入小肠襻对该位置的肠管推移;⑤可见疝口;⑥并发肠扭转时,可以显示为肠管及附属肠系膜血管的"漩涡征"。

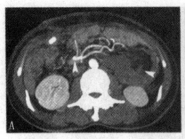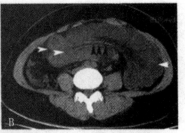

图 12-5 肠内疝

A.左侧十二指肠旁疝 STS-MIP 重建示,肠系膜上动脉主干移位,超过 1 个主动脉宽度,并可见肠系膜脂肪与病变内脂肪相连续;B 先天性肠系膜裂孔所致的空、回肠内疝,部分肠襻经裂孔向左侧疝入(右向箭头),肠系膜血管受牵拉(多个星号),所累肠管因水肿呈"靶环征"及少量腹水(左向箭头)

(3)其他继发性征象:①肠梗阻,位于疝口附近的近段肠管有梗阻扩张积液征象;②靶环征,为疝入肠管缺血水肿所致;③腹水,早期可较少,位于疝入侧的结肠隐窝内,后期可以明显增加,提示绞窄性梗阻甚至有坏死并弥漫性腹膜炎趋势。

3.鉴别诊断

粘连性肠梗阻、肠扭转、左侧十二指肠旁疝和腔外型胃间质瘤进行鉴别。

4.特别提示

螺旋 CT 扫描及 MPR 对小肠内疝的诊断具有重要价值,在检查急腹症或肠梗阻患者时,发现肠管或肠襻聚集、移位及拥挤、拉伸及"鸟嘴征",附属肠系膜血管有充盈、拥挤等异常征象,其他肠段移位等征象时,并且临床上有腹部手术史,或有慢性间歇性腹痛史,应该考虑到此病的可能。

(六)胆石性肠梗阻

1.病理和临床概述

胆石性肠梗阻最早由 Bouveret 报道,以胃的幽门部梗阻为特征,主要是指由于胆结石(多数为较大的胆囊结石)通过胆肠瘘移行在胃的远侧部分或十二指肠近侧部分,所造成的胃肠输出段的梗阻。本型肠梗阻是临床上极为少见的肠梗阻类型,已经发现许多较小的胆结石通过胆囊与十二指肠之间瘘管后,可以滑入小肠而引起小肠梗阻。患者有胆囊结石及慢性胆囊炎病史,临床症状和体征缺乏特异性,主要包括恶心、呕吐和上腹部疼痛等非特异性征象。

2.诊断要点

确诊胆石性肠梗阻的直接征象:①肠腔内胆结石;②胆囊与消化道之间瘘管。

有第一直接征象及以下两种以上间接征象可以确诊为胆石性肠梗阻:①肠梗阻;②胆囊塌陷及胆囊与十二指肠之间边界不清;③胆囊和胆管积气(图 12-6)。

3.鉴别诊断

与粪石性肠梗阻、肿瘤性肠梗阻、粘连性肠梗阻鉴别。

4.特别提示

胆石性肠梗阻是临床上极为少见的肠梗阻类型,由于胆石性肠梗阻发病患者年龄较大,并发症较多,手术的风险性也随之增加,据文献总结,其病死率可高达 33%。螺旋 CT 检查诊断胆石性肠梗阻上具有高度的敏感性和特异性。

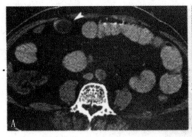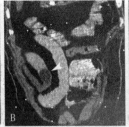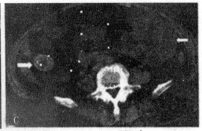

图 12-6　胆石性肠梗阻

A、B.阴性结石所致的肠梗阻,可见空回肠交界处低密度灶,局部肠壁有强化;C.为阳性结石所致的肠
梗阻,可见回肠近段同心圆样结石密度灶(大箭头),近段肠管扩张(小箭头)

(七)粪石性肠梗阻

1.病理和临床概述

某些食物中含有的鞣酸成分遇胃酸后形成胶状物质,胶状物质与蛋白质结合成为不溶于水的鞣酸蛋白,再有未消化的果皮、果核及植物纤维等相互凝集而成粪石。粪石嵌入小肠引起粪石性肠梗阻。临床症状和体征同胆石性肠梗阻。

2.诊断要点

(1)大部分粪石 CT 上呈类圆形、相对低密度,有筛状结构及"气泡征",与大肠内容物相似,但小肠内容物一般无此形态,增强无强化。

(2)肠梗阻的一般 CT 征象见图 12-7。

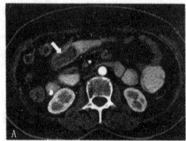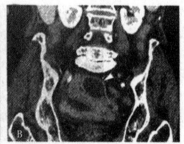

图 12-7　粪石性肠梗阻

A.空肠内粪石呈卵圆形低密度灶(箭头),内部有气泡征;B.为回肠粪石冠状位重建,可
见粪石呈低密度影(箭头),内有气泡及筛孔结构,其远段肠管塌陷

3.鉴别诊断

与胆石性肠梗阻、肿瘤性肠梗阻、粘连性肠梗阻、肠套叠鉴别。

4.特别提示

螺旋 CT 扫描在粪石性肠梗阻的定位、定性诊断上具有高度的敏感性和特异性,为临床正确诊断与治疗提供重要依据。

二、肠道炎症

(一)克罗恩病

1.病理和临床概述

小肠克罗恩病是一原因不明的疾病,多见于年轻人。表现为肉芽肿性病变,合并纤维化和溃病。好发于末段回肠,同时常侵犯回肠和空肠。临床常表现为腹痛、慢性腹泻。

2.诊断要点

要点:受累肠管的肠壁及肠系膜增厚,肠管狭窄,邻近淋巴结肿大和有炎性软组织肿块,邻近腹腔内脓肿或瘘管形成(图12-8)。

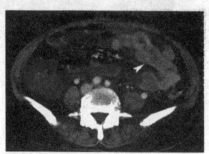

图12-8　小肠克罗恩病

CT检查显示左侧小肠肠壁增厚、强化,相应肠管狭窄,远段肠管正常(箭头)

3.鉴别诊断

(1)肠结核:其他部位有结核病灶者有助于诊断,鉴别困难可行抗结核药物实验性治疗。

(2)肠淋巴瘤:有腹腔淋巴结肿大,临床表现更明显。

(3)慢性溃疡性空回肠炎:肠管狭窄和扩张,临床腹痛腹泻明显。

4.特别提示

小肠插管气钡双重造影是诊断克罗恩病的首选方法。CT扫描的作用在于显示病变侵入腹腔的情况,可明确腹部包块的性质和腹腔内病变范围。

(二)肠结核

1.病理和临床概述

肠结核好发于回盲部,也可见于空回肠和十二指肠,多见于青壮年人。本病以肠壁和相邻淋巴结的纤维化和炎症为特征。临床常表现为腹痛、腹泻和便秘交替、低热等。

2.诊断要点

要点:病变肠管狭窄,肠壁增厚,邻近淋巴结肿大。若伴有结核性腹膜炎,则可显示腹水和腹膜增厚。

3.特别提示

小肠钡剂造影是诊断肠结核的主要方法。

三、肠道肿瘤

(一)小肠腺癌

1.病理和临床概述

小肠腺癌肿瘤起源于肠黏膜上皮细胞,好发于十二指肠降段和空肠。本病多见于老年男性,病理上分肿块型和浸润狭窄型。肿瘤向腔内生长或沿肠壁浸润,产生梗阻症状。

2.诊断要点

要点:肠壁局限性增厚或肿块形成,近段肠腔梗阻扩张,增强扫描病变不均质强化,可伴肠系膜淋巴结肿大。部分腺癌呈局部肠壁水肿增厚改变,但增强扫描有不均匀强化(图12-9)。

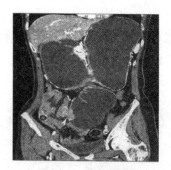

图 12-9 空肠腺癌

CT 冠状位重建可见局部肠管狭窄(箭头)、肠壁明显增厚,增强扫描有不均匀强化,近段肠管明显扩张

3.鉴别诊断

(1)十二指肠布氏腺增生:增强扫描为均匀一致,同肠壁表现相仿。

(2)小肠淋巴瘤:病灶常呈多发改变。

4.特别提示

小肠造影是诊断小肠肿瘤的常用方法。CT 扫描有助于显示肿块大小、形态、范围及同周围器官的关系、转移情况,必要时可行 CT 引导下穿刺活检。

(二)小肠淋巴瘤

1.病理和临床概述

小肠淋巴瘤可原发于小肠,也可为全身淋巴瘤一部分。淋巴瘤起源于肠壁黏膜下层淋巴组织,向内浸润黏膜,使黏膜皱襞变平、僵硬,向外侵入浆膜层、系膜及淋巴结。临床常有高位肠梗阻症状。

2.诊断要点

要点:肠壁增厚,肠腔狭窄,局部形成肿块,病变向肠腔内、外生长,增强扫描病变轻中度强化。肠系膜及后腹膜常受累(图 12-10)。

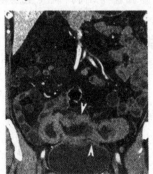

图 12-10 回肠淋巴瘤

CT 增强扫描后冠状位重建可见下腹部回肠肠壁明显增厚,范围较广,肠腔未见明显狭窄,增强扫描呈中度均匀强化

3.鉴别诊断

本病同小肠腺癌、小肠克罗恩病等鉴别。

4.特别提示

小肠造影是诊断小肠肿瘤的常用方法。CT有助于显示肿块大小、形态、范围及同周围器官的关系、转移情况,必要时可行CT引导下穿刺活检。

(三)结肠癌

1.病理和临床概述

结肠癌为常见消化道肿瘤,好发于直肠及乙状结肠。病理多为腺癌,分增生型、浸润型、溃疡型。患者常有便血及肠梗阻症状。

2.诊断要点

结肠或直肠壁不规则增厚,累及部分或全周肠壁,肠腔内见分叶或菜花状肿块,晚期肠腔狭窄并侵犯浆膜,肠外脂肪层密度增高,周围淋巴结肿大。增强扫描病灶强化较明显(图12-11)。

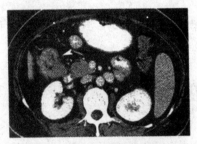

图12-11　结肠肝曲癌

CT检查示结肠肝曲肠壁不规则增厚,局部
见菜花状肿块突入肠腔,相应肠腔狭窄

3.鉴别诊断

(1)肠结核:病灶多同时累及盲肠、升结肠和回盲部,表现为管腔狭窄变形,三维重建有助于诊断。

(2)溃疡性结肠炎:常先累及直肠和左半结肠,病变呈连续状态,无明显肿块。

4.特别提示

在日常工作中,部分肠梗阻患者因梗阻存在,临床不能行内镜检查,常不能明确梗阻原因,行CT检查,能较明确诊断结肠癌。

(王存社)

第二节　输尿管疾病的CT诊断

一、输尿管外伤

(一)病理和临床概述

输尿管外伤可单发或并发于泌尿系统外伤。泌尿系统遭受任何直接或间接暴力均可导致损伤。近年来,医源性损伤亦逐渐增多。输尿管损伤的病理取决于其损伤的程度。如完全断裂,则尿液积聚于腹膜后以肾后间隙最常见。如有瘢痕收缩则形成狭窄、闭塞和阻塞。临床表现多样，可有伤口漏尿或尿外渗，尿瘘形成；腹膜炎症状；尿道阻塞，无尿等（图 12-12）。

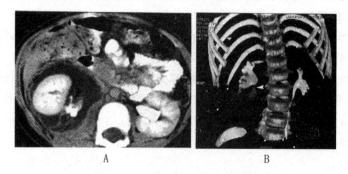

图 12-12　输尿管断裂三维重建

车祸患者，右输尿管上段区见片状造影剂外渗，输尿管中下段未显影

（二）诊断要点

平扫可发现阳性及阴性结石，阴性结石密度也常高于肾实质，CT 值常为 100 Hu 以上，无增强效应。结石多位于输尿管狭窄部位即肾盂输尿管连接部、输尿管与髂动脉交叉处、输尿管膀胱入口处。间接征象可表现为输尿管扩张，肾盂、肾盏积水等，并可显示结石周围软组织炎症、水肿（图 12-13）。

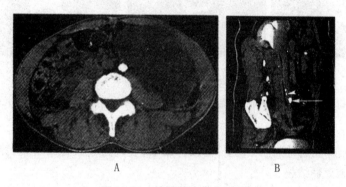

图 12-13　输尿管内多发结石

图中长箭头所示为较大的一颗结石，小箭头为两颗细小结石

（三）鉴别诊断

1.盆腔静脉石

位于静脉走行区，为小圆形高密度灶，病灶中心为低密度。

2.盆腔骨岛

位于骨骼内。

（四）特别提示

临床诊断以 X 线平片及静脉尿路造影为首选。但 CT 对结石的大小、部位、数目、形状显示更准确，免除了其他结构的影响；同时能易于显示肾盂扩张和肾盂、肾盏积水及梗阻性肾实质改变，能客观评价结石周围炎症、肾功能情况。MRI 水成像能显示梗阻性肾、输尿管积水情况。

二、输尿管炎

(一)病理和临床概述

输尿管炎指发生在输尿管壁的炎症,常由大肠埃希菌、变形杆菌、铜绿假单胞菌、葡萄球菌等致病菌引起。输尿管炎常继发于肾盂肾炎、膀胱炎等;也可因血行、淋巴传播或附近器官的感染蔓延而来(如阑尾炎、盲肠炎);部分患者因医疗器械检查、结石摩擦及药物引起。急性输尿管炎表现为黏膜化脓性炎症;而慢性输尿管炎表现为输尿管壁扩张、变薄,输尿管逐渐延长,也可为管壁增厚、变硬、僵直,致输尿管狭窄。临床症状为尿频、尿急伴有腰痛乏力,尿液浑浊,严重时发生血尿、肾绞痛,尿培养可有细菌。

(二)诊断要点

急性输尿管炎 CT 检查无特异性。

慢性输尿管炎可表现为输尿管壁增厚,管壁不均匀,部分患者出现肾盂积水。输尿管周围炎可出现腹膜后输尿管纤维化(图 12-14)。

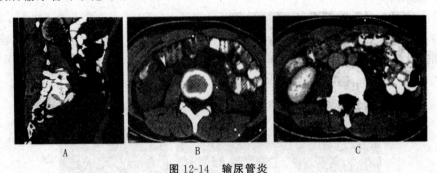

图 12-14　输尿管炎

CT 显示右输尿管中、下段管壁弥漫性增厚、强化,管腔狭窄,输尿管上段及肾盂、肾盏明显扩张、积水

(三)鉴别诊断

囊性输尿管炎、输尿管癌,难以鉴别;输尿管结核,表现为输尿管壁增厚,管腔狭窄,管壁常可见钙化,常伴有同侧肾脏结核。

(四)特别提示

输尿管炎的诊断应密切结合病史和辅助检查。静脉尿路造影表现为输尿管扩张或狭窄,扭曲变形。CT 检查亦尤明显特异性。对可疑病变可行病理活检。

三、输尿管癌

(一)病理和临床概述

输尿管肿瘤多发生在左侧,尤其是在下 1/3 段。大部分为移行细胞癌,少数为鳞癌、腺癌。原发输尿管移行细胞癌较少见,好发年龄为 50~70 岁,男性多于女性。最常见的症状为间歇性无痛性肉眼或镜下血尿,少数患者可触及腹部肿块,阻塞输尿管可引起肾绞痛。

(二)诊断要点

CT 表现输尿管不规则增厚、狭窄或充盈缺损,肿瘤近侧输尿管及肾盂扩张,三维重建显示最佳。输尿管肿瘤为少血供肿瘤,增强多无强化或轻度强化(图 12-15)。

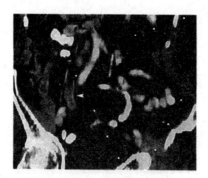

图 12-15　右输尿管癌

CT 显示输尿管中下段及膀胱入口区充满软组织影,管腔闭塞

(三)鉴别诊断

1.血凝块

为输尿管腔内充盈缺损,无强化,管壁不增厚。

2.阴性结石

输尿管内高密度灶,CT 值常为 100 Hu 以上。

3.输尿管结核

输尿管壁增厚、管腔狭窄,常伴有钙化。

(四)特别提示

随诊中应注意其余尿路上皮器官发生肿瘤的可能性。CT 检查对诊断输尿管肿瘤起重要作用,不仅能显示肿瘤本身,也可了解肿瘤的侵犯程度,有无淋巴结转移。MRU 对该病的诊断有一定的价值,但对尿路结石的鉴别有困难。

（王存社）

第三节　膀胱疾病的 CT 诊断

一、膀胱结石

(一)病理和临床概述

膀胱结石 95% 见于男性,发病年龄多为 10 岁以下儿童和 50 岁以上老人。儿童以原发性多见,主要是营养不良所致。继发性则多见于成人,可来源于肾、输尿管,膀胱感染、异物、出口梗阻、膀胱憩室、神经源性膀胱等也可引起继发结石。结石的病理改变是对膀胱黏膜的刺激、继发性炎症、溃疡形成出血、长期阻塞导致膀胱小梁、小房或憩室形成。临床症状主要为疼痛、排尿中断、血尿及膀胱刺激症状。

(二)诊断要点

平扫表现为圆形、卵圆形、不规则形、倒梨形等高密度灶,可单发或多发,大小不一,小至几毫米,大至十余厘米。边缘多光整,CT 值常为 100 HU 以上,具有移动性;膀胱憩室内结石移动性差(图 12-16)。

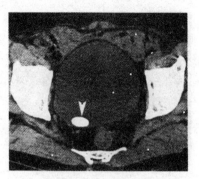

图 12-16　膀胱结石

CT 显示膀胱后壁见一卵圆形高密度影

(三)鉴别诊断

1.膀胱异物

膀胱异物常有器械检查或手术史,异物有特定形状,如条状等,容易以异物为核心形成结石。

2.膀胱肿瘤

膀胱肿瘤为膀胱壁局限性不规则增厚,可形成软组织肿块,有明显强化。

(四)特别提示

膀胱结石含钙量高,易于在 X 射线平片上确诊。CT 对膀胱区可疑病灶定位准确,易于表明位于膀胱腔内、膀胱憩室、膀胱壁及壁外;易于反映膀胱炎等继发改变及膀胱周围改变。一般不需 MRI 检查。

二、膀胱炎

(一)病理和临床概述

膀胱炎临床分型较多,以继发性细菌性膀胱炎多见。致病菌多为大肠埃希菌,且多见于妇女,由上行感染引起,常合并尿道炎和阴道炎。急性膀胱炎病理上局限于黏膜和黏膜下层,以充血、水肿、出血及小溃疡形成为特征;慢性膀胱炎以膀胱壁纤维增生,瘢痕挛缩为特征。主要症状有尿频、尿急、尿痛等膀胱刺激症状。

(二)诊断要点

(1)急性膀胱炎多表现正常,少数 CT 平扫增厚的膀胱壁为软组织密度,增强均匀强化。

(2)慢性膀胱炎表现为膀胱壁增厚,强化程度不如前者,无特征性表现(图 12-17)。

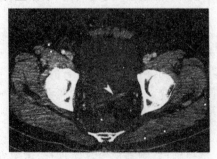

图 12-17　膀胱炎

男性患者,有反复膀胱刺激症状,CT 检查示膀胱左后壁较均匀性增厚、强化

（三）鉴别诊断

(1)膀胱充盈不良性膀胱壁假性增厚,膀胱充盈满意时,假性增厚消失。

(2)先天性膀胱憩室,为膀胱壁局限性外突形成囊袋样影,容易伴发憩室炎及憩室内结石。

(3)膀胱癌,为膀胱壁局限性、不均匀性增厚,强化不均。

（四）特别提示

膀胱炎主要靠临床病史、细菌培养、膀胱镜检查或活检证实,CT检查结果只作为一个补充。

三、膀胱癌

（一）病理和临床概述

膀胱癌为泌尿系统最常见的恶性肿瘤,男性多见,多见于40岁以上。大部分为移行细胞癌,以淋巴转移居多,其中以闭孔淋巴结和髂外淋巴结最常见,晚期可有血路转移。临床症状为无痛性全程血尿、合并感染者有尿频、尿痛、排尿困难等。

（二）诊断要点

肿瘤好发于膀胱三角区后壁及侧壁;常为多中心。CT表现为膀胱壁向腔内乳头状突起或局部增厚,增强呈较明显强化。当膀胱周围脂肪层消失,表示肿瘤扩展到膀胱壁外,可有边界不清的软组织肿块和盆腔积液,也可有膀胱周围和盆壁淋巴结转移(图12-18)。

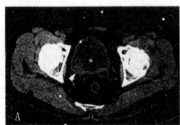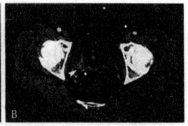

图12-18　膀胱癌

A、B两图为CT检查示右侧膀胱三角区可见不规则增厚软组织密度,增强扫描有明显不均匀强化

（三）鉴别诊断

1.膀胱炎

膀胱炎为膀胱壁较广泛均匀性增厚,强化均匀。

2.前列腺肥大

膀胱基底部形成局限性压迹,CT矢状位重建、MRI可鉴别。

3.膀胱血块

膀胱血块平扫为高密度,CT值一般>60 Hu,增强无强化,当膀胱癌伴出血,大量血块包绕肿块时,则难以鉴别。

（四）特别提示

CT可为膀胱癌术前分期提供依据,明确有无周围脏器、盆壁侵犯及淋巴结转移。膀胱癌术后随访可发现复发或并发症。膀胱壁增厚也可见于炎症性病变或放射后损伤。MRI的定位价值更高。

（王存社）

第四节　前列腺疾病的CT诊断

一、前列腺增生症

(一)病理和临床概述

前列腺增生症又称前列腺肥大,是老年男性的常见病,50岁以上多见,随着年龄增长发病率逐渐增高。老龄和雌雄激素失衡是前列腺增生的重要病因。前列腺增生开始于围绕尿道精阜部位的腺体,即移行带和尿道周围的腺体组织,最后波及整个前列腺。临床症状主要有进行性排尿困难、尿频、尿潴留、血尿等。

(二)诊断要点

CT扫描能显示前列腺及其周围解剖并可测量前列腺体积。CT扫描前列腺上界超过耻骨联合上缘2~3 cm时,才能确诊为增大。增大前列腺压迫并突入膀胱内。增强扫描可见前列腺肥大,有不规则不均匀斑状强化,而肥大的前列腺压迫周围叶使之变扁,密度较低为带状,精囊和直肠可移位(图12-19)。

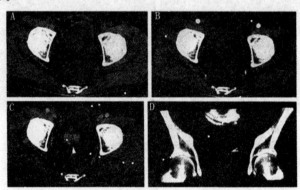

图12-19　前列腺增生中央叶组织呈不规则状突入膀胱内

(三)鉴别诊断

前列腺癌,较小癌灶CT难以鉴别,癌灶巨大伴有周围侵犯、转移时不难鉴别,前列腺一般行MRI检查。

(四)特别提示

前列腺肥大需做临床检查,经直肠超声检查为首选检查方法。CT扫描无特征性,临床常行MRI检查,表现为中央带增大,周围带受压、变薄。

二、前列腺癌

(一)病理和临床概述

前列腺癌好发于老年人,95%以上为腺癌,起自边缘部的腺管和腺泡。其余为移行细胞癌、大导管乳头状癌、内膜样癌、鳞状细胞癌。前列腺癌多发生在外周带,大多数为多病灶。前列腺癌大多数为激素依赖型,其发生和发展与雄激素关系密切。临床类型分为临床型癌、隐蔽型癌、偶见型癌、潜伏型癌。早期前列腺癌症状和体征常不明显。后期出现膀胱阻塞症状,如尿流慢、尿中断、排尿困难等。

(二)诊断要点

癌结节局限于包膜内CT表现为稍低密度结节或外形轻度隆起,癌侵犯包膜外时常累及精囊,表现为膀胱精囊角消失,也可侵犯膀胱壁。淋巴结转移首先发生于附近盆腔淋巴结。前列腺癌常发生骨转移,以成骨型转移多(图12-20)。

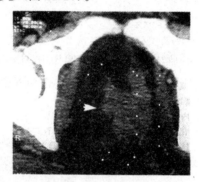

图12-20　前列腺癌

CT检查示前列腺内见一分叶状肿块,膀胱及直肠受累

(三)鉴别诊断

前列腺增生症不会发生邻近脏器侵犯、局部淋巴结转移、成骨转移等恶性征象。

(四)特别提示

前列腺的影像检查以MRI为主,MRI能清晰显示癌灶。CT不能发现局限于前列腺内较小的癌灶。前列腺CT检查的作用是在临床穿刺活检证实为前列腺癌后协助临床分期,并对盆腔、后腹膜淋巴结转移情况进行评估。

(王存社)

第五节　子宫疾病的CT诊断

一、子宫内膜异位症

(一)病理和临床概述

子宫内膜异位症一般仅见于育龄妇女,是指子宫内膜的腺体和间质出现在子宫肌层或子宫外,如卵巢、肺、肾等处出现。当内在的子宫内膜出现在子宫肌层时,称子宫腺肌病;当内在的子宫内膜出现在子宫肌层之外的地方,称外在性子宫内膜异位症。子宫内膜异位症的主要病理变化为异位内膜随卵巢激素的变化而发生周期性出血,伴有周围结缔组织增生和粘连。主要症状有周期性发作出现继发性痛经、月经失调、不孕等。

(二)诊断要点

(1)外在性子宫内膜异位征CT表现为子宫外盆腔内薄壁含水样密度囊肿或高密度囊肿,多为边界不清,密度不均的囊肿。囊壁不规则强化,囊内容物为稍高密度改变。或为实性包块,边缘清楚。常与子宫、卵巢相连,可单个或多个。

(2)子宫腺肌病表现为子宫影均匀增大,肌层内有子宫膜增生所致的低密度影,常位于子宫影中央。

(三)鉴别诊断

盆腔真性肿瘤,CT表现上难以区别,一般行MRI检查,可见盆腔内新旧不一的出血而加以鉴别。

(四)特别提示

子宫内膜异位征的诊断需结合临床典型病史,其症状随月经周期而变化。B超为子宫内膜异位症的首选检查方法。CT、MRI能准确显示病变,可作为鉴别诊断的重要手段。盆腔MRI检查可见盆腔内新旧不一的出血而较有特征性。

二、子宫肌瘤

(一)病理和临床概述

子宫肌瘤是女性生殖器中最常见的肿瘤。由子宫平滑肌组织增生而成,其间有少量纤维结缔组织。可单发或多发,按部位分为黏膜下、肌层和浆膜下肌瘤。好发年龄为30～50岁。发病可能与长期或过度卵巢雌激素刺激有关。子宫肌瘤恶变罕见,占子宫肌瘤1%以下,多见于老年人。子宫肌瘤可合并子宫内膜癌或子宫颈癌。子宫肌瘤临床症状不一,取决于大小、部位及有无扭转。

(二)诊断要点

CT表现子宫内外形分叶状增大或自子宫向外突出的实性肿块,边界清楚,密度不均匀,可见坏死、囊变及钙化,增强扫描肿瘤组织与肌层同等强化。存在变性时强化程度不一,多低于子宫肌层密度,大的肿瘤内可见云雾状或粗细不均的条状强化。部分患者有点状、环状、条状、块状钙化(图12-21)。

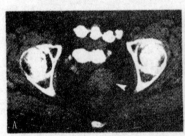
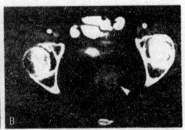

图12-21　子宫肌瘤

CT检查示子宫后壁见一结节突出于轮廓外,密度与正常子宫组织相当;增强后结节强化不均,内见坏死区,而呈相对低密度

(三)鉴别诊断

1.卵巢肿瘤

肿块以卵巢为中心或与卵巢关系密切,常为囊实性,肿块较大,子宫内膜异位症,CT难以鉴别。

2.子宫恶性肿瘤

子宫不规则状增大,肿块密度不均,强化不均匀,可伴周围侵犯及转移等征象。

（四）特别提示

B超检查方便、经济，是首选方法，但视野小，准确性取决于操作者水平。子宫肌瘤进一步检查一般选择MRI，MRI有特征性表现，可准确评估病变部位、大小、内部结构改变等情况。

三、子宫内膜癌及宫颈癌

（一）子宫内膜癌

1.病理和临床概述

子宫内膜癌是发生于子宫内膜的肿瘤，好发于老年患者，大部分在绝经后发病，近20年发病率持续上升，这可能同社会经济不断变化、外源性雌激素广泛应用、肥胖、高血压、糖尿病、不孕、晚绝经患者增加等因素有关。大体病理分为弥漫型和局限型，组织学大部分为起源于内膜腺体的腺癌。子宫内膜癌可于卵巢癌同时发生，也可先后发生乳腺癌、大肠癌、卵巢癌。临床应予以重视。临床症状主要有阴道出血，尤其是绝经后出血及异常分泌物等。

2.诊断要点

CT平扫肿瘤和正常子宫肌层呈等密度。增强扫描子宫体弥漫或局限增大，肿块密度略低，呈菜花样。子宫内膜癌阻塞子宫颈内口可见子宫腔常扩大积液。附件侵犯时可见同子宫相连的密度均匀或不均匀肿块，正常脏器外脂肪层界限消失。盆腔种植转移可见子宫直肠窝扁平的软组织肿块。有腹膜后及盆腔淋巴结肿大（图12-22）。

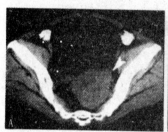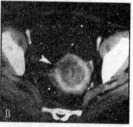

图12-22 子宫内膜癌

女性患者，65岁，绝经后反复阴道出血年余，CT检查子宫外形显著增大，宫腔内密度不均，增强呈不均匀强化

3.鉴别诊断

（1）宫颈癌：肿块发生于宫颈，一般不向上侵犯子宫体。

（2）子宫内膜下平滑肌瘤并发囊变：增强CT正常子宫组织和良性平滑肌瘤的增强比内膜癌明显，钙化和脂肪变性是良性平滑肌瘤的证据。

4.特别提示

MRI结合增强检查准确率达91%，目前国际上采用MRI评价治疗子宫内膜癌的客观指标。子宫内膜癌治疗后10%～20%复发。CT主要用于检查内膜癌术后是否复发或转移。同时对于制定子宫内膜癌宫腔内放疗计划也有帮助。

（二）宫颈癌

1.病理和临床概述

宫颈癌是女性生殖道最常见的恶性肿瘤，好发于育龄期妇女，其发病与早婚、性生活紊乱、过早性生活及某些病毒感染（如人乳头瘤病毒）等因素有关。宫颈癌好发于子宫鳞状上皮和柱状上皮移行区，由子宫颈上皮不典型增生发展为原位癌，进一步发展成浸润癌，95%为鳞癌，少数为腺癌,尚有腺鳞癌、小细胞癌、腺样囊性癌。临床症状主要有阴道接触性出血、阴道排液,继发感染可有恶臭等。

2.诊断要点

宫颈原位癌CT检查不能做出诊断。浸润期癌肿块有内生或外长两种扩散方式。内生性者要是向阴道穹窿乃至子宫阔韧带浸润;外生性主要向宫颈表面突出,形成息肉或菜花样隆起。CT表现为子宫颈增大,超过3 cm,并形成软组织肿块,肿块局限于宫颈或蔓延至子宫旁。肿瘤内出现灶性坏死呈低密度区,宫旁受累时其外形不规则,呈分叶状或三角肿块影,累及直肠时直肠周围脂肪层消失(图12-23)。

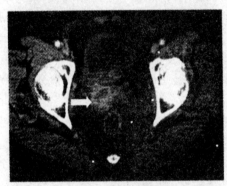

图 12-23　子宫颈癌
子宫颈见肿块,强化不均匀,膀胱壁受累及增厚

3.鉴别诊断

子宫内膜癌,肿瘤起源于子宫体,肿块较大时两者较难鉴别。

4.特别提示

CT主要用于宫颈癌临床分期及术后随访。宫颈癌术后或放疗后3月内应行CT扫描,以后每半年1次,直至两年。CT扫描有助于判断肿瘤是否复发、淋巴结转移及其他器官侵犯情况,但不能准确检出膀胱和直肠受累情况,也不能鉴别放射后纤维变。必要时MRI检查。

（王存社）

第六节　卵巢疾病的 CT 诊断

一、卵巢囊肿

(一)病理和临床概述

卵巢囊肿临床上十分常见,属于瘤样病变。卵巢良性囊性病变包括非瘤性囊肿,即功能性囊肿(主要病理组织学分类有滤泡囊肿、黄体囊肿和生发上皮包涵囊肿);腹膜包裹性囊肿及卵巢子宫内膜异位囊肿和囊性肿瘤样病变。卵巢囊肿多无明显症状。

(二)诊断要点

(1)功能性囊肿 CT 表现为边界清楚、壁薄光滑的单房性水样密度影,直径一般＜5 cm

（图 12-24），少数为双侧，体积较大，或多发囊样低密度灶，浆液性滤泡囊肿与黄体囊肿 CT 上不能区分。

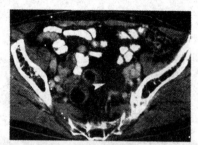

图 12-24　卵巢囊肿
CT 检查示左侧附件区见一类圆形囊状积液影

（2）腹膜包裹性囊肿表现为沿盆壁或肠管走行的形态不规则的囊性低密度区。

（3）卵巢子宫内膜异位囊肿表现为薄壁或厚薄不均的多房性囊性低密度区。

（三）鉴别诊断

（1）正常卵泡，较小，直径<1 cm。

（2）囊腺瘤，为多房囊性肿块，直径常>5 cm，有强化。

（四）特别提示

B 超、CT、MRI 均能做出正确诊断。但 MRI 对囊肿内成分的判断要优于 CT、B 超。卵巢囊肿一般不需处理，巨大囊肿可行 B 超或 CT 定位下穿刺抽液。

二、卵巢畸胎瘤

（一）病理和临床概述

卵巢畸胎瘤由多胚层组织构成的肿瘤。根据其组成成分的分化成熟与否在病理上分为以下几种。

（1）成熟畸胎瘤：属于良性肿瘤，又称皮样囊肿，占畸胎瘤的 95％以上，好发年龄为 20～40 岁。多为单侧、囊性，外表呈球形或结节状，囊内充塞脂类物、毛发、小块骨质、软骨或牙齿，单房或多房，可有壁结节。

（2）未成熟畸胎瘤：好发于儿童、年轻妇女，40 岁以上很少见，肿块较大且多为实性。

（3）成熟畸胎瘤恶变：多为在囊性畸胎瘤基础上出现较大实变区，绝大多数发生于生育年龄，但恶变最常发生于仅占患者 10％的绝经后妇女，患者多为老年多产妇女，恶变机会随年龄增长而增加。皮样囊肿易发生蒂扭转而出现下腹剧痛、恶心、呕吐等急腹症症状。

（二）诊断要点

（1）成熟畸胎瘤 CT 表现为密度不均的囊性肿块，囊壁厚薄不均，可有弧形钙化，瘤内成分混杂，可见特征性成分，如牙齿、骨骼、钙化、脂肪等，有时可见液平面（图 12-25）。

（2）未成熟畸胎瘤多为单侧性，肿块以实性为主，大多有囊性部分，有的呈囊实性或囊性为主，边缘不规则，有分叶或结节状突起，肿块内多发斑点状钙化和少许小片脂肪密度影为其常见重要征象，实性成分内盘曲的带状略低密度影是另一特征性征象，其病理基础是脑样的神经胶质组织区。

（3）畸胎瘤恶变的征象主要是肿瘤形态不规则，内部密度不均匀，囊壁局部增厚或有实性区域或见乳头状结构。

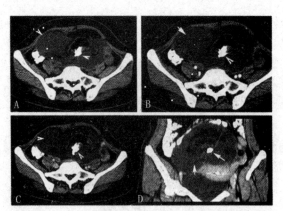

图 12-25　卵巢成熟畸胎瘤(手术病理证实)

盆腔内巨大混杂密度肿块,以脂肪组织为主,并见少许钙化

(三)鉴别诊断

卵巢囊腺瘤,为多房囊性肿块,一般见不到牙齿、骨骼、钙化、脂肪等畸胎瘤特征性成分。

(四)特别提示

当囊性畸胎瘤出现较大实变区时,应考虑为恶变。CT、MRI 对囊性畸胎瘤内的脂肪成分较敏感。而 CT 对肿瘤内骨性成分和钙化的检出优于 MRI。卵巢未成熟畸胎瘤具有复发和转移的潜能,恶性行为的危险性随未成熟组织量的增加而增加,病理级别越高,实性部分越多,也就是说实性成分越多,危险性便越大。

三、卵巢囊腺瘤

(一)病理和临床概述

卵巢囊腺瘤可分为浆液性和黏液性,左右两侧均可发生,有时两侧同时发病。浆液性和黏液性囊腺瘤可同时发生。主要见于育龄妇女,多为单侧性。浆液性囊腺瘤体积较小,可单房或多房,黏液性囊腺瘤体积较大或巨大,多房。临床症状有腹部不适或隐痛、腹部包块、消化不良等,少数有月经紊乱。浆液性囊腺瘤患者有时有腹水。

(二)诊断要点

CT 表现为一侧或两侧卵巢区单房或多房囊状积液,分隔及壁菲薄,外缘光滑。其内偶可见实质性壁结节。浆液性囊腺瘤以双侧、单房为特点,囊内密度低,均匀,有时有钙化。黏液性囊腺瘤为单侧、多房,体积大,囊内密度稍高于浆液性囊腺瘤(图 12-26)。

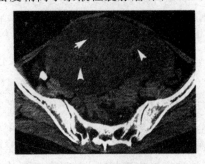

图 12-26　卵巢囊腺瘤

下腹部见一巨大多房囊状积液,分隔及壁菲薄,与附件关系较密切

（三）鉴别诊断

（1）卵巢囊腺癌：肿块实性部分较多，分隔及壁增厚，可见强化壁结节，可见周围侵犯、淋巴结转移等征象。

（2）卵巢囊肿：单房多见，直径＜5 cm。

（3）卵巢畸胎瘤：可见牙齿、骨骼、钙化、脂肪等畸胎瘤特征性成分。

（四）特别提示

CT不能区分浆液性和黏液性。MRI和CT一样能显示肿瘤大小、形态、内部结构及周围的关系。对浆液性和黏液性的区分较CT有意义。

四、卵巢囊腺癌

（一）病理和临床概述

卵巢囊腺癌，卵巢恶性肿瘤中85％～95％来源于上皮，即卵巢癌。常见的是浆液性和黏液性囊腺癌，两者约占50％。多数患者在早期无明显症状。肿瘤播散主要通过表面种植和淋巴转移，淋巴转移主要到主动脉旁及主动脉前淋巴结。

（二）诊断要点

CT表现：①盆腔肿块为最常见的表现，盆腔或下腹部巨大囊实性肿块，与附件关系密切，分隔较厚，囊壁边缘不规则，囊内出现软组织密度结节或肿块，增强肿块实性部分明显强化（图12-27）；②大网膜转移时可见饼状大网膜；③腹膜腔播散，表现为腹腔内肝脏边缘，子宫直肠窝等处的不规则软组织结节或肿块；④卵巢癌侵犯临近脏器，使其周边的脂肪层消失。此外还可见腹水，淋巴结转移，肝转移等表现。

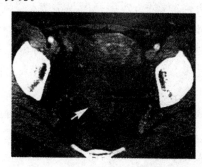

图 12-27　卵巢囊腺癌（手术病理证实）
盆腔内巨大囊实性肿块，实性部分较多，呈不均匀强化，肿块与附件关系密切

（三）鉴别诊断

（1）卵巢囊腺瘤：分隔及壁菲薄，不伴有周围侵犯、转移、腹水等恶性征象。

（2）卵巢子宫内膜异位囊肿：薄壁或厚薄不均的多房性囊性低密度区，无恶性征象。

（四）特别提示

CT广泛应用于卵巢癌的临床各期，还应用于放化疗疗效的评价。MRI对病变的成分判断更佳，因而诊断更具价值。

（王存社）

第十三章

颅脑疾病的MRI诊断

第一节　脑血管疾病的MRI诊断

一、高血压性脑出血

(一)临床表现及病理特征

脑出血的常见原因之一就是高血压脑动脉硬化,大部分出血部位在幕上,小脑及脑干发生出血情况比较少见。患者多数有明确的病史,发病一般呈突发性,并且出血量较多,幕上出血常发生于基底核区,也可以出现在其他的部位。脑室内出血通常与尾状核或基底神经节血肿破入脑室有关,影像学检查结果显示脑室内血肿信号或者密度,同时可见液平面。脑干出血以脑桥病变居多,动脉破裂引起,如果出血过多,造成较大的压力,可以破入第四脑室。

(二)MRI影像表现

高血压动脉硬化所引起的脑内血肿的影像表现受血肿发生时间长短的影响。对于发生在早期的脑出血,CT结果比MRI影像结果更具有参考价值。CT在急性期脑出血情况下,通常表现为高密度。有时小部分因为颅底骨性伪影导致少量幕下出血难以给出确切诊断,但是大部分脑出血均可以清楚地显示。通常情况下,出血后6～8周,因为出血发生溶解,在CT表现为脑脊液密度。血肿的MRI影像信号不仅多变,而且受其他多种因素的影响,这些因素除了血红蛋白状态外,还包括氧合作用、磁场强度、脉冲序列、凝血块的时间、红细胞状态等。

MRI检查具有观察出血的溶解过程的优点。要想更好地理解出血信号在MRI影像变化,必须了解出血时的生理学改变。比如,急性出血因为含有氧合血红蛋白及脱氧血红蛋白,所以在T_1WI呈等至轻度低信号,在T_2WI呈灰至黑色(低信号);亚急性期出血(大部分指3 d至3周)因为正铁血红蛋白的产生,在T_1WI及T_2WI呈现高信号表现。伴随着正铁血红蛋白遭遇巨噬细胞吞噬,转化成为含铁血黄素的过程,在T_2WI可以看到血肿周围形成一低信号环。以上内容便是出血过程在MRI影像中的特征,此特征在高场强磁共振仪显像时更加明显。

二、超急性期脑梗死及急性脑梗死

(一)临床表现及病理特征

脑梗死具有高发病率、高死亡率及高致残率的特点,是临床中一类常见的疾病,它严重地威胁人类的健康生活。随着关于脑梗死专题的病理生理学研究进程发展,尤其是在"半暗带"概念提出及超微导管溶栓治疗技术出现后,临床医师应当及时确诊,即发病超急性期便应当确诊,且对缺血脑组织血流灌注状态进行正确评估,如此结合实际情况来确定最佳效果的治疗方案。

临床上有效地诊断缺血性脑梗死的方法是进行 MRI 影像检查。超急性期脑梗死指的是发生在 6 h 之内的脑梗死情况。一般情况下,梗死在发生 4 h 之后,患者的病变区可能有较长时间的缺氧缺血,细胞膜离子泵出现衰竭,导致细胞毒性脑水肿。基本上 6 h 之后,血-脑屏障便会被破坏,引发血管源性脑水肿,此时,脑细胞慢慢坏死,一至两周后,脑水肿情况变轻,坏死脑细胞液化,梗死区则产生了大量吞噬细胞清除坏死的组织。病变区的胶质细胞开始增生,肉芽组织逐渐形成。经过 8～10 周,会形成囊性的软化灶。小部分缺血性脑梗死患者在病发的 1～2 d 因血液再灌注而出现梗死区出血情况,继而转变成出血性脑梗死。

(二)MRI 影像表现

一般是在诊断脑梗死的早期就应用常规 MRI 影像的方法。脑梗死一般需要在患者发病 6 h 后才会显示出病灶,而常规 MRI 影像的特异性比较低,无法明确半暗带的大小,也不能确定病变的具体范围,对于急性脑梗死与短暂性缺血发作无法高效地区分,因此 MRI 影像不能提供足够的价值。但目前的 MRI 影像成像技术已经进一步发展,功能性的检查能够带来丰富充足的诊断信息,从而导致缺血性脑梗死的诊断发生了突破性的进展。

脑梗死超急性期,T_2WI 上的脑血管将有异常的信号:原血管流空效应消失,增强扫描 T_1WI 出现动脉增强影像。该现象是因患者的脑血流的速度减慢,在发病经 3～6 h 此征象便可出现,血管内强化的现象通常是发生在梗死区域或者周边位置,其中皮质部位梗死更加常见;深部白质部位梗死还会发生,一般基底核、脑桥、内囊、丘脑的腔隙性梗死不会有血管强化现象,大范围脑干梗死时可能会见血管内强化。

因为脑脊液与脑皮质的部分容积效应,还有流动伪影的干扰,使用常规 T_2WI 并不能发现大脑皮质灰白质交界处的病灶及脑室旁的深部脑白质病灶,并且不容易对脑梗死的分期进行鉴别。液体衰减反转恢复(FLAIR)序列对脑脊液信号有抑制作用,且能扩大 T_2 权重成分,减少背景信号干扰,如此可使得病灶与正常组织的差异性明显增加,更加容易发现病灶的所在位置。可以鉴别陈旧性及新鲜性梗死灶是 FLAIR 序列的另一特点。新鲜性梗死灶与陈旧性梗死灶于 T_2WI 中都是高信号。FLAIR 序列之中,陈旧性梗死灶易出现液化,其含自由水,使得 T_1 值同脑脊液类似,因而软化灶是低信号,或是低信号的周边环状高信号;且新病灶含结合水,导致 T_1 数值比脑脊液短,呈高信号。但是即使如此 FLAIR 序列仍然不能够对脑梗死做出精确的分期,并且 FLAIR 对低于 6 h 的超急性期病灶检出概率较低,而使用弥散加权成像(DWI)技术则可以有效检出,因此在脑梗死中迅速应用开来。

DWI 对缺血变化十分敏感,尤其是超急性期,脑组织在出现急性缺血后,患者会出现缺氧症状,出现 Na^+-K^+-ATP酶泵功能变弱,导致水、钠滞留,引发细胞毒性水肿,且水分子弥散运动也会慢慢降低,表观弥散系数(ADC)数值降低,而后出现血管源性水肿,细胞溶解,产生软化灶。而在亚急性期 ADC 值大部分发生降低。DWI 图与 ADC 图的信号表现相反,在 DWI 弥散快(ADC 值高)的组织通常呈现为低信号,而 DWI 弥散慢(ADC 值低)的组织呈现为高信号。人在发病 2 h 之后便可以使用 DWI 检查,此时可发现直径大小为 4 mm 的腔隙性病灶。急性期病例 T_2WI、T_1WI 都能正常显示,使用 FLAIR 可部分显示出病灶情况,DWI 技术能看到神经体征对应区域的高信号,患者发病 6 h 之后,通过 T_2WI 能看到存在病灶,但病变范围显著小于 DWI 检查。信号强度也比 DWI 检查要低,发病 1～3 d,使用 DWI 技术与 T_1WI、FLAIR、T_2W,其病变范围的显示结果都一致。3 d 后,患者进入慢性期阶段。随诊可以发现 T_2WI 仍然是高信号,DWI 信号降低,对于不同的病理进程,信号表现各有差异。DWI 信号随着患者病发时间延长而继续降低,表现是低信号,ADC 值显著升高。由此可见,使用 DWI 能够定性分析急性的脑梗死,还能定量分析,可区分陈旧脑梗死与新脑梗死,并对疗效与预后进行评价。

DWI、T_1WI、FLAIR、T_2WI 的敏感性分析:FLAIR 序列在急性脑梗死的诊疗上优于 T_1WI、T_2WI,能更早显示出病变,可用 FLAIR 成像代替常规 T_2WI;而 DWI 对病变的显示则十分敏感,对比正常组织与病变组织具有良好的效果。其出现的异常信号范围会高于常规 T_2WI 及 FLAIR 序列,由此能够判定,DWI 的敏感程度最高,考虑到 DWI 空间分辨率偏弱,磁敏感性伪影会对实际的颅底部病变产生影响,诸如小脑、额中底部、颞极。在这一方面,FLAIR 能显示得更清晰。总而言之,FLAIR 技术比 DWI 在急性脑梗死病变评价诊疗上有重要的价值,通过合理地使用能够尽早并准确地判断出早期脑梗死,区分陈旧脑梗死与新脑梗死,对溶栓灌注治疗有重要意义。

灌注加权成像(PWI)显示脑梗死病灶比其他技术更早,且可定量分析脑血流量(CBF)。在大部分案例当中,DWI 同 PWI 的表现有一定差异。PWI 显示患者在超急性期,其脑组织血流灌注的异常区比 DWI 显示出的异常信号区要大。而 DWI 显示异常信号区主要在病灶中心。在急性期,围绕异常弥散中心的周边弥散组织为缺血半暗带,其在灌注下减少,因病程发展而日益加重。若不能及时加以治疗,DWI 显示的异常信号区将日益增大,慢慢同 PWI 所展示的血流灌注异常区域相同,最终成为梗死灶。使用 PWI 和 DWI 两项技术,有可能区分可恢复性缺血脑组织与真正的脑梗死。

磁共振波谱(MRS)可区分水质子信号与其他化合物或原子中质子产生的信号,使脑梗死的分析研究至细胞代谢水平,如此能够有效帮助脑梗死病理变化及生理变化的理解。在早期诊断及疗效和预后的判断上都有益处。急性脑梗死[31]P-MRS 以磷酸肌酸(PCr)与 ATP 数值降低为主,无机磷酸盐(Pi)升高,而 pH 慢慢降低。在病发后几周内便可通过[31]P-MRS 显示的异常信号变化来判断梗死病变区域的代谢情况。脑梗死发生 24 h 内,^{1}H-MRS 显示病变区乳酸持续性升高,这与葡萄糖无氧酵解有关。有时可见 N-乙酰天冬氨酸(NAA)水平降低,或因髓鞘破坏出现胆固醇水平升高。

三、静脉窦闭塞

(一)临床表现及病理特征

脑静脉窦血栓为特殊的脑血管病,其可以划分成感染性与非感染性两种。感染性多是因头面部感染、败血症、脑脓肿、化脓性脑膜炎引起,多是继发性,而非感染性脑静脉窦血栓则主要是因消耗性疾病、部分血液病、严重脱水、口服避孕药、妊娠、外伤等引起。脑静脉窦血栓的临床表现主要是颅内高压、视力下降、呕吐、偏瘫、头痛、视盘水肿等。

脑静脉窦血栓的发病机制与动脉血栓的产生不同,病理变化也不一样。脑脊液吸收障碍及脑静脉回流障碍引发脑静脉窦血栓,静脉窦阻塞,狭及大量侧支静脉,或是血栓延伸到脑皮质静脉的情况下便会导致脑静脉回流障碍,或是出现脑脊液循环障碍、颅内压增高,引发脑水肿、坏死、出血。在疾病晚期,颅内高压越发严重,且静脉血流淤滞到严重程度的情况下,便会使得动脉血流速度降低,出现脑组织缺氧、缺血乃至梗死。脑静脉窦血栓的临床表现十分复杂,因病期差异、血栓范围差异、部位差异、病因差异都能影响其临床表现。

(二)MRI影像表现

脑静脉窦血栓的检查需要使用MRI检查,其在诊断上具有良好的优势,通常情况下无须增强扫描。目前来说,脑静脉窦血栓最为经常发生在上矢状窦,产生时间长短不同,MRI影像也不同,因此诊断难度大大增加。急性期静脉窦血栓往往具有显著高信号或者是中等信号。T_2WI则显示出静脉窦内有非常低的信号,但静脉窦壁的信号却很高。随时间延长,T_1WI与T_2WI都表现出高信号。有时是T_1WI,血栓边缘则为高信号,中心位置为中等信号,该变化过程同脑内血肿变化相一致。T_2WI表现的是静脉窦内流空信号,在病程不断发展之后便闭塞、萎缩。

(三)静脉窦闭塞

时间(TR)的缩短会让正常人脑静脉窦出现T_1WI信号升高的现象,这会同静脉窦血栓混淆。因磁共振流入增强效应,在T_1WI中,正常的脑静脉窦表现同静脉窦血栓的表现相同,都是从流空信号转变成明亮信号。此外,静脉窦信号强度还受血流速度影响,流速缓慢时,信号强度将增高。颈静脉球内涡流与乙状窦经常于图像中出现高信号。颞静脉有大逆流,能令一些小的横窦出现高信号。为此,这些病例表现十分容易混淆,需要注意区分,通过更改扫描层面、增加时间、使用核磁共振静脉成像(MRV)检查等手段深入鉴别。

MRV这一技术能够反映出脑静脉窦的血流情况及其形态。因此能为静脉窦栓的诊断提供帮助,静脉窦栓的表现主要是不规则狭窄,受累静脉窦闭塞,呈现充盈缺损。因静脉回流的障碍,将出现静脉血瘀滞、深部静脉扩张及脑表面静脉扩张,产生侧支循环。然而如果静脉窦发育不是十分完善,存在发育不良问题时,使用MRV诊断与MRI技术将出现干扰。使用对比剂来增强MRV效果,能够获得十分清楚的图像。分析大脑的静脉系统,其分成深静脉系统与浅静脉系统,深静脉系统包括基底静脉和大脑大静脉。使用对比剂增强效果时,深静脉的显示更加清楚。在大脑大静脉有血栓形成的情况下,可以发现苍白球、壳核、尾状核、双侧丘脑等局部引流区有水肿现象,且侧脑室增大。通常认定室间孔梗阻出现的原因不是静脉压升高而是水肿。

四、动脉瘤

(一)临床表现及病理特征

脑动脉瘤是脑动脉的局限性扩张,发病率较高。患者主要症状有出血、局灶性神经功能障碍、脑血管痉挛等。大部分的囊性动脉瘤不是因为单一因素引起,是先天因素与后天因素共同作用的结果,先天血管发育不完善加之后天脑血管病变作用产生。此外,动脉瘤因素还与感染、烟酒、滥用可卡因、高血压、部分遗传因素、使用避孕药、创伤等因素有关。

动脉瘤破裂危险因素包括瘤体大小、部位、形状、多发和患者性别、年龄等。瘤体大小是最主要因素,尤其是基底动脉末端动脉瘤,极易出血,患者吸烟、喝酒、患高血压因素都会引发其破裂。32%~52%的蛛网膜下腔出血为动脉瘤破裂引起。治疗时机不同,治疗方法、预后和康复差别很大。对于未破裂的动脉瘤,目前主张早期诊断及早期外科手术。

(二)MRI影像表现

影像中,动脉瘤具有十分清楚的边界低信号,且同动脉相连。产生血栓之后,动脉瘤的信号强度差异能够帮助确定瘤腔大小、血栓范围及是否有并发出血现象。瘤腔大部分位于动脉瘤中央位置,一般是低信号(血液滞留则出现高信号)。血红蛋白代谢处于不同的阶段,那么血栓的信号也不一样。

动脉瘤破裂时常伴蛛网膜下腔出血。两侧大脑间裂蛛网膜下腔出血往往同前交通动脉瘤的破裂存在联系,第四脑室内出现的血块则往往是因小脑后下动脉的动脉瘤破裂,外侧裂蛛网膜下腔出血则是同大脑中动脉的动脉瘤破裂相关联,第三脑室内血块往往是由于前交通动脉瘤破裂,双侧侧脑室则受大脑中动脉动脉瘤破裂影响。

五、血管畸形

(一)临床表现及病理特征

血管畸形与胚胎发育异常有关,包括毛细血管扩张症、脑静脉畸形、海绵状血管瘤、静脉瘤等。动静脉畸形是最为常见的脑血管畸形,动脉同静脉之间无毛细血管而直接连接(动静脉短路)。出现畸形的血管团,其大小各不相等,多发于大脑中动脉系统之中。动静脉畸形是指动静脉直接连接,局部脑组织常处于低灌注状态易梗死或缺血,且畸形血管本身容易破裂而导致自发性出血。症状主要是进行性的神经功能障碍、血管性头痛、癫痫发作等。

(二)MRI 影像表现

脑动静脉畸形时,MRI 影像显示脑内流空现象,即低信号环状或线状结构,代表血管内高速血流。在注射对比剂后,高速血流的血管通常不增强,而低速血流的血管往往明显增强。梯度回波(GRE)图像有助于评价血管性病变。CT 可见形态不规则、边缘不清楚的等或高密度点状、弧线状血管影,钙化。

中枢神经系统的海绵状血管瘤并不少见。典型 MRI 影像表现为在 T_1WI 及 T_2WI、病变区域为混杂信号或者出现高信号,有些患者则出现了网络状结构或是桑葚状结构;T_2WI 中,出现了低信号含铁血黄素。在 GRE 图像,因磁敏感效应的提升,有更显著的低信号,能更快检出小海绵状血管瘤。MRI 影像的诊断敏感性、特异性及对病灶结构的显示均优于 CT。部分海绵状血管瘤具有生长趋势,MRI 影像随诊可了解其发展情况,脑出血也受毛细血管扩张症的影响。使用 CT 扫描或是使用常规血管造影的结果为阴性。使用 MRI 影像检查可发现小微出血,能够帮助诊断。因血流较缓慢,使用对比剂后可见病灶增强。

脑静脉畸形或静脉瘤较少引起脑出血,典型 MRI 影像表现为注射 Gd 对比剂后,病灶呈"水母头"样,经中央髓静脉引流。合并海绵状血管瘤时,可有出血表现。注射对比剂前,较大的静脉分支在 MRI 影像呈流空低信号。有时,质子密度像可见线样高或低信号。静脉畸形的血流速度缓慢,MRA 成像时如选择恰当的血流速度,常可显示病变。血管造影检查时,动脉期表现正常,静脉期可见扩张的髓静脉分支。

(李梦龙)

第二节 颅脑外伤的 MRI 诊断

一、硬膜外血肿

(一)临床表现及病理特征

大约 30% 的外伤性颅内血肿均属于硬膜外血肿,其血肿位于颅骨内板与硬脑膜之间。引起出血的原因:上矢状窦或横窦,骨折线经静脉窦致出血;而若是脑膜中动脉,则是其经棘孔至颅内后,沿颅骨内板脑膜中动脉沟走行,于翼点分成两支,均可破裂出血。

大多数发生急性硬膜外血肿的患者均有外伤史,所以临床可以快速诊断。一般慢性硬膜外血肿比较少见,占 3.5%～3.9%,并且其发病机制、临床表现及影像学征象均与急性血肿有所不同。慢性硬膜外血肿的临床上多表现为慢性颅内压增高,其症状轻微但是持续时间较长,可表现为头痛、呕吐及视盘水肿。大部分患者没有脑局灶定位体征。

(二)MRI 影像表现

临床上最快速、最简单、最准确的诊断硬膜外血肿的方法是进行头颅 CT 检查。其最佳征象表现为高密度双凸面脑外占位。在 MRI 影像可见血肿与脑组织之间的细黑线,即移位的硬脑膜。急性期硬膜外血肿在多数序列与脑皮质信号相同。

(三)鉴别诊断

本病需要与转移瘤、脑膜瘤及硬膜结核瘤进行鉴别诊断。转移瘤可能伴随发生邻近颅骨病变。脑膜瘤及硬膜结核瘤均可以看出明显的强化病灶。

二、硬膜下血肿

(一)临床表现及病理特征

临床中最常见的颅内血肿情况为硬膜下血肿,主要发生于硬脑膜及蛛网膜之间。这种情况大部分为直接颅脑外伤而引起,但间接外伤也可以导致。1/3～1/2 的情况表现为双侧性的血肿。如果外伤撕裂了横跨硬膜下的桥静脉,可以导致硬膜下出血。

临床上由于部位不同及进展快慢略有差异,所以临床表现会有很多样化。慢性型患者自发生外伤到有症状出现这之间有一静止期,大多数由皮质小血管或者矢状窦旁桥静脉损伤引起。如果血液流入到硬膜下间隙并且发生自行凝结,此时出血量少,患者便可无明显症状表现。大约3 周之后血肿周围开始形成纤维囊壁,其血肿渐渐液化,其蛋白分解,囊内渗透压升高,脑脊液渗入到囊内,导致血肿体积逐渐增大,而压迫脑组织出现症状。

(二)MRI 影像表现

依据血肿的形态、密度及一些间接征象可以进行 CT 诊断。大部分表现为颅骨内板下新月形均匀一致的高密度。有些为条带弧状或梭形混合性硬膜外、下血肿,CT 无法分辨。MRI 影像在显示较小硬膜下血肿和确定血肿范围方面更具有优势。矢状面与冠状面 MRI 影像能够帮助检测出颞叶下的中颅凹内血肿、头顶部血肿、大脑镰及靠近小脑幕的血肿。在 MRI 检查中,其影像是低信号,如此能便于血肿位置的确定,判定是在硬膜外还是硬膜下。在 FLAIR 序列,硬膜下血肿表现为条弧状、月牙状高信号,与脑回、脑沟分界清楚。

三、外伤性蛛网膜下腔出血

(一)临床表现及病理特征

本病是由于颅脑损伤后脑表面血管破裂或脑挫裂伤出血进入蛛网膜下腔,并积聚于脑沟、脑裂和脑池而导致。因患者本身出血量存在差异,其出血的部位及患者的年龄都会对症状产生不同的影响作用,有些患者在症状较轻时基本没有症状,而有些患者则出现昏迷等严重症状。大部分的患者在外伤之后,会出现脑膜刺激征,其表现为剧烈头痛、呕吐、颈项强直等。少数患者早期可出现精神症状。腰椎穿刺脑脊液检查可确诊。

相关的病理过程:蛛网膜下腔流进血液,颅内体积因此增大,颅内压随之升高,脑脊液刺激脑膜,引发化学性脑膜炎;血性脑脊液直接刺激血管或血细胞产生多种血管收缩物质,引起脑血管痉挛,导致脑缺血、脑梗死。

(二)MRI 影像表现

CT 可见蛛网膜下腔高密度,多位于大脑外侧裂、前纵裂池、后纵裂池、鞍上池和环池。但 CT 阳性率随时间延长而慢慢减少,经调查发现,出现外伤 24 h 内超过 95%,但 1 周之后便低于 20%,到 2 周后基本为零。而 MRI 影像在亚急性和慢性期可以弥补 CT 的不足。在 GRE T_2WI,蛛网膜下腔出血呈沿脑沟分布的低信号。本病急性期在常规 T_1WI、T_2WI 无特异征象,在 FLAIR 序列则显示脑沟、脑裂、脑池内条弧线状高信号。

四、弥漫性轴索损伤

(一)临床表现及病理特征

脑弥漫性轴索损伤(DAI)是一种严重的闭合性颅脑损伤病变,具有高致残率和死亡率,临床症状严重。可能出现脱髓鞘改变及轴索微胶质增生,可能伴有出血。神经轴索会断裂、折曲,而导致轴浆外溢,产生轴索回缩球,或产生微胶质细胞簇。存在不同程度的脑实质胶质细胞变形肿胀,出现血管周围的间隙扩大现象。毛细血管也会有损伤引发脑实质和蛛网膜下腔出血。

DAI 患者常有明显的神经性损害,并出现意识丧失的现象,很多患者在受伤后便出现原发性的持久昏迷,有出现清醒期的,清醒时间较短。DAI 患者意识丧失主要是因为广泛性大脑轴索损伤,这会中断皮质下中枢与皮质的联系,昏迷时间长短同轴索损伤程度及其数量相关,临床上将 DAI 划分成重度、中度与轻度三种。

(二)MRI 影像表现

CT 影像可观察到,脑组织存在弥漫性肿胀,灰质同白质间的边界并不清晰,交界处有一些斑点状的高密度出血灶,患者常伴有蛛网膜下腔出血。脑池脑室会因压力而变小,没有局部占位现象。MRI 影像特征如下:①弥漫性脑肿胀,两侧大脑半球的皮髓质交界位置有较模糊的长 T_1、长 T_2 信号,在 FLAIR 序列出现斑点状不均匀的中高信号;观察可见脑组织饱满,脑沟、脑池因压力而出现闭塞或变窄,大多是脑叶受累。②脑实质出血灶,有单发性与多发性两种,直径基本低于 2.0 cm,不产生血肿,没有显著的占位效应;多是位于皮髓质交界部、脑干上端、小脑、基底核区、胼胝体周围;急性期有短 T_2、长 T_1 信号,而亚急性期则是长 T_2、短 T_1 信号,在 FLAIR 出现斑点状高信号。③脑室和/或蛛网膜下腔出血,蛛网膜下腔出血一般是发生于脑干周围;脑室出血则主要是第三脑室、侧脑室;超急性期与急性期,T_1WI、T_2WI 平扫显示不明显,而亚急性期,则出现长 T_2 信号、短 T_1 信号,FLAIR 出现高信号。④其他损伤:合并颅骨骨折,硬膜下、硬膜外血肿。

(三)鉴别诊断

(1)DAI 同脑挫裂伤之间的差异:DAI 的出血位置同外力作用没有关联,出血主要见于皮髓质交界区、胼胝体、小脑、脑干等位置,有斑点状或类圆形,直径基本低于 2.0 cm;而脑挫裂伤者是在于对冲部位或者着力部位,一般是不规则形状或者斑片状,直径可大于 2.0 cm,常累及皮质。

(2)DAI 与单纯性硬膜外、硬膜下血肿鉴别:DAI 合并出现的硬膜下血肿与硬膜外血肿是新月形或者"梭形",较为局限,无显著占位效应。这可能是因为 DAI 患者出血量较少,存在弥漫性肿胀。

五、脑挫裂伤

(一)临床表现及病理特征

脑挫裂伤是最常见的颅脑损伤之一。脑组织的深浅层存在点状出血,伴随静脉淤血、脑组织水肿等症状便是脑挫裂伤,如果是血管断裂、软脑膜断裂或是脑组织断裂则是脑裂伤,两个都统一叫作脑挫裂伤。挫裂伤的部位主要是额颞叶。脑挫裂伤病情与其部位、范围和程度有关。范围越广、越接近颞底,临床症状越重,预后越差。

(二)MRI影像表现

MRI影像征象复杂多样,与挫裂伤后脑组织水肿、液化、出血相关联。出血性的脑挫裂伤,是因血肿组织中的血红蛋白变化而变化的,最初的含氧血红蛋白因缺氧而变为去氧血红蛋白,再转变成正铁血红蛋白,最后为含铁血黄素,病灶的 MRI 影像信号也随之变化。对于非出血性脑损伤病灶,大多是长 T_1、长 T_2 信号。因脑脊液流动有伪影,且有的相邻脑皮质出现部分容积效应,使得灰白质交界位置与大脑皮质病灶不容易显示出来,且不容易鉴别出软化与水肿的差异。FLAIR 序列会对自由水有抑制作用,仅显示结合水,因此在脑挫裂伤的鉴别评估上能够给予重要的帮助,尤其是在确定病变范围,判断蛛网膜下腔是否出血,检出重要功能区的病灶等方面都有重要价值。

(李梦龙)

第三节　颅脑肿瘤的 MRI 诊断

一、星形细胞瘤

(一)临床表现及病理特征

中枢神经系统中最为常见的原发性肿瘤便是神经胶质瘤,发生概率大概是脑肿瘤的 40%,预后较差。于胶质瘤中,最常见的便是星形细胞瘤,占比达到 75% 左右,幕上多见。根据 WHO 肿瘤分类标准,可以将星形细胞瘤划分成Ⅰ级～Ⅳ级 4 个级别,其中Ⅲ级是间变型,Ⅳ级是多形性胶质母细胞瘤。

(二)MRI影像表现

MRI影像中,星形细胞瘤的征象也各有差异,一般来说,较低级别的,其边界大都清晰可见,水肿程度轻,信号均匀,占位效应也较轻,很少出血。而较高级别也就是高度恶性的,其边界模糊,有明显的水肿现象与占位效应,较常出血,信号不均匀。尽管不同级别的信号强度有差异,但没有统计学意义。使用常规 T_1WI 进行扫描增强可发现血-脑屏障被破坏后,其对比剂聚集组织间隙的情况,没有组织特异性。该疾病破坏血-脑屏障的机制主要是因为肿瘤导致毛细血管被破坏,或者新生的异常毛细血管形成了病变组织血管。对于肿瘤强化与否这一问题,反映的是生成肿瘤血管上存在局限性。

虽然使用 MRI 检查能够较为准确地诊断星形细胞瘤,然而对于治疗方案,仍有局限性。因治疗方法的选择,应以病理分级不同而异。一些新的扫描序列,如 DWI、PWI、MRS 等,有可能对星形细胞瘤的诊断、病理分级、预后及疗效做出更准确的判断。

PWI能对血流微循环进行评价，判定毛细血管床血流分布特征。现阶段，PWI法是在活体评价肿瘤血管生成最可靠的方法之一，可对星形细胞瘤的术前分级及肿瘤侵犯范围提供有价值信息。

MRS基于化学位移与核磁共振现象可分析特定原子核及其化合物，能在没有损伤的情况下进行活体组织生化变化分析，并定量分析化合物，研究组织代谢。脑肿瘤因其对神经元破坏情况差异、组成差异、细胞分化程度差异，使得最终的MRS表现各不相同。MRS对星形细胞瘤定性诊断和良、恶性程度判断具有一定特异性。

二、胶质瘤病

(一)临床表现及病理特征

胶质瘤病在颅内疾病中比较少见，症状包括精神异常、性格改变、记忆力下降与头痛等，病程数周至数年不等。该肿瘤大都侵犯大脑半球的两个以上部位(含两个)，可累及皮质乃至皮质下白质。胶质瘤细胞一般是星形细胞，于人体的中枢神经系统中过度增生，并沿神经轴突周围及血管周围浸润性生长，神经结构则较为正常。该病灶多累及脑白质，少数累及大脑灰质，病变的脑组织区域出现弥漫性的轻度肿胀，无清晰边界。

(二)MRI影像表现

MRI影像特征如下：T_1WI出现片状弥散性的低信号，而在T_2WI则出现强度较均匀的高信号。T_2WI显示病变则更加清晰，病灶的边界十分模糊，经常出现脑水肿，累及的脑组织出现肿胀，脑沟消失或者变浅，脑室变小。因神经胶质细胞仅为弥漫性瘤样增生，其原神经解剖结构没有变化，因而MRI影像没有显著的出血现象或坏死现象。

(三)鉴别诊断

脑胶质瘤病虽然归属肿瘤疾病，然而肿瘤细胞浸润性分散生长，没有成团，影像的表现并不典型，容易出现误诊现象，为此需要留意一些疾病，排除后方可确诊。

(1)多中心胶质瘤：胶质瘤细胞弥漫浸润性生长，颅内有超过两个的原发胶质瘤，各瘤体无组织学联系，分离生长，影像为大片状。

(2)多形性胶质母细胞瘤等恶性浸润胶质瘤：该类胶质瘤存在坏死囊变现象，MRI的影像有显著的占位效应，且信号不均，增强扫描则有不同的显著强化表现。

(3)各病毒性脑炎与脑白质病：此类疾病同脑胶质瘤病早期影像近似，多数患者在使用大量的激素与抗生素后出现进行性病情加重现象，核磁共振复查影像可发现有逐渐明显的占位效应，出现肿瘤细胞浸润发展，如此可以区分。

三、室管膜瘤

(一)临床表现及病理特征

室管膜瘤起源于室管膜或室管膜残余部位，比较少见。本病主要发生在儿童和青少年，5岁以下占50%，居儿童期幕下肿瘤第三位，男多于女。其病程与临床表现主要取决于肿瘤的部位，位于第四脑室者病程较短，侧脑室者病程较长。本病患者常有颅内压增高表现。

颅内好发部位依次为第四脑室、侧脑室、第三脑室和导水管。幕下占60%～70%，特别是第四脑室。好发部位在于脑顶叶、枕叶、颞叶交界之处，大部分含大囊，一半出现钙化。病理学诊断主要依靠瘤细胞排列成菊形团或血管周假菊形团这一特点。肿瘤细胞脱落后,可随脑脊液种植转移。

（二）影像表现

（1）脑室内肿物,或者出现围绕脑室的肿物,多为不规则形,无整齐边界,或出现了呈分叶状的实质性占位病变。

（2）脑室内病变边缘较为光滑,周边位置没有水肿,质地较为均匀,内部含有小囊变区,或是斑点状钙化区;脑实质周围有水肿带,内有大片囊变区,不规则的钙化区。

（3）脑室系统者常有不同的脑积水,脑室系统受压变化。

（4）在 CT 实质成分多为混杂密度,或者稍高密度的病灶;在 T_1WI 呈略低信号,T_2WI 呈略高信号或高信号,增强扫描不均匀强化。

（三）鉴别诊断

室管膜瘤的诊断需要与以下疾病鉴别。

1.髓母细胞瘤鉴别

限于第四脑室的室管膜瘤大都良性,发展缓慢而病程长,有钙化、囊变;髓母细胞瘤是恶性肿瘤,源于小脑蚓部,起病急,发展迅速,对比室管膜瘤强化表现明显,很少出现囊变,也很少有钙化,信号大都均匀,髓母细胞瘤的瘤体周边有一个环形水肿区。

2.脉络丛乳头状瘤

脉络丛乳头状瘤常见于第四脑室,是结节状肿瘤,有清晰的边界,能浮于脑脊液,更早出现脑积水现象,且症状更严重,出现显著脑室扩大现象,对比室管膜瘤,钙化现象更明显,强化也更明显。

3.与侧脑室内脑膜瘤鉴别

侧脑室内脑膜瘤常发生于侧脑室三角区,肿瘤表面光整,形状较规则,密度均匀,有明显的强化。室管膜瘤则经常发生在孟氏孔边位置,位于侧脑室内,有清楚边界,有轻微强化或无强化,很少见到钙化或脑水肿现象。

4.与脑脓肿鉴别

脑脓肿发病急骤,有脑膜脑炎表现,对比室管膜瘤,水肿更严重,强化更明显。

5.星形细胞瘤及转移瘤

本病多发生于 40 岁以上人群,显著的花环状强化,有明显占位效应与瘤周水肿。

四、神经元及神经元与胶质细胞混合性肿瘤

本病包括神经节细胞瘤、小脑发育不良性节细胞瘤、神经节胶质瘤、中枢神经细胞瘤。这些肿瘤的影像表现,特别是 MRI 影像表现各具有一定特点。

（一）神经节细胞瘤

1.临床表现及病理特征

神经节细胞瘤为单纯的神经元肿瘤,不存在胶质成分和异变倾向,与正常脑的组织结构相似,无新生物的性征。基本表现为脑部发育不良,变异于小脑或者大脑皮质两处。单侧出现巨脑畸形时可发现伴随星形细胞体积及数量增加的奇异神经元。

2.影像表现

在 T_2WI 为稍高信号,T_1WI 为低信号,MRI 影像确诊困难。与其他脑畸形合并时,T_1WI

信号无异常或仅轻度异常,但会发现局部灰质变形,T_2WI呈低信号。CT平扫可为高密度或显示不明显。注射对比剂后,肿瘤不强化或轻度强化。

(二)神经节胶质瘤

1.临床表现及病理特征

本病多发于青年,表现为存活时间长,长期出现颅内压高及抽搐的症状。目前,该病种的发病机制有两种不同的学说。一是真性肿瘤学说,该学说认为神经节胶质瘤的特征表现为混合胶质细胞(以星形细胞为主,有时为少枝细胞)和分化良好的瘤性神经节细胞。二是先天发育不全学说,神经细胞原本发育不良,以此为基础,肿瘤形成后,细胞瘤性增生,幼稚神经细胞受刺激分化成含有胶质细胞和神经元的真性肿瘤。神经节胶质瘤或存在神经元分泌能力,囊性及实性各占一半,囊伴壁结节,生长迟缓,局部伴随恶变和浸润的可能。

2.MRI影像表现

幕上发生为主要的影像表现,尤其是颞叶和额叶的囊性病灶,同时出现加强型的壁结节。肿瘤在T_1WI呈低信号团块,囊性部分信号更低。在质子密度的影像上,蛋白成分含量偏高的肿瘤囊腔,呈现的信号比囊壁和肿瘤自身要高,在T_2WI中,肿瘤和囊液呈现偏高信号,部分灰白质的界限模糊。使用二乙三胺五醋酸钆(Gd-DTPA)后,病变由不强化至明显强化,以结节、囊壁及实性部分强化为主。1/3病例伴有钙化,CT可清楚显示,MRI影像不能显示。

3.鉴别诊断

在影像学诊断中,诊断神经节胶质瘤需要同以下几种病种加以区别:一是信号且在脑外的蛛网膜囊肿;二是信号相似但位于脑外的表皮样囊肿。

(三)中枢神经细胞瘤

1.临床表现及病理特征

本病多见于年龄31岁以上的青年,发病低于6个月的,临床呈现高颅内压及头疼的症状,在原发肿瘤中占0.5%。

肿瘤来源于室间孔的透明隔下端,呈现局部分叶状,边界清晰,多见有囊变灶和坏死。小量为富血管,伴随出血。肿瘤细胞分化良好,大小相同,类似于胞质不空的少枝胶质细胞,也与缺少典型菊花团的室管膜瘤相似,存在无核纤维区域。通过电镜能看到有内分泌样的小体在细胞质内。有研究表明免疫组化显示神经元标记蛋白。

2.MRI影像表现

中枢神经细胞瘤位于侧脑室体部,在T_1WI呈不均匀等信号团块,钙化和肿瘤血管呈现稍低信号或者流空;在T_2WI,局部出现较高信号,局部呈现与皮质相同的信号,使用Gd-DTPA后,强化不均匀;可见脑积水。CT显示丛集状、球状钙化。

3.鉴别诊断

与室管膜瘤、室管膜下巨细胞星形细胞瘤、低级或间变星形细胞瘤、脑室内少枝胶质细胞瘤相鉴别。

(四)小脑发育不良性神经节细胞瘤

1.临床表现及病理特征

小脑为主发部位,且多发于青年时期。临床表现有恶心、呕吐、头痛、共济障碍等。无异变小脑的结构为内层颗粒细胞层,中层为浦肯野细胞层,外层则为分子层,但本病的小脑脑叶偏肥大,中央白质变少,外层出现奇怪的髓鞘,内层变厚有众多异常的大神经元,免疫组化染色分析发现多数异常的神经元并非出自中层的浦肯野细胞,而是内层的颗粒细胞。本病可单独存在,也可合并多发性错构瘤综合征、多指畸形、巨脑、异位症、局部肥大及皮肤血管瘤。

2.影像表现

MRI影像显示小脑结构破坏和脑叶肿胀,边界清楚,无水肿。病变在 T_1WI 呈低信号,在 T_2WI 呈高信号,注射对比剂后无强化。脑叶结构存在,病灶呈条纹状(高低信号交替带)为本病特征。影像检查还可显示邻近颅骨变薄,梗阻性脑积水。

五、胚胎发育不良性神经上皮肿瘤

(一)临床表现及病理特征

胚胎发育不良性神经上皮肿瘤(DNETS)多见于儿童和青少年,常于 20 岁之前发病。患者多表现为难治性癫痫,但无进行性神经功能缺陷。经手术切除肿瘤后,一般无须放疗或化疗,预后好。

(二)影像表现

肿瘤多位于幕上表浅部位,颞叶最常见,占 62%～80%,其次为额叶、顶叶和枕叶。外形多不规则,呈多结节融合脑回状,或局部脑回不同程度扩大,形成皂泡样隆起。MRI影像平扫,在 T_1WI 病灶常呈不均匀低信号,典型者可见多个小囊状更低信号区;在 T_2WI 大多数肿瘤呈均匀高信号,如有钙化则显示低信号。病灶边界清晰,占位效应轻微,水肿少见,是本病影像学特点。T_1WI 增强扫描时,病灶表现多样,多数病变无明显强化,少数可见结节样或点状强化。

六、脑膜瘤

(一)临床表现及病理特征

很多患者在患病初期症状并不明显,在患者感觉到之前可潜伏很长时间,有的甚至达数年之久。当病变严重到一定程度后,会因颅内高压而导致喷射状呕吐、剧烈头痛、血压升高及眼底视盘水肿。

脑膜瘤起源于蛛网膜颗粒的内皮细胞和成纤维细胞,是颅内最常见非胶质原发脑肿瘤,占颅内肿瘤的 15%～20%。单发和偶发的现象都有,单发的概率大一些,如果肿瘤过大,可分叶。

(二)影像表现

常见脑膜瘤 T_1WI 表现为灰质等信号或略低信号,T_2WI 表现为等或略高信号,T_1WI 和 T_2WI 信号总体强度表现均匀,少数信号不均匀,在 T_1WI 可呈等信号、高信号、低信号。由于无血-脑屏障破坏,绝大多数患者在增强扫描时,T_1WI 表现强化均匀,由硬脑膜尾征特异性判断患脑膜瘤概率达 81%。MRI影像可以显示脑脊液/血管间隙,骨质增生或受压变薄膨隆,脑沟扩大,广基与硬膜相连,邻近脑池、静脉窦阻塞等脑外占位征象。

在脑膜瘤患者,约 15% 的影像显示症状不明显,主要是因为:①少数患者脑膜瘤发生整个瘤体弥漫性钙化,亦称沙粒型脑膜瘤。此状态增强扫描表现轻度钙化,T_1WI 和 T_2WI 信号低弱。②囊性脑膜瘤。③发生在上矢状窦旁、脑凸面、蝶骨嵴、大脑镰旁、鞍上及脑室内的多发性脑膜瘤。

(三)鉴别诊断

根据相应的诊断标准,常见部位的脑膜瘤很容易确诊,对于发生在少见部位的脑膜瘤在诊断鉴别时要防止与其他肿瘤弄混产生误判。

(1)颅骨致密骨肿瘤与位于大脑半球凸面、完全钙化的脑膜瘤症状相似。鉴别方法：通过增强 MRI 影像显示强化，无强化者为颅骨致密骨肿瘤，有强化者为脑膜瘤。

(2)突入鞍上的垂体巨腺瘤与鞍上脑膜瘤症状相似。诊断标准：脑膜瘤鞍结节有骨硬化表现，无蝶鞍扩大，通过影像检查，显示矢状面肿瘤中心位于鞍结节上方，鞍膈位置正常。若位于垂体腺上方，则可排除脑膜瘤，诊断为垂体巨腺瘤。

(3)脉络丛乳头状瘤、室管膜瘤与侧脑室内脑膜瘤应症状相似。鉴别方法：首先从患者年龄上判断，在此部位儿童和少年患脑膜瘤的概率远小于成年人，可做出侧脑室内脉络丛乳头状瘤和室管膜瘤的初步判断；因为脉络丛乳头状瘤会导致脑脊液分泌过多，会表现为脑室扩大范围较广，如果仅有同侧侧脑室颞角扩大，可以判断为脑膜瘤；从表现形状上看，脑膜瘤边缘较圆滑，而脉络丛乳头状瘤表面多为颗粒状；从强化上看，相对于室管膜瘤，脑膜瘤强化更为均匀。

七、脉络丛肿瘤

(一)临床表现及病理特征

脉络丛肿瘤(CPT)是指起源于脉络丛上皮细胞的肿瘤，WHO 中枢神经系统肿瘤分类将其分为良性的脉络丛乳头状瘤、非典型脉络丛乳头状瘤和恶性的脉络丛癌三类，分属Ⅰ级、Ⅱ级和Ⅲ级肿瘤。绝大多数肿瘤为良性，恶性仅占 10%～20%。CPT 好发部位与年龄有关，儿童多见于侧脑室，成人多见于第四脑室。脑室系统外发生时，最多见于桥小脑角区。CPT 的特征指向为脑积水，致病诱因如下：①梗阻性脑积水，肿瘤增大压迫脑脊液循环，致通路梗阻；②交通性脑积水，肿瘤干扰脑脊液功能，导致生成和吸收紊乱。CPT 发生的脑积水、颅内压增高及局限性神经功能障碍多为渐进性，但临床上部分患者急性发病，应引起重视。

(二)影像表现

MRI 影像检查多可见"菜花状"的特征性表现，肿瘤表面不光滑不平整，常呈粗糙颗粒状；而肿瘤信号无有异于其他的特征，T_1WI 表现为低或等信号，T_2WI 高，强化特征明显。CT 平扫多表现为等或略高密度病灶，类圆形，部分呈分叶状，边界清楚，增强扫描呈显著均匀强化。

(三)鉴别诊断

1.与室管膜瘤鉴别

室管膜瘤囊变区多而广，常有散在点、团状钙化，增强扫描显示强化程度为中等均匀或不均匀。年长患者多发生于幕上，年幼者多发生于幕下。

2.与脑室内脑膜瘤鉴别

脑室内脑膜瘤与前者有共性特征，并多在侧脑室三角区呈现积水症状较轻，且患者成年女性居多。

八、髓母细胞瘤

(一)临床表现及病理特征

髓母细胞瘤是一种高度恶性小细胞瘤，极易沿脑脊液通道转移。本病好发于小儿，特别是 10 岁左右儿童，约占儿童脑瘤的 20%。本病起病急，病程短，多在 3 个月之内。多数患者有明显颅内压增高，致病原因是肿瘤推移与压迫第四脑室，导致梗阻性脑积水。

肿瘤起源于原始胚胎细胞，多发生于颅后窝小脑蚓部，少数位于小脑半球。大体病理检查可见肿瘤边界清楚，无包膜，出血，颜色为灰红色或粉红色，钙化及坏死少，柔软易碎。镜下观察肿瘤细胞大量密集,胞核大,胞质少且浓染,部分肿瘤细胞呈菊花团状排列。

(二)影像表现

MRI影像对肿瘤诊断比较全面,可明确肿瘤大小、形态,观察其周围结构,易与其他肿瘤鉴别。影像检查时,肿瘤的实质部分多表现为长 T_1、长 T_2 信号,增强扫描时实质部分强化明显;第四脑室变形变窄,且被向前推移;合并幕上脑室扩张及脑积水较为多见。MRI检查较CT有一定优势,能清楚显示肿瘤与周围结构及脑干的关系;矢状面或冠状面MRI影像易显示沿脑脊液种植的病灶。

(三)鉴别诊断

本病需与星形细胞瘤、室管膜瘤、成血管细胞瘤及脑膜瘤相鉴别。

1.星形细胞瘤

星形细胞瘤多发生在儿童,常见颅内肿瘤病灶位于小脑半球,肿块边缘以不规则形态呈现,极少有幕上脑室扩大,信息呈 T_1WI 低、T_2WI 高状态,增强扫描强化程度不及髓母细胞瘤。

2.室管膜瘤

病灶位于第四脑室内,肿块被环形线状包绕,周围可见脑脊液,瘤体内囊变及钙化较多见,肿物信号常不均匀。

3.脑膜瘤

脑膜瘤常发生于第四脑室内,信号表现为 T_1WI 等、T_2WI 高状态,增强扫描时均匀强化,可见脑膜尾征。

4.成血管细胞瘤

病灶常见于小脑半球,呈大囊小结节,囊壁强化较轻或无,但壁结节强化明显。

九、生殖细胞瘤

(一)临床表现及病理特征

生殖细胞瘤多发于颅内中线,常见于松果体和鞍区,占颅内肿瘤的 11.5%,以松果体区最多。发生在基底核和丘脑者占 4%～10%。发生在鞍区及松果体区生殖细胞瘤,为胚胎时期神经管嘴侧部分的干细胞变异;发生在基底核及丘脑生殖细胞瘤,为第三脑室发育过程中的生殖细胞异位。

本病男性儿童多见,男女比例约 2.5∶1,好发年龄为 12～18 岁。患者早期无临床表现,肿瘤压迫周围组织时,出现相应神经症状。鞍区肿瘤主要出现视力下降、下丘脑综合征及尿崩症;松果体区出现上视不能、听力下降;基底核区出现偏瘫;垂体区出现垂体功能不全及视交叉、下丘脑受损表现。患者均可有头痛、恶心等高颅压表现。因松果体是一个神经内分泌器官,故肿瘤可能影响内分泌系统。性早熟与病变的部位和细胞种类相关。

(二)影像表现

生殖细胞瘤的发生部位不同,MRI影像表现也不相同。

1.松果体区

瘤体多为实质性,质地均匀,呈圆形、类圆形或不规则形态,可为分叶状或在胼胝体压部有切迹,边界清楚。一般呈等 T_1、等或稍长 T_2 信号。大多数瘤体显著强化,少数中度强化,强化多均匀。少数瘤体内有单个或多个囊腔,使强化不均匀。

2.鞍区

根据肿瘤具体部位,共分三类。Ⅰ类:成型于第三脑室内,或从第三脑室底向上长入第三脑室而成型,瘤体一般较大,常有出血、囊变和坏死。Ⅱ类:位于第三脑室底,仅累及视交叉、垂体柄、视神经和视束,体积较小,形态多样。可沿漏斗垂体柄分布,呈长条状;或沿视交叉视束分布,呈椭圆形。一般无出血、囊变、坏死,MRI影像多呈等或稍长 T_1、稍长 T_2 信号,明显或中等程度均匀强化。Ⅲ类:仅位于蝶鞍内,MRI影像显示鞍内等 T_1、等或长 T_2 信号,明显或中度均匀强化。MRI影像信号无特征,与垂体微腺瘤无法区别。

3.丘脑及基底核区

肿瘤早期在 T_1WI 为低信号,T_2WI 信号均匀,显著均匀强化,无中线移位,边缘清晰。晚期易发生囊变、坏死和出血,MRI影像多呈混杂 T_1 和混杂长 T_2 信号,不均匀强化。肿瘤体积较大,但占位效应不明显,瘤周轻微水肿。肿瘤可沿神经纤维束向对侧基底核扩散,出现斑片状强化,同侧大脑半球可有萎缩。

4.鉴别诊断

发生在鞍区的生殖细胞瘤将影响到神经垂体、垂体柄和下丘脑。较大的瘤体与垂体瘤相似,易混淆。垂体瘤也表现为等 T_1、等 T_2 信号,但多为直立性生长,而生殖细胞瘤向后上生长,可资鉴别。若瘤体全部居于鞍内时,表现类似垂体微腺瘤,此时 MRI 影像垂体饱满,后叶 T_1 高信号消失。若垂体腺瘤为腺垂体肿瘤,瘤体较小时仍存在后叶 T_1 高信号,可作为两者鉴别参考。另有以下两种情况可做出生殖细胞瘤判断:强扫描下只见神经垂体区强化;瘤体有沿垂体柄生长趋势。

十、原发性中枢神经系统淋巴瘤

(一)临床表现及病理特征

淋巴肉瘤、小胶质细胞瘤、网织细胞肉瘤、非霍奇金淋巴瘤(NHL)等都是中枢神经系统淋巴瘤的别名,有原发性和继发性之分。其中由淋巴细胞起源,且不存在中枢神经系统以外淋巴瘤病变的称为原发性中枢神经系统淋巴瘤;原发于全身其他部位,后经播散累及中枢神经系统的肿瘤,称为继发性中枢神经系统淋巴瘤。现在根据免疫功能状态的不同,淋巴瘤又有免疫功能正常型、免疫功能低下型之分。其中免疫功能低下型多与器官移植后免疫抑制剂使用、人体免疫缺陷病毒(HIV)感染或先天遗传性免疫缺陷有关。

中枢神经系统淋巴瘤患者一生均可发病,发病年龄特征不明显,以 40~50 岁居多。发病人群中,若存在免疫功能缺陷,则发病年龄较早,男女发病比例为 2:1。其中局灶性神经功能障碍临床症状表现为步态异常、感觉障碍、无力或癫痫发作,非局灶性神经功能障碍临床症状表现为由颅内压增高引起的视盘水肿、头痛、呕吐或认知功能进行性下降。

(二)影像表现

中枢神经系统淋巴瘤病灶多位于脑内幕上区,集中于深部白质,与脑室临近。病灶形态多为团块状,较典型表现如同"握拳"者。位于胼胝体压部的病灶沿纤维构形,形如蝴蝶,颇具特征。瘤周水肿呈高信号,说明该部位脑间质水分增加,且部分水分由肿瘤细胞沿血管周围间隙浸润播散所致。另一特征为肿瘤体积占位较大,周边水肿表现轻微,两者表现不一致。非免疫功能低下者发生淋巴瘤时,瘤体内囊变、坏死少见。本病也可发生在中枢神经系统的其他部位,脑外累及部位包括颅骨、颅底、脊髓等。

(三)鉴别诊断

以下疾病可通过中枢神经系统淋巴瘤的鉴别诊断得出。

1.转移癌

病灶常见于灰白质交界处,MRI影像多为长 T_1、长 T_2 信号,淋巴瘤信号呈 T_1 低或等、T_2 等;注射对比剂后观察,可见转移癌呈结节状强化明显,较大病灶出现中心坏死,淋巴瘤无此特征;转移癌周围水肿明显,有中枢神经系统以外肿瘤病史患者易发概率更高。

2.胶质瘤

MRI影像浸润性生长特征明显,信号多为长 T_1、长 T_2,瘤体境界模糊,个别(如少枝胶质细胞瘤)瘤体出现钙化,中枢神经系统淋巴瘤几乎无钙化。胶质母细胞瘤呈环形或分枝状,强化不均匀,规则性差。

3.脑膜瘤

脑膜瘤发病于脑表面靠近脑膜部位,类圆形,边界清晰,瘤体周围有灰质拥挤。发病于中枢神经系统的淋巴瘤很少有这种特征。CT 高密度是脑膜瘤共性特征,MRI 影像等 T_1、等 T_2 信号;注射对比剂后有脑膜增强"尾征",强化均匀。

4.感染性病变

患者发病年龄相对小,部分有发热病史。MRI 影像增强扫描时,细菌性感染病变特征为常见环状强化,而多发性硬化特征多表现为斑块状强化。HIV 感染可导致免疫功能低下,因此,近年来由此引起的免疫功能低下型淋巴瘤增多,此淋巴瘤病灶常多发,环状强化多见,肿瘤中心坏死多见。

十一、垂体瘤

(一)临床表现及病理特征

垂体瘤系颅内常见肿瘤,起源于脑腺垂体,约占颅内肿瘤的 10%,是常见良性肿瘤。一般在 20～70 岁发病,高峰在 40～50 岁,10 岁以下罕见。临床症状多为占位效应引起,表现为特异性头痛、视野障碍、头晕、视力下降等。

依据生物学行为,垂体腺瘤分为侵袭性垂体腺瘤和微腺瘤。垂体腺瘤生长、突破包膜,并侵犯邻近的硬脑膜、视神经、骨质等结构时称为侵袭性垂体腺瘤。后者的组织学形态属于良性,而生物学特征却似恶性肿瘤,且其细胞形态大部分与微腺瘤无法区别。直径小于 10 mm 者称为微腺瘤。

(二)影像表现

肿块起自鞍内,T_1WI 多呈中等或低信号,当有囊变、出血时呈更低或高信号。T_2WI 多呈等或高信号,有囊变、出血时,T_1、T_2 信号更高且波动性大,增强扫描时肿瘤均有强化(囊变、出血、钙化区外)。

MRI 影像显示对于检查和确诊垂体微腺瘤功能强大,诊断可同时结合患者的典型临床表现及实验室对内分泌异常检测分析结果。依据:高场强 3 mm 薄层核磁共振下,影像示以低、中信号为主的垂体内局限性信号异常;垂体柄位置偏移或易位,鞍底受压侵蚀;垂体高度异常,上缘呈局限性隆起,状态呈不对称性。依据病灶部位,可对各种微腺瘤进行功能诊断。腺垂体内有5种主要的内分泌细胞,基于功能的差异分别排列在相关位置;中间位置排列着分泌促甲状腺激素(TSH)和促性腺激素的细胞;两侧排列着分泌催乳素(PRL)和生长激素(GH)的细胞,分泌促肾上腺皮质激素(ACTH)的细胞主要分布在中间偏后部位。垂体腺瘤的发生率与分泌细胞的这种位置解剖关系是一致的。注射 Gd-DTPA 后即刻扫描,微腺瘤的低信号与正常垂体组织对比明显,冠状面 T_1WI 显示更清晰。在增强扫描下,肿瘤信号早期低于正常垂体信号,晚期高于或等于正常垂体信号。

MRI 影像可预测肿瘤侵袭与否。垂体腺瘤浸润性生长的指征:海绵窦边缘向外膨隆,异于正常形态,且两者分界模糊,在增强扫描下,早期常见海绵窦受侵表现,如肿瘤强化等;垂体腺瘤向蝶窦内突出,且已突破鞍底;斜坡骨质边缘不光整,且信号异常;颈内动脉因被包绕而致管径变窄或缩小,亦有颈内动脉分支受累等指征。

(三)鉴别诊断

绝大多数垂体大腺瘤具有典型 MRI 影像表现,可明确诊断。但鞍内颅咽管瘤及鞍上脑膜瘤与巨大侵袭性生长的垂体腺瘤有时较难鉴别。

1.颅咽管瘤

对鞍内颅咽管瘤,或对来源于鞍内、鞍上的肿瘤不甚明确时,以下征象有利于颅咽管瘤诊断:①MRI 影像显示囊性信号区,囊壁相对较薄,伴有或不伴有实质性部分;②CT 显示半数以上囊壁伴蛋壳样钙化,或瘤内斑状钙化;③在 T_1WI 囊性部分呈现高信号,或含有高、低信号成分,而垂体腺瘤囊变部分为低信号区。

2.鞍上脑膜瘤

脑膜瘤在 MRI 影像信号强度及强化表现方面颇似垂体瘤。少数鞍上脑膜瘤可向鞍内延伸,长入视交叉池,与垂体瘤难以区分。以下 MRI 影像所见有利于脑膜瘤诊断:①显示平直状鞍膈,无"腰身征";②鞍结节或前床突有骨质改变;③肿瘤内存在流空信号,尤其是显示肿瘤内血管蒂,为脑膜瘤佐证。

十二、神经鞘瘤

(一)临床表现及病理特征

神经鞘瘤来源于神经鞘膜的施万细胞,是可以发生于人体任何部位的良性肿瘤,$25\% \sim 45\%$ 在头颈部。脑神经发生的肿瘤中,多为神经鞘瘤,其中发生在听神经和三叉神经的概率最大。由于第 $\mathrm{IV} \sim \mathrm{XII}$ 对脑神经起源及脑神经出颅前必经颅后窝,故颅后窝是脑神经肿瘤多发区域。这些肿瘤的临床症状与相应脑神经的吻合性不高,肿瘤患者的表现症状常见其他脑神经和小脑异常,表现症状与某些病症雷同,不是唯一指证,若仅从临床表现来判断存在片面性。

神经鞘瘤的病理特征是肿瘤于神经干偏心生长,有完整包膜,瘤内组织黄色,质脆。生长过大时,瘤体可出现液化和囊变。瘤细胞主要是梭形 Schwan 细胞,按其排列方式分为 A 型和 B 型,以前者为主。

(二)影像表现

MRI 影像为颅后窝神经肿瘤检查的首选。核磁共振下,大多数神经鞘瘤影像提示脑实质外囊实性肿瘤,瘤体边界清楚,较易确诊。其 MRI 影像信号的特点:实性部分为低或等 T_1WI 信号,囊性部分为低 T_1WI 信号;实性部分为稍高或高 T_2WI 信号,囊性部分信号更高于实性部分;增强扫描时强化程度不同,肿瘤整体多呈环状或不均匀强化,其中实性部分强化明显,囊性部分不强化。若神经鞘瘤 $<1.5\ \mathrm{cm}$ 的可呈均匀实性改变,且与相应脑神经关系密切,有助于诊断。

(李梦龙)

第四节　先天性脑部疾病的MRI诊断

一、中枢神经系统畸形的分类方法

可按发育阶段分类,或以器官形成障碍、组织发生障碍及细胞发生障碍分类。各种类别互有交叉,各类畸形有时并存。

(一)按发育阶段分类

(1)妊娠3～4个周:无脑畸形、小脑扁桃体下疝畸形、脊髓裂。

(2)妊娠4～8个周:前脑无裂畸形。

(3)妊娠2～4个月:神经皮肤综合征。

(4)妊娠3～6个月:移行障碍。

(5)妊娠6个月至出生后:髓鞘形成障碍。

(二)按器官形成,组织及细胞发生障碍分类

(1)器官形成障碍:神经管闭合障碍、脑室及脑分裂障碍、脑沟及细胞移行障碍、体积大小异常、破坏性病变。

(2)组织发生障碍:结节性硬化、神经纤维瘤病、斯德奇-韦伯综合征。

(3)细胞发生障碍:先天性代谢性异常、脑白质营养不良。

在各种中枢神经系统的畸形中,10%的颅内畸形由染色体异常所致,10%与有害的宫内环境(如感染)有关,20%与遗传有关,其余60%原因不明。许多中枢神经系统畸形可通过神经影像学检查做出诊断。现分述如下。

二、脑发育不全畸形

(一)脑沟、裂、回发育畸形

1.全前脑无裂畸形

全前脑无裂畸形属于前脑无裂畸形的最严重形式,与染色体13、18三倍体有关。MRI影像可见大脑呈小圆球形,中央为单一脑室,丘脑融合,正常中线结构(如脑镰、胼胝体)均缺失。约半数患者伴多处颅面畸形,周围脑组织数量少。鉴别诊断包括严重脑积水及积水性无脑畸形,前者脑镰和半球间裂存在,后者丘脑不融合,脑镰存在。

2.半叶前脑无裂畸形

半叶前脑无裂畸形基本病理改变与全前脑无裂畸形相同,畸形程度略轻。MRI影像可见中央单一脑室存在,但脑室颞角及枕角、后部半球间裂初步形成;前大脑半球及丘脑融合,并突入脑室;脑镰、胼胝体、透明隔仍缺失。

3.单叶前脑无裂畸形

前脑的分裂近乎完全,但前部半球间裂较浅,脑室系统形态良好,脑镰存在,透明隔仍阙如。

(二)透明隔发育畸形

透明隔发育畸形可能是单叶前脑无裂畸形的轻度形式。半数患者合并脑裂畸形,透明隔是两侧侧脑室间的间隔,若在胚胎期融合不全,则形成潜在的透明隔间腔。透明隔发育畸形包括透明隔间腔,即第五脑室形成。如透明隔间腔积液过多,向外膨隆,称透明隔囊肿。如其向后扩展即形成穹隆间腔,也称第六脑室。透明隔缺如时两侧侧脑室相通,MRI 影像可见侧脑室额角在轴面像呈倒三角形,在冠状面像指向内侧。约有 50% 患者在 MRI 影像可见视神经及视交叉变细,视交叉位置异常,呈垂直状而非水平状。部分病例可见垂体柄增粗,2/3 有下丘脑垂体功能障碍。

(三)脑穿通畸形

胚胎发育异常导致脑内形成囊腔而致脑穿通畸形。MRI 影像显示脑实质内边界清晰的囊腔,其密度或信号与脑脊液相同。囊腔与脑室或蛛网膜下腔相通。

三、闭合不全畸形

(一)无脑畸形

无脑畸形为脑形成时发生破坏性疾病所致。中线结构(如大脑镰)存在,完整的基底核也可分辨。但几乎无皮质残留,或仅有一层薄膜围绕巨大的液体囊腔。脑室结构不清。

(二)脑膨出

颅骨缺损,脑内结构(如脑膜、脑脊液、脑室、脑)单独或合并向外突出。在北美以枕叶膨出最多见,在亚洲地区以额叶经鼻腔膨出多见。脑膨出常合并下列畸形:胼胝体缺如、小脑扁桃体下疝畸形、灰质异位、移行异常、丹迪-沃克综合征等。

(三)胼胝体阙如(胼胝体发育不全)

胼胝体形成于胎儿期的第 3~4 个月。通常从前向后形成,但胼胝体嘴最后形成。胼胝体发育不全可以是全部的,也可是部分性的。部分性胼胝体发育不全常表现为胼胝体压部和嘴部阙如,而胼胝体膝部存在。影像检查可见侧脑室额角和体部宽大,而且两侧侧脑室分离,额角与体部呈锐角。枕角扩大、不对称。由于内侧纵束伸长,侧脑室中部边缘凹陷。第三脑室轻度扩大并抬高,不同程度延伸至双侧侧脑室中间位置,室间孔常拉长。此外,由于胼胝体膝部阙如,大脑半球间裂似与第三脑室前部相连续,在冠状面 MRI 影像,半球间裂向下扩展至双侧侧脑室之间,第三脑室顶部。在矢状面,正常扣带回缺失。旁中央回及旁中央回沟围绕第三脑室,呈放射状。部分病例可见海马联合增大,酷似胼胝体压部。

(四)胼胝体脂肪瘤

胼胝体脂肪瘤是在胎儿神经管闭合过程中,中胚层脂肪异常夹入所致,占颅内脂肪瘤的 30%,约半数患者与胼胝体发育不全有关。有学者认为胼胝体脂肪瘤不是真正的肿瘤而是脑畸形,最常见的部位是胼胝体压部,或围绕胼胝体压部,也可累及整个胼胝体。颅内脂肪瘤几乎均发生在中线部位,亦可见于四叠体池,脚间池及鞍上等部位。在 CT 常见特定部位的极低密度,大的脂肪瘤壁可见线样钙化。MRI 影像显示脂肪瘤信号在 T_2WI 与脑组织类似,在 T_1WI 呈高信号,应用脂肪抑制技术可使 T_1 高信号明显减低。重要脑血管可穿过脂肪瘤。

(五)小脑扁桃体下疝畸形

本病最早由 Chiari 描述,将菱脑畸形伴脑积水分为三种类型,而后将伴有严重小脑发育不全的被补充为第四种:Chiari Ⅰ 型和 Chiari Ⅱ 型相对常见,Chiari Ⅲ 型少见,Chiari Ⅳ 型结构独特。

(1)Chiari Ⅰ型:在 MRI 影像可见小脑扁桃体下疝,即小脑扁桃体变形、移位,向下疝出枕大孔,进入颈椎管上部。一般认为,小脑扁桃体低于枕大孔 3 mm 属于正常范围,低于枕大孔 3~5 mm 为界限性异常,低于枕大孔 5 mm 可确认下疝。ChiariI型通常不伴有其他脑畸形。20%~25%患者伴有脊髓空洞症。有时可见颅颈交界处畸形,包括扁平颅底,第一颈椎与枕骨融合等。

(2)Chiari Ⅱ型:一种比较复杂的畸形,影响脊椎、颅骨硬膜和菱脑。与 Chiari Ⅰ 型相比,Chiari Ⅱ型伴随幕上畸形的发生率高,表现复杂多变。Chiari Ⅱ 型几乎均伴有某种形式的神经管闭合不全,如脑膜膨出、脊髓脊膜膨出和脑积水等。颅骨和硬膜畸形包括颅骨缺损、枕大孔裂开、不同程度的脑镰发育不全、横窦及窦汇低位伴颅后窝浅小、小脑幕发育不全伴幕切迹增宽、小脑蚓部及半球向上膨出(小脑假瘤);中脑和小脑异常包括菱脑发育不全导致延髓小脑向下移位、延髓扭曲、小脑围绕脑干两侧向前内侧生长;脑室和脑池异常包括半球间裂锯齿状扩大,脑室扩大,透明隔阙如或开窗,导水管狭窄或闭塞,第四脑室拉长、变小,向尾侧移位;脑实质异常包括脑回小、灰质异位、胼胝体发育不全;脊柱和脊髓异常包括脊髓脊膜膨出(腰骶部占 75%,颈胸部占25%)、脊髓积水空洞症、脊髓低位合并脂肪瘤、脊髓纵裂。

(3)Chiari Ⅲ型:表现为 Chiari Ⅱ 型伴下枕部或上颈部脑膨出,罕见。

(4)Chiari Ⅳ型:表现包括小脑缺失或发育不全、脑干细小、颅后窝大部被脑脊液腔占据。此型罕见且不能单独存在。

(六)丹迪-沃克综合征

本病为菱脑先天畸形,第四脑室囊性扩大为其特点,伴有不同程度小脑蚓部发育不全。MRI影像表现包括扩大的第四脑室及枕大池复合体内充满大量脑脊液,颅后窝增大,小脑蚓部及半球发育不全,第三脑室和双侧脑室不同程度扩大。约有 60%患者合并其他畸形,其中 75%合并脑积水,20%~25%合并胼胝体发育不全,5%~10%合并多小脑回和灰质异位。有些学者认为,小脑后部的蛛网膜囊肿(小脑蚓部存在,第四脑室形成正常)及枕大池(小脑蚓部和小脑半球正常),可能为丹迪-沃克综合征的变异表现。

四、神经元移行障碍

(一)无脑回畸形与巨脑回畸形

在无脑回畸形,MRI影像显示大脑半球表面光滑,脑皮质增厚,白质减少,灰白质交界面异常平滑,脑回、脑沟消失,大脑裂增宽,岛叶顶盖缺失,脑室扩大,蛛网膜下腔增宽。在巨脑回畸形,MRI影像显示脑皮质增厚,白质变薄,脑回增宽且扁平。无脑回畸形与巨脑回畸形可伴有胼胝体发育不全、丹迪-沃克综合征及脑干与小脑萎缩。

(二)多脑回

灰质增多呈葡萄状,深脑沟减少,白质内胶质增生。

(三)神经元灰质异位

灰质异位由胚胎发育过程中神经细胞没有及时移动到皮质表面引起。灰质异位可为局限性,也可为弥漫性。病灶可位于脑室周围呈结节状,或突入侧脑室;也可位于脑深部或皮质下白质区,呈板层状,其信号与灰质信号一致。

五、脑体积异常

(一)小头畸形

大多数小头畸形继发于各种脑损害性因素,仅极少数是真正的发育性小头。CT可见颅腔缩小,以前额部明显,颅板增厚,板障增宽,颅骨内板平坦光滑。MRI影像显示脑室系统扩大、蛛网膜下腔及脑沟裂池增宽、脑皮质光滑。本病可合并胼胝体发育不全、透明隔发育异常、脑室穿通畸形等异常。

(二)巨头畸形

大多数"大头"可能属于正常变异。影像检查显示颅腔增大，脑室轻度扩大，脑组织数量增多，但脑组织的信号及密度无明显异常。一种称作单侧巨脑的病症与一侧大脑半球的部分或全部错构样过度生长有关，典型表现包括半球及同侧脑室扩大，皮质广泛增厚，灰质变浅。严重者可伴有多发异位，偶见整个大脑半球发育不良，正常脑结构消失。

六、神经皮肤综合征

神经皮肤综合征包括神经纤维瘤病、斯德奇-韦伯综合征、结节性硬化、遗传性斑痣性错构瘤及其他斑痣性错构瘤。

(一)神经纤维瘤病

神经纤维瘤病简称 NF，目前已描述了八种类型的 NF，但得到认可的只有 NF Ⅰ 型及双侧听神经瘤（NF Ⅱ 型）。

(1)NF Ⅰ 型：占 NF 的 90%，与神经元肿瘤、星形胶质瘤有关，属常染色体显性遗传疾病，为第 17 号染色体异常。NF Ⅰ 型诊断应包括以下两项或两项以上表现：①有 6 处咖啡斑，或咖啡斑 >5 mm；②有一个丛状的神经纤维瘤或两个以上任何类型的神经纤维瘤；③腋窝及腹股沟有雀斑；④两个或多个着色的虹膜错构瘤；⑤视神经胶质瘤；⑥低级胶质瘤；⑦特异性骨损伤（蝶骨大翼发育不全）。

NF Ⅰ 型合并视神经胶质瘤时，病变可累及单侧或双侧视神经、视交叉、视束、外侧膝状体和视放射。患者发病平均年龄为 5 岁。大多数组织学表现相对良性。MRI 影像显示病变在 T_1WI 呈等或稍低信号，在 T_2WI 呈中度至明显高信号。有时，在 T_2WI 可见基底核、大脑脚、小脑半球和其他部位存在无占位效应的高信号，T_1WI 呈轻度高信号，可能是错构瘤。如果这种信号在注射对比剂后强化，应考虑为新生物。此外，其他部位也可发生胶质瘤，但非 NF Ⅰ 型神经纤维瘤的特点。常见部位包括顶盖导水管周围区及脑干，多为低级胶质瘤。

NF Ⅰ 型神经纤维瘤还可伴有大脑动脉环附近的血管发育不全或狭窄，颅骨改变如蝶骨大翼发育不全，合并颞叶向眼眶疝出，搏动性突眼。NF Ⅰ 型合并的脊柱异常包括脊柱侧弯，椎体后部扇形变和椎弓根破坏，脊膜向侧方膨出等。

(2)NF Ⅱ 型与脑膜及神经鞘细胞肿瘤有关，发生率少于 NF Ⅰ 型。NF Ⅱ 型也属于常染色体显性遗传疾病，为第 22 号染色体异常。患者无性别差异，有以下一项或多项表现，即可诊断。①双侧听神经肿物。②单侧听神经瘤伴有神经纤维瘤或脑膜瘤，单发或多发；或胶质瘤，脑内、髓内星形细胞瘤，髓内室管膜瘤；或其他脑神经神经鞘瘤，多发椎管内神经鞘瘤；或青少年晶状体浑浊。NF Ⅱ 型较少伴有皮肤表现。

(二)斯德奇-韦伯综合征(SWS)

SWS 又称脑三叉神经血管瘤病。血管痣发生在第 Ⅴ 脑神经分布区的部分或整个面部。神经系统影像的典型表现为血管瘤病畸形的后遗症，而非畸形本身。CT 可见沿脑回的曲线形钙化，在 SWS 钙化常见。病灶常始于枕叶，逐渐向前发展。脑内钙化与面部表现多在同侧，部分为双侧钙化。钙化在 MRI 影像呈低信号区。CT 及核磁共振均可见脑萎缩，常为单侧，与面部血管痣同侧，典型者位于枕叶，亦可累及整个大脑半球，脑沟增宽。注射对比剂后，灰质可轻度或明显强化。75% 的患者同侧脉络丛显著增大及强化。在 T_2WI 可见脑白质内局灶性高信号，可能与反应性胶质增生有关。此外,髓静脉和室管膜下静脉迂曲扩张。DSA 检查显示动脉期正常,皮质静脉引流异常,血流淤滞和静脉引流延迟,呈现弥漫而均匀的毛细血管染色。髓静脉和室管膜下静脉扩张,形成侧支静脉引流。

(三)结节性硬化(TS)

TS 为常染色体遗传性疾病。临床表现包括皮脂腺瘤、癫痫发作及智力低下。有时三者非同时出现。临床检查可发现多器官错构瘤。神经系统影像检查,约半数患者 CT 可见颅内钙化。CT 及 MRI 影像显示室管膜下结节,以 MRI 影像明显,结节信号强度与脑白质类似。皮质也可发现结节,可能与胶质增生或脱髓鞘有关,结节在 T_1WI 为等或低信号,在 T_2WI 为高信号,边缘有时不清楚。典型的肿瘤是室管膜下巨细胞星形细胞瘤,常位于莫氏孔附近,注射对比剂后有强化。其他部位室管膜下结节如出现强化,也应考虑为恶性病变,至少为组织学活跃病变,并有可能进展。

(四)Von-Hippal-Lindau 病(VHL)

VHL 为常染色体显性遗传性多系统病变(外显率约 100%),以中枢神经系统及腹腔囊变、血管瘤、新生物为特征。临床诊断 VHL 依据:①存在一个以上的中枢神经系统血管网织细胞瘤;②一个中枢神经系统血管网织细胞瘤,伴有一个内脏病变;③患者有阳性家族史,同时存在一种阳性病变。中枢神经系统血管网织细胞瘤多发生在小脑或延颈髓交界处,占所有颅后窝肿瘤的 7%~12%,半数患者伴发 VHL。实性血管网织细胞瘤占 20% 左右,肿瘤呈囊性伴壁结节占 80%。囊内信号高于脑脊液。壁结节为等密度或等信号,在 T_2WI 较大结节有时可见血管流空信号。注射对比剂后结节明显强化。幕上血管网织细胞瘤罕见,但在 T_2WI 有时可见白质内局灶性高信号区。可伴有眼部病变,注射对比剂后视网膜强化。DSA 可显示一个或多个血管结节染色,囊性部分表现为大的无血管区。

七、先天性脑积水

脑积水通常指由于脑脊液流动受阻或脑脊液过剩所引起的动力学变化过程。从侧脑室到第四脑室出孔的任何部位,脑脊液流动受阻所致脑积水称非交通性脑积水;脑脊液吸收障碍所致脑积水称交通性脑积水。MRI 影像检查有助于显示较小的脑脊液循环梗阻病变,精确描述脑室解剖,观察脑脊液流动。由室间孔闭塞所致脑积水多为继发性,先天性闭锁罕见。先天性中脑导水管狭窄为发育畸形,CT 或 MRI 影像表现为侧脑室及第三脑室扩大而第四脑室形态正常。MRI 影像矢状正中图像可清晰显示导水管狭窄及其形态。此外,侧脑室周围的长 T_1、长 T_2 信号与间质水肿有关。MRI 影像检查可排除导水管周围、第三脑室后部或颅后窝病变所致脑积水。Chiari Ⅱ 型畸形及丹迪-沃克综合征可伴脑积水。正常脑室可生理性扩大且随年龄增长而变化。早产儿常有轻度脑室扩大。

(李梦龙)

第五节　囊肿与脑脊液循环异常的 MRI 诊断

一、蛛网膜囊肿

(一)临床表现与病理特征

颅内蛛网膜囊肿是指脑脊液样无色清亮液体被包裹在蛛网膜所构成的袋状结构内形成的囊

肿,分先天性囊肿和继发性囊肿。颅内蛛网膜囊肿可发生于各个年龄段,以儿童及青少年多见。患者可终身无症状,常因头部外伤、体检或其他原因行头颅影像学检查而发现。常见症状为颅内压增高、脑积水、局灶性神经功能缺失、头围增大或颅骨不对称畸形等。

(二)MRI表现

MRI检查时,T_1WI示低信号,T_2WI示高信号,与脑脊液信号相同(图13-1),呈边界清楚的占位病灶,增强时无强化,周围脑组织无水肿,部分脑组织受压移位。与CT相比,MRI为三维图像且无颅骨伪像干扰。对中线部位、颅后窝及跨越两个颅窝的病变及了解病变与脑实质、脑池的关系,MRI检查可以获得CT检查不能得到的信息(图13-2)。

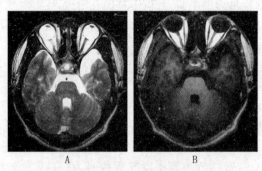

图13-1 蛛网膜囊肿

A、B.轴面 T_2WI 及 T_1WI 显示左侧颞极长圆形长 T_1、长 T_2 脑脊液信号,边界清楚,相邻颞叶受推移

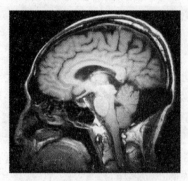

图13-2 枕大池蛛网膜囊肿

矢状面 T_1WI 显示枕大池内团状脑脊液信号影,膨胀性生长,相邻小脑及颅后窝骨板受压

(三)鉴别诊断

本病诊断主要靠CT或MRI,应与脂肪瘤、皮样或表皮样囊肿相鉴别。它们的CT值均为负值可资区别;囊性胶质瘤囊壁边有瘤结节则易于区别;血管网织细胞瘤通常亦为"大囊小结节",且结节于囊壁边为其特征。

二、表皮样囊肿

(一)临床表现与病理特征

表皮样囊肿来自外胚层,又称胆脂瘤或珍珠瘤,是胚胎发育过程中外胚层残余组织异位所致。囊壁为正常表皮,内含角质物,有时含胆固醇结晶。占颅内肿瘤的 0.2%～1.8%。多发生于桥小脑角、岩斜区,手术全切除较为困难。

临床症状与病变部位有关。①桥小脑角型：最常见，早期三叉神经痛，晚期出现桥小脑角征，脑神经功能障碍，如面部疼痛，感觉减退，麻木，共济失调；②岩斜区型：常为三叉神经痛及三叉神经分布区感觉运动障碍，由于肿瘤生长缓慢、病情长，且呈囊性沿间隙生长，以致肿瘤大而临床表现轻；③脑实质内型：大脑半球常有癫痫发作及颅内压增高，颅后窝者多出现共济失调及后组脑神经麻痹。

（二）MRI表现

肿瘤多发生于额、颞叶邻近颅底区表浅部位，如桥小脑角、鞍上池、岩斜区，形态不规则，边缘不光整。肿瘤沿蛛网膜下腔匐行生长，呈"见缝就钻"特性。由于表皮样囊肿内的胆固醇和脂肪大多不成熟且含量较少，所以决定表皮样囊肿MR信号的主要因素是上皮组织。表皮样囊肿在T_1WI呈低信号，T_2WI高信号，信号明显高于脑组织和脑脊液，包膜在T_1和T_2相均呈高信号。增强扫描时，病灶无强化（图13-3），或其边缘及局部仅有轻、中度强化。

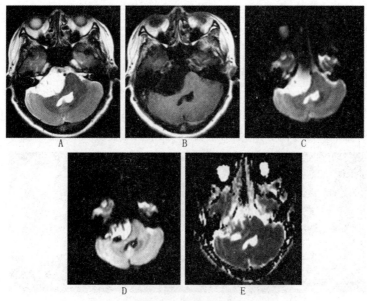

图13-3 表皮样囊肿

A、B.轴面T_2WI及T_1WI增强像显示右侧脑桥小脑角区囊性异常信号，信号欠均匀，病灶未见明显强化；C.轴面DWI(b=0)，病灶呈稍高信号；D.轴面DWI(b=1 000)；E.轴面ADC图，可见病灶信号不均匀，弥散降低

（三）鉴别诊断

1.低级星形细胞瘤

虽病灶边界清晰，无水肿，无强化，可囊变及钙化，但病变常位于白质内，病灶以稍长T_1、稍长T_2信号为主，形态多规则等征象与本病不同。

2.间变型星形细胞瘤与多形性胶质母细胞瘤

以不均匀长T_1、长T_2信号及囊变、坏死和出血为特征，与本病类似，但其血管源性水肿明显，呈不规则花环状明显强化，易与本病区别。

3.恶性多形性黄色星形细胞瘤

常位于颞叶表浅部位，囊实性肿块有出血及坏死，信号不均，瘤内可含有脂肪信号与本病类似，但水肿及强化明显，脑膜常受累等征象有助于两者鉴别。

4.同心圆性硬化

表皮样囊肿偶有同心圆形等 T_1、略长 T_2 信号,但同心圆性硬化多发生于脑白质,脑白质内及脑干白质内常伴有小圆形长 T_1、长 T_2 信号病灶,类似多发性硬化斑等特点,有助于诊断与鉴别诊断。

三、皮样囊肿

(一)临床表现与病理特征

颅内皮样囊肿是罕见的先天性肿瘤,起源于妊娠 3～5 周外胚层表面,与神经管分离不完全而包埋入神经管内,胎儿出生后形成颅内胚胎肿瘤,占颅内肿瘤的 0.2%。常发生在中线部位硬脑膜外、硬脑膜下或脑内,位于颅后窝者占 2/3,以小脑蚓部、第四脑室及小脑半球为多。常见于 30 岁年龄组,无性别差异。

临床表现与其占位效应和自发破裂有关。皮样囊肿的胆固醇粒子进入蛛网膜下腔可引起脑膜刺激症状。癫痫和头痛最常见。囊壁破裂后可引起化学性脑膜炎、血管痉挛、脑梗死等。少数囊壁通过缺损的颅骨与皮肤窦相通,感染后可引起脑脓肿。

(二)MRI 表现

囊肿呈囊状,边界清楚,信号强度较低。但由于其内含有毛发等不同成分,信号不均匀,以 T_2WI 为著。注射 Gd-DTPA 后囊肿无强化(图 13-4),部分囊壁轻度强化。皮样囊肿破裂后,病灶与周围组织分界欠清,蛛网膜下腔或脑室内出现脂肪信号。脂肪抑制像可见高信号消失(图 13-5)。在桥小脑角区短 T_1 短 T_2 信号病变的鉴别诊断中,应考虑皮样囊肿。

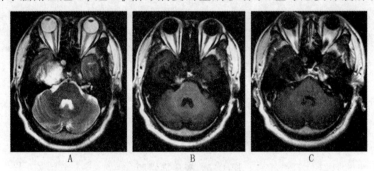

图 13-4　皮样囊肿(一)

A、B.轴面 T_2WI 及 T_1WI 显示右侧颞叶内侧片状混杂信号,内见斑片状短 T_1 信号,边界清楚;C.轴面增强 T_1WI 显示病灶无强化

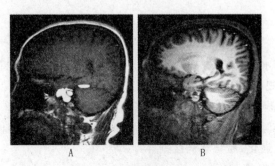

图 13-5　皮样囊肿(二)

A.矢状面 T_1WI 显示岩骨尖及小脑幕团状及片状短 T_1 信号;B.矢状面 T_1WI 脂肪抑制像显示异常短 T_1 信号被抑制,提示脂性病灶

四、松果体囊肿

(一)临床表现与病理特征

松果体囊肿是一种非肿瘤性囊肿,是一种正常变异。囊肿起源尚不清楚,大小一般为5～15 mm。囊肿壁组织学分3层,外层为纤维层,中层为松果体实质,内层为胶质组织,无室管膜细胞。患者大多无症状。但由于囊肿上皮具有分泌功能,可随时间延长而使囊肿逐渐增大,产生占位效应,出现临床症状,称为症状性松果体囊肿。症状包括:①阵发性头痛,伴有凝视障碍;②慢性头痛,伴有凝视障碍、眼底水肿及脑积水;③急性脑积水症状。

(二)MRI 表现

MRI 表现为松果体区囊性病变,呈椭圆形或圆形,边缘光滑、规整。囊壁薄、均匀完整,于各扫描序列同脑皮质等信号。增强扫描部分囊壁环状强化,部分不强化。其强化机制是由于囊壁中残余的松果体实质碎片引起或是囊肿邻近血管结构的强化所致。囊内容物同脑脊液信号相似(图 13-6)。

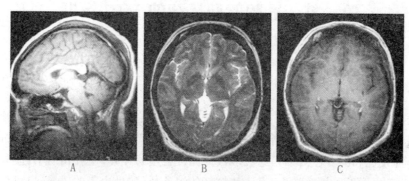

图 13-6　松果体囊肿

A、B.矢状面 T_1WI 及轴面 T_2WI 显示松果体区小圆形囊性信号,边界清楚;C.轴面增强 T_1WI 显示囊性病灶后缘略显强化

(三)鉴别诊断

主要有蛛网膜囊肿、松果体瘤囊变、第三脑室后表皮样囊肿、皮样囊肿及单发囊虫病。

1.蛛网膜囊肿

其信号特征与松果体囊肿相似,但前者无壁,且 T_2 FLAIR 序列呈低信号,与后者不同。

2.松果体瘤液化囊变

其囊壁厚且不规则,有壁结节,增强扫描时囊壁及壁结节明显强化,与松果体囊肿壁的强化不同。

3.第三脑室后表皮样囊肿和皮样囊肿

其信号特征与松果体囊肿不同,特别在 T_2 FLAIR 和 DWI 序列。

4.单发囊虫病

有临床感染史,MRI 可显示囊壁内头节,结合实验室检查鉴别不难。

(李梦龙)

第十四章

乳腺疾病的MRI诊断

第一节 乳腺脂肪坏死的 MRI 诊断

一、临床表现与病理特征

乳腺脂肪坏死常为外伤或医源性损伤导致局部脂肪细胞坏死液化后引起的非化脓性无菌性炎症反应。虽然乳腺内含有大量的脂肪组织,但发生脂肪坏死者并不多见。根据病因可将乳腺脂肪坏死分为原发性和继发性两种。绝大多数为原发性脂肪坏死,由外伤后引起,外伤多为钝器伤,尽管有些患者主诉无明显外伤史,但一些较轻的钝器伤(如桌边等的碰撞)也可使乳腺脂肪组织直接受到挤压而发生坏死。继发性乳腺脂肪坏死可由于导管内容物淤积并侵蚀导管上皮,使具有刺激性的导管内残屑溢出到周围的脂肪组织内,导致脂肪坏死,也可由于手术、炎症等原因引起。

脂肪坏死的病理变化随病期而异。最早表现为一局限出血区,脂肪组织稍变硬。镜下可见脂肪细胞浑浊及脂肪细胞坏死崩解,融合成较大的脂滴。经 3～4 周形成一圆形硬结,表面呈黄灰色,并有散在暗红区,切面见油囊形成,囊大小不一,其中含油样液或暗褐色的血样液及坏死物质。后期纤维化,病变呈坚实灰黄色肿块,切面为放射状瘢痕样组织,内有含铁血黄素及钙盐沉积。

脂肪坏死多发生在巨大脂肪型乳腺癌患者。发病年龄可从 14 岁至 80 岁,但多数发生在中、老年。约半数患者有外伤史,病变常位于乳腺表浅部位的脂肪层内,少数可发生于乳腺任何部位。最初表现为病变处黄色或棕黄色瘀斑,随着病变的发展,局部出现肿块,界限多不清楚,质地硬韧,有压痛,与周围组织有轻度粘连。后期由于大量纤维组织增生,肿块纤维样变,使其边界较清楚。纤维化后可有牵拽征,如皮肤凹陷、乳头内陷等,应注意与乳腺癌鉴别。部分患者肿块最后可缩小、消失。少数患者由于炎症的刺激可伴有同侧腋窝淋巴结肿大。

二、MRI 表现

乳腺脂肪坏死表现典型者病变多位于皮下脂肪层表浅部位(图 14-1),当脂肪坏死发生在乳腺较深部位与腺体重叠而表现为边缘欠清的肿块性病变时易误诊为乳腺癌。病变早期,若皮肤有红肿、瘀斑,则可显示非特异性的皮肤局限增厚与皮下脂肪层致密浑浊。在 MRI 上较早期的脂肪坏死表现为形状不规则,边界不清楚,病变在 T_1WI 上表现为低信号,在 T_2WI 上表现为高信号,内部信号不均匀。

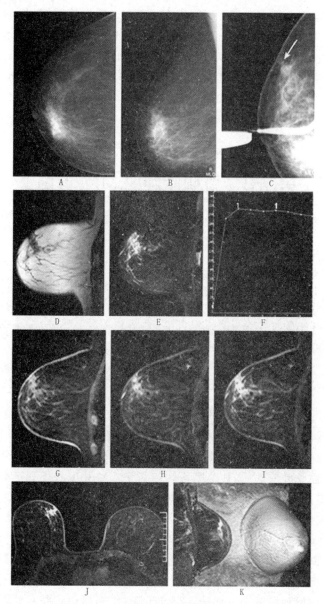

图 14-1 右乳脂肪坏死

63 岁,女,2 个月前右乳曾有自行车车把撞过外伤史;A.右乳 X 线头尾位片;B.右乳 X 线内外侧斜位片;C.右乳病变切线位局部加压片,显示右乳内上方皮下脂肪层及邻近腺体表层局限致密,边界不清,密度中等;D.右乳 MRI 平扫矢状面 T_1WI;E.右乳 MRI 平扫矢状面脂肪抑制 T_2WI;F.动态增强后病变时间-信号强度曲线图;G、H、I.分别为 MRI 平扫、动态增强后 1、8 min;J.增强后延迟时相横轴面 T_1WI;K.VR 图,显示右乳内上方皮下脂肪层及邻近腺体表层局限片状异常信号,边界欠清,于 T_1WI 呈较低信号,T_2WI 呈较高信号,动态增强后病变呈明显不均匀强化,时间-信号强度曲线呈平台型,局部皮肤增厚

动态增强检查病变可呈快速显著强化,与恶性肿瘤鉴别困难。病变后期纤维化后,动态增强检查有助于脂肪坏死的诊断,其强化方式缺乏典型恶性病变具有的快进快出特点。

三、鉴别诊断

本病应与乳腺癌鉴别。发生在皮下脂肪层表浅部位的乳腺脂肪坏死诊断不难。对于无明显外伤史,脂肪坏死又发生在乳腺较深部位且与腺体重叠时,与乳腺癌较难鉴别。通常乳腺癌的肿块呈渐进性增大,而脂肪坏死大多有缩小趋势。对于较早期的脂肪坏死,单纯依靠 MRI 动态增强后的曲线类型与乳腺癌鉴别困难。病变后期纤维化后,动态增强检查有助于脂肪坏死的诊断,其强化方式缺乏典型恶性病变具有的快进快出特点。

(朱　敏)

第二节　乳腺脓肿的 MRI 诊断

一、临床表现与病理特征

乳腺脓肿既可发生于产后哺乳期妇女,也可发生于非产后哺乳期妇女。乳腺脓肿可由乳腺炎形成,少数来自囊肿感染。而对于非产后哺乳期乳腺脓肿,则多数不是由急性乳腺炎迁延而来,临床表现不典型,常无急性过程,患者往往以乳腺肿块而就诊,因缺乏典型的乳腺炎病史或临床症状,更由于近年来乳腺癌的发病率上升,容易将其误诊为乳腺肿瘤。

二、MRI 表现

乳腺脓肿在 MRI 上比较具有特征性表现,MRI 平扫 T_1WI 上表现为低信号,T_2WI 呈中等或高信号,边界清晰或部分边界清晰,脓肿壁在 T_1WI 上表现为环状规则或不规则的等或略高信号,在 T_2WI 上表现为等或高信号且壁较厚。当脓肿形成不成熟时,环状壁可厚薄不均匀或欠完整,外壁边缘较模糊;而脓肿成熟后,其壁厚薄均匀完整。脓肿中心坏死部分在 T_1WI 呈明显低信号、在 T_2WI 呈明显高信号。水肿呈片状或围绕脓肿壁的晕圈,在 T_1WI 上信号较脓肿壁更低、在 T_2WI 上信号较脓肿壁更高。

在增强 MRI,典型的脓肿壁呈厚薄均匀的环状强化,多数表现为中度、均匀、延迟强化。当脓肿处于成熟前的不同时期时,脓肿壁亦可表现为厚薄均匀或不均匀的环状强化,强化程度亦可不同。脓肿中心坏死部分及周围水肿区无强化。部分脓肿内可见分隔状强化。较小的脓肿可呈结节状强化。当慢性脓肿的脓肿壁大部分发生纤维化时,则强化较轻。如在脓肿周围出现子脓肿时对诊断帮助较大(图 14-2)。

三、鉴别诊断

(一)良性肿瘤和囊肿

乳腺脓肿在 MRI 上具有特征性表现,脓肿壁较厚,增强后呈环状强化,中心为无强化的低信号区。如行 DWI 检查,乳腺脓肿与良性肿瘤或囊肿表现不同,脓液 ADC 值较低。

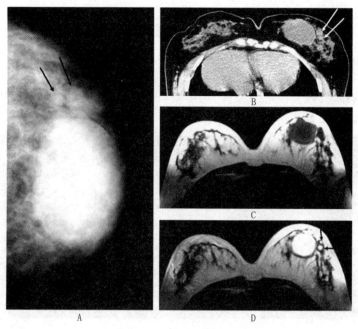

图 14-2　左乳腺脓肿

A.左乳 X 线头尾位片,显示左乳内上高密度肿物,肿物大部分边缘清晰、规则,部分后
缘显示模糊,其内未见钙化,该肿物外侧尚可见两个小结节(黑箭),密度与腺体密度相
近,边缘尚光滑;B.CT 平扫,显示左乳内侧肿物,边界清楚,其内部 CT 值为 11.4 Hu,
肿物壁密度稍高且较厚,其外侧亦可见两个小结节(白箭),边界清楚;C.MRI 平扫横轴
面 T_1WI;D.MRI 平扫横轴面 T_2WI,显示左乳内侧类圆形肿物,肿物于 T_1WI 呈低信
号,T_2WI 呈高信号,表现为液体信号特征,边界清楚,肿物外周可见一厚度大致均匀的
壁,内壁光滑整齐,该肿物外侧亦可见两个信号与之相同的小结节(黑箭),边界清楚

(二)肿块型乳腺癌

　　乳腺癌多表现为形态不规则,边缘毛刺,临床以无痛性肿块为主要表现。在动态增强 MRI,
乳腺癌信号强度多为快速明显增高且快速减低,强化方式多由边缘向中心渗透,呈向心样强化。
而脓肿呈环状强化,壁较厚,中心为无强化的低信号区。

(朱　敏)

第三节　乳腺脂肪瘤的 MRI 诊断

一、临床表现与病理特征

　　乳腺脂肪瘤不多见。患者多为中年以上的妇女,一般无症状。脂肪瘤生长缓慢,触诊时表现
为柔软、光滑、可活动的肿块,界限清晰。在大体病理上,脂肪瘤与正常脂肪组织类似,但色泽更
黄,周围有纤细的完整包膜。镜下观察脂肪瘤由分化成熟的脂肪细胞构成,其间有纤维组织
分隔。

二、MRI 表现

脂肪瘤由脂肪组织和包膜组成,通常乳腺 X 线检查能够做出诊断,因此不需进行 MRI 检查,一般多由于其他原因行乳腺 MRI 检查而发现。脂肪瘤在 T_1WI 和 T_2WI 呈高信号,在脂肪抑制序列上呈低信号,其内无正常的导管、腺体和血管结构,有时可见肿瘤周围的低信号包膜。增强后脂肪瘤无强化(图 14-3)。

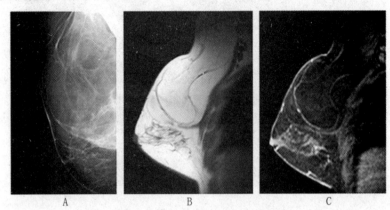

图 14-3　(右乳腺)巨大脂肪瘤

A.右乳 X 线内外侧斜位片,显示右乳腺上方巨大肿物,该肿物前下缘边界清晰,上及后缘未包括全,密度与脂肪组织相近,内部密度欠均匀,可见分隔;B.右乳 MRI 平扫矢状面 T_1WI;C.右乳 MRI 增强后矢状面脂肪抑制 T_1WI,显示右乳腺上方巨大肿物,于 T_1WI 和 T_2WI 均呈高信号,行脂肪抑制后呈低信号,肿物内部可见分隔,增强后肿物无强化表现

三、鉴别诊断

(一)错构瘤

脂肪瘤内不含纤维腺样组织,在高信号的脂肪组织内常可见纤细的纤维分隔;而错构瘤包括脂肪组织及纤维腺样组织,MRI 特点为信号混杂。

(二)透亮型积乳囊肿

积乳囊肿常发生在哺乳期妇女,脂肪瘤多发生在中、老年妇女;X 线上,脂肪瘤的体积常较积乳囊肿大;脂肪瘤的周围围有纤细而致密的包膜,形态可为分叶状,而积乳囊肿多为圆形且囊壁较厚;脂肪瘤的透亮区内可见纤细的纤维分隔,而积乳囊肿则无;脂肪瘤为实质性低密度病变,而透亮型积乳囊肿为低密度囊性病变,超声检查有助于两者鉴别。积乳囊肿强化后其壁有强化,而脂肪瘤的壁无强化。

(三)正常乳腺内局限脂肪岛

X 线上,脂肪瘤具有完整纤细而致密的包膜,而正常乳腺内局限脂肪岛在不同透照位置上观察缺乏完整边缘。

(朱　敏)

第四节　乳腺纤维腺瘤的 MRI 诊断

一、临床表现与病理特征

乳腺纤维腺瘤是最常见的乳腺良性肿瘤,多发生在 40 岁以下妇女,可见于一侧或两侧,也可多发,多发者约占 15％。患者一般无自觉症状,多为偶然发现,少数可有轻度疼痛,为阵发性或偶发性,或在月经期明显。触诊时多为类圆形肿块,表面光滑,质地韧,活动,与皮肤无粘连。病理上,纤维腺瘤是由乳腺纤维组织和腺管两种成分增生共同构成的良性肿瘤。在组织学上,可表现为以腺上皮为主要成分,也可表现为以纤维组织为主要成分,按其比例不同,可称之为纤维腺瘤或腺纤维瘤,多数肿瘤以纤维组织增生为主要改变。其发生与乳腺组织对雌激素的反应过强有关。

二、MRI 表现

纤维腺瘤的 MRI 表现与其组织成分有关。在平扫 T_1WI,肿瘤多表现为低信号或中等信号,轮廓边界清晰,圆形或卵圆形,大小不一。在 T_2WI 上,依肿瘤内细胞、纤维成分及水的含量不同而表现为不同的信号强度;纤维成分含量多的纤维性纤维腺瘤信号强度低;而水及细胞含量多的黏液性及腺性纤维腺瘤信号强度高。发生退化、细胞少、胶原纤维成分多者在 T_2WI 上呈较低信号。约 64％ 的纤维腺瘤内可有由胶原纤维形成的分隔,分隔在 T_2WI 上表现为低或中等信号强度(图 14-4～图 14-7)。通常发生在年轻妇女的纤维腺瘤细胞成分较多,而老年妇女的纤维腺瘤则含纤维成分较多。

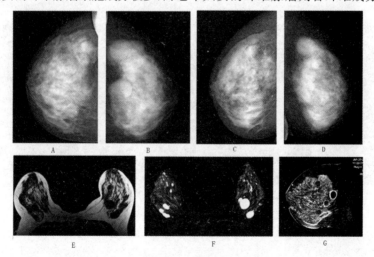

图 14-4　双侧乳腺囊性增生症

A、B.右、左乳 X 线头尾位片;C、D.右、左乳 X 线内外侧斜位片,显示双乳呈多量腺体型乳腺,其内可见多个大小不等圆形或卵圆形肿物,部分边缘清晰光滑,部分边缘与腺体重叠显示欠清,未见毛刺、浸润征象,肿物密度与腺体密度近似;E.MRI 平扫横轴面 T_1WI;F.MRI 平扫横轴面脂肪抑制 T_2WI,显示双乳腺内可见多发大小不等肿物,T_1WI 呈低信号,T_2WI 呈高信号,边缘清晰光滑,内部信号均匀;G.MRI 增强后矢状面 T_1WI,显示部分肿物未见强化,部分肿物边缘可见规则环形强化

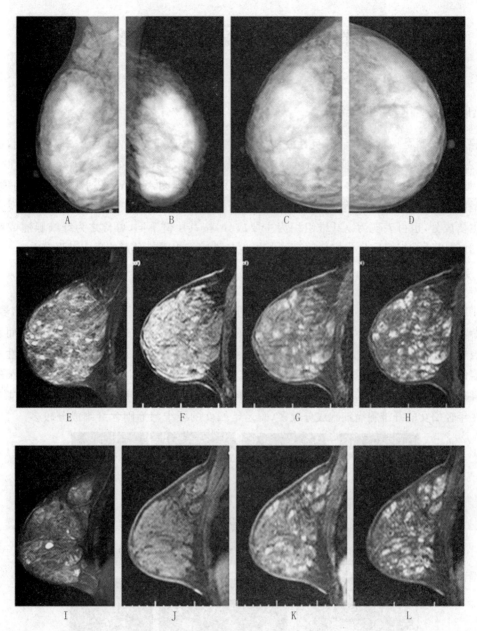

图 14-5 双乳增生

A、B.右、左乳 X 线内外侧斜位片；C、D.右、左乳 X 线头尾位片,显示双乳呈多量腺体型乳腺,
其内可见多发斑片状及结节状影,与腺体密度近似；E.左乳 MRI 平扫矢状面脂肪抑制 T_2WI；
F、G、H.分别为左乳 MRI 平扫、动态增强后 1、8 min；I.右乳 MRI 平扫矢状面脂肪抑制
T_2WI；J、K、L.分别为右乳 MRI 平扫、动态增强后 1、8 min,显示双乳呈多量腺体型乳腺,平扫
T_2WI 双乳腺内多发大小不等液体信号灶,动态增强后双乳腺内弥漫分布多发斑点状及斑片
状渐进性强化,随时间的延长强化程度和强化范围逐渐增高和扩大

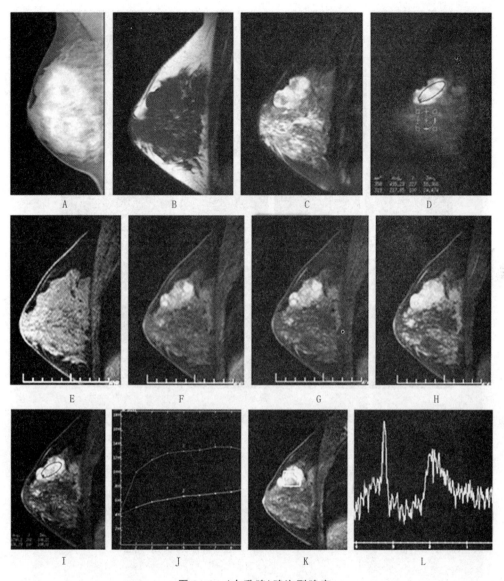

图 14-6　（右乳腺）腺泡型腺病

A.右乳 X 线内外侧斜位片,外上方腺体表面局限性突出,呈中等密度,所见边缘光滑,相邻皮下脂肪层及皮肤正常;B.MRI 平扫矢状面 T_1WI;C.MRI 平扫矢状面脂肪抑制 T_2WI,显示右乳外上方不规则形肿物,呈分叶状,T_1WI 呈较低信号,T_2WI 呈中等、高混杂信号,边界尚清楚;D.DWI 图,病变呈异常高信号,ADC 值略降低;E、F、G、H.分别为 MRI 平扫、动态增强后 1、2、8 min;I、J.动态增强后病变和正常腺体感兴趣区测量及时间-信号强度曲线,显示动态增强后病变呈明显强化且随时间延迟信号强度呈逐渐升高趋势;K.病变区 MRS 定位像;L.MRS图,于病变区行 MRS 检查,在 3.2 ppm 处可见异常增高胆碱峰

动态增强 MRI 扫描,纤维腺瘤表现亦可各异,大多数表现为缓慢渐进性的均匀强化或由中心向外围扩散的离心样强化,少数者,如黏液性及腺性纤维腺瘤亦可呈快速显著强化,其强化类型有时难与乳腺癌鉴别,所以准确诊断除依据强化程度、时间-信号强度曲线类型外,还需结合病变形态学表现进行综合判断,必要时与 DWI 和 MRS 检查相结合,以减少误诊。

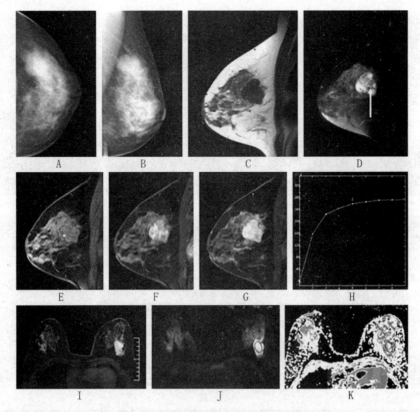

图 14-7 （左乳腺）纤维腺瘤伴黏液变性

A.左乳 X 线头尾位片；B.左乳 X 线内外侧斜位片，显示左乳外上方分叶状肿物，密度比正常腺体密度稍高，
肿物部分边缘模糊，小部分边缘可见低密度透亮环；C.左乳 MRI 平扫矢状面 T_1WI；D.左乳 MRI 平扫矢状面
脂肪抑制 T_2WI，显示左乳外上方分叶状肿物，内部信号不均匀，T_1WI 呈较低信号且其内可见小灶性高信
号，T_2WI 呈混杂较高信号且其内可见多发低信号分隔（白箭），边界清楚；E、F、G.分别为 MRI 平扫、动态增
强后 1、8 min；H.动态增强后病变区时间-信号强度曲线图；I.增强后延迟时相横轴面，显示动态增强后病变
呈不均匀渐进性强化，时间-信号强度曲线呈渐增型；J.DWI 图；K.ADC 图，于 DWI 上病变呈高信号，ADC 值
无降低（肿物 ADC 值为 $1.9 \times 10^{-3} mm^2/s$，正常乳腺组织 ADC 值为 $2.0 \times 10^{-3} mm^2/s$）

三、鉴别诊断

(一)乳腺癌

患者多有临床症状。病变形态多不规则，边缘呈蟹足状。MRI 动态增强检查时，信号强度
趋于快速明显增高且快速减低，即时间-信号强度曲线呈流出型，强化方式由边缘向中心渗透，呈
向心样强化趋势。ADC 值减低。少数纤维腺瘤（如黏液性及腺性纤维腺瘤）亦可呈快速显著强
化，其强化类型有时难与乳腺癌鉴别，需结合形态表现综合判断，必要时结合 DWI 和 MRS 信
息，以减少误诊。

(二)乳腺脂肪瘤

脂肪瘤表现为脂肪信号特点，在 MRI T_1WI 和 T_2WI 上均呈高信号，在脂肪抑制序列上呈
低信号。其内常有纤细的纤维分隔，而无正常的导管、腺体和血管结构。周围有较纤细而致密的
包膜。

（三）乳腺错构瘤

为由正常乳腺组织异常排列组合而形成的一种瘤样病变。病变主要由脂肪组织（可占病变的 80％）构成，混杂不同比例的腺体和纤维组织。影像特征为肿瘤呈混杂密度或信号，具有明确的边界。

（四）乳腺积乳囊肿

比较少见，是由于泌乳期一支或多支乳导管发生阻塞、乳汁淤积形成，常发生在哺乳期或哺乳期后妇女。根据形成的时间及内容物成分不同，MRI 表现亦不同：病变内水分含量较多时，积乳囊肿可呈典型液体信号，即在 T_1WI 呈低信号，在 T_2WI 呈高信号；如脂肪、蛋白或脂质含量较高，积乳囊肿在 T_1WI 和 T_2WI 均呈明显高信号，在脂肪抑制序列表现为低信号或仍呈较高信号；如病变内脂肪组织和水含量接近，在反相位 MRI 可见病变信号明显减低。在增强 MRI，囊壁可有轻至中度强化。临床病史也很重要，肿物多与哺乳有关。

（朱　　敏）

第五节　乳腺大导管乳头状瘤的 MRI 诊断

一、临床表现与病理特征

乳腺大导管乳头状瘤是发生于乳晕区大导管的良性肿瘤，乳腺导管上皮增生突入导管内并呈乳头样生长，因而称其为乳头状瘤。常为单发，少数也可同时累及几支大导管。本病常见于经产妇，以 40～50 岁多见。发病与雌激素过度刺激有关。乳腺导管造影是诊断导管内乳头状瘤的重要检查方法。主要临床症状为乳头溢液，可为自发性或挤压后出现，溢液性质可为浆液性或血性。约 2/3 患者可触及肿块，多位于乳晕附近或乳房中部，挤压肿块常可导致乳头溢液。

在大体病理上，病变大导管明显扩张，内含淡黄色或棕褐色液体，肿瘤起源于乳导管上皮，腔内壁有数量不等的乳头状物突向腔内，乳头一般直径为数毫米，大于 1 cm 者较少，偶有直径达 2.5 cm 者，乳头的蒂可粗可细，当乳头状瘤所在扩张导管的两端闭塞，形成明显的囊肿时，即称为囊内乳头状瘤或乳头状囊腺瘤。

二、MRI 表现

MRI 检查不是乳头溢液的首选检查方法。乳头状瘤在 MRI T_1WI 上多呈低或中等信号，T_2WI 上呈较高信号，边界规则，发生部位多在乳腺大导管处，增强扫描时纤维成分多、硬化性的乳头状瘤无明显强化，而细胞成分多、非硬化性的乳头状瘤可有明显强化，时间-信号强度曲线亦可呈流出型，而类似于恶性肿瘤的强化方式（图 14-8）。因此，单纯依靠增强后曲线类型有时难与乳腺癌鉴别。重 T_2WI 可使扩张积液的导管显影，所见类似乳腺导管造影。

三、鉴别诊断

（1）典型者根据临床表现（乳头溢液）、病变部位及乳腺导管造影的特征性表现，与其他良性肿瘤鉴别不难。

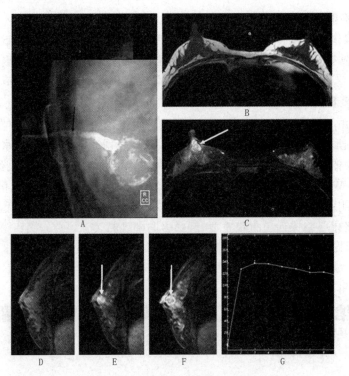

图 14-8　右乳腺大导管乳头状瘤

A.右乳导管造影局部放大片,显示乳头下大导管扩张,管腔内可见一 0.8 cm×1.0 cm 充盈缺损,充盈缺损区边缘和内部可见对比剂涂布,充盈缺损以远导管未见显影,扩张大导管腔内多发小的低密度影为气泡(黑箭);B.MRI 平扫横断面 T_1WI;C.MRI 平扫横断面脂肪抑制 T_2WI,显示右乳头后方类圆形边界清楚肿物,T_1WI 呈中等信号,T_2WI 呈较高信号(白箭),内部信号欠均匀;D、E、F.分别为 MRI 平扫和动态增强后 1、8 min(白箭);G.动态增强后病变时间-信号强度曲线图,显示动态增强后病变呈明显不均匀强化,时间-信号强度曲线呈流出型,于延迟时相病变边缘强化较明显

(2)本病的 MRI 形态学和 DWI 信号多呈良性特征,但动态增强后时间-信号强度曲线有时呈流出型,与恶性病变相似。故单纯依靠曲线类型鉴别良、恶性较为困难,需综合分析形态学和 DWI 表现。

（朱　敏）

第六节　乳腺癌的 MRI 诊断

乳腺恶性肿瘤中约 98％为乳腺癌,我国乳腺癌发病率较欧美国家为低,但近年来在大城市中的发病率正呈逐渐上升趋势,已成为女性首位或第二位常见的恶性肿瘤。乳腺癌的五年生存率在原位癌为 100％,Ⅰ 期为 84％～100％,Ⅱ 期为 76％～87％,Ⅲ 期为 38％～77％,表明乳腺癌早期发现、早期诊断和早期治疗是改善预后的重要因素。目前在乳腺癌一级预防尚无良策的阶段,乳腺癌的早期诊断具有举足轻重的作用,而影像检查更是早期检出、早期诊断的重中之重。

乳腺 X 线摄影和超声检查为乳腺癌的主要影像检查方法,尤其是乳腺 X 线摄影对显示钙化非常敏感。MRI检查对致密型乳腺内瘤灶的观察、乳腺癌术后局部复发的观察、乳房假体后方乳腺组织内癌瘤的观察及对多中心、多灶性病变的检出、对胸壁侵犯和胸骨后、纵隔、腋窝淋巴结转移的显示要优于其他方法,这对乳腺癌的诊断、术前分期及临床选择恰当的治疗方案非常有价值。此外,MRI不仅可观察病变形态,还可通过动态增强检查了解血流灌注情况,有助于鉴别乳腺癌与其他病变,并间接评估肿瘤生物学行为及其预后。

一、临床表现与病理特征

乳腺癌好发于绝经期前后的 40～60 岁妇女,临床症状常为乳房肿块、伴或不伴疼痛,也可有乳头回缩、乳头溢血等。肿瘤广泛浸润时可出现整个乳腺质地坚硬、固定,腋窝及锁骨上触及肿大淋巴结。

乳腺癌常见的病理类型有浸润性导管癌、浸润性小叶癌、黏液腺癌、髓样癌及导管原位癌等,其中以浸润性导管癌最为常见。WHO 新分类中的非特殊型浸润性导管癌包括了国内传统分类中的浸润性导管癌(肿瘤切片中以导管内癌成分为主,浸润性成分不超过癌组织半量者)、单纯癌(癌组织中主质与间质成分的比例近似)、硬癌(癌的主质少而间质多,间质成分占 2/3 以上)、腺癌(腺管样结构占半量以上)、髓样癌(癌主质多而间质少,主质成分占 2/3 以上,缺乏大量淋巴细胞浸润,国内又称为不典型髓样癌)。病理上根据腺管形成,细胞核大小、形状及染色质是否规则及染色质增多及核分裂象情况,将浸润性导管癌分成Ⅰ、Ⅱ、Ⅲ级。

二、MRI 表现

乳腺癌在 MRI 平扫 T_1WI 上表现为低信号,当其周围由高信号脂肪组织围绕时,则轮廓清楚;若病变周围为与之信号强度类似的腺体组织,则轮廓不清楚。肿块边缘多不规则,可见毛刺或呈蟹足状改变。在 T_2WI 上,其信号通常不均且信号强度取决于肿瘤内部成分,胶原纤维所占比例越大则信号强度越低,细胞和水含量高则信号强度亦高。MRI 对病变内钙化的显示不直观,特别是当钙化较小且数量较少时。

增强 MRI 检查是乳腺癌诊断及鉴别诊断必不可少的步骤,不仅使病灶显示较平扫更为清楚,且可发现平扫上未能检出的肿瘤。动态增强 MRI 检查,乳腺癌边缘多不规则呈蟹足状,信号强度趋于快速明显增高且快速减低即时间-信号强度曲线呈流出型(图 14-9),强化方式多由边缘强化向中心渗透呈向心样强化趋势。

实际上 MRI 对比剂 Gd-DTPA 对乳腺肿瘤并无生物学特异性,其强化方式并不取决于良、恶性,而与微血管的数量及分布有关,因此,良、恶性病变在强化表现上亦存在一定的重叠,某些良性病变可表现为类似恶性肿瘤的强化方式,反之亦然。MRI 强化表现类似于恶性的良性病变常包括:①少数纤维腺瘤,特别是发生在年轻妇女的细胞及水分含量多的黏液性及腺性纤维腺瘤;②少数乳腺增生性病变,特别是严重的乳腺增生性病变的强化 MRI 表现可类似于乳腺恶性病变;③乳腺炎症;④手术后时间<6 个月或放疗后时间<9 个月的新鲜瘢痕组织,由于炎症和术后反应强化 MRI 表现可类似于乳腺癌;⑤新鲜的脂肪坏死;⑥部分导管乳头状瘤。MRI 强化表现类似于良性的恶性病变包括:部分以纤维成分为主的小叶癌及导管癌;部分缺乏血供的恶性病变;导管内及小叶内原位癌等。因此,对于强化表现存在一定重叠的少数不典型的乳腺良、恶性病变的 MRI 诊断须结合其相应形态学表现及 DWI 和 MRS 进行综合分析,以提高对乳腺病变诊断的特异性。

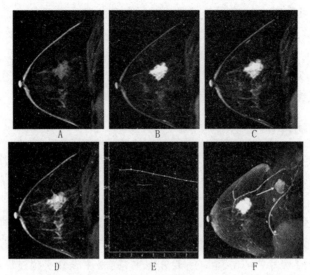

图 14-9　（右乳腺）非特殊型浸润性导管癌伴右腋下多发淋巴结转移

A.MRI 平扫；B、C、D.MRI 增强后 1、2、8 min；E.动态增强病变时间-信号强度曲线图；F.MIP 图，显示右乳外上方不规则肿块，边缘分叶及蟹足状浸润，动态增强后肿块呈明显强化，病变时间-信号强度曲线呈"快进快出"流出型，右腋下相当于胸外侧动脉周围可见多发淋巴结（白箭）

　　乳腺癌通常在 DWI 上呈高信号，ADC 值降低，而乳腺良性病症症变 ADC 值较高，良、恶性病变 ADC 值之间的差异具有统计学意义，根据病变 ADC 值鉴别乳腺肿瘤良、恶性具有较高的特异性。值得注意的是，部分乳腺病变于 DWI 上呈高信号，但所测得的 ADC 值较高，因此要考虑到在 DWI 上部分病变呈高信号为 T_2 透射效应所致，而并非扩散能力降低。在 ^{1}H-MRS 上乳腺癌在 3.2 ppm 处可出现胆碱峰，但目前 ^{1}H-MRS 成像技术仍受到诸多因素的制约和影响（如磁场均匀度和病变大小等）。

　　MRI 对导管原位癌的检测敏感性低于浸润性癌，仅 50% 的原位癌具恶性病变的快速明显、不规则灶性典型强化表现，另一部分则呈不典型的延迟缓慢强化表现。对乳腺良、恶性病变的诊断标准通常包括两方面，一方面依据病变形态学表现，另一方面依据病变动态增强后血流动力学表现特征，而对于非浸润性的导管内原位癌（DCIS）而言，由于其发生部位、少血供及多发生钙化等特点，形态学评价的权重往往大于动态增强后血流动力学表现，如形态学表现为沿导管走行方向不连续的点、线状或段性强化，并伴有周围结构紊乱，即使动态增强曲线类型不呈恶性特征亦应考虑恶性可能（图 14-10）。

　　另外，浸润性癌如乳腺黏液腺癌，影像表现不同于乳腺最常见的非特殊型浸润性导管癌，颇具特殊性。黏液腺癌在 MRI 平扫 T_1WI 呈低信号，T_2WI 呈高或明显高信号，其形态学表现多无典型乳腺癌的毛刺及浸润征象。在动态增强 MRI 检查，黏液腺癌于动态增强早期时相多表现为边缘明显强化，而肿块内部结构呈渐进性强化，强化方式呈由边缘环状强化向中心渗透趋势，当测量感兴趣区放置于整个肿块时，时间-信号强度曲线多呈渐增型；部分黏液腺癌也可表现为不十分均匀的渐进性强化或轻微强化，对于表现为轻微强化的黏液腺癌，可因肿瘤周围腺体组织延迟强化病变反而显示不如平扫 T_2WI 和 DWI 明显。在 DWI 上，黏液腺癌呈明显高信号，但 ADC 值不减低，反而较高，明显高于其他常见病理类型乳腺癌的 ADC 值，甚至高于正常腺体的 ADC 值（图 14-11）。乳腺黏液腺癌在 T_2WI 上明显高信号及在 DWI 上较高的 ADC 值表现与其本身特殊病理组织成分有关。

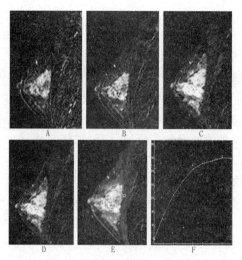

图 14-10　（左乳腺）导管原位癌

A、B、C、D.分别为 MRI 动态增强后 1、2、3、8 min 与增强前的减影图像；E、F.病变兴趣区测量及动态增强时间-信号强度曲线图，显示左乳腺内局限段性分布异常强化，尖端指向乳头，病变区时间-信号强度曲线呈渐增型

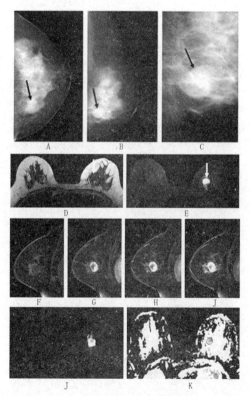

图 14-11　（左乳腺）黏液腺癌

A.左乳 X 线头尾位片；B.左乳 X 线内外侧斜位片；C.左乳肿物局部放大片，显示左乳内侧密度中等类圆形肿物，大部分边缘光滑，周围可见透亮环；D.MRI 平扫横轴面 T_1WI；E.MRI 平扫横轴面脂肪抑制 T_2WI；F.MRI 平扫；G、H、I.MRI 动态增强后 1、2、8 min；J.DWI 图；K.ADC 图，显示左乳类圆形肿物于 T_1WI 呈较低信号，T_2WI 呈高信号，边界清楚，动态增强后肿物呈明显不均匀强化，边缘带强化较明显，对应 DWI 图病变呈较高信号，ADC 值较高

三、鉴别诊断

(一)影像表现为肿块性病变的乳腺癌需与纤维腺瘤鉴别

形态学上,纤维腺瘤表现为类圆形肿块,边缘光滑、锐利,有时可见粗颗粒状钙化;特征性 MRI 表现是肿瘤在 T_2WI 可见低信号分隔;MRI 动态增强检查时,大多数纤维腺瘤呈渐进性强化,时间-信号强度曲线呈渐增型,强化方式有由中心向外围扩散的离心样强化趋势;ADC 值无明显减低。少数纤维腺瘤(如黏液性及腺性纤维腺瘤)可快速显著强化,其强化类型与乳腺癌不易鉴别,诊断需结合病变形态表现,必要时结合 DWI 和 MRS 检查。

(二)影像表现为非肿块性强化的乳腺癌需与乳腺增生性病变鉴别

应观察强化分布、内部强化特征和两侧病变是否对称,如呈导管样或段性强化常提示恶性病变,尤其是 DCIS;区域性、多发区域性或弥漫性强化多提示良性增生性改变;多发的斑点状强化常提示正常乳腺实质或纤维囊性改变;而双侧乳腺对称性强化多提示良性。

(朱　敏)

第十五章

心血管疾病的MRI诊断

第一节　心肌病的 MRI 诊断

心肌病是一类伴有特定的形态、功能、电生理等方面改变的心肌疾病。其分为扩张型、肥厚型及限制型 3 类。

一、扩张型心肌病

扩张型心肌病在心肌病中发病率最高,多见于 40 岁以下中青年,临床症状缺乏特异性。

(一)临床表现与病理特征

起病初期部分病例可有心悸、气短,但大多数病例早期表现隐匿且发展缓慢。随着病程发展,临床表现为心脏收缩能力下降所致的充血性心力衰竭、各类心律失常及心腔内血栓引起的体动脉栓塞。听诊一般无病理性杂音。心电图可显示双侧心室肥厚、各类传导阻滞及异常 Q 波等。

病理改变为心室腔扩大,主要累及左心室,有时累及双侧心室。室壁通常正常,部分病例可出现与心腔扩张不相匹配的室壁增厚。心室肌小梁肥大,肉柱呈多层交织,隐窝深陷,常见附壁血栓。心腔扩大显著者,可造成房室瓣环扩大,导致房室瓣关闭不全。心肌细胞萎缩与代偿性心肌细胞肥大并存,可见小灶性液化性心肌溶解,或散在小灶性心肌细胞坏死及不同程度的间质纤维化。总体而言病理所见缺少特异性。

(二)MRI 表现

(1)心肌信号变化:本病于 SE 序列 T_1WI、T_2WI 心肌多表现为较均匀等信号,少数病例 T_2WI 可呈混杂信号。心腔内附壁血栓在 T_2WI 多呈高信号。

(2)心腔形态改变:以电影 MRI 短轴位及心腔长轴位观察,一般心室横径增大较长径明显;仅有左心室腔扩大者为左心室型,室间隔呈弧形凸向右心室;仅有右心室扩大者为右心室型,室间隔呈弧形凸向左心室;左、右心室均扩大者为双室型。

(3)心室壁改变:部分病例早期受累心腔心室壁可稍增厚,晚期则变薄或室壁厚薄不均,左心室的肌小梁粗大。

(4)心脏功能改变:电影MRI显示左心室或双侧心室的心肌收缩功能普遍下降,收缩期室壁增厚率减低,呈弥漫性改变,EF值多在50%以下(图15-1)。

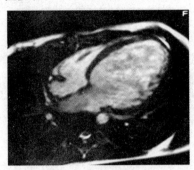

图15-1 扩张型心肌病

True FISP亮血序列四腔心层面见左心室腔扩大,左心室游离壁肌小梁肥厚

(三)鉴别诊断

本病有时需与晚期缺血性心脏病(心腔扩大时)相鉴别。缺血性心脏病者有长期慢性的冠心病病史。在形态学方面,陈旧心肌梗死多呈节段性室壁变薄,病变区域左心室肌小梁稀少、心肌内壁光滑;扩张型心肌病的室壁厚度改变广泛均一,左心室心肌小梁肥厚。

二、肥厚型心肌病

肥厚型心肌病好发于青壮年,心肌肥厚是其主要病变形态,病因可能与遗传有关。约半数患者为家族性发病,属常染色体显性遗传。

(一)临床表现与病理特征

男女发病率无明显差别。早期症状主要为心慌、气短,缺少特征。相当数量病例无症状或症状轻微,常在体检时发现。晚期可发生心力衰竭、晕厥甚至猝死。心前区可闻及收缩期杂音并可触及震颤。心电图表现为左心室肥厚(部分表现为双室肥厚)、传导阻滞等。

心肌肥厚可以累及心室任何区域,但以左心室的肌部室间隔最为常见,非对称性室间隔肥厚(即室间隔向左心室腔凸出明显,室间隔与左心室后壁厚度比≥1.5)为该病的特征性表现。功能改变为舒张期肥厚心肌的顺应性降低,收缩功能正常甚至增强。基底部和中部室间隔肥厚引起左心室流出道梗阻,根据压力阶差可分为梗阻性与非梗阻性肥厚型心肌病。病理改变包括心肌细胞肥大、变性,间质结缔组织增生等。有时见心肌细胞错综排列(细胞间联结紊乱、重叠、迂曲、交错和异常分支),正常的心肌细胞排列消失。心肌壁内小冠状动脉可发生管腔变窄、管壁肥厚等。

(二)MRI表现

MRI征象包括以下几种。

(1)心肌信号变化:在SE序列T_1WI、T_2WI肥厚心肌一般呈等信号,与正常心肌相同。有时,肥厚心肌在T_2WI呈混杂信号,提示病变区域缺血纤维化。

(2)心室壁肥厚:可累及两侧心室的任何部位,但以室间隔最常见,还可累及左心室游离壁、心尖、乳头肌等。病变部位心肌显著肥厚,常超过15 mm。测量室壁厚度应在短轴像心室舒张末期进行。本病几乎不累及左心室后壁,故以肥厚心肌/左心室后壁厚度≥1.5为诊断标准,其特异性达94%。

（3）心腔形态改变：以垂直于室间隔长轴位及双口位（左心室流入道和流出道位于同一层面）和短轴位电影 MRI 观察，左心室腔窄小，室间隔肥厚时心室腔呈"倒锥形"，心尖肥厚时心室腔呈"铲形"。

（4）心脏功能改变：病变部位肥厚心肌的收缩期增厚率减低，而正常部位收缩期增厚率正常或增强。心脏整体收缩功能正常或增强，EF 值多正常或增加。晚期心功能不全时，EF 值下降。室间隔部的肥厚心肌向左心室流出道凸出可造成左心室流出道梗阻，此时于双口位电影 MRI 可见收缩期二尖瓣前叶向室间隔的前向运动，即超声心动图检查中的"SAM 征"，进一步加重流出道梗阻。收缩期于左心室流出道至主动脉腔内可见条带状低信号喷射血流，左心房内可见由二尖瓣反流引起的反流低信号。

（5）心肌灌注及心肌活性检查：病变部位心肌纤维化并常伴局部小冠状动脉损害，可造成负荷心肌灌注减低，提示心肌缺血。心肌活性检查时，部分病变部位可出现点片状高信号，反映灶性纤维化（图 15-2）。

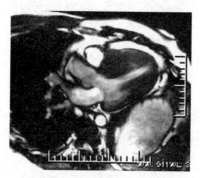

图 15-2　肥厚型心肌病
电影 MRI 双口层面见室间隔肥厚并向左心室流出道突出

（三）鉴别诊断

本病需与高血压性心脏病引起的心肌肥厚相鉴别。高血压性心脏病的左心室肥厚均匀，无左心室流出道狭窄，无二尖瓣反向运动，收缩期室壁增厚率正常，不难鉴别。

三、限制型心肌病

限制型心肌病国内相当少见。因心肌顺应性降低，两侧心室或某一心室舒张期容积减小，致心室充盈功能受限。根据受累心室不同可分为右心室型、左心室型及双室型，以右心室型最常见。

（一）临床表现与病理特征

轻者常无临床症状。右心房压升高时出现全身水肿、颈静脉怒张、肝淤血及腹水等右心功能不全的症状。左心房压升高时出现左心功能不全表现，有时表现为心悸、胸痛及栓塞症等。心电图表现无特征性，最常见异常 Q 波，心房颤动等心房异常。

病理表现缺乏特异性，可有病变区域结缔组织和弹力纤维增生，心肌细胞肥大，错综排列，心内膜增厚等。由于心室舒张功能受限及心室容积减少，心室舒张末期压力升高，进而导致受累心室心功能不全，甚至全心衰竭。

（二）MRI 表现

MRI 征象包括以下几种：①右心室型，黑血及亮血 MRI 显示横轴面右心室流入道缩短、变形，心尖部闭塞或圆隆,流出道扩张;心室壁厚薄不均,以心内膜增厚为主;心内膜面凹凸不平;右心房明显扩大,上下腔静脉扩张;电影 MRI 可见三尖瓣反流及右心室室壁运动幅度减低;SE 序列 MRI 常可见心包积液和/或胸腔积液。②左心室型,表现为以心内膜增厚为主的心室壁不均匀增厚,左心室腔变型,心尖圆钝;心内膜面凹凸不平,有钙化时可见极低信号;左心房明显扩大;电影 MRI 可见二尖瓣反流。③双心室型,兼有上述两者的征象,一般右心室征象更明显(图 15-3)。

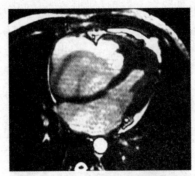

图 15-3　限制型心肌病

True FISP 亮血序列显示右心室心尖部闭塞并室壁增厚,心内膜面凹凸不平

(三)鉴别诊断

该病有时需与缩窄性心包炎、先天性心脏病三尖瓣下移畸形相鉴别。缩窄性心包炎时,MRI 显示心包局限或广泛性增厚。限制型心肌病可见特征性的心尖变形、闭塞及心室壁不均匀增厚,与其他疾病鉴别不难。

(朱　敏)

第二节　先天性心脏病的 MRI 诊断

先天性心脏病是儿童最常见的心脏疾病,每年新增病例约 20 万人。长期以来,心血管造影是先天性心脏病诊断的"金标准",但存在有创性、受对比剂剂量和投照体位限制及解剖结构的影像重叠等问题。目前,无创性影像学检查方法如超声心动图已可完成大多数较为简单的先天性心脏病的诊断。多排螺旋 CT 及高场强 MRI 心脏专用机的出现,使先天性心脏病的诊断有了突破性进展。心脏 MRI 较之多排螺旋 CT 具有无 X 线辐射、无严重对比剂反应的优势,正在成为先天性心脏病最佳的无创性检查技术。

一、房间隔缺损

房间隔缺损(atrial septal defect,ASD)是指因胚胎期原始房间隔发育、融合、吸收异常导致的房间孔残留。发病率占先天性心脏病的 12%～22%。

(一)临床表现与病理特征

ASD 早期可无症状,活动量也无明显变化。部分患儿发育缓慢,心慌气短,并易患呼吸道感染。青少年期逐渐形成肺动脉高压,随着肺动脉压力的逐步增高,可出现心房水平右向左分流,发展为艾森门格综合征，可出现发绀、咯血及活动后昏厥等症状。听诊于胸骨左缘2～3肋间可闻及2～3级收缩期吹风样杂音，肺动脉第二音亢进。心电图示P波高尖，电轴右偏。

ASD可分为Ⅰ孔型（也可称原发孔型，属于部分型心内膜垫缺损）和Ⅱ孔型（也称继发孔型）。Ⅱ孔型ASD为胚胎发育第四周时，原始第一房间隔吸收过度和/或第二房间隔发育不良所导致的房间孔残留。根据发生部位可分为中央型（缺损位于房间隔中央卵圆窝处）、下腔型（缺损位于房间隔后下方与下腔静脉相延续）、上腔型（缺损位于房间隔后上方）及混合型（常为巨大缺损），以中央型最为常见，约占75%。由于左心房平均压[1.1～1.3 kPa(8～10 mmHg)]高于右心房平均压[0.5～0.7 kPa(4～5 mmHg)]，ASD时即出现房水平左向右分流，使右心房、室及肺动脉内血流量增加，右心房室因容量负荷增加而增大，肺动脉增粗。

（二）MRI 表现

MRI表现为房间隔的连续性中断。但因房间隔结构菲薄，黑血序列或常规SE序列受容积效应的影响，常不能明确诊断且容易漏诊。在亮血序列横轴面或垂直于房间隔的心室长轴位（即四腔位）可明确缺损的类型及大小，是显示ASD的最佳体位和序列。还可在薄层（以3～5 mm为宜）的心脏短轴像和冠状面显示ASD与腔静脉的关系，并确定ASD大小。其他征象包括继发的右心房室增大、右心室壁增厚及主肺动脉扩张（图15-4）。

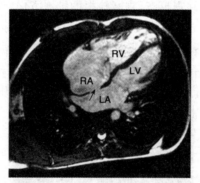

图 15-4 房间隔缺损

True FISP亮血序列四腔心MRI，箭头指示右心房和左心房之间的房间隔信号连续性中断，右心房及右心室增大。LA指左心房；RA指右心房；LV指左心室；RV指右心室

（三）鉴别诊断

本病病理改变相对简单，只要扫描层面适当，对于具备GRE亮血序列的高场强MRI设备，诊断不难。

二、室间隔缺损

室间隔缺损（ventricular septal defect，VSD）是指胚胎第8周，心室间隔发育不全或停滞，从而形成左、右心室间的异常交通，占先天性心脏病的20%～25%。

（一）临床表现与病理特征

患儿发育差，心悸，气短，易感冒及易发生肺内感染。听诊于胸骨左缘3～4肋间可闻及收缩期杂音，部分病例心前区可触及收缩期震颤，心电图示双室肥厚。发生肺动脉高压后，肺动脉瓣区第二心音亢进、分裂，患儿活动后口唇、指趾发绀。

VSD 分类方法较多,根据病理解剖并结合外科治疗实际,可分为 3 型。①漏斗部 VSD,可分为:干下型,位置较高,紧邻肺动脉瓣环,缺损上缘无肌组织,缺损在左心室面位于主动脉右窦下方,易合并右瓣脱垂,造成主动脉瓣关闭不全。嵴内型:位于室上嵴内,与肺动脉瓣环之间有肌肉相隔。②膜周部 VSD,根据缺损累及范围可分为:嵴下型,缺损累及膜部和一部分室上嵴;单纯膜部缺损,缺损仅限于膜部室间隔,周边为纤维组织,缺损较小;隔瓣后型,位置较嵴下型更靠后,被三尖瓣隔瓣所覆盖,又称流入道型缺损。③肌部 VSD:可位于肌部室间隔的任何部位,靠近心尖者为多,部分为多发。

正常生理状态下,右心室内压力约为左心室内压力的 1/4。VSD 时,由于存在左右心室间巨大的压力阶差,即产生心室水平的左向右分流,致使左、右心室容量负荷增大,心腔扩大。分流所造成的肺循环血量增加使肺血管内阻力升高,血管内膜及中层增厚,使肺动脉及右心室压力逐渐升高,造成肺动脉高压。当右心室压力接近左心室压力时,心室水平即出现双向,甚至右向左为主的双向分流,患者出现发绀,即 Eisenmenger 综合征。

(二)MRI 表现

MRI 可直接显示 VSD 及其缺损大小和部位,并可对并发于不同类型 VSD 的主动脉瓣脱垂及膜部瘤等做出诊断。连续横轴面扫描是显示 VSD 大小、部位的基本体位。根据缺损类型,还可辅以其他体位,以更好地显示缺损形态,判断缺损的扩展方向。例如,隔瓣后 VSD 于四腔位显示最佳。干下型及嵴内型 VSD 若加做左心室短轴位扫描,对显示缺损最为有利,同时还应行左心室双口位电影扫描以判断是否并发主动脉瓣脱垂所造成的主动脉瓣关闭不全。而斜矢状面扫描有助于判断肺动脉根部下方有无室上嵴肌性结构的存在,是鉴别膜周部和嵴上型缺损的重要方法。此外,MRI 还可显示左、右心室腔扩大,室壁肥厚,主肺动脉扩张等间接征象(图 15-5)。

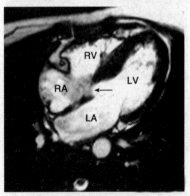

图 15-5 室间隔缺损

True FISP 亮血序列四腔心位 MRI,箭头指示室间隔连续性中断,右心房及右心室增大

(三)鉴别诊断

绝大多数单纯 VSD 只要按上述检查方法扫描,即可定性定位诊断。但 VSD 常与其他先天性心血管畸形形成复合畸形,或者构成复杂畸形的组成部分。此时判断是单纯 VSD 还是合并其他畸形,或是复杂心血管畸形,有赖于更为全面的磁共振检查(包括 MRA)及诊断医师对先天性心脏病的理解及经验。

三、动脉导管未闭

动脉导管由胚胎左侧第六主动脉弓的背部发育演变而来,胎儿期为连接主动脉与肺动脉的正常血管结构。胎儿肺脏处于不张状态,肺动脉内血液经动脉导管流入主动脉完成胎儿的全身血液循环。动脉导管中层为弹力纤维结构,胎儿出生后肺膨胀肺血管床阻力下降,肺循环形成,动脉导管即开始收缩并逐渐闭锁,退化为动脉韧带。动脉导管绝大多数于半年内闭锁,少数可延迟至一年,持续不闭锁者即为动脉导管未闭(patent ductus arteriosus,PDA)。本病可单发,也可与 VSD、三尖瓣闭锁、主动脉弓缩窄等合并发生,更为主动脉弓离断的必要组成部分。PDA 的发病率占先天性心脏病的 12%~15%,男女比例约为1∶3。

(一)临床表现与病理特征

在动脉导管管径较细,主-肺动脉间分流量少时,患儿可无明显临床症状。动脉导管管径粗,分流量大时,可出现活动后心悸、气短及反复的呼吸道感染。大多数患儿听诊于胸骨左缘2~3肋间可闻及双期粗糙的连续性杂音,并可触及震颤,心电图示左心室肥厚、双室肥厚。合并肺动脉高压时杂音常不典型,甚至无杂音,但肺动脉第二音亢进明显,并可出现分界性发绀及杵状指。

动脉导管位于主动脉峡部的小弯侧与主肺动脉远端近分叉部之间。根据导管形态,一般分为四型。①管型:动脉导管的主动脉端与肺动脉端粗细基本相等。②漏斗型:动脉导管的主动脉端粗大扩张,而肺动脉端逐渐移行变细,呈漏斗状,此型最为常见。③缺损型:动脉导管甚短或无长度,状如缺损,也称窗型。④动脉瘤型:此型甚为少见,动脉导管如动脉瘤样扩张膨大,考虑与动脉导管中层弹力纤维发育不良有关。

正常情况下,主动脉与肺动脉间存在着相当悬殊的压力阶差。PDA 时,体循环血液将通过未闭之动脉导管持续向肺循环分流,致使左心室容量负荷增加,导致左心室肥厚扩张。长期的肺循环血流量增加将引起广泛肺小动脉的器质性改变,造成肺动脉压力进行性升高,右心室因阻力负荷增加而肥厚扩张。当肺动脉压接近甚或超过主动脉压时,将出现双向或右向左为主的双向分流,此时临床上出现发绀,往往以分界性发绀(即下肢发绀更重)更为常见。

(二)MRI 表现

黑血序列横轴面及左斜矢状面可显示主动脉峡部与左肺动脉起始部间经动脉导管直接连通。亮血序列显示动脉导管更敏感,对于细小或管状扭曲的动脉导管,可薄层(3~5 mm)扫描后逐层观察。心脏 MRI 电影可显示分流方向,并粗略估计分流量。3D 对比增强磁共振血管成像(CE MRA)可清晰显示动脉导管形态,明确分型,测量动脉导管主动脉端及肺动脉端的径线。此外,横轴面MRI 还可显示左心房室增大,升主动脉、主肺动脉及左、右肺动脉扩张等间接征象(图 15-6)。

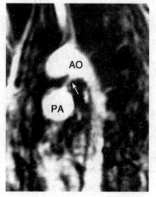

图 15-6 动脉导管未闭

CE MRA 经 MPR 斜矢状面重组图像,箭头显示主肺动脉
远端与主动脉弓降部间呈漏斗形之未闭动脉导管

（三）鉴别诊断

PDA 的 MRI 检查方法多样，综合使用可对该病做出明确诊断，不存在过多鉴别诊断问题。

四、心内膜垫缺损

心内膜垫缺损（complete endocardial cushion defect，ECD）亦称房室通道畸形，是由于胚胎期腹背侧心内膜垫融合不全，原发孔房间隔发育停顿或吸收过多和室间孔持久存在所致的一组先天性心内复杂畸形群，包括原发孔 ASD 及室间隔膜部、二尖瓣前瓣、三尖瓣隔瓣的发育异常。心内膜垫缺损发病率占先天性心脏病的 0.9%～6%。

（一）临床表现与病理特征

患儿一般发育差，心悸气短，易患呼吸道感染。胸骨左缘 3～4 肋间闻及 3 级收缩期杂音，可出现肺动脉瓣区第二音亢进，大部分病例心尖二尖瓣听诊区亦可闻及 3 级全收缩期杂音。心电图有较为特异性表现，多为一度房室传导阻滞，P-R 间期延长，或右束支传导阻滞。

根据病理特征，ECD 一般分型如下：①部分型 ECD，I 孔型 ASD 合并不同程度的房室瓣断裂，房室瓣环下移，二、三尖瓣均直接附着在室间隔上，瓣下无 VSD；②完全型 ECD，I 孔型 ASD，房室瓣完全断裂，左右断裂的房室瓣形成前共瓣及后共瓣，前后共瓣不附着于室间隔而是形成漂浮瓣叶，以腱索与室间隔相连，瓣下有 VSD；③过渡型 ECD，介于部分型和完全型之间，房室瓣部分直接附着部分借腱索附着于室间隔上，瓣下只有很小的 VSD；④心内膜垫型 VSD，包括左心室、右心房通道及心内膜垫型 VSD。

ECD 是由心内膜垫发育异常所致的一系列心内复合畸形。病理改变不同，血流动力学改变也不同。单纯 I 孔型 ASD 的临床表现与 II 孔型 ASD 大致相同，而完全型 ECD 则会因房室间隔缺损及共同房室瓣关闭不全造成严重的肺循环高压，进而导致心力衰竭。

（二）MRI 表现

亮血序列横轴面或四腔位 MRI 显示房间隔下部连续性中断（即 I 孔型 ASD），缺损无下缘，直抵房室瓣环。二尖瓣前叶下移，左心室流出道狭长。完全型 ECD 表现为十字交叉消失，左右心房、右心室瓣环融成一体，形成一共同房室瓣，其上为 I 孔型 ASD，其下为膜部 VSD。左心室-右心房通道则表现为左心室、右心房间直接相通。间接征象包括以右心房、右心室增大为主的全心扩大、右心室壁增厚、中心肺动脉扩张等。MRI 检查显示房室瓣区异常反流信号（图 15-7）。

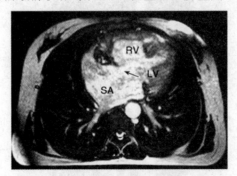

图 15-7　心内膜垫缺损（合并单心房）

True FISP 序列横轴面亮血图像，显示心脏十字交叉结构消失，房间隔缺如，左右
心房室瓣融合为共同大瓣（该病例房间隔完全缺如，为单心房 ASD）

（三）鉴别诊断

表现为单纯Ⅰ孔型ASD的部分型ECD应与Ⅱ孔型ASD鉴别。掌握两型ASD的发生部位，鉴别不难。

五、先天性肺动脉狭窄

先天性肺动脉狭窄（pulmonary stenosis，PS）甚为常见，占先天性心脏病的10%～18%，居第四位。

（一）临床表现与病理特征

轻度至中度狭窄患儿，早期并无临床症状，常在体检时发现杂音进而做出诊断。随着年龄增长可逐渐出现运动后心悸气短等症状。重度狭窄者早期即可出现上述症状，伴卵圆孔未闭者可出现活动后发绀。听诊于胸骨左缘2～3肋间肺动脉瓣听诊区可闻及收缩期喷射状杂音，可伴震颤，肺动脉第二音减弱或消失。心电图呈右心室肥厚改变，三尖瓣关闭不全时伴右心房扩大。

PS根据狭窄部位不同可分为4型。

（1）瓣膜型狭窄：最为常见，约占先天性心脏病的10%。瓣膜在交界处融合成圆锥状，向肺动脉内凸出，中心为圆形或不规则的瓣口。瓣膜增厚，瓣口处显著。瓣叶多为3个，少数为2个。漏斗部正常或因肌肥厚造成继发狭窄，肺动脉主干有不同程度的狭窄后扩张。部分病例可有瓣膜及瓣环发育不全，表现为瓣环小，瓣叶僵硬、发育不全。常合并ASD、VSD、PDA等。

（2）瓣下型狭窄：单纯瓣下型狭窄即漏斗部狭窄较为少见，可分为隔膜型狭窄和管状狭窄。前者表现为边缘增厚的纤维内膜，常在漏斗部下方形成纤维环或膜状狭窄；后者由右心室室上嵴及壁束肌肥厚形成，常合并心内膜纤维硬化。

（3）瓣上型狭窄：可累及肺动脉干、左右肺动脉及其分支，单发或多发。此型占先天性心脏病2%～4%，半数以上病例合并间隔缺损、PDA等其他畸形。

（4）混合型狭窄：上述类型并存，以肺动脉瓣狭窄合并漏斗部狭窄常见。

肺动脉的狭窄导致右心系统排血受阻，右心室阻力负荷增大，右心室压增高，右心室肥厚。轻至中度狭窄病例通常不影响心排血量。重度狭窄心排血量下降，肺血流量减少。重症病例由于右心室压力增高，右心室肥厚，顺应性下降，继而三尖瓣关闭不全，右心房压力增高，伴有卵圆孔时即可出现心房水平右向左分流。

（二）MRI表现

黑血及亮血序列轴面、斜冠状面和左前斜垂直室间隔心室短轴像可显示右心室流出道、主肺动脉、左右肺动脉主干的狭窄部位、程度和累及长度。单纯瓣膜狭窄时可见主肺动脉的狭窄后扩张。MRI电影可显示肺动脉瓣环发育情况、瓣叶数量及狭窄程度，可见与心血管造影表现相似的粘连的瓣口开放受限形成的"圆顶"征及低信号血流喷射征。CE MRA不仅可直接显示右心室流出道，测量中心肺动脉狭窄程度，还可通过重组图像逐一显示段级以上周围肺动脉狭窄，其评价肺动脉发育情况的能力已接近传统的心血管造影（图15-8）。

（三）鉴别诊断

MRI可做出准确的分型诊断并评估病变的严重程度，还可显示并发畸形，是诊断本病最有效的无创性检查手段，一般不存在过多的鉴别诊断。

六、法洛四联症

法洛四联症(tetralogy of Fallot,TOF)是最常见的发绀,属先天性心脏病,占先天性心脏病的12%～14%。该病属于圆锥动脉干的发育畸形,为圆锥动脉干分隔、旋转异常及圆锥间隔与窦部室间隔对合不良所致。

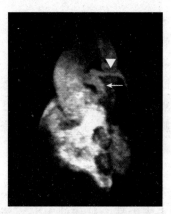

图 15-8　先天性肺动脉狭窄

CE MRA 后 MIP 重组正面观,显示肺动脉瓣环、主肺动脉及左肺动脉重度狭窄,长箭头所指为主肺动脉,短箭头所指为左肺动脉

(一)临床表现与病理特征

患儿出生半年内即表现发绀、气促、喜蹲踞,好发肺内炎症。重症者活动后缺氧昏厥。查体见杵状指(趾),听诊于胸骨左缘 2～4 肋间可闻及较响亮的收缩期杂音,胸前区可触及震颤,肺动脉第二音明显减弱,心电图示右心室肥厚。

TOF 包括 4 种畸形:①肺动脉狭窄,本病均有漏斗部狭窄,并以漏斗部并肺动脉瓣狭窄常见,还可出现肺动脉瓣上狭窄、主肺动脉干发育不全及左右肺动脉分叉部狭窄。漏斗部狭窄常较局限,严重者形成纤维环状漏斗口,其与肺动脉瓣间可形成大小不等的第三心室,有时漏斗部弥漫狭窄呈管状。瓣膜狭窄表现为瓣膜的融合粘连,成人患者瓣膜增厚,可有钙化及赘生物。约半数患者肺动脉瓣为二瓣畸形,瓣叶冗长。②高位 VSD,TOF 的 VSD 有两种类型,第一种最常见,占 90%以上,是在圆锥动脉干发育较好,漏斗部形态完整的情况下,因胚胎发育时圆锥间隔前移与窦部室间隔对合不良所致,缺损位于室上嵴下方,为嵴下型 VSD。第二种为肺动脉圆锥的重度发育不良,造成漏斗部间隔部分缺如,形成漏斗部 VSD,缺损还可位于肺动脉瓣下,形成干下型 VSD。③主动脉骑跨,主动脉根部向前、向右方移位造成主动脉骑跨于 VSD 上方,但主动脉与二尖瓣前叶间仍存在纤维联系。骑跨一般为轻至中度,一般不超过 75%。④右心室肥厚,为 VSD 及肺动脉瓣狭窄的继发改变,肥厚程度超过左心室。卵圆孔未闭和Ⅱ孔型 ASD 是 TOF 最常见的并发畸形,发生率为 60%～90%。此外,约 30%的患者合并右位主动脉弓及右位降主动脉,头臂动脉呈镜面型,部分病例合并永存左上腔静脉和 PDA。

本病的 VSD 一般较大,因此左右心室内压力接近。肺动脉狭窄造成的右心室排血受阻是心室水平右向左分流、体循环血氧饱和度下降及肺动脉内血流量减少等血流动力学异常的根本原因。肺动脉狭窄越重,肺血流量越少,右向左分流量越大,右心室肥厚越重。

（二）MRI表现

横轴面、四腔心黑血、亮血MRI可观察高位VSD的大小和部位，判断右心室壁肥厚的程度，薄层扫描可观察并存的肌部小VSD。横轴面和心室短轴像可显示升主动脉扩张，判断主动脉骑跨程度。此外，CE MRA重组图像可直观显示两大动脉的空间关系，包括主肺动脉、左右肺动脉主干及分支的发育情况和狭窄程度（图15-9）。

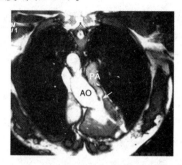

图15-9　法洛四联症

MRI斜横轴面，显示右心室流出道、肺动脉瓣环及瓣上重度狭窄，右心室肥厚

（三）鉴别诊断

本病主动脉骑跨程度较大时，应与经典的右心室双出口鉴别。此时应在垂直室间隔流出道的左心室长轴位（即左心室双口位）行MRI检查，以确定主动脉窦与二尖瓣前叶之间是否存在纤维连接，并以此除外法四型右心室双出口。

七、完全型大动脉错位

完全型大动脉错位（complete transposition of great arteries，TGA）是常见的发绀，属先天性心脏病之一，常引起婴幼儿早期死亡，约占先天性心脏病的8%。

（一）临床表现与病理特征

该病以患儿生后重度发绀、气促和早期发生心力衰竭为临床特征。生后半年几乎所有病例发生杵状指（趾）。听诊肺动脉第二音亢进，合并VSD的病例胸骨左缘下部可闻及收缩期杂音。心电图表现为左、右心室肥厚或双心室肥厚。

TGA为胚胎早期圆锥部旋转和吸收异常所致的大动脉起始部畸形。其胚胎学基础是主动脉下圆锥保留，肺动脉下圆锥吸收及与正常方向相反的圆锥逆向旋转形成的房室连接相适应情况下（即右、左心房分别与右、左心室连接），主动脉和肺动脉分别起自形态学的右和左心室，即心室与大动脉连接不相适应。主动脉瓣及瓣下圆锥向前上方旋转移动，肺动脉瓣口后下方移动，使主动脉位于肺动脉前方。根据旋转程度不同，主动脉位于肺动脉右前方者形成右位型异位（约占60%），主动脉位于肺动脉左前方者则形成左位型异位（约占40%）。

由于TGA表现为心房与心室间的相适应连接及心室与大动脉间的不相适应连接（即接受回心体静脉血液的右心室发出主动脉，接受氧合肺静脉血的左心室发出肺动脉），所以体、肺循环形成两个相互隔绝的循环系统。因无氧合血液供应心、脑、肾等脏器，生后必然伴有体、肺循环间的分流通道，如VSD、ASD、卵圆孔未闭及PDA等维持生命。因全身各器官均严重缺氧，使心排量增大，心脏负荷加重，心脏增大及心力衰竭发生较早。

根据并存畸形及临床特点，该病分为两型：①单纯TGA，约占1/2左右。室间隔完整，体、肺循环借助卵圆孔未闭或 ASD、PDA 沟通。患儿低氧血症严重,大部分早期夭亡。②合并 VSD 的 TGA。VSD 大小不一,约 1/3 为小 VSD,此时体、肺循环仍主要借助卵圆孔未闭或 ASD、PDA 沟通,患者多早期夭折。大 VSD 可发生于膜周部、嵴上内或肌部室间隔(常为多发)。约 5% 合并肺动脉瓣或瓣下狭窄,还可合并肺动脉瓣和肺动脉发育不全,少数病例合并 ECD。

(二)MRI 表现

MRI 诊断的关键在于明确两大动脉的空间位置关系及其与左右心室的连接关系。MRI 可显示心内细微解剖结构,因此可依据左、右心室的形态特征判断与主、肺动脉相连接者是否为解剖学的右心室及左心室,再通过 MRI 所显示的左、右心房形态特征判断房室间是否为相适应连接,并明确房室位置关系。

心脏各房室的 MRI 判断标准:右心室肌小梁粗糙,存在肌性流出道;左心室肌小梁细腻光滑,无肌性流出道;右心房,其右心耳呈基底宽大的钝三角形,梳状肌结构多且明显;左心房,其左心耳狭长呈拇指状,形态较不规则。此外,无其他心内畸形时也可根据腔静脉与右心房连接、肺静脉与左心房相连参考判定左右心房。

黑血及亮血 MRI 标准横轴面,结合冠状面、矢状面 MRI 为基本观察层面,可以显示两大动脉与左右心室的连接异常及相适应的房室连接,并判断主动脉瓣下的肌性流出道及肺动脉瓣与二尖瓣前叶的纤维连接。此外,四腔位可明确显示并存的房、室间隔缺损,CE MRA 可显示并存的 PDA。MRI 电影可显示缺损大小、位置、血流方向及是否并存肺动脉狭窄,并进行心功能评价(图 15-10)。

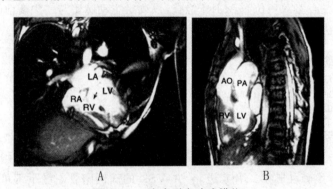

图 15-10　完全型大动脉错位

A.True FISP 亮血序列四腔心层面显示房室连接关系正常,箭头显示室间隔缺损

B.主动脉与右心室连接,位于前方,肺动脉与左心室连接,位于后方

(三)鉴别诊断

MRI 可明确诊断本病,充分显示各种解剖畸形后,一般无过多的鉴别诊断。

(朱　敏)

第三节　缺血性心脏病的 MRI 诊断

缺血性心脏病是指由冠状动脉阻塞所造成的心肌缺血、心肌梗死及由此导致的一系列心脏形态及功能改变。心脏 MRI 可对缺血性心脏病进行全面的检查,包括形态学、局部及整体心功能评价、心肌灌注成像、心肌活性检查,正在成为一项能够全面、准确地评价缺血性心脏病的现代影像技术。

一、心肌缺血

心脏的血液供应主要由冠状动脉提供,冠状动脉各支分布供应不同的心脏节段,前降支供应左心室前壁、室间隔中段和尖段,回旋支供应左心室后壁,右冠状动脉供应右心室及左心室下壁、室间隔基底段。左心室下壁尖段由前降支和右冠状动脉双重供血,左心室侧壁尖段由回旋支和前降支双重供血。冠状动脉阻塞是心肌缺血的根本原因。严重缺血时,心肌缺氧所造成的各类致痛因子如缓激肽、前列腺素等的释放将导致心绞痛。

(一)临床表现与病理特征

临床表现为心前区(可波及左肩臂)或至颈咽部的压迫或紧缩性疼痛,也可有烧灼感。其诱因常为剧烈体力活动或情绪激动,也可由寒冷、吸烟、心动过速等诱发。疼痛出现后逐步加重,一般于 5 min 内随着停止诱发症状的活动或服用硝酸甘油缓解逐步消失。根据临床特征的不同,心绞痛可分为稳定型心绞痛、变异型心绞痛及不稳定型心绞痛。但无论哪种类型的心绞痛,其疼痛强度均较心肌梗死轻,持续时间较短。

心肌缺血最常见的原因是由动脉粥样硬化斑块造成的冠状动脉狭窄,这类狭窄大多分布于心外膜下的大冠状动脉。动脉硬化斑块早期由血管内皮细胞受损、平滑肌细胞增殖内移发展而来,进而发生内皮下脂质沉积、纤维结缔组织增生。斑块阻塞面积在 40% 以下时,基本不影响心肌灌注,一般无临床症状。随着斑块阻塞面积的加大,在冠状动脉轻至中度狭窄(阻塞面积达50%~80%)时,静息状态下狭窄冠状动脉远端的阻力血管将发生不同程度的扩张以维持相当的心肌灌注,静息状态下无明显临床表现。重度的冠状动脉狭窄(阻塞面积 90% 左右)在静息时亦无法保证适当的心肌灌注,在静息时就可出现灌注异常,临床上出现静息痛。除冠状动脉粥样硬化外,心肌缺血还有以下病因:①冠状血管神经、代谢及体液调节紊乱导致的冠状动脉痉挛;②冠状动脉微血管内皮功能状态异常导致的心肌灌注下降;③冠状动脉炎症、先天发育畸形及栓子栓塞。

(二)MRI 表现

心肌缺血严重(即缺血性心肌病)时,可出现心肌内广泛或局灶性纤维结缔组织增生、局部或整体心肌变薄、心腔扩大等改变。MRI 可显示相应形态异常。但在大多数情况下,心肌缺血仅表现为功能性心肌灌注异常。根据缺血程度不同,MRI 心肌灌注表现:①静息状态各段心肌灌注正常,负荷状态心内膜下心肌或全层心肌透壁性灌注减低或缺损(图 15-11);②静息状态缺血心肌灌注减低或延迟,负荷状态灌注缺损(图 15-12);③静息状态缺血心肌灌注缺损(图 15-13)。灌注异常区域多数与冠状动脉供血区相吻合,与核素心肌灌注检查的符合率为 87%~100%,与目前仍作为冠心病诊断"金标准"的 X 线冠状动脉造影的诊断符合率为 79%~87.5%。此外,严重心肌缺血时(如长时间心肌严重缺血,心肌细胞结构完整但局部室壁减弱或消失,称心肌冬眠;短暂心肌严重缺血,心肌结构未损害但收缩功能需较长时间恢复,称心肌顿抑),心脏 MRI 检查可发现心室壁运动异常,平行于室间隔长轴位、垂直于室间隔长轴位及无间隔连续左心室短轴位检查可准确判断运动异常的室壁范围。

(三)鉴别诊断

心肌缺血的 MRI 检查包括形态、灌注、运动功能等诸多方面。其他心脏疾病,如扩张型心肌病也表现为心腔扩大、心室壁变薄,肥厚型心肌病也会出现室壁运动减弱,甚至小范围的心肌灌注异常,但结合临床表现和综合 MRI 检查,与心肌缺血鉴别不难。

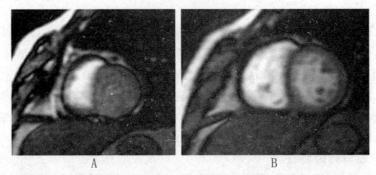

图 15-11　心脏短轴位左心室中部层面静息及负荷心肌灌注成像(一)

A.静息灌注成像,显示心肌灌注均匀一致;B.腺苷负荷后心肌灌注成像,显示间隔壁心肌灌注减低

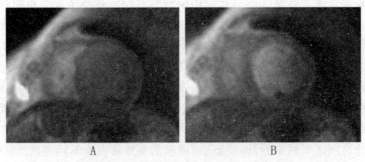

图 15-12　心脏短轴位左心室中部层面静息及负荷心肌灌注成像(二)

A.静息灌注成像,显示下壁灌注减低;B.负荷后灌注成像,显示该区域灌注减低更为明显,为灌注缺损表现

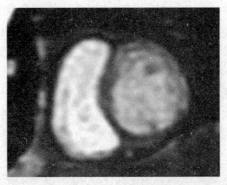

图 15-13　心脏短轴位左心室中部层面静息及负荷心肌灌注成像(三)

静息时即可显示下间隔壁灌注缺损

(四)专家指点

　　MRI 诊断心肌缺血的核心是心肌灌注成像。MRI 心肌灌注的基础及相关临床研究始于 20 世纪80 年代中期,至 90 年代中后期已取得相当的成绩。90 年代后期 MRI 设备在快速梯度序列多层面成像方面取得突破,一次注射对比剂后覆盖整个左心室的多层面首过灌注成像成为可能(虽然还存在扫描间隔),使 MRI 心肌灌注可用于临床诊断。近年来心脏专用 MRI 机进入临床,提高了成像速度(可完成无间隔的心脏成像)及时间、空间分辨率,有望成为诊断心肌缺血

的"金标准"。

二、心肌梗死

继发于冠状动脉粥样硬化斑块破裂及血栓形成基础上的急性冠状动脉闭塞是心肌梗死最常见的原因。

(一)临床表现与病理特征

急性心肌梗死的主要症状是持久的胸骨后剧烈疼痛。典型者为胸骨后挤压性或压榨性疼痛,往往放射至颈部或左上肢。疼痛持续 15～30 min 或更长,与心绞痛比较,疼痛程度重且时间长为其特点。其他临床表现有呼吸短促,出汗,恶心,发热,白细胞计数、血清酶增高及心电图改变等。急性心肌梗死的并发症包括恶性心律失常、休克、左心室室壁瘤形成、室间隔穿孔、乳头肌断裂及心力衰竭等。病程>6 周以上者为陈旧性心肌梗死,临床表现除可能继续存在的心肌缺血症状外,主要为急性心肌梗死并发症的相应表现。

当冠状动脉闭塞持续 20～40 min,随着缺血缺氧的进一步发展,细胞膜的完整性被破坏,心肌酶漏出,心肌细胞发生不可逆性的损伤,即发生梗死。经 8～10 d,坏死的心肌纤维逐渐被溶解,肉芽组织在梗死区边缘出现,血管和成纤维细胞继续向内生长,同时移除坏死的心肌细胞。到第 6 周梗死区通常已经成为牢固的结缔组织瘢痕,其间可散布未受损害的心肌纤维。心肌梗死一般首先发生在缺血区的心内膜下心肌,后逐渐向心外膜下及周边扩展。根据梗死范围,病理上分为 3 型:①透壁性心肌梗死,梗死范围累及心室壁全层;②心内膜下心肌梗死,仅累及心室壁心肌的内 1/3 层,并可波及乳头肌;严重者坏死灶扩大、融合,形成累及整个心内膜下心肌的坏死,称为环状梗死;③灶性心肌梗死,病灶较小,临床上多无异常表现,生前常难以发现;病理呈不规则分布的多发性小灶状坏死,分布常不限于某一支冠状动脉的供血范围。

(二)MRI 表现

1.心肌信号

在 SE 序列 MRI,心肌为类似骨骼肌信号强度的中等信号,有别于周围心外膜下脂肪的高信号和相邻心腔内血流呈"黑色"的低信号。急性心肌梗死时,坏死心肌及周围水肿使相应区域的 T_1 及 T_2 延长,在 T_2WI 呈高信号。急性心肌梗死 24 h 内即可在 T_2WI 观察到信号强度增加,并可维持至第 10 d。但由于急性梗死灶周围存在水肿带,所以高信号范围大于真实的梗死区域。在亚急性期(心肌梗死发生 72 h 内)心肌信号异常范围与实际梗死区域大致相当。慢性期(梗死发生 6 周以上)由于梗死后瘢痕形成,水分含量较正常心肌组织降低,在 SE 序列呈低信号。T_2WI 较 T_1WI 明显。

2.心肌厚度

节段性室壁变薄是陈旧性心肌梗死的形态特征,坏死心肌吸收、纤维瘢痕形成是心肌变薄的病理基础,陈旧透壁性心肌梗死后室壁变薄更明显。前降支阻塞可造成左心室前、侧壁和/或前间壁变薄,右冠状动脉阻塞则造成左心室后壁和/或下壁变薄。MRI 可直接显示心肌组织,心外膜面和心内膜面边界清晰,可精确测量心肌。MRI 检查通过测量室壁厚度判断存在心肌梗死的标准:病变区域室壁厚度小于或等于同一层面正常心肌节段室壁厚度的 65%。判断透壁性心肌梗死的标准:病变区域舒张末期室壁厚度<5.5 mm。

3.室壁运动功能改变

MRI 是评价心脏整体及局部舒缩功能的最佳影像技术。通过无间隔连续左心室短轴位、平行于室间隔左心室长轴位及垂直于室间隔左心室长轴位的 MRI,可精确评价急性及慢性心肌梗死的一系列功能变化,如整体或局部室壁运动状态、收缩期室壁增厚率、射血分数(EF)值、心腔容积等。

4.心肌灌注成像

心肌灌注成像可显示心肌梗死后的组织坏死或瘢痕形成所致的灌注减低及缺损。由于急性心肌梗死时常存在心肌的再灌注,灌注检查可无异常表现。因此,单纯心肌灌注成像无法准确诊断急性梗死心肌。

5.对比增强延迟扫描心肌活性检查

心肌梗死区域表现为高信号。MRI 的高空间分辨率,使其可精确显示梗死透壁程度。后者分为以下 3 种类型:①透壁强化,表现为全层心肌高信号,多为均匀强化;②非透壁强化,为心内膜下心肌或心内膜下至中层心肌区域强化,而心外膜下至中层或心外膜下心肌信号正常(存活心肌);③混合性强化,同一心肌段内透壁和非透壁强化并存。

如果在大面积延迟强化区域内观察到信号减低区,就需与存活心肌鉴别。病理研究表明,这一位于延迟强化区域中心或紧贴心内膜下,被称为"无再灌注区"或"无复流区"的信号减低区,为继发于心肌梗死的严重微血管损伤,毛细血管内存在大量的红细胞、中性粒细胞及坏死心肌细胞,阻塞与充填使对比剂不能或晚于周围结构进入这一区域。它并非存活心肌,而是重度的不可恢复的心肌坏死。其与存活心肌的影像鉴别要点:①"无再灌注区"周围常有高强化区环绕且常位于心内膜下,在连续的短轴像可以观察这一征象;②在首过心肌灌注成像中,这一区域没有首过强化;③在上述表现不明显,仍难与存活心肌鉴别时,可在延长延迟时间后再次扫描,如延迟30～40 min。此时由于组织间隙的渗透作用,"无再灌注区"将出现强度不等的延迟强化。

6.并发症 MRI

(1)室壁瘤:分为假性室壁瘤和真性室壁瘤。前者常发生于左心室下壁及后壁,为透壁性梗死心肌穿孔后周围心包等包裹形成,瘤口径线小于瘤体直径为其主要特征,MRI 检查可见瘤体通过一瘤颈与左心室腔相通,瘤内可见血流信号;后者为梗死心肌几乎完全被纤维瘢痕组织替代,丧失收缩能力,在心室收缩期和/或舒张期均向心腔轮廓外膨出,常位于前壁及心尖附近,瘤壁菲薄(可至1 mm),瘤口径线大于瘤体直径。MRI 检查显示左心室腔局部室壁明显变薄,收缩期矛盾运动,或收缩期及舒张期均突出于左心室轮廓外的宽基底囊状结构。

(2)左心室附壁血栓:附着于心室壁或充填于室壁瘤内的团片样充盈缺损(GRE 序列)。SE 序列血栓的信号强度随血栓形成的时间(即血栓的年龄)而异,亚急性血栓 T_1WI 常表现为中等至高信号,T_2WI 呈高信号,而慢性血栓在 T_1WI 和 T_2WI 均呈低信号。

(3)室间隔穿孔:表现为肌部室间隔连续性中断,以横轴面及四腔位显示清晰,MRI 检查可见心室水平异常血流信号。

(4)乳头肌断裂:平行于室间隔长轴位或垂直于室间隔长轴位 MRI 检查可显示继发于乳头肌断裂的二尖瓣关闭不全所致左心房反流信号。

(5)心功能不全:连续短轴像结合长轴位 MRI 检查可评价继发于心肌梗死的左心室局部及整体运动功能异常,测量各种心功能指数。

(朱 敏)

第四节　胸主动脉疾病的 MRI 诊断

胸主动脉疾病并不少见，且逐年增多。这与人口老龄化、医学影像技术进步和临床医师对本病的认识提高有关。主要疾病包括主动脉夹层、胸主动脉瘤、主动脉壁间血肿、穿透性动脉硬化溃疡、胸主动脉外伤等。现就临床较为常见的前两种疾病加以讨论。

一、主动脉夹层

主动脉夹层（AD）是一类病情凶险、进展快、病死率高的急性胸主动脉疾病，其死亡率及进展风险随着时间的推移而逐步降低。急性 AD 指最初的临床症状出现 2 周以内，而慢性 AD 指症状出现 2 周或 2 周以上。国外报道，未经治疗的急性 Stanford A 型主动脉夹层，最初48～72 h期间每小时的死亡率为 1%～2%，即发病 2～3 d 间死亡率约占 50%，2 周内死亡占 80%。

（一）临床表现与病理特征

胸部、背部剧烈且无法缓解的疼痛是急性 AD 最常见的初发症状，心电图无 ST-T 改变。疼痛多位于胸部的正前后方，呈刺痛、撕裂痛或刀割样疼痛。常突然发作，很少放射到颈、肩及左上肢，这与心绞痛不同。患者常因剧痛出现休克貌，但血压不低或升高。部分患者疼痛不显著，可能与起病缓慢有关。随着病情发展，部分患者出现低血压，为心脏压塞、急性重度主动脉瓣反流、夹层破裂所致。大约 38% 的患者两上肢血压及脉搏不一致，此为夹层累及或压迫无名动脉及左锁骨下动脉所造成的"假性低血压"。胸部 AD 体征无特征性，累及升主动脉时可闻及主动脉瓣关闭不全杂音，主动脉弓部分支血管受累可致相应动脉搏动减弱或消失，夹层破入心包腔引起心脏压塞时听诊闻及心包摩擦音。此外，AD 累及冠状动脉引发急性心肌梗死，夹层破裂入胸腔或内膜撕裂后主动脉壁通透性改变可造成单侧或双侧胸腔积液，累及肾动脉可造成血尿、无尿和急性肾衰竭，累及腹腔动脉、肠系膜上下动脉时出现急腹症及肠坏死。

典型 AD 始发于主动脉内膜和中层撕裂，主动脉腔内血液在脉压驱动下，经内膜撕裂口穿透病变中层，夹层中层并形成夹层。由于管腔内压力不断推动，夹层在主动脉壁内推进不同的长度。广泛者可自升主动脉至腹主动脉分叉部，并累及主动脉各分支血管，甚至闭塞分支血管。典型夹层为顺向分离，即自近端内膜撕裂口处向主动脉远端扩展，但有时从内膜撕裂口逆向进展。

主动脉壁分离层之间充盈血液，形成一个假腔，出现所谓"双腔主动脉"。剪切力导致内膜（分离主动脉壁的内层部分）进一步撕裂，形成内膜再破口或出口。血液的持续充盈使假腔进一步扩张，内膜则突入真腔，真腔可受压变窄或塌陷。内膜撕裂口多发生在主动脉内壁流体动力学压力最大处，即升主动脉（窦上数厘米处）外右侧壁，或降主动脉近端（左锁骨下动脉开口以远）动脉韧带处，少数发生在腹主动脉等处。

高血压和马方综合征是 AD 的主要诱因。有一组 74 例 AD 患者中，有高血压病史者44 例（占59.5%），马方综合征者 9 例（占 12.2%）。胸主动脉粥样硬化性病变是否为 AD 的诱因，目前存在争议。在国外一组 17 例 AD 患者中，11 例高血压者均有广泛而严重的主动脉粥样硬化。在这组 74 例 AD 患者中，16 例有粥样硬化改变，其中 13 例有高血压病史，3 例血压正常但均为高龄患者(67~78岁)。先天性心血管疾病,如主动脉瓣二叶畸形和主动脉缩窄,妊娠期内分泌变化等也与 AD 发生有关。

AD 主要有两种分型。Debakey 根据原发内破口起源位置及夹层累及范围分为 3 型:Debakey Ⅰ型,破口位于升主动脉,夹层范围广泛;Debakey Ⅱ型,破口位于升主动脉,夹层范围局限于升主动脉;Debakey Ⅲ型,升主动脉未受累,破口位于左锁骨下动脉远端,其中,夹层范围局限者为Ⅲ甲,广泛者为Ⅲ乙(图 15-14)。Stanford 分型仅依赖病变累及范围:凡夹层累及升主动脉者均为 A 型,余者为 B 型。

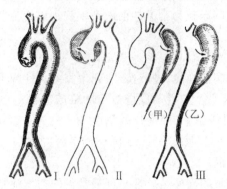

图 15-14　胸主动脉夹层 Debakey 分型模式

(二)MRI 表现

MRI 征象有以下几种表现。

(1)内膜片:是 AD 的直接征象,在 MRI 呈线状结构,将主动脉分隔为真腔和假腔;内膜片沿主动脉长轴方向延伸,于横轴面显示清晰,与主动脉腔信号相比可呈低信号或高信号。

(2)真腔和假腔:形成"双腔主动脉",是 AD 的另一直接征象;通常真腔小,假腔大;在升主动脉,假腔常位于右侧(即真腔外侧);在降主动脉,常位于左侧(同样是真腔外侧);在主动脉弓部,常位于真腔前上方;内膜片螺旋状撕裂时,假腔可位于任何方位;假腔可呈多种形态,如半月形、三角形、环形和多腔形;根据 MRI 序列和血流速度不同,真假腔的信号强度可以相同,亦可不同。

(3)内膜破口和再破口:在黑血和亮血 MRI 表现为内膜连续性中断;MRI 电影可见破口处血流往返,或假腔内血流信号喷射征象;CE MRA 显示破口优于亮血与黑血序列。

(4)主要分支血管受累:直接征象为内膜片延伸至血管开口或管腔内,引起受累血管狭窄和闭塞,间接征象为脏器或组织缺血、梗死或灌注减低;MPR 是观察分支血管受累的最佳方法。

(5)并发症和并存疾病:MRI 可显示主动脉瓣关闭不全、左心功能不全、心包积液、胸腔积液、主动脉破裂或假性动脉瘤及假腔血栓形成等异常(图 15-15)。

(三)鉴别诊断

综合运用各项 MRI 技术,可清晰显示该病的直接征象、间接征象及各类并发症,做出准确的定性诊断及分型诊断,不存在过多的鉴别诊断问题。

二、胸主动脉瘤

胸主动脉瘤是指局限性或弥漫性胸主动脉扩张,其管径大于正常主动脉 1.5 倍或以上。按病理解剖和瘤壁的组织结构分为真性和假性动脉瘤。前者是由于血管壁中层弹力纤维变性,失去原有坚韧性,形成局部薄弱区,在动脉内压力作用下,主动脉壁全层扩张或局限性向外膨突;后者是指因主动脉壁破裂或内膜及中层破裂,造成出血或外膜局限性向外膨突,瘤壁由血管周围结缔组织、血栓或血管外膜构成,常有狭窄的瘤颈。

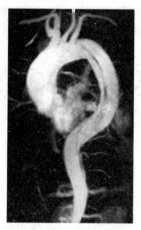

图 15-15　胸主动脉夹层 Debakey Ⅲ 型

CE MRA 后 MIP 斜矢状面重组图像,主动脉自弓降部以远增宽,呈双腔主动脉,内膜片呈螺旋状撕裂

(一)临床表现与病理特征

本病临床表现变化差异较大且复杂多样,主要取决于动脉瘤大小、部位、病因和压迫周围组织器官的程度及并发症。轻者无任何症状和体征,有时胸背部有疼痛,可为持续性和阵发性的隐痛、闷胀痛或酸痛。突发性撕裂或刀割样疼痛类似于 AD 病变,常提示动脉瘤破裂,病程凶险。动脉瘤压迫周围结构可出现气短、咳嗽、呼吸困难、肺炎和咯血等呼吸道症状,也可有声音嘶哑、吞咽困难、呕血和胸壁静脉曲张。胸部体表可见搏动性膨突及收缩期震颤,可闻及血管性杂音。如病变累及主动脉瓣,可有主动脉瓣关闭不全、左心功能不全的表现。

病因可分为动脉粥样硬化性、感染性、创伤性、先天性、大动脉炎性、梅毒性、马方综合征和贝赫切特综合征等,以粥样硬化性主动脉瘤最常见。任何主动脉瘤均有进展、增大的自然过程,破裂是其最终后果。瘤体越大,张力越大,破裂可能越大。主动脉瘤倍增时间缩短或形状改变,是破裂前的重要变化。

(二)MRI 表现

MRI 征象:①在 SE 序列,横轴面和冠状面 MRI 显示胸主动脉呈囊状或梭囊状扩张的低信号及动脉瘤内血栓、瘤壁增厚及瘤周出血。脂肪抑制 MRI 有助于区别脂肪组织与血肿或粥样硬化增厚。矢状面或斜矢状面可确定瘤体部位及累及范围。②亮血与黑血序列 MRI 的优点是成像速度快,图像分辨率和对比度高,伪影少。③对 CE MRA 原始图像重组,可形成最大强度投影(MIP)和 MPR 图像。MIP 类似于传统 X 线血管造影,可显示主动脉瘤形态、范围、动脉瘤与主要分支血管的关系。MPR 可多角度连续单层面显示主动脉瘤详细特征,包括瘤腔形态、瘤腔内血栓、瘤壁特征、瘤周出血或血肿、瘤周软组织结构及瘤腔与近端和远端主动脉及受累分支血管的关系。

(三)鉴别诊断

MRI 与多排螺旋 CT 同是显示胸主动脉瘤的无创性影像技术,诊断该病极为准确,不存在过多鉴别诊断问题。

（朱　敏）

第十六章

肝脏疾病的MRI诊断

第一节　肝脏肿块的 MRI 诊断

因可疑的或已知的肝脏肿块接受 MRI 检查和诊断的患者逐年增多。在 MRI 检查中，可以观察到一些特定类型的肝脏肿块，并以此对其分类。MRI 检查的主要目的是评估：①肝脏异常改变的数量和大小；②异常改变的部位与肝血管的关系；③病变的性质，即鉴别良恶性；④病变的起源，如原发与继发。

人们还不知道良性肝脏肿块的确切患病率，可能超过 20％。有研究显示，在那些已知恶性肿瘤的患者中，CT 显示＜15 mm 的肝脏病灶中超过 80％是良性的。随着多排螺旋 CT 和薄层准直器的应用，更多的肝脏病灶将被发现。为了了解病灶的特征，需要其他的成像方法进行印证，如磁共振成像。

良性病变与转移瘤和原发恶性病变的鉴别诊断非常重要。一些恶性肿瘤，如乳腺、胰腺以及结直肠恶性肿瘤易于转移到肝脏。结直肠癌常转移到肝脏，死者中超过 50％可能有肝脏转移。另外，在结直肠癌肝转移的患者中，仅 10％～25％适合外科手术切除。5 年生存率如下：孤立结直肠癌肝转移切除术高达 38％，不做任何治疗 5 年生存率不到 1％；剩余 75％～90％的结直肠癌肝转移者不适合做外科手术。令人欣慰的是，一些新的放化疗手段已经比较成熟。人群中硬化性肝癌的发病率为 1％～2％，积极治疗可使 5 年生存率高达 75％，未经治疗者 5 年生存率不足 5％。

一、非实性肝脏肿块

(一)肝囊肿

1.临床表现与病理特征

肝囊肿(liver cysts)是常见的疾病，分为单房(95％)和多房。肝囊肿的发病机制尚不清楚，有先天性和后天性假说之分。病理上肝囊肿内壁衬以单层立方柱状上皮，被覆上皮依附于潜在的纤维间质。

2.MRI 表现

磁共振成像时，囊肿在 T_1WI 上呈低信号，在 T_2WI 上呈高信号，并且在长回波时间

（＞120 ms)的 T_2WI 仍保持高信号强度。在钆对比剂增强扫描时,囊肿不强化。延迟增强扫描（超过 5 min)有助于鉴别诊断囊肿与乏血供逐渐增强的转移瘤(图 16-1)。

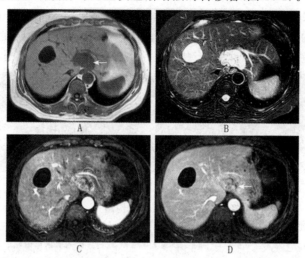

图 16-1　典型肝囊肿

A.轴面 T_1WI,肝右叶圆形低信号,边缘锐利,第二个病灶(箭)在肝左叶外侧段主动脉前方,为稍低信号的转移瘤;B.轴面脂肪抑制 FSE T_2WI,囊肿呈高信号且边缘锐利,左叶转移瘤为稍高信号;C.T_1WI 薄层(4 mm)动态增强扫描动脉期,肝囊肿未见强化,边缘锐利,左叶转移瘤呈现厚薄不均的环状强化;D.延迟期显示肝囊肿仍无强化,转移瘤呈现不均匀强化,容易鉴别

钆对比剂增强 MRI 诊断囊肿优于 CT 图像,囊肿几乎没有 MR 信号,而囊肿在增强 CT 图像呈低密度。单脉冲屏气 T_2WI(如单次激发 FES 序列)显示囊肿非常有效。在病灶比较小且已知患者患有原发恶性肿瘤时肝脏 MRI 检查价值更大,可鉴别囊肿、转移瘤与原发肿瘤。出血性囊肿或含蛋白质囊肿可能在 T_1WI 呈高信号,T_2WI 呈低信号,但增强扫描表现与单纯囊肿相同。否则应被视为复杂囊肿或囊性恶性肿瘤。

3.鉴别诊断

(1)MRI 有较高的软组织分辨率和独特的成像技术,容易鉴别囊肿、转移瘤与原发肿瘤。有些囊性病变(如出血性囊肿或含蛋白质囊肿)可能在 T_1WI 呈高信号,T_2WI 呈低信号,但增强扫描表现与单纯囊肿相同,鉴别诊断不难。

(2)当囊肿的 T_2WI 信号和增强扫描信号不典型时,应考虑复杂囊肿或囊性恶性肿瘤可能,囊壁无强化是单纯囊肿的特点。

(二)胆管错构瘤

1.临床表现与病理特征

胆管错构瘤(biliary hamartoma)是良性胆管畸形,被认为是肝脏纤维息肉类疾病的一种,是由导管板畸形引起,这是胆管错构瘤共同的本质。估计出现在约占 3% 的人群中。胆管错构瘤由嵌入的纤维间质和胆管组成,包含少量血管通道。胆管狭窄与扩张并存、不规则并且分叉状。一些管腔内含有浓缩胆汁。肿瘤可能是单发,也可能是多发。肿瘤多发时呈弥漫分布。

2.MRI 表现

在 MRI 和 MRCP,胆管错构瘤单个病灶较小,直径通常＜1 cm,容易辨认。由于含有较多的液性成分,这些病灶在 T_1WI 呈低信号,T_2WI 呈高信号,边界清楚。在重 T_2WI,病灶信号可进一步增高,接近脑脊液信号。在 MRCP,病灶呈现肝区多发高信号小囊病变,散在分布,与引流胆汁的胆管树无交通,较大的肝内胆管和肝外胆管无发育异常。在钆增强扫描的早期及延迟期几乎不强化。这些表现与单纯囊肿相似,但胆管错构瘤在钆增强早期及延迟期扫描中出现薄壁(图 16-2)。胆管错构瘤的环形薄壁强化与组织病理学上病灶边缘受压的肝实质有关。相反,转移瘤边缘的环形增强在组织病理学上反映了肿块最外层血管形成的部分。

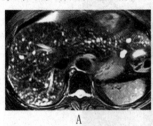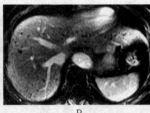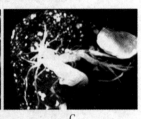

图 16-2　胆管错构瘤

A.脂肪抑制 T_2WI 显示肝区多发高信号囊灶,肝右叶病灶更明显,一些病灶呈粗细不匀管状,肝左叶直径5 cm 大囊性病变为单纯肝囊肿;B.钆对比剂增强扫描延迟期,部分病灶周边出现稍高信号薄壁强化;C.MRCP 显示病灶弥漫分布于肝实质内和肝叶边缘,外形呈圆形、卵圆形或不规则管形,胆囊已切,胆囊管残留,肝总管直径 14 mm

3.鉴别诊断

(1)单纯肝囊肿:鉴别要点是胆道错构瘤在钆增强早期及延迟期扫描中可出现薄壁。

(2)肝脓肿和肝转移瘤:有时不易鉴别。应结合临床病史分析,或追随病灶的大小变化。

(3)肝胆管囊腺瘤:囊壁上常可见结节,病灶较大;囊内出血时,T_1WI 可见明显高于纯黏液或胆汁成分的高信号;T_2WI 瘤内分隔呈低信号。

二、实性肝脏肿块

(一)肝转移瘤

肝转移瘤(liver metastases)是较常见的肝脏恶性肿瘤,表现为孤立或多发的结节状病灶,较少出现相互融合。病变可伴有中央坏死和液化。乳腺癌、胰腺癌、结直肠恶性肿瘤喜好转移至肝脏。MRI 检查可以检出病变,并显示灶性病变的特征。

以结直肠转移瘤为例介绍如下。

1.临床表现与病理特征

结直肠癌与其他类型的癌不同,出现远处转移不影响根治疗法。结直肠癌肝转移(colorectal metastases)患者中,10%~25%有机会做外科切除手术;剩余 75%~90%的患者不适合手术切除,可进行放疗、化疗和射频消融等微创治疗。大约 25%的结直肠癌肝转移患者没有其他部位的远处转移。MRI 序列组合、相控阵线圈、组织特异性对比剂等的应用使其诊断能力远超 CT。

2.MRI 表现

大部分结直肠癌转移瘤的 MRI 表现具有典型征象(图 16-3)。病变在 T_1WI 呈低信号,肿瘤内部解剖不易观察。在压脂 T_2WI,转移瘤呈中等高信号强度(通常与脾比较)。在 T_2WI,中等大小到巨大结直肠癌转移瘤的内部解剖结构呈环形靶征,具体表现为:①病灶中央因为凝固坏死信号最高;②病灶外带因为成纤维反应表现为较低的信号,成纤维反应促进了肿瘤细胞带生长,而且形成肿瘤基质;③病灶最外层为稍高信号,是由含有较多血管和较少结缔组织所组成的致密肿瘤组织。最外层厚仅几毫米,为转移瘤的生长边缘。病灶周围可有受压的肝组织及水肿。在钆对比剂动态增强扫描中,大部分结直肠癌转移瘤在动脉期呈不规则的、连续的、环形强化。这种环形强化显示肿瘤的生长边缘,与血管瘤不连续的、结节状强化不同。在门静脉期及延迟期扫描,转移瘤常显示外带的流出效应和中央的逐渐强化。较大病灶可出现菜花样强化。小的转移瘤中央多缺乏凝固性坏死和液性信号。

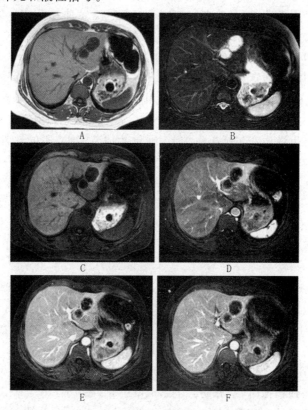

图 16-3 结直肠癌肝转移

A.轴面屏气 FSPGR,肝左叶转移瘤呈低信号,边界清楚;B.轴面脂肪抑制 FSE T_2WI 显示外带中度高信号,中央液性高信号的靶环样结构;C.轴面 T_1WI 平扫,转移瘤呈低信号;D.动态增强扫描动脉期,转移瘤显示连续的不规则环形强化,这种强化模式提示转移瘤病灶外带或外围生长带血供丰富;E、F.延迟扫描显示对比剂缓慢向病灶内填充,这种强化模式提示病灶中央血供少,对比剂需要更多的时间才能填充

结直肠癌和胰腺导管癌的转移瘤在病灶周围和节段性强化方面有所不同。典型结肠癌的周边强化是环周的,具有不确定性,而胰腺导管癌常是边界清楚的楔形强化。显微镜下观察发现,肝脏转移瘤的周围组织成分变化多样,由受压的肝实质、结缔组织增生、炎性浸润等构成。

3.鉴别诊断

(1)少数血供丰富的转移瘤和存在瘤内坏死时,T_2WI 可呈明显的高信号,与肝血管瘤 T_2WI 表现相似。增强扫描尤其是动态加上延迟扫描有助于鉴别肝转移瘤、肝血管瘤和肝癌。临床有无炎症反应、甲胎蛋白是否升高以及短期追随病变变化有助于鉴别肝脓肿和肝癌。

(2)与肉芽肿性疾病鉴别时,应仔细询问病史,也可抗感染后短期随诊,观察其影像表现的变化。利用重 T_2WI,可鉴别小的转移瘤与肝内小囊性病灶。

(二)肝结节

肝实质的多种病变可导致肝炎、肝纤维化甚至肝硬化。硬化的肝脏包含再生结节(RN),也可包含发育不良结节和原发性肝癌。

1.临床表现与病理特征

除局灶性结节性增生(FNH)发生于肝脏损害之前外,肝脏结节多发生于肝脏损害之后。肝脏损害可能由以下几个因素造成:①地方病,在非洲和亚洲,黄曲霉菌产生的黄曲霉素是导致肝癌的重要原因;②代谢性或遗传性疾病,如血色素病、肝豆状核变性、α_1-抗胰蛋白酶缺乏;③饮食、肥胖、糖尿病(Ⅱ型)、乙醇中毒肝脏的脂肪浸润(脂肪变性)、脂肪性肝炎和肝硬化;④病毒,如乙肝病毒和丙肝病毒引起的病毒性肝炎。

1995 年后,一种改良的肝结节分类命名法将肝结节(hepatic nodules)分为两类:再生性病变和发育不良性或肿瘤性病变。再生结节(regenerative nodules,RN)由肝细胞和起支撑作用的间质局灶性增生而成。再生性病变包括再生结节、硬化性结节、叶或段的超常增生、局灶性结节性增生。发育不良性或肿瘤性病变是由组织学上异常生长的肝细胞形成。一些假设的或已被证明的基因改变导致肝细胞异常生长。这些病变包括腺瘤样增生、巨大再生结节、结节性增生、发育不良性结节(dysplastic nodules,DN)或肿瘤性结节、肝细胞癌(HCC)等。发育不良性病变的相关名词繁多而复杂,使不少研究结果之间无法比较。最近文献统一命名为 DN,是指发生于有肝硬化或无肝硬化背景下的肝内肿瘤性病变。

2.MRI 表现

(1)再生结节(regenerativenodules,RN):RN 是在肝硬化基础上肝组织局灶性增生而形成的肝实质小岛。大部分结节直径为 0.3~1.0 cm。在 MRI 上,RN 在 T_1WI 和 T_2WI 多呈等或高信号;有些结节在 T_1WI 呈稍高信号,在 T_2WI 呈低信号。T_2WI 低信号可能与含铁血黄素沉着,或周围的纤维间隔有关。含铁血黄素能有效缩短 T_2,降低 T_2 信号,使 RN 呈低信号;纤维间隔则由于炎性反应或血管扩张,使其含水量增加而形成小环形或网状高信号,而使 RN 呈相对低信号。在钆对比剂动态增强扫描时,动脉期再生结节不强化(图 16-4)。

有些 RN 因含有铁离子,在 T_1WI 和 T_2WI 呈低信号。这些含铁结节在 T_2 序列上呈现磁敏感效应,发生肝细胞癌的危险性较不含铁结节高。

(2)发育不良结节(dysplasticnodules,DN):DN 是一种较 RN 大的结节,直径常>1.0 cm,无真正包膜,被认为是一种癌前病变,可见于 15%~25% 的肝硬化患者中。组织学上,低度(low grade)DN 含有肝细胞,无细胞异型性或细胞结节,但大量细胞发育不良,轻度异常。而高度(high grade)DN 有局灶或广泛结构异常,有细胞异型性。

DN 在 T_1WI 呈高或等信号,在 T_2WI 呈等或低信号,这两种信号结合被认为是 DN 的特征性表现(图 16-5)。DN 的 MR 信号特征与小肝细胞癌(<2.0 cm)部分重叠或相似。两者均可表现为 T_1WI 高信号,T_2WI 低信号。在 T_2WI 呈稍高信号为肝细胞癌的特征性表现。DN 与肝细胞癌的区别在于其在 T_2WI 几乎不呈高信号,也无真正包膜。

DN 中含有肝细胞癌结节灶时,其倍增时间<3 个月。当癌灶仅在显微镜下可见时,无论是在活体还是离体组织标本上,MRI 常难以显示。当癌灶增大时,MRI 出现典型的"结中结"征象,即在 T_2WI 低信号结节中出现灶性高信号。有时在慢性门脉纤维化时亦可出现假性"结中结"征。因此,一旦发现"结中结"征象,即使血液检查或细胞学穿刺检查呈阴性,也应及时治疗或追踪观察。

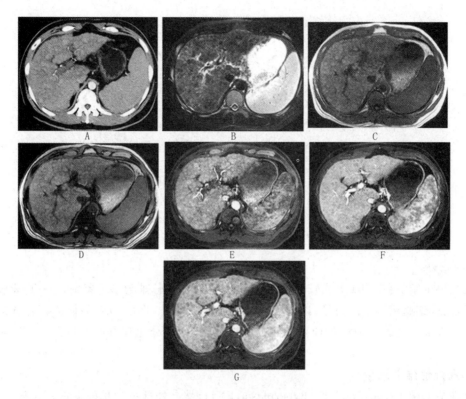

图 16-4 肝再生结节

A.CT 增强扫描动脉期见肝实质多发结节影;B.轴面 T_2WI,多发肝硬化结节呈低信号,大部分结节周围环绕高信号分隔;C、D.梯度回波序列同反相位图像显示肝内多发高信号结节,肝脏外形不规则,第Ⅲ和Ⅳ肝段萎缩导致肝裂增宽,脾脏增大提示门静脉高压;E、F.轴面二维梯度回波序列动态增强扫描 T_1WI,动脉期显示结节未强化;G.延迟扫描显示典型肝硬化改变,分隔强化

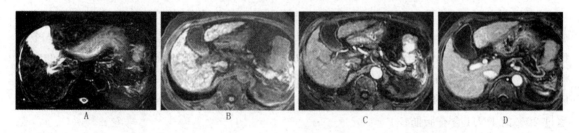

图 16-5 发育不良结节

A.脂肪抑制 FSE T_2WI,肝右叶见多发低信号结节,肝硬化背景,脾切除病史;B.LAVA蒙片为高信号和等信号;C、D.钆增强 LAVA 扫描动脉期和延迟期结节均为等信号

此外,肝硬化再生结节和良性退变结节中含有 Kupffer 细胞,能吞噬超顺磁性氧化铁 Feridex(SPIO)。SPIO 缩短 T_2,使结节在 T_2WI 呈低信号。而肝细胞癌无 Kupffer 细胞或其吞噬功能降低,在 T_2WI 呈高信号。由此,肝硬化再生结节和良性退变结节可与肝细胞癌鉴别。

根据病灶体积和细胞密度逐渐增大情况,可对肝细胞癌分级:依序是再生结节(RN)、发育不良结节(DN)、小肝癌和大肝癌(图 16-6)。根据这种途径,RN 中局部肝细胞突变、增多,形成小灶状小肝癌,再生长为大肝癌。肿瘤血管生成对原发性肝细胞癌的生长很重要,也有利于早期影像检出。

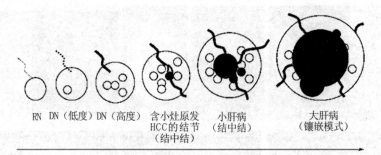

RN　DN（低度）DN（高度）　含小灶原发　　小肝病　　　　大肝病
　　　　　　　　　　　　HCC的结节　（结中结）　　（镶嵌模式）
　　　　　　　　　　　　（结中结）

图 16-6　肝癌逐渐形成过程示意图

图中包括结节大小、细胞构成、血管生成等因素；肝脏存在潜在的疾病，如肝炎、肝纤维化、肝硬化；原发性肝癌的形成过程是再生结节到发育不良结节到肝癌的渐进发展过程，在这个过程中肿瘤血管生成（图中曲线）起重要作用；RN：再生结节，DN：发育不良结节，HCC：肝细胞癌

3.鉴别诊断

肝硬化再生结节在 MRI 上能较好地与肝细胞癌鉴别，但较难与 DN 鉴别。在 T_2WI，DN 不呈高信号，而肝细胞癌可呈高信号，以此区别两者不难。此外，良性 DN 在菲立磁增强的 T_2WI 呈低信号。大部分高级别 DN（如前面提到的腺瘤样增生）和分化较好的小肝癌，在 T_1WI 可呈高信号。

（三）局灶性结节增生

局灶性结节增生（focal nodular hyperplasia，FNH）是一种肝脏少见的良性占位病变。病因不明，无恶变倾向及并发症。影像表现虽有特征，但缺乏特异性。临床确诊率不高。

1.临床表现与病理特征

FNH 主要发生于育龄期女性，偶见于男性和儿童。常在影像检查时意外发现，大部分不需要治疗。但需要与其他的肝内局限性病变鉴别，如原发性肝细胞癌、肝细胞腺瘤和富血供转移瘤。

FNH 呈分叶状，好发于肝包膜下，虽无包膜但边界清楚。大体病理的特异性表现是中央有放射状的隔膜样瘢痕。这些瘢痕将病灶分为多个异常肝细胞结节，周围环绕正常肝细胞。中央瘢痕含有厚壁肝动脉血管，给病灶提供丰富的动脉血。直径＞3.0 cm 的 FNH 均有典型的中央瘢痕。组织学上，典型 FNH 的特征是出现异常的结节、畸形的血管和胆小管的增生。非典型 FNH 常缺少异常结节和畸形血管中的一项，但往往会有胆小管增生。Kupffer 细胞依然存在。超过 20％的 FNH 含有脂肪。

2.MRI 表现

FNH 在 T_1WI 呈略低信号，T_2WI 呈略高信号。有时在 T_1WI 和 T_2WI 均呈等信号。不像肝腺瘤，FNH 的信号强度在 T_1WI 很少高于肝脏。中央瘢痕在 T_2WI 常呈高信号。在 Gd-DTPA 增强扫描时，动脉期 FNH 呈明显同步强化，中央瘢痕和放射状间隔呈延迟强化（图 16-7）。强化模式以"快进慢出"为特点，与肝癌的"快进快出"不同，其中以动脉期瘢痕显著均匀强化为特征。经门脉期至延迟期，信号仍等于或略高于肝实质，中央瘢痕明显强化。动脉期病灶中央或周边出现明显粗迂曲的血管（供血动脉）亦是 FNH 的特征，但并不多见。特异性对比剂，如 SPIO 和锰剂分别作用于 Kupffer 细胞和肝细胞，可证实病灶的肝细胞起源。Kupffer 细胞摄取 SPIO 后，病灶和正常肝实质在 T_2WI 和 T_2WI 呈低信号；中央瘢痕呈相对高信号。MRI 诊断 FNH 的敏感性（70％）和特异性（98％）高于 B 超和 CT。

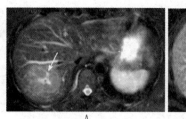
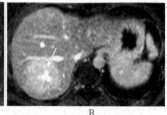

图 16-7　局灶性结节增生

A.轴面 T_2WI 显示稍高信号病灶,高信号中央有瘢痕和分隔(箭);B.二维梯度回波增强扫描

轴面 T_1WI 静脉期显示病灶均匀强化,中央瘢痕延迟明显强化(箭)

FNH 的非典型表现有:动脉期强化不显著而低于肝实质;动脉期出现动脉-门脉、动脉-静脉分流;门脉期及延迟期呈低信号和/或中央瘢痕不强化;中央瘢痕不显示;延迟期出现包膜样强化。不典型征象导致术前确诊率不高。

3.鉴别诊断

表现不典型的 FNH 需与原发性肝癌、肝血管瘤(<3.0 cm)以及肝腺瘤鉴别。判断良恶性最关键。FNH 存在 Kupffer 细胞,有吞噬胶体的功能,所以核素标记胶体肝脏显像可用于鉴别 FNH、肝腺瘤和肝癌。[18]FDG PET 是肿瘤阳性显像,肿瘤病变因高代谢而表现异常放射性浓聚。FNH 的肝细胞无异型性,[18]FDG PET 显像时无异常放射性浓聚。但高分化肝癌的[18]FDG PET 显像也往往表现为阴性,鉴别两者需要借助于[11]C-乙酸肝脏显像。

(四)肝细胞腺瘤

肝细胞腺瘤是一种良性新生物,好发于有口服避孕药史的年轻女性。偶见于应用雄性激素或促同化激素的男性,或有淀粉沉积疾病的患者。

1.临床表现与病理特征

通常无临床症状,肝功能正常。大病灶常出现疼痛和出血。肝细胞腺瘤由类似于正常肝细胞的细胞团所组成。与 FNH 不同,肝细胞腺瘤缺少中央瘢痕和放射状分隔。出血和坏死常导致疼痛。有人认为肝细胞腺瘤是癌前病变,有潜在的恶性。大的腺瘤(>5 cm)首选外科手术治疗。

有 70%~80%的肝腺瘤为单发。组织学见肿瘤由良性可分泌胆汁的肝细胞组成,排列成片状,内含丰富的脂肪和糖原。瘤内有胆汁淤积及局灶出血、坏死,有时可压迫周围肝组织形成假包膜,也可有薄的纤维包膜。周围的肝实质也可脂肪变。肿瘤由肝动脉供血,血供丰富。可有 Kupffer 细胞,但数量常少于正常肝实质。腺瘤中没有胆管和门管结构。

2.MRI 表现

在 T_1WI 和 T_2WI,典型的腺瘤与周围肝实质信号差别不明显。病灶在 T_1WI 呈中等低信号至中等高信号,T_2WI 呈中等高信号。动态增强扫描时,动脉期即早期强化,呈均匀强化(强化程度常弱于典型 FNH);在门脉期强化减退,呈等信号;延迟期与肝脏信号几乎相等。在脂肪抑制 T_1WI 和 T_2WI,腺瘤与肝脏相比可呈高信号。腺瘤在 T_1WI 呈高信号,部分原因为含有脂肪。在脂肪抑制 T_2WI,在较严重的脂肪肝,肝脏信号的压低较腺瘤明显,使腺瘤呈高信号。瘤内出血时,T_1WI 和 T_2WI 呈高、低混杂信号(图 16-8)。

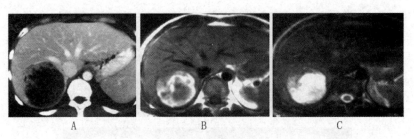

图 16-8　肝细胞腺瘤

A.CT 增强扫描门静脉期肿块边缘少许强化,中央大部为低密度,无明确出血表现;
B.T_1WI,肿块内见散在高信号,提示瘤内出血;C.T_2WI,肿块呈不均匀混杂信号

　　有时,在腺瘤边缘显示完整或不完整的假包膜,通常较薄,在 T_1WI 呈低信号。在 T_2WI,假包膜较肝细胞癌的真性纤维包膜信号高。

(五)肝细胞癌

　　肝细胞癌(hepato cellular carcinoma,HCC)是由肝细胞分化而来的恶性新生物。

1.临床表现与病理特征

　　早期常无症状。小肝癌的定义为肿瘤直径<2 cm。在病理学上,鉴别小肝癌和高级别不典型增生的标准尚无明确的界定。偏向于恶性的所见包括:①细胞核明显的异型性;②高的核浆比例,2 倍于正常的细胞核密度;③3 倍或更高的细胞浓度,有大量无伴随动脉;④中等数量的核分裂象;⑤间质或门脉系统受侵袭。很多小肝癌和不典型增生在组织学上无法鉴别。

2.MRI 表现

　　相对于正常肝实质,小肝癌病灶在 T_2WI 呈小片高信号或略高信号,T_1WI 信号多变,可为等信号、低信号或高信号。钆对比剂动态增强扫描时,动脉期明显强化(不均匀或均匀),门脉期和延迟期呈流出效应(图 16-9)。有时出现"结中结"征象,特别在铁质沉着的增生结节中发生的点状小肝癌。

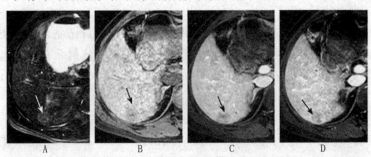

图 16-9　小肝癌

A.轴面 T_2WI 显示肝右叶后下段稍高信号结节(箭);B.轴面二维梯度回波增
强扫描 T_1WI 动脉期显示结节不均匀强化;C.门静脉期显示肝内结节强化;
D.延迟期显示肿瘤周围包膜强化(箭);随访患者 7 个月后,肿物增大至 9.6 cm

　　大肝癌(直径>2 cm)可能出现附加的特征,如镶嵌征、肿瘤包膜、卫星灶、包膜外浸润、血管侵犯、淋巴结和远处转移等肝外播散。

　　镶嵌征是由薄层间隔和肿瘤内坏死组织分隔的小结节融合形成。这种表现很可能反映肝细胞癌的组织病理学特点和增殖模式。>2 cm 的肝癌 88% 出现镶嵌征。有镶嵌征的病灶在 T_1WI 和 T_2WI 信号多变,在动态增强扫描动脉期和延迟期呈不均匀强化(图15-10)。

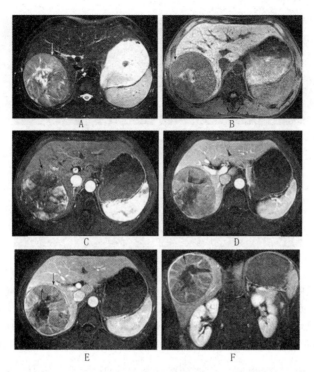

图 16-10　大肝癌

A.轴面 T_2WI 显示病灶大部分为高信号,局部为低信号,病灶边缘为低信号肿瘤包膜(箭),T_2WI 低信号提示由纤维组织构成,与良性病变的假包膜不同;B.梯度回波 T_1WI 显示大的圆形病灶,大部分呈低信号,病灶边缘为低信号肿瘤包膜(箭);C.梯度回波轴面 T_1WI 动脉期显示整个病灶明显不均匀强化,呈镶嵌样改变(箭);D、E、F.轴面和冠状面 T_1WI 延迟期扫描,肿瘤强化呈流出效应,肿瘤包膜强化(箭),中央无强化

肿瘤包膜是(大)肝细胞癌的一个特点,见于 $60\%\sim82\%$ 的病例。有报道 72 例肝细胞癌中,56 例在组织学上出现肿瘤包膜,75% 肿瘤包膜病灶>2 cm。随着瘤体增大,肿瘤包膜逐渐变厚。肿瘤包膜在 T_1WI 和 T_2WI 呈低信号。肿瘤包膜外侵犯指形成局部放射状或紧贴病灶的卫星灶,见于 $43\%\sim77\%$ 肝细胞癌。

门静脉和肝静脉血管侵犯也常见。在梯度回波序列 T_1WI 和流动补偿 FSE T_2WI 表现为流空消失,动态增强扫描 T_1WI 表现为动脉期异常强化,晚期呈充盈缺损。

不合并肝硬化的肝细胞癌:在西方社会,超过 40% 的肝癌患者无肝硬化。而在东南亚地区,地方性病毒性肝炎多发,仅 10% 的肝细胞癌患者无肝硬化。但不合并肝硬化和其他潜在肝病的肝细胞癌患者,确诊时常已是晚期。病灶较大,肿瘤直径的中位数是 8.8 cm,常单发并有中央瘢痕(图 16-11)。这些患者更适合外科手术,且预后较好。

3.鉴别诊断

不合并肝硬化的肝细胞癌应与腺瘤、FNH、肝内胆管癌、纤维板层型癌和高血供转移瘤鉴别。合并肝硬化的肝细胞癌需与所谓的"肝脏早期强化病灶"(EHLs)鉴别。

(1)肝内胆管癌:占胆管癌的 10%,表现为大的团块,伴肝内胆管扩张,脐凹征(肿瘤被膜收缩形成),强化模式与巨大结直肠转移瘤和肝细胞癌有部分重叠。也可出现肝细胞癌和肝内胆管癌的混合型病灶,影像表现与肝细胞癌不易鉴别。

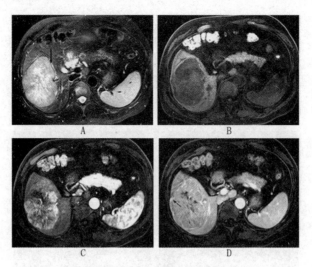

图 16-11　非肝硬化患者肝癌

A.轴面 FSE 序列 T_2WI 显示肝内巨大病灶,病灶大部分呈条索状中高信号,中心呈高信号,由厚的肿瘤包膜包绕(箭);B.二维梯度回波轴面 T_1WI 肿瘤呈低信号;C.轴面 T_1WI 增强扫描动脉期,病灶明显不均匀强化;D.延迟期,病灶强化呈流出效应,而肿瘤包膜明显强化;本例肝脏轮廓光滑,肝实质强化均匀,脾脏不大;病灶切除后病理证实为纤维板层肝细胞癌

(2)纤维板层型肝癌:与常规肝细胞癌的临床表现和病理存在差别,故被认为是一种单独病变。组织学上,瘤体较大,由排列成层状、束状、柱状的巨大嗜酸性细胞、多边形赘生性细胞、平行层状排列的纤维分隔组成。在 T_1WI 呈低信号,T_2WI 呈高信号,强化不均匀。中央的纤维瘢痕在 T_1WI 和 T_2WI 均呈低信号。

(3)FNH:中央瘢痕在 T_2WI 多为高信号,但仅依据中央瘢痕在 T_1WI 和 T_2WI 的表现不足以判断肿瘤的良、恶性。少数肝癌也见纤维瘢痕,并可因炎症而在 T_2WI 呈高信号。

(4)EHLs:多数呈圆形或椭圆形,也可呈楔形、地图形或三角形。这类病灶应除外高级别 DN 和小肝癌。无间隔生长的小 EHLs 表现类似血管分流和假性病灶。

(5)Budd-Chiari 综合征的结节多发,在动脉期明显均匀强化,在晚期几乎与周围肝实质等信号。

(杨琳琳)

第二节　肝脏弥漫性病变的 MRI 诊断

MRI 能够评价肝脏的正常解剖或变异。静脉注射对比剂扫描能提供血流灌注和异常组织血供来源、血管大小与数量、血管壁完整性等更多信息。MRI 也是不断发展的解剖和分子影像工具,是一种有可能实现非侵袭性病理目标的技术。

常规 MRI 检查由 FSE T_2WI 或单次激发 T_2WI、屏气 T_1WI 以及钆对比剂多期增强扫描组成。T_1WI 同、反相位图像可以评估肝内脂肪和铁的含量。钆对比剂增强 T_1WI 动脉期图像,对显示急性肝炎非常重要,静脉期和平衡期则可证实急性肝炎或纤维化,发现扭曲的异常血管。在肝硬化患者,钆对比剂增强扫描对于 RN、DN 和肝细胞癌的检出和定性非常重要。

肝脏弥漫性病变包括脂肪代谢异常疾病、铁沉积疾病、灌注异常导致的肝炎与纤维化、血管闭塞导致的梗死或出血等。根据病灶分布和 MR 信号强弱,可将其分为 4 种类型:均匀型、节段型、结节型和血管周围型。现分述如下。

一、均匀型弥漫病变

包括肝细胞本身及网状内皮系统的病变。肝实质信号在 T_1WI 或 T_2WI 表现为均匀增高或均匀降低。

(一)铁沉积病

铁元素通过两种机制沉积于肝脏:即通过正常的代谢螯合机制沉积在肝细胞内,或通过网状内皮系统的 Kupffer 细胞吞噬作用,沉积在网状内皮细胞内。原发性血色素病是一种相对常见的遗传性疾病,因不适当的调节使小肠摄取铁过多,导致全身铁沉积。有 $85\%\sim95\%$ 的遗传性血色素病患者纯合子发生点突变(282 位密码子的酪氨酸突变为胱氨酸)。继发性血色素病的铁沉积机制不同于原发性血色素病,是由于网状内皮系统吸收衰老或异常的红细胞增加,导致血红素中的铁被过多吸收。与原发性血色素病相比,继发性血色素病的典型表现是胰腺不沉积铁。血色素病的临床意义是很多患者发展为肝硬化,约有 25% 的患者发展为肝细胞癌。这个过程可由肝脏 MRI 评价。

MRI 对肝内铁浓度敏感。铁有顺磁性,影响 T_2 和 T_2 弛豫,导致单次激发屏气 T_2WI 和屏气 SPGR 序列 T_1WI 信号减低。在 SPGR 序列和 SE 序列测量 T_2 和 T_2 值,可定量研究肝内铁含量。在轴面 T_2WI,扫描野肝脏、脾脏和腰大肌可在同一层面显示,肝脏 MRI 信号强度通常在低信号肌肉和高信号脾脏之间。在铁沉积超负荷者,肝脏信号可与骨骼肌相同或低于骨骼肌。GRE 序列 T_2WI 对磁敏感效应更敏感。肝脏铁浓度增加时,在 T_1WI 肝实质信号通常降低。较长回波时间(TE=4.4 ms)的肝脏信号低于较短回波时间(TE=2.2 ms)的肝脏信号(图 16-12)。在继发性铁沉积超负荷时,脾脏信号同样变暗。骨髓信号异常也可发生,如骨髓纤维化。正常骨髓脂肪的高信号被低信号的增生骨髓细胞和硬化取代。

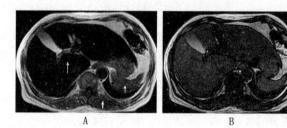

图 16-12 铁沉积疾病

女,78 岁,营养性巨幼红细胞性贫血,有反复输血史;A.GRE 序列同相位,肝脏信号(大箭)均匀降低,低于脾信号(小箭)和竖脊肌信号(小箭);B.GRE 序列反相位,肝脏信号高于同相位肝脏信号;C.脂肪抑制 T_2WI,肝脏信号低于脾信号和竖脊肌信号,脾信号正常

(二)脂肪肝

肝细胞内脂肪聚集是继发于多种病因的肝功能损害。非乙醇性脂肪肝由炎症反应引起,患者无酗酒史,无肥胖、糖尿病、高脂血症及神经性厌食。该病有时与急性肝衰竭相关,少数发展为肝硬化。肝组织学表现为弥漫性脂肪浸润、肝实质炎症伴纤维化和 Mallory's 小体。肝内脂肪

沉积可是弥漫性、弥漫性与局灶性并存或局灶性。MRI能够检出肝内脂肪异常聚集,比较SPGR序列同相位与反相位图像的肝脏信号,就能发现异常脂肪信号。在T_1WI,肝脏信号均匀增高。在脂肪抑制图像,信号均匀降低。炎性病理改变并不影响MRI表现。

常规SE序列和GRE序列不能区别水与脂肪的质子共振频率,诊断脂肪肝较难。通过脂肪饱和MRI技术检测脂肪成像时间长,扫描层数少,对磁场、射频场不均匀较敏感。GRE化学位移MRI利用Dixon的相位位移原理抑制脂肪,结合快速成像技术,实现水和脂肪质子信号相互叠加或抵消,获得水和脂肪的同相位和反相位图像。同相位的效果是水和脂肪信号之和,而反相位的效果是两者信号之差。对比两者,反相位序列脂肪的信号强度减低。与脂肪饱和成像技术比较,GRE化学位移技术可更有效显示混有脂肪和水组织导致的信号强度减低,更适合检测脂肪肝的脂肪含量。脾脏没有脂肪沉积,因此可作为反相位肝脏信号减低的参照。铁沉积也可改变脾脏信号。所以,肾脏和骨骼肌的信号能更可靠地评估肝脏信号在同、反相位的改变。

对脂肪肝鼠模型研究发现,当肝组织脂肪含量超过18%时,同、反相位的信号强度差值随着脂肪含量的增加而增加。临床研究证实,脂肪肝在MRI反相位的信号强度较同相位明显下降。肝脂肪变MRI指标与病理活检脂肪变分级成正相关($r=0.84$),脂肪含量$>20\%$者可明确诊断。但是,脂肪饱和SE图像较GRE反相位图像对肝脂肪定量,尤其是肝硬化患者的脂肪定量更准确(图16-13)。

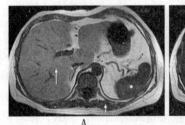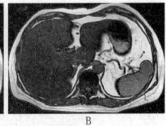

图16-13　肝脏弥漫性脂肪浸润

A.梯度回波序列同相位,肝脏信号(白箭)高于脾脏(星号)和肌肉(白箭);B.梯度回波序列反相位,与同相位图像相比,肝脏信号弥漫性减低,低于脾脏和肌肉信号,而正常肝脏信号应介于脾脏和肌肉之间

MRS检查为精确量化脂肪肝提供了广阔前景。活体1H-MRS检测到的最强信号是水和脂肪的信号,因此,可用于对水和脂肪量化测定。MRS诊断脂肪肝的敏感度为100%,特异度为83%,准确度为86%。MRS脂水比值随着肝脂肪变程度的增加而增高。健康志愿者、1级、2级、3级非乙醇性脂肪肝患者的脂水比值依次为0.11 ± 0.06、4.3 ± 2.9、13.0 ± 1.7、35.0 ± 5.0。也可利用DWI的ADC值量化研究肝脏病变。脂肪肝的ADC值是$(1.37\pm0.32)\times10^3$ mm^2/s,与肝硬化等疾病的ADC值不同($P<0.05$)。

二、节段型弥漫病变

节段型弥漫病变包括节段型脂肪肝、亚急性肝炎和局灶性纤维化融合。

(一)脂肪肝

节段型脂肪肝的特点是脂肪浸润呈节段分布,与肝灌注有关。肝细胞脂肪变出现在糖尿病、肥胖、营养过剩、肝移植、酗酒及化学中毒的患者。典型的局灶型脂肪聚集发生在镰状韧带、胆囊窝或下腔静脉旁(图16-14)。SE序列T_1WI上,由于节段脂肪浸润,肝脏局部区域信号轻度增高。GRE 化学位移同相位像上,正常肝实质和脂肪浸润区的信号相似,反相位像显示病变区的信号强度减低。用脂肪抑制技术观察脂肪浸润引起的低信号最有效。

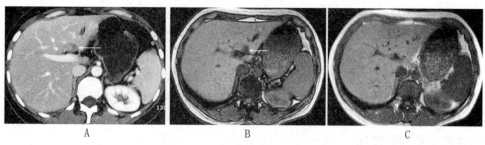

图 16-14　肝脏局灶性脂肪浸润

A.增强 CT 示肝左叶内侧段近胆囊窝处 2 cm 大小的稍低密度影,边界不清(箭);B.同一患者 MRI 扫描反相位图像,近肝门部可见 1 cm 大小的低信号区(箭);C.同相位图像,相应部位呈等信号;MRI 动态增强扫描时局部有轻度强化,脂肪抑制 T_2WI 显示该部位信号与肝实质信号相同(未展示)

(二)急性和亚急性肝炎

肝脏炎性疾病由许多病因引起,包括原发性、药物性、病毒性、乙醇性以及结石造成的胆管阻塞。肝损害严重时,肝实质信号在 T_1WI 减低,在 T_2WI 增高。另外,节段性肝萎缩可表现为轻度信号异常。

MRI 检查是了解急性肝炎的方法之一,但应用经验不多。最敏感的序列是屏气 GRE 钆对比剂动态增强扫描动脉期成像(图 16-15)。动脉期扫描时间的精确性决定其对轻度急性肝炎的敏感性。在门静脉填满而肝静脉未填充对比剂时,能显示肝脏不规则强化。这种异常强化具有标志性,可保持到静脉期和延迟期,并随病情加重而加重,随病情缓解而缓解。对于大多数患者,最佳动脉期扫描时间是在肘前静脉给药后 18~22 s,注射速度 2 mL/s,20 mL 生理盐水冲洗。目前没有其他影像技术对急性肝炎更敏感。MRI 是唯一可评价轻度肝炎的影像方法。

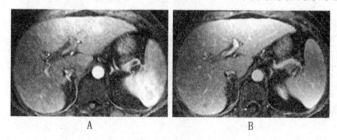

图 16-15　急性病毒性肝炎

A.SPGR 增强扫描 20 s 动脉期显示肝动脉灌注区域不规则斑片状强化;B.60 s 门静脉期显示不规则强化斑片与周围组织融合,肝实质强化趋于均匀

急性肝炎时肝实质不均匀强化的机制不明。动脉期相对高信号的区域可能代表异常。门静脉炎性改变可能降低门脉肝内分支的压力,导致相应节段的肝动脉优先供血。炎症也可能改变血管的调节作用,使血管扩张,相应区域的肝动脉血流增加。对比剂动态增强 MRI 有独特的优势,所显示包括血流动力学在内的病理生理学改变是病理组织学检查难以完全揭示的。

(三)放射后肝纤维化

当放疗的视野包含肝脏时,就有发生放射后纤维化的危险。急性期伴随炎症和水肿,慢性期病变包括纤维化和组织萎缩。影像特点是异常的肝脏信号沿着外照射轮廓分布,而不是按照解剖叶段分布。急性期 T_2WI 信号升高，T_1WI 信号降低。钆对比剂扫描时动脉期强化，延迟期扫描时强化持续或强化更明显。门静脉分支对放射性纤维化、萎缩和闭塞更敏感，导致受累肝组织肝动脉优先供血。肝静脉也优先受累，导致钆对比剂流出延迟。此外，由于纤维化组织血管通透性增加，组织间隙内钆对比剂也增多。这两种因素促成延迟期明显强化。

三、结节型弥漫病变

结节型弥漫病变的特征为肝内出现多发的结节状异常信号灶，包括肝硬化、Willson 病、肝结节病和巴德-吉(基)亚利综合征等疾病。

(一)病毒感染后肝硬化

肝硬化是肝细胞反复损害所致的一种慢性反应，以再生和纤维化为特征。常见病因有酗酒及乙型、丙型肝炎病毒感染。肝细胞再生形成满布肝内的结节。

伴随肝硬化的纤维化病变的 MRI 特征是在延迟扫描时逐步强化。这是钆对比剂由血管内进入纤维化区域的细胞间隙所致。肝硬化的典型强化模式为由细网状和粗线状纤维带勾画出再生结节的轮廓(图 16-16)。如果出现活动性肝炎，纤维组织带发生水肿，并在 T_2WI 呈高信号；肝组织在动脉期多呈不规则斑片状不均匀强化。门静脉扩张和食管胃底静脉丛曲张提示门脉高压症。

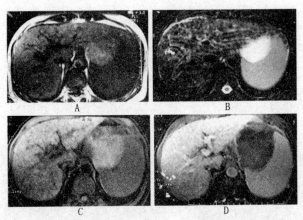

图 16-16　肝硬化小再生结节

A.肝脏 SE T_1WI，肝内见散在高信号结节；B.脂肪抑制 FSE T_2WI，肝内见散在低信号结节，并见不规则线状、网格状高信号带弥漫分布；C.梯度回波屏气扫描 T_1WI，肝脏信号明显不均匀；D.动态增强扫描延迟期显示肝内渐进性强化的粗条和细网格状结构，很多直径 3～4 mm 的小结节轻度强化

RN 发生在肝硬化基础上，内含相对更多的肝实质，主要由门脉系统供血。这些结节直径常 <1 cm，在门脉期达到强化高峰。RN 聚集铁，在 GRE T_1WI 和单次激发脂肪饱和 FSE T_2WI 呈低信号，在钆对比剂增强扫描时轻度强化。

DN 是癌前病变，其发育不良有逐渐升级可能性，最终发展成肝细胞癌。典型的 DN>RN，几周或几个月后会增大。DN 的 MRI 表现与肝细胞癌重叠，也会轻度升高 T_1WI 信号和降低 T_2WI 信号。肝细胞癌的特点是 T_2WI 信号增高、标志性的动脉期快进快出强化、静脉期及平衡期边缘强化、直径常>3 cm。高级别 DN 与肝细胞癌的重叠率可能更高，且有快速转变为肝细胞癌的潜力(图 16-17)。

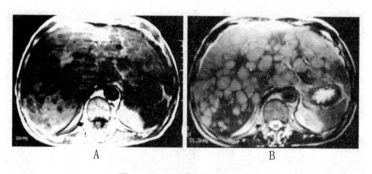

图 16-17　结节型弥漫肝癌

A.T_1WI 显示肝大,肝内多发低信号结节;B.轴面 T_2WI 显示肝内高信号结节,弥漫分布

(二)Willson 病

发病机制为铜经胆排泄减少,导致铜在肝脏、大脑、角膜蓄积中毒。铜在肝内门脉周围区域及肝血窦周围沉积,引起炎性反应与肝硬化。铜在肝细胞内与蛋白质结合,故无顺磁性效应。Willson 病最常见的表现是肝硬化。因 RN 内铁沉积,T_2WI 表现为全肝小结节影,弥漫分布,信号强度与病毒感染所致肝硬化相似。

(三)结节病

结节病为一种常见的系统性肉芽肿病变。偶见于肝、脾和膈下淋巴结。周边纤维化的非干酪性上皮样肉芽肿发生于门脉及其周围区域。肝脾肿大,伴有或不伴有大量微小结节。在 T_2WI 结节信号低于肝实质,注射 Gd-DTPA 后强化。

(四)巴德-吉(基)亚利综合征(Budd-Chiari syndrome,BCS)

巴德-吉(基)亚利综合征是一种由于肝静脉或下腔静脉阻塞导致的临床综合征。临床表现无特征性,但有潜在致命性。原发的巴德-吉(基)亚利综合征由急性肝静脉血栓形成。现在,巴德-吉(基)亚利综合征被用来描述任何形式的病理为肝静脉或下腔静脉血栓形成的疾病。肝静脉内血栓形成常源于高凝状态,多发生于女性,特别在妊娠、产后状态、狼疮、败血症、红细胞增多症、新生物如肝细胞癌的基础之上。

肝静脉流出受阻导致充血和局部缺血。时间过长导致萎缩和纤维化,形成肝弥漫性再生结节(nodular regenerative hyperplasia,NRH)。未累及肝叶代偿性肥大。尾叶的血液直接汇入下腔静脉,尾叶通常不受累,代偿性肥大明显。肝静脉回流是可变的,其他肝叶通常备用,故代偿性肥大的区域可变。

在巴德-吉(基)亚利综合征急性期,缺乏肝内和肝外血管的侧支代偿。肝静脉阻塞后,肝组织继发性充血水肿、区域压力增高,使肝动脉和门静脉血供减少,但尾叶和中心区肝实质受累相对较轻。在 T_2WI,急性期外周区域的肝实质信号不均匀增高;在 MRI 增强扫描动脉期强化程度减低且强化不均匀,反映肝组织局部血流减少。

在亚急性期,MRI 平扫时肝实质信号特点与急性期相似,而动态强化特点则有本质的不同。动脉期外周区肝实质的强化较尾叶和中心区明显;延迟期全肝强化渐均匀,仅周边不均匀轻度强化。外周区肝实质的早期强化可能反映了肝内静脉侧支血管形成。屏气 GRE 静脉期和延迟期显示急性期和亚急性期肝静脉血栓最佳(图 16-18)。

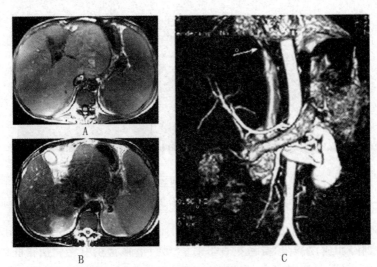

图 16-18　巴德-吉(基)亚利综合征

A.屏气轴面 T_1WI 显示巨脾;B.FSE 轴面 T_2WI 见肝叶增大,信号异常;

C.钆对比剂增强三维重组图像显示下腔静脉第二肝门处明显狭窄(箭)

在慢性期,由于肝动脉和门静脉之间交通,门静脉的血液反流以及肝内、肝外小静脉侧支形成,血液向外分流,肝组织压力逐渐恢复正常,尾叶和中心区肝实质与外周区肝实质在 MRI 平扫和增强扫描时的信号差别均减少。另外,逐渐形成的肝实质纤维化使 T_2WI 信号减低。所以,T_2 信号可以反映急性期水肿和慢性期纤维化的程度。此期在 MRI 很少能见到直观的肝静脉血栓。但尾叶代偿性肥大具有特征性,其他未受累肝叶也同样代偿性肥大。受累肝叶萎缩、纤维化。纤维化区域在延迟期强化并逐渐增强。

本病 NRH 的组织成分类似于正常肝细胞和 Kupffer 细胞,故 MRI 不易显示。通常在 T_1WI 呈高信号,在 T_2WI 呈等或低信号(与腺瘤类似),GRE 钆增强扫描时动脉-静脉期明显强化。应与肝细胞癌鉴别。由肿瘤直接侵犯形成的肝静脉栓塞最常见于肝细胞癌。GRE 屏气 T_1WI 钆对比剂增强扫描时,如栓子呈软组织强化,提示肿瘤栓塞。

四、血管周围型病变

肝血管周围型病变发生于门静脉周围淋巴管及肝纤维囊。肝淤血常引起门静脉周围的肝组织信号增高,日本血吸虫则累及肝纤维囊,纤维囊和分隔在 T_2WI 呈高信号。

(一)肝淤血

肝淤血是由于肝实质内静脉血淤滞而致静脉引流代偿。它是充血性心力衰竭、缩窄性心包炎及由于肺癌肺动脉栓塞导致的右心衰竭表现。病理学改变呈"肉豆蔻肝"。在慢性病例,一些患者发展成肝硬化。肝充血 MRI 可出现心脏增大、肝静脉扩张、肝病性水肿和肝脏不均匀强化。T_2WI 显示门脉周围高信号,可能为血管周围淋巴水肿所致。增强扫描时肝实质强化不均匀,斑片状网状交织。肝硬化时延迟期出现或粗或细的网格状、线性强化。

(二)日本血吸虫病

日本血吸虫感染可导致严重的肝脏病变。血吸虫生活在肠腔中,并在肠系膜内产卵。虫卵钻进静脉血管内,随血流到门静脉并阻塞其末支,引起血管压力增高,激发肉芽肿反应。

炎性反应导致虫卵的纤维化及肝脏的弥漫性纤维化。虫卵死亡后钙化,CT 可见门脉周围及肝纤维囊周围分隔的特征性钙化,即所谓"龟背"样钙化,钙化与非钙化区均可强化。钙化的分隔常见于肝右叶的膈下部,CT表现为线条样异常密度。纤维分隔在T_1WI呈低信号,T_2WI呈高信号。

（杨琳琳）

第三节　肝性脑病的MRI诊断

肝性脑病(hepatic encephalopathy,HE)又称肝昏迷。临床上多数是由于病毒性肝炎(包括重型病毒性肝炎)、肝硬化、严重的胆道感染、肝癌和血吸虫病等引起,导致急性肝损害、肝功能衰竭,或慢性实质性肝病,或广泛门-腔侧支循环建立,致使胃肠道的有害物质未能被肝细胞代谢去毒而直接进入体循环,使血液和组织中氨等代谢产物的含量增高,引起中枢神经系统功能障碍。临床表现为在严重肝病的基础上出现以轻微的心理或生理精神错乱、神经心理综合征甚至发生意识障碍(昏迷)为主要特征的神经精神症状和运动异常等继发性神经系统疾病。在我国大部分肝性脑病是由肝硬化和重型病毒性肝炎所引起的,常与患者发生自发的或外科性门体分流有关。

一、肝性脑病的发病机制

有关肝性脑病的发病机制至今已提出多种学说,但没有一种学说被广泛接受。大多数研究是利用鼠、兔或狗发生急性肝衰竭后表现出精神和神经活动异常的实验动物中进行的。然而制成有或没有门体性分流及脑病的肝衰竭动物模型是很困难的。尽管如此,动物实验研究已提供了有价值的资料,说明系列神经化学和神经心理学异常对肝性脑病的发生有潜在作用。

近年来有关肝性脑病发病机制的研究中除氨中毒、协同神经毒素和假神经递质假说方面有一定进展外,主要进展在于γ-氨基丁酸/苯二氮䓬(gamma-aminobutyric acid/benzodiazepine,GABA/BZ)假说,尤其是内源性苯二氮䓬及其受体、受体配体在肝性脑病发病中的作用。

(一)肝性脑病的概念及最新分型

经典的观点认为,肝性脑病是由严重肝病引起的、以代谢紊乱为基础的中枢神经系统功能失调的综合征,其主要临床表现为意识障碍、行为异常和昏迷,严重程度差异很大。

根据学术界长期以来对肝脏的功能、组织解剖和与相关脏器的关系以及肝性脑病的研究,有学者将肝性脑病的病因基础由"严重肝病"修正为"严重的肝脏功能失调或障碍",包括急性肝功能衰竭、不伴有内在肝病但有严重门体分流以及慢性肝病/肝硬化等3种主要类型,并对应于相应的临床表现。2001年有关肝性脑病的国际会议采纳了这种分型,提出了肝性脑病的最新共识,将此临床综合征分为A、B和C 3种类型,实际上也恰好分别代表了"急性(acute)""分流(bypass)"和"肝硬化(cirr hosis)"的英文首字母以便记忆。

A型肝性脑病即急性肝衰竭相关的肝性脑病(acute liver failure associated hepatic encephalopathy,ALFA-HE),可替代原用来代表一种急性肝性脑病的"暴发性肝衰竭"的术语,因为暴发性肝衰竭实际的意义远不仅指急性肝性脑病。采用急性肝衰竭相关的肝性脑病能够避免将"急性肝衰竭伴发的肝性脑病"与"慢性肝病伴发的急性肝性脑病"的概念进一步混淆。

B型肝性脑病强调了门体分流的重要地位,此类型的确立有其历史和现实原因。它代表了门体脑病(portosystemic encephalopathy,PSE)的纯粹类型,临床表现与那些患肝硬化伴脑病的患者类同,但确实没有发现任何实质性肝病。由于其相对而言罕见于临床,曾有学者质疑单纯门体分流是否即足以导致脑病。尽管如此,有 2 篇非常著名的肝性脑病文献描述了称之为 B 型肝性脑病患者的状况,这些患者发生脑病的原因是回答问题的关键。无论如何,B 型肝性脑病在历史上应该有其位置。此外,特异性的确认此类型有助于医师诊断不明确的疾病。需注意,只有在肝活检提示正常组织学特征时才能诊断这种类型的脑病。

C 型肝性脑病包括了绝大多数的肝性脑病,即通常意义上的肝性脑病。其临床表现与 B 型肝性脑病类同,不过后者没有肝硬化的症状和体征。诊断肝性脑病时,这些 C 型肝性脑病的患者通常已发展到肝硬化失代偿期并已建立了较为完备的门体侧支循环。采用 C 型肝性脑病的概念能够纠正过去对于急性肝性脑病定义的混淆理解。C 型肝性脑病是指发生在慢性肝病阶段的肝性脑病,不论其临床表现是否急性。导致慢性肝病患者发生 C 型肝性脑病的关键在于肝功能不全和肝脏循环的短路分流,使肠道来源的毒素积聚在体循环中,而其中的神经毒素可通过变化了的血-脑屏障进入大脑,产生异常的神经传递引起脑病。目前大多数学者认为,肝功能的减退可能是脑病发生的主要因素,而循环分流居于次要地位,但两者互为影响。

(二)肝性脑病发病机制的一般原理

1.肝性脑病时存在一种或多种神经活性物质积蓄

正常情况下这些活性物质由肠道细菌产生,吸收后被肝脏代谢;而肝衰竭时,由于衰竭的肝细胞缺乏代谢能力或者存在肝内外的门体分流导致这些神经毒性物质进入体循环,通过血-脑屏障而致肝性脑病的发生。

2.血-脑屏障通透性改变

多种化合物在血浆和中枢神经系统间通过血-脑屏障进行交换;血-脑屏障的参与者之一是脑毛细血管内皮细胞,由于这些细胞被紧密连接联合起来,物质必须通过毛细血管内皮细胞才能到达对侧;再者,由于构成血-脑屏障的还有脂溶性神经胶质细胞和基膜,穿越血-脑屏障的运输还需依靠脂溶性(如药物)或特异运载系统(如糖、氨基酸),大分子(如蛋白)常被排除在可交换的物质之外。肝衰竭时由于氨、硫醇和酚类物质积蓄,作用于毛细血管中涉及调整脑血流的酶,改变神经胶质细胞的转运系统功能,增加膜液性或开放性而致血-脑屏障通透性增加(血-脑屏障通透性改变已在用系统的复杂技术制成的急性肝衰竭动物模型中得到证实)。这种通透性变化允许直接运输血浆中积蓄的潜在神经毒性物质通过并到达脑组织细胞外间隙。

(三)氨中毒学说

1.氨代谢与肝性脑病

体内的游离氨绝大部分来自 L-谷氨酸的脱氨基反应。游离氨是有毒性的,特别是在高浓度时。因此动物体内迅速将其转化成谷氨酰胺,再转运到肝脏解毒。正常情况下,体内谷氨酸和谷氨酰胺释放的氨被迅速转化成没有毒性的富氮化合物尿素,然后经尿液排出。肠道菌群释放的游离氨经门静脉转运到肝脏解毒,从而使外周动脉的血氨保持在较低的水平。脑组织中氨的清除主要依赖星状细胞中的谷氨酰胺合成酶途径,肝性脑病患者和模型动物脑中的谷氨酰胺合成酶活性下降,表明这种状态下脑中的谷氨酰胺合成功能受损。因此,高氨血症的神经病变主要发生在星状细胞而不是神经元。当肝发生病变或肝坏死时,肝脏的解毒功能受损,使体内游离氨的浓度迅速升高,从而干扰细胞正常的能量代谢和神经传递,诱发昏迷等神经症状。许多研究表明,游离氨(特别是脑组织中的游离氨)浓度与肝性脑病的轻重程度之间有高度的相关性。

2.游离氨对中枢神经系统(CNS)的影响

(1)游离氨对神经元膜的作用:在人类的脑性病症(如 Reye 综合征)和先天性免疫缺陷引起的高氨血症中,当血氨水平达到 0.5～1.0 mmol/L 时中枢神经系统表现出病症,当脑组织的游离氨达到 2.5～5.0 mmol/L 时,出现昏迷。为此,有研究表明,氨能够降低神经元的膜电位。为了确定氨对神经元膜的除极作用是否对肝性脑病有病理性作用,需要确定在肝性脑病时记录到的氨浓度是否能够引起膜的除极。研究发现,当溶液氨浓度 <2.0 mmol/L 时,不能引起部分浸入该溶液的海马切片中神经元膜的去极化,因为这个浓度远大于产生神经毒性所需的浓度,因此他认为氨引起的除极并不参与氨性脑病的发病。

最近 Fan 等发现,当将海马切片完全浸入氨盐溶液时,只需 0.5 mmol/L NH₄Cl 即可抑制突触传递,远低于将海马切片部分浸入溶液时去极化所需的氨盐浓度。这可能是由于切片部分浸入溶液时,进入神经元的氨离子较少,而其中绝大部分被转化成谷氨酰胺,因此游离氨的浓度很小,不足以引起膜的除极。当切片完全浸入溶液时,氨离子的流入量增加,也使得胞内的氨离子浓度升高,从而诱发膜的去极化。该浓度与诱发氨性脑病所需的浓度大致相当,因此氨诱发的神经元膜的除极可能参与了肝性脑病的发病。

(2)游离氨对兴奋性突触传递的作用:许多研究表明,游离氨有抑制兴奋性突触传递的作用。兴奋性突触传递最主要的递质是谷氨酸。可能有 3 种机制参与了游离氨对兴奋性突触传递的抑制作用。两种作用于突触前膜的机制和一种作用于突触后膜的机制。在突触前膜氨离子可能抑制谷氨酸的前体谷氨酰胺的合成,或阻止动作电位到达突触末梢,从而减少谷氨酸的释放。在突触后膜氨离子可能减弱已释放谷氨酸的作用。有证据表明,氨离子对存在于神经元与星状细胞之间的谷氨酸和谷氨酰胺循环有着广泛的作用。急性或慢性高氨血症情况下,脑组织中的谷氨酰胺含量升高而谷氨酸的含量则显著下降。这可能是由于从谷氨酸合成谷氨酰胺的反应加强,或者是从谷氨酰胺分解成谷氨酸的反应减弱。虽然普遍认为在高氨血症中脑组织谷氨酰胺含量的升高是由于其合成的加强,但目前仍没有直接的证据。

事实上 Fan 和 Butter worth 等发现,氨离子只影响非 Ca²⁺ 依赖性的谷氨酸释放,而突触传递高度依赖于 Ca²⁺ 依赖性的从突触囊泡中释放的谷氨酸,这表明氨离子对突触的抑制作用并不是由于谷氨酸释放的减少而引起的。目前有两种模型用于解释氨离子对 Ca²⁺ 依赖性和非 Ca²⁺ 依赖性谷氨酸释放的不同作用,一种是平行模型,另一种是系列模型。平行模型认为谷氨酰胺酶位于两个部位,其中一个部位对氨离子的抑制作用敏感,而另一部位则不敏感,分别控制非 Ca²⁺ 依赖性和 Ca²⁺ 依赖性的谷氨酸合成。系列模型则认为,谷氨酰胺酶对氨离子并不敏感,合成的谷氨酸首先进入谷氨酸储备池,从该池产生非 Ca²⁺ 依赖性的谷氨酸释放,释放的谷氨酸再被缓慢吸收到产生 Ca²⁺ 依赖性谷氨酸释放的谷氨酸储备池。两种模型均有一定的实验支持,但其确切的机制仍不清楚。

在实验性急性肝衰竭的家兔中,[³H]-谷氨酸对突触膜的专一性结合下降。硫代乙酰胺引起的急性或亚急性高氨血症中,谷氨酸的高亲和力受体和低亲和力受体的密度均下降,但这种下降仅见于 N-甲基-D-天冬氨酸(NMDA)亚类受体,而非 NMDA 受体则保持不变。因此,氨离子对兴奋性突触传递的抑制作用可能与 NMDA 受体的下调有关。

(3)氨中毒与 GABA 神经递质假说之间的关系:GABA 是哺乳动物大脑的主要抑制性神经递质,通常在大脑的突触前神经元由谷氨酸通过谷氨酸脱氢酶而合成,能与大脑突触后神经元的 GABA 受体结合产生抑制。突触后 GABA 的受体存在两种形式,GABA-A 和 GABA-B。与肝性脑病有关的受体是GABA-A,结合后产生快速型抑制突触后电位。这种受体不仅能与GABA结合,在受体表面的不同部位还能与巴比妥类和苯二氮䓬类物质结合,构成 GABA/BZ 复合受体。无论 GABA 或上述任何一种药物(或类似物)与受体结合后,都能促进氯离子内流进入突触后神经元,使突触后神经元的膜超极化并引起神经传导抑制。

近年来在暴发性肝功能衰竭和肝性脑病的动物模型中发现 GABA 血浓度增高,甚至与肝性脑病的严重程度相关。Schafer 和 Jones 认为肠源性 GABA 能透过通透性异常增高的血-脑屏障,与高敏感度的 GABA 受体结合,且此时突触后 GABA 受体的数目及敏感性均增加,从而引起显著的抑制作用。但不同的实验动物血-脑屏障通透性和突触后 GABA 受体的研究结果不尽一致。

另外,在部分肝性脑病患者血及脑脊液中发现了内源性苯二氮䓬,甚至与脑病病情相关,但内源性苯二氮䓬的来源却尚无定论。采用 PET 技术,取^{11}C 标记的氟马西尼(flumazenil,苯二氮䓬受体拮抗剂)以了解肝性脑病患者脑内氟马西尼的分布,进而推断脑内苯二氮䓬受体的数目。研究发现,肝性脑病患者大脑皮质、小脑和基底核的氟马西尼的平均分布容积显著高于对照组,但研究者指出需考虑患者对氟马西尼的清除能力减低效应的影响。以下数点支持 GABA/BZ 复合受体假说:给肝硬化动物服用由 GABA/BZ 复合受体介导的神经药物(如苯巴比妥、地西泮)可诱导或加重肝性脑病,而给予 GABA 受体拮抗剂(荷包牡丹碱,dicentrine)或苯二氮䓬受体拮抗剂(氟马西尼)可减少肝性脑病的发作。氟马西尼用于临床能使部分肝性脑病患者精神症状、脑电图得到改善,但有时尚难完全排除外源性苯二氮䓬摄入的影响。

近期研究结果支持外周型苯二氮䓬受体(peripheral type benzodiazepine receptor,PTBR)的活化也是门体脑病时特征性中枢神经系统症状的发病机制之一。PTBR 不是 GABA/BZ 复合受体的一部分,处于星状细胞线粒体膜上。门体脑病时用 PTBR 拮抗剂处理可减少氨引起的星状细胞的损害。PTBR 受地西泮结合抑制因子(diazepam bind ing inhibitor,DBI,一种星状细胞内的内源性神经肽)的调节。取自门体脑病患者尸检和实验性慢性肝衰竭动物的大脑组织提示,PTBR 能与高选择性 PTBR 配体^{3}H-PK11195 结合的位点密度增加。动物模型显示,位点的增加源自 PTBR 基因表达的增加,而此时 DBI 的含量是增加的。但也有有关 DBI 作用的相反报道。位于星状细胞线粒体的 PTBR 本身即显示可能与维持星状细胞的能量代谢有关;PTBR 的活化可增加胆固醇的摄取,并增加脑内神经固醇的合成,后者在脑内的积聚有助于产生门体脑病时神经抑制的某些特性。

可见,氨假说与 GABA/BZ 复合体假说或 GABA 能神经递质假说之间并不完全独立:氨本身可通过其直接与 GABA-A 受体作用,而且也能通过其与苯二氮䓬受体激动剂的协同增进作用,并释放 GABA-A 受体的神经固醇类激动剂,来增加 GABA 能抑制性神经活性,从而抑制中枢神经系统功能。因此,以降低肝性脑病患者血氨浓度并显著减少已增加的 GABA 能神经张力为手段,以促使患者的中枢神经功能恢复到正常生理水平为目的的治疗方法就有了依据。这些因素之间的相互作用可能有助于解释肝性脑病患者氨水平的不同、对苯二氮䓬受体拮抗剂反应的不同和降氨处理效果的不同等现象。

(四)假神经递质学说

神经冲动的传导是通过递质来完成的。神经递质分兴奋和抑制两类,正常时两者保持生理平衡。兴奋性神经递质有多巴胺、去甲肾上腺素、乙酰胆碱,谷氨酸和门冬氨酸等抑制性神经递质只在脑中形成。食物中的芳香族氨基酸(如酪氨酸、苯丙氨酸等)经肠菌脱羧酶的作用分别转变为酪胺和苯乙胺。若肝脏对酪胺和苯乙胺的清除发生障碍,此两种胺可进入脑组织,在脑内经β-羟化酶的作用分别形成β-多巴胺和苯乙醇胺。后两者的化学结构与正常的神经递质去甲肾上腺素相似,但不能传递神经冲动或作用很弱,因此称为假神经递质。当假神经递质被脑细胞摄取并取代了突触中的正常递质时,则神经传导发生障碍,出现意识障碍与昏迷。

(五)GABA 学说

γ-氨基丁酸(GABA)是哺乳动物大脑的主要抑制性神经递质。肝功能衰竭的动物模型发生肝性脑病时 GABA 血浓度增加。Schafer 和 Jones 认为肠源性的 GABA 在血中聚集,透过异常的血-脑屏障和高敏感度的突触后与 GABA 受体结合产生大脑抑制。突触后 GABA 受体与另两种受体蛋白质紧密相连,一为外周型苯二氮䓬受体(peripheral type benzodiazepine receptor,PT-BR),另一为苊防己毒素,在神经细胞膜上形成 GABA 超分子复合物。所有这些受体部位均参与调节氯离子通道。任何一个受体与相应物质结合都使氯离子内流入突触后神经元产生神经抑制作用。苯二氮䓬或巴比妥可增加 GABA 介导的氯离子内流,增加 GABA 介导的神经抑制。此外,在星状细胞线粒体上也有 PTBR,门体脑病时 PTBR 密度增加,用 PTBR 阻滞剂 PK11195 可减少星状细胞肿胀。

(六)色氨酸

正常情况下色氨酸与清蛋白结合不易进入血-脑屏障,肝病时清蛋白合成降低,加之血浆中其他物质对清蛋白的竞争性结合造成游离的色氨酸增多,游离的色氨酸可通过血-脑屏障,在大脑中代谢生成 5-羟色胺(5-HT)及 5-羟吲哚乙酸(5-HITT),两者都是抑制性神经递质,参与肝性脑病的发生,与早期睡眠方式及日夜节律改变有关。脑摄取色氨酸可被谷氨酰胺合成抑制剂所抑制,可见高血氨、谷氨酰胺和色氨酸间也是相互联系的。

(七)幽门螺杆菌感染与肝性脑病

多个研究已经证明,胃内感染幽门螺杆菌(Hp)可引起胃液中氨浓度升高,但是胃的内环境呈高酸性,不利于氨的吸收。

1993 年,Gubbins 从其完成的多中心研究中发现,发生肝性脑病和未发生肝性脑病的酒精性肝病患者有 Hp 感染,血清学阳性率分别占 79% 和 62%,差异十分显著,从而最早提出了 Hp 感染产生的氨可能是门体脑病高危因素的假设。

此后,Ito 通过细菌培养检测到,1 010 CFU/L 活的 Hp 在 37 ℃时,2 h 内能产生氨 5.88～11.7 mmol/L。厉有名给实验性动物胃内灌注 1 mL 1 010 CFU/L Hp 混悬液,分别在灌注后15 min、30 min、60 min 及 120 min 抽取股静脉和门静脉血测定氨浓度,结果在肝硬化组灌注 Hp 混悬液 15 min 时血氨浓度开始升高,120 min 时门静脉和股静脉血氨浓度分别达(615±456)μmol/L和(138±39)μmol/L,明显高于灌注前。Ito 报道 2 例胃内 Hp 广泛定植的肝硬化伴肝性脑病患者,经降氨、对症处理后高氨血症始终未纠正,肝性脑病反复发生;但经 Hp 根除治疗后,血氨浓度逐渐下降。随访至 2 年时患者死于肝衰竭,但血氨浓度仍显著低于 Hp 根除前。国内的研究也显示 Hp 感染的肝硬化患者血氨浓度高于非感染者,根除治疗能有效地降低肝硬化患者的血氨浓度,与 Mayaji 的研究结果相似。Dasani 对 55 例肝硬化合并肝性脑病患者进行评估,发现肝性脑病患者 Hp 感染率为 67%,明显高于无肝性脑病者的 33%,而且 Hp 根除治疗能有效地改善肝性脑病的临床症状。有学者指出,Hp 感染是肝硬化患者发生肝性脑病的危险因素之一。张小晋对 35 例肝硬化患者观察发现,Hp 阳性者与阴性者的血氨浓度相比(90.46 μg/dL比 88.45 μg/dL)差异无显著性,但在 Hp 阳性的肝硬化患者中,根除治疗后血氨浓度明显下降。

最新的一项前瞻性研究发现,Hp 感染不引起患者血氨浓度升高,根除 Hp 后也不能降低其血氨浓度。何瑶对 155 例肝硬化患者进行观察发现,Hp 感染与门静脉高压、肝功能恶化及消化性溃疡的发生无关,也不引起血氨浓度的改变。Plevris 对 20 例肝硬化患者(Hp 阳性 12 例,Hp 阴性 8 例)进行观察,给予口服尿素 100 mg/kg,分别于服前及服后 15 min、30 min、60 min、90 min及 120 min 测定血氨浓度,结果 Hp 阳性组与阴性组血氨浓度均呈逐渐上升趋势,但两组之间无明显差别。Quero 观察了 11 例 Hp 阳性的肝硬化合并高氨血症患者,经根除治疗后10 例 Hp 得到根除,血氨浓度从根除治疗前的(79.3±27)μmol/L 降至(63.5±27)μmol/L,但根除治疗结束 2 个月后,血氨浓度又回升至(78.7±18)μmol/L,与治疗前无明显差别,因此 Plevris 和 Saikku 推测 Hp 根除治疗对血氨浓度的影响可能属于抗菌药物的非特异性作用。造成上述不同结果的原因可能是:Hp 所产生的氨进入血循环的数量取决于细菌数量、Hp 在胃内的分布、宿主的胃部环境以及肝功能情况等。Miyaji 研究证实,胃内弥漫性 Hp 感染可使肝硬化患者产生高氨血症,而胃内斑块性 Hp 感染对高氨血症无影响。另一方面,游离的氨(NH_3)与离子型氨(NH_4^+)的互相转化受 pH 梯度改变的影响,当 pH<6 时,NH_3 从血液转至肠腔随粪便排出;当 pH>6 时,NH_3 大量弥散入血。因此,对 Hp 感染者,在根除治疗前大量应用强效制酸剂,有可能促进胃内氨的吸收,而对合并 Hp 感染的肝硬化失代偿期患者,在降血氨治疗的同时宜及时行 Hp 根除治疗,否则有诱发或加重肝性脑病之虞。

虽有多个研究证明 Hp 感染可诱发或加重高氨血症及肝性脑病,但 Hp 感染与肝硬化病情的关系尚不清楚。肝硬化患者 Hp 的感染率高低相差悬殊。Siringo 对 153 例肝硬化患者和 1010 名健康献血员的研究结果表明,肝硬化组 Hp 阳性率为 76.5%,明显高于健康献血员组的 41.8%,但肝硬化患者是否感染 Hp 其病情的严重程度无明显差别,有学者认为肝硬化患者 Hp 感染率较高可能与这些患者经常住院或接受内镜诊治有关。肝硬化合并门静脉高压性胃病时 Hp 的感染率及感染 Hp 对门静脉高压程度的影响各家报道也不一致,多数学者认为门静脉高压性胃病时因胃黏膜充血和黏液层变薄不利于 Hp 生存,所以 Hp 感染率低。刘思纯观察 72 例肝硬化患者,Hp 阳性组(38.1%)上消化道出血率明显高于阴性组(16.7%,P<0.05)。侯艺随机选择临床诊断为肝硬化和原发性肝癌的患者进行研究,结果证明 Hp 与肝癌、肝硬化的发生发展关系密切,并且 Hp 阳性的肝硬化、肝癌患者易发生上消化道大出血和肝性脑病。

二、肝性脑病的临床表现

(一)常见诱因

肝性脑病属重型肝炎的严重并发症,直接原因是肝功能衰竭,毒性物质的积蓄。而慢性重型肝病患者发生的肝性脑病 50%病例可查出诱因。

1.摄入蛋白质过多

慢性重症肝病、肝硬化伴明显门体分流者,如食入蛋白质过多,由于消化功能降低,食物在胃肠滞留时间长,肠道细菌分解蛋白质产气产氨,从而诱发或加重肝性脑病。

2.便秘与腹泻

粪便在结肠滞留,利于氨的产生和吸收。所以应保持大便通畅。用乳果糖除通便外还可酸化肠道以阻止氨的吸收,但不可过量造成腹泻,如大便>4 次/日,又会因水电失衡(如低钾血症等)而诱发肝性脑病。

3.不合理的药物

下列药物可诱发或加重肝性脑病:含氨药物——氯化铵;镇静药——巴比妥类、氯丙嗪、麻醉剂;含芳香氨基酸的药物——复方氨基酸、水解蛋白等。

4.不恰当治疗

用强利尿剂致水电酸碱失衡,可发生低钾血症、碱中毒及低血容量;大量放腹水致腹压骤降导致有效循环血量不足,或门体分流加重;手术创伤及麻醉等均可诱发肝性脑病。

5.重型肝炎的其他并发症

如上消化道出血、感染、肝肾综合征等是肝性脑病的最常见诱因。

(二)临床表现

1.临床分型

(1)内源性肝性脑病(非氨性肝性脑病):急性或亚急性重型肝炎因病毒或毒物造成大量肝细胞坏死,致使机体代谢失衡,代谢毒性产物积聚,导致中枢神经功能障碍。此种肝性脑病起病急,前驱期短,病情重笃,病死率极高,此种为急性肝性脑病。

(2)外源性肝性脑病(氨性脑病,门体脑病):各种原因所致肝硬化发展成的肝性脑病通常有新生肝细胞但功能不全,或再变性坏死致代谢障碍;一些诱发因素致体内毒性物质增加,或门体分流毒性物质直接进入体循环致中枢神经功能障碍,此种肝性脑病起病缓,常有诱因,病情轻重不一,可反复发作,属慢性复发性肝性脑病,如消除诱因可使病情逆转,此类为慢性肝性脑病。

2.临床分级

肝硬化、肝癌、暴发性肝功能衰竭、门体分流术后和经颈静脉肝内门体分流术后的患者出现神经、精神功能紊乱,应进行有关检查以考虑肝性脑病的可能。根据神经、精神功能异常的程度,可将肝性脑病分为4期。

第一期(前驱期):表现为焦虑、欣快激动、表情淡漠、睡眠倒错、健忘等轻度精神异常,可以有扑翼样震颤。

第二期(昏迷前期):表现为嗜睡、行为异常、随地大小便、言语不清、书写障碍、定向力障碍等,有共济失调、扑翼样震颤、腱反射亢进等体征。

第三期(昏睡期):表现为昏睡,但能够唤醒,有扑翼样震颤、肌张力增高、腱反射亢进、Babinski征等体征。

第四期(昏迷期):表现为昏迷、不能够唤醒,浅昏迷对于各种刺激尚有反应,深昏迷时各种反射都消失。

3.临床表现

肝性脑病最早出现的症状是性格改变,一般原外向型者由活泼开朗转而表现为抑郁,原内向型者由孤僻、少言转为欣快多语。

第二是行为改变,初只限于不拘小节的行为,如乱扔纸屑、随地便溺、寻衣摸床等毫无意义的动作。这些变化只有密切观察才能发现。

第三是睡眠习惯改变,常白天昏昏欲睡,夜晚难以入眠,呈现睡眠倒错。

第四是肝臭出现。

此外,肝性脑病常伴脑水肿,其临床表现:恶心、呕吐、头昏、头痛;呼吸不规则,呼吸暂停;血压升高,收缩压升高可为阵发性,也可为持续性;心动过缓;肌张力增高,呈去大脑姿势,甚或呈角弓反张状,跟膝腱反射亢进;瞳孔对光反射迟钝,瞳孔散大或两侧大小不一。有些征兆可能要到肝性脑病晚期出现,也可能不明显。临床上如患者病情允许,观察可采用硬脑膜下、外或脑实质内装置监测颅内压。正常颅内压<2.7 kPa(20 mmHg),超过此值即可发生脑水肿。

患者除有重症肝病的深度黄疸、出血倾向、肝浊音区缩小、移动性浊音等体征外,重要的是扑翼样震颤。扑翼样震颤的出现意味着肝性脑病进入Ⅱ期。此体征检查时需患者微闭双目,双手臂伸直,五指分开。如掌指关节及腕关节在30 s内出现无规律的屈曲和伸展抖动为阳性。

另外思维和智能测验,如数字连接试验(numeral connection test,NCT)、签名测验、作图试验及计算力测定等,肝性脑病者上述能力均下降。

实验室检查:表现为高胆红素血症,严重者出现胆酶分离、凝血酶原时间显著延长、低清蛋白血症、低胆碱酯酶,血生化检测显示血氨、肌酐与尿素氮显著增高,脑电图示高幅慢波。实验室检测不仅可反映肝功能障碍程度,也有助于与其他原因昏迷者鉴别诊断。

三、检查方法优选

首选常规 MRI 检查,^{1}H-MRS 可作为辅助及疗效监测手段。

四、MRI 诊断

常规 MRI 上的典型表现为 T_1WI 上双侧基底节的对称性高信号,特别是苍白球(图 16-19),可能由于异常的锰沉积引起,见于80%以上的慢性肝衰竭患者。此外,T_1WI 上信号增高还见于垂体前叶、下丘脑和中脑。T_2WI 上可见脑室周围白质、小脑齿状核高信号。急性肝性脑病时可见大脑半球皮质信号增高,灰白质界限模糊。慢性肝性脑病时可见脑萎缩,特别是小脑萎缩。FLAIR 像可见大脑白质区特别是皮质脊髓束呈现对称性信号增高。增强扫描,脑内病变无强化。

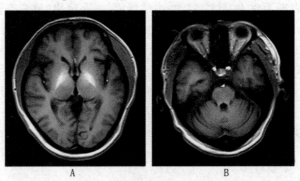

图 16-19　肝性脑病的 MRI 表现
A.横断位 T_1WI 示双侧苍白球对称性高信号;B.横断位 T_1WI 示双侧小脑萎缩改变

DWI 显示大脑半球白质区 MD 值升高,FA 值正常,基底节和大脑半球白质区 ADC 值较对照明显升高。ADC 值与患者的血氨浓度呈线性相关,说明在肝性脑病时血氨和谷氨酰胺增高是造成细胞肿胀、含水增多的主要原因,从而使影响水分子扩散的限制因素减少。而在急性爆发型肝衰竭时,由于细胞毒性水肿的存在,MD 值减低。

灌注加权成像显示急性肝性脑病的脑血流灌注量增加,而慢性肝性脑病的脑血流灌注普遍减低。

MRS 可反映肝性脑病患者脑代谢的情况。由于脑内氨浓度的升高,导致谷氨酰胺(Gln)和谷氨酸盐复合物(Glx)增加。Gln 的聚集,造成细胞内渗透压升高而使其他渗透性物质代偿性减少,肌醇(mI)减低。由于肝性脑病无明显神经元丧失和突触密度减少,故 NAA 峰无明显变化。因此,肝性脑病的 ^{1}H-MRS表现为 Glx/Cr 升高、mI/Cr 下降、Cho/Cr 下降、NAA/Cr 无变化。Gln 浓度的升高与慢性肝衰竭患者肝性脑病的严重程度直接相关。mI 是肝性脑病最敏感和特异的 MRS 诊断指标。MRS 还可监测肝性脑病患者乳果糖治疗或肝移植治疗后的效果。肝移植后,临床表现和 MRS 最先得以改善,而基底节 T_1WI 高信号则在肝移植后经 3～6 个月才逐渐恢复,1 年内恢复正常。

五、诊断及鉴别诊断

肝性脑病需要在原发肝病的基础上,存在肝性脑病的诱因,有明显肝功能损害的表现,再加上神经精神改变、扑翼样震颤等神经系统症状体征才能诊断。影像学上的鉴别诊断主要应与肝铜负荷过多(如肝豆状核变性、胆汁淤积性疾病等)及其他导致 T_1WI 基底节高信号的疾病(如内分泌疾病所致的基底节钙化、Fahr 病、缺血缺氧脑病、静脉高营养等)相鉴别。

(杨琳琳)

第十七章

骨与关节疾病的MRI诊断

第一节　软组织与骨关节外伤的 MRI 诊断

一、软组织外伤

投身运动职业的人会出现各种各样的肌肉损伤,但是大部分病例具有自限性,加之磁共振检查的费用不菲,接受 MRI 检查的患者并不多。因此,磁共振检查主要用于一些没有明确外伤史而触及肿块的患者及外伤后长期疼痛而不能缓解的患者。

(一)临床表现与发病机制

肌肉损伤好发于下肢。股直肌、股二头肌最常见,主要是因为这些肌肉位置表浅、含二型纤维多、离心性活动、跨过两个关节。半腱肌、内收肌群及比目鱼肌次之。

肌肉损伤可由直接钝性损伤引起,也可由于应力过大所造成的间接损伤造成。根据损伤部位和损伤机制的不同,肌肉损伤可分为三类:肌肉挫伤、肌肉肌腱拉伤、肌腱附着部位撕脱。肌肉挫伤是直接损伤,一般是由钝性物体损伤所致,通常出现在深部肌群的肌腹,症状比拉伤轻。肌肉肌腱拉伤是一种间接损伤,通常由应力过大所引起的间接损伤造成。损伤多出现在肌肉肌腱连接的邻近部位,而非正好在肌肉肌腱连接处。因为在肌肉肌腱连接处细胞膜的皱褶很多,增加了肌肉肌腱的接触面积,使其接触面的应力减小,而肌肉肌腱连接处附近和肌腱附着处最薄弱,成为拉伤最好发部位。肌肉拉伤与下列因素有关,如二型纤维所占的比例、跨多个关节、离心活动、形状等。

临床上将肌肉拉伤分为三度,一度是挫伤,二度是部分撕裂,三度是完全断裂。一度没有功能异常,二度轻度功能丧失,三度功能完全丧失。撕脱损伤通常由肌腱附着部位强有力的、失平衡的离心性收缩造成,临床症状主要是功能丧失和严重压痛。

(二)MRI 表现

在 MRI,肌肉损伤主要有两个方面的改变,即信号强度和肌肉形态。损伤的程度不同,MR信号与形态改变也不一样。

1.一度损伤

只有少量的纤维断裂。在肌束间和周围筋膜内可出现水肿和少量出血。在 T_1WI,MR 信号改变不明显,或只显示小片状高信号,代表亚急性出血;在 T_2WI 或压脂 T_2WI,可见水肿的稍高信号,外观呈沿肌肉纹理走行的羽毛状,但形态改变不明显,可能由于水肿肌肉较对侧饱满,只有通过双侧对比才能发现。

2.二度损伤

肌纤维部分断裂。其信号改变可类似一度损伤,但在肌纤维断裂处常出现血肿,局部呈长 T_1、长 T_2 信号,其内可见小片状短 T_1 信号。由于水肿、出血,肌肉形态可以膨大,有时在纤维断裂处形成血肿。

3.三度损伤

肌纤维完全断裂。断裂处组织被出血和液体代替,T_2WI 呈高信号。断端回缩,肌肉空虚。断端两侧肌肉体积膨大,类似肿块。

在亚急性和陈旧性肌肉损伤,瘢痕形成时,于 T_1WI 和 T_2WI 均可见低信号。同时,肌纤维萎缩,肌肉体积减小,脂肪填充。

肌肉内出血或血肿信号可随出血时间不同而改变。在急性期,T_1WI 呈等信号,T_2WI 呈低信号;在亚急性期,T_1WI 呈高信号,T_2WI 呈高信号,信号不均匀;在慢性期,血肿周边出现含铁血黄素,T_2WI 呈低信号。

(三)鉴别诊断

1.软组织肿瘤

对无明确外伤史而触及肿物的患者,MRI 显示血肿影像时,首先应排除肿瘤。鉴别要点如下:①信号特点,均匀一致的短 T_1、长 T_2 信号常提示血肿,而肿瘤一般为长 T_1、长 T_2 信号,肿瘤内部出血时,信号多不均匀;②病变周围是否出现羽毛状水肿信号,血肿周围往往出现且范围大,肿瘤很少出现,除非很大的恶性肿瘤;③增强扫描时,一般血肿由于周边机化,形成假包膜,可在周边出现薄的环状强化,而肿瘤呈均匀或不均匀强化,即使出现边缘强化,厚薄常不均匀;④MRI随访,血肿变小,肿瘤增大或不变。

2.软组织炎症

肌肉损伤的患者,在 MRI 有时仅见肌肉内羽毛状水肿表现,需与软组织的炎症鉴别。鉴别主要根据临床症状,炎症患者往往有红肿热痛及白细胞计数增高,而且病变肌肉内可能存在小脓肿。

二、半月板撕裂

MRI 是无创伤性检查,目前已广泛用于诊断膝关节半月板撕裂和退变,成为半月板损伤的首选检查方法。

(一)临床表现与病理特征

半月板损伤的常见临床症状为膝关节疼痛。有时表现为绞锁,这一临床症状常为桶柄状撕裂所致。半月板损伤后,边缘出现纤维蛋白凝块,形成半月板边缘毛细血管丛再生的支架。瘢痕组织转变为类似半月板组织的纤维软骨需要数月或数年。新形成的纤维软骨和成熟的纤维软骨的区别在于是否有细胞增加和血管增加。半月板内的软骨细胞也有愈合反应的能力,甚至在没有血管的区域。

(二)MRI 表现

1.信号异常

正常半月板在所有 MR 序列都呈低信号。在比较年轻的患者中,有时显示半月板内中等信号影,这可能与此年龄段半月板内血管较多有关。随着年龄的增长,在短 TE 序列上半月板内可出现中等信号影,这与半月板内的黏液变性有关,但这种中等信号局限于半月板内。如果中等信号或高信号延伸到关节面就不再是单纯的退变,而是合并半月板撕裂。T_2WI 显示游离的液体延伸到半月板撕裂处,是半月板新鲜撕裂的可靠证据。

2.形态异常

半月板撕裂常见其形态异常,如半月板边缘不规则,在关节面处出现小缺损或发现半月板碎片。如显示的半月板比正常半月板小,应全面寻找移位的半月板碎片。

3.半月板损伤分级

Stoller 根据不同程度半月板损伤的 MRI 表现(信号、形态及边缘改变),将半月板损伤分为 Ⅰ～Ⅳ级。

Ⅰ级:半月板信号弥漫增高,信号模糊且界限不清;或半月板内出现较小的孤立高信号灶,未延伸至半月板各缘。半月板形态无变化,边缘光整,与关节软骨界限锐利。组织学上,此型表现与早期黏液样变性有关。这些病变虽无症状,但已代表半月板对机械应力和负重的反应,导致黏多糖产物增多。

Ⅱ级:半月板内异常高信号影(通常为水平线样),未到达关节面。组织学改变为广泛的条带状黏液样变。大多数学者认为Ⅱ级是Ⅰ级病变的进展。

Ⅲ级:半月板内异常高信号灶(通常为斜形,不规则线样)延伸至半月板关节面缘或游离缘。此级损伤可得到关节镜检查证实。

Ⅳ级:在Ⅲ级的基础上,半月板变形更为明显。

4.半月板损伤分型

一般分为三型,即垂直、斜行和水平撕裂。

(1)垂直撕裂:高信号的方向与胫骨平台垂直,通常由创伤引起。垂直撕裂又可分为放射状撕裂(与半月板长轴垂直)和纵行撕裂(与半月板长轴平行)。

(2)斜行撕裂:高信号的方向与胫骨平台成一定的角度,是最常见的撕裂方式。

(3)水平撕裂:高信号的方向与胫骨平台平行,内缘达关节囊,通常继发于退变。

5.几种特殊半月板损伤的 MRI 表现

(1)放射状撕裂:放射状撕裂沿与半月板长轴垂直的方向延伸,病变范围可是沿半月板游离缘的小损伤,也可是累及整个半月板的大撕裂。在矢状或冠状面 MRI,仅累及半月板游离缘的小放射状撕裂表现为领结状半月板最内面小的局限性缺损。在显示大的放射状撕裂时,应根据损伤部位不同,选择不同的 MR 成像平面。放射状撕裂好发于半月板的内 1/3,且以外侧半月板更多见。外侧半月板后角的撕裂可伴有前交叉韧带的损伤。

(2)纵向撕裂:纵向撕裂沿与半月板长轴的方向延伸,在半月板内可出现沿半月板长轴分布的线状异常信号。单纯的纵向撕裂,撕裂处到关节囊的距离在每个层面上相等。如果撕裂的范围非常大,内面的部分可能移位到髁间窝,形成所谓的桶柄状撕裂。这种类型的撕裂主要累及内侧半月板,如未能发现移位于髁间窝的半月板部分,可能出现漏诊。在矢状面 MRI 可见领结状结构减少和双后交叉韧带征,在冠状面 MRI 可见半月板体部截断,并直接看到移位于髁间窝的半月板部分。

(3)斜行撕裂:一种既有放射状,又有纵行撕裂的撕裂形式,斜行经过半月板。典型者形成一个不稳定的皮瓣。

（4）水平撕裂：水平撕裂沿与胫骨平台平行的方向延伸,在半月板的上面或下面将半月板分离,又称水平劈开撕裂。这是合并半月板囊肿时最常见的一种撕裂方式。由于撕裂处的活瓣效应,撕裂处出现液体潴留,所形成的半月板囊肿,包括半月板内囊肿和半月板关节囊交界处囊肿。如发现半月板关节囊交界处的囊肿,应仔细观察半月板是否有潜在的撕裂。如果不修复潜在的撕裂,单纯切除囊肿后容易复发。

（5）复杂撕裂：同时存在以上两种或两种以上形态的撕裂。征象包括以下几种。①移位撕裂：如上述桶柄状撕裂。②翻转移位：如在其他部位发现多余的半月板组织,很可能是移位的半月板碎片；半月板的一部分损伤后,就会形成一个皮瓣,通过一个窄蒂与完整的半月板前角或后角相连,从而导致"翻转移位",又称双前角或后角征；这种类型的撕裂常累及外侧半月板。③水平撕裂后,一部分半月板可能沿关节边缘突入滑膜囊内,最重要的是在MRI找到移位的碎片,因为关节镜检查很容易漏掉此型撕裂。④游离碎片：当一部分半月板没有显示时,除了寻找前述的移位性撕裂外,还应逐一观察膝关节的任何一个凹陷,包括髌上囊,寻找那些远处移位的游离碎片。⑤边缘撕裂：指撕裂发生在半月板的外1/3,此部位半月板富血供,此类型撕裂经保守或手术治疗后可以治愈；如撕裂发生在内侧白区,需要清除或切除。

（三）鉴别诊断

误判原因多与解剖变异及由血流、运动和软件问题产生的伪影有关。这些因素包括板股韧带、板板韧带、膝横韧带、肌腱、魔角效应、动脉搏动效应、患者移位、钙磷沉积病、关节腔内含铁血黄素沉着、关节真空等。

三、盘状半月板

盘状半月板(discoid meniscus,DM)是一种发育异常。由于在膝关节运动时,盘状半月板容易损伤,故在本节对其论述。

（一）临床表现

盘状半月板体积增大,似半月形。常双侧同时出现,但在外侧半月板最常见。外侧盘状半月板的发生率为1.4%～15.5%,内侧盘状半月板的发生率约0.3%。临床上,盘状半月板常无症状,或偶有关节疼痛,这与半月板变性及撕裂有关。

（二）MRI表现

1.盘状半月板的诊断标准

正常半月板的横径为10～11 mm。在矢状面MRI,层厚4～5 mm时,只有两个层面可显示连续的半月板。盘状半月板的横径增加。如果超过两层仍可看到连续的半月板,而没有出现前角、后角的领结样形态,即可诊断盘状半月板。冠状面MRI显示半月板延伸至关节内的真正范围,更有诊断意义。

2.盘状半月板的分型

盘状半月板分为六型：Ⅰ型盘状半月板,半月板上下缘平行,呈厚板状；Ⅱ型,呈中心部分较厚的厚板状；Ⅲ型,盘状半月板比正常半月板大；Ⅳ型,半月板不对称,其前角比后角更深入关节；Ⅴ型,半月板界于正常和盘状之间；Ⅵ型,上述任一型合并半月板撕裂。

典型的盘状半月板呈较宽的盘状,延伸至关节深部,因此容易撕裂。半月板撕裂的表现见前文描述。

(三)鉴别诊断

1.膝关节真空现象

不应将真空现象导致的低信号影误认为盘状半月板。最好的鉴别方法是,观察 X 线平片,明确是否有气体密度影。

2.半月板桶柄状撕裂

桶柄状撕裂后,半月板内移。在冠状面 MRI,髁间窝处可见移位的半月板,勿误认为盘状半月板。鉴别要点是,冠状面 MRI 显示半月板断裂,断裂处被水的信号替代。矢状面 MRI 也有助于鉴别诊断。

四、前交叉韧带损伤

前交叉韧带(ACL)损伤在膝关节的韧带损伤中最常见。

(一)临床表现和损伤机制

ACL 损伤的临床诊断通常根据患者的病史、体检或 MRI 所见。关节镜检查是诊断 ACL 损伤的金标准。体检时,前抽屉试验及侧移试验可出现阳性,但 ACL 部分撕裂者体检很难发现。损伤机制:可由多种损伤引起,常常发生于膝关节强力外翻和外旋时。膝关节过伸后外旋、伸展内旋和胫骨前移也可造成 ACL 损伤。

(二)MRI 表现

1.原发征象

急性完全撕裂表现为韧带连续性中断,T_2WI 显示信号增高,韧带呈水平状或扁平状走行,或韧带完全消失伴关节腔积液,或韧带呈波浪状。急性不全撕裂时,韧带增宽,在 T_2WI 信号增高。慢性撕裂在 MRI 表现为信号正常或呈中等信号,典型病变常伴有韧带松弛和韧带增厚,也可表现为韧带萎缩和瘢痕形成。

2.继发征象

不完全撕裂的诊断较困难,继发征象可能有助于诊断。

(1)后交叉韧带(PCL)成角:PCL 夹角<105°时提示 ACL 损伤。表现为后交叉韧带走行异常,上部呈锐角,形似问号。

(2)胫骨前移:胫骨前移>7 mm 时提示 ACL 损伤。测量一般在股骨外侧髁的正中矢状面上进行。

(3)半月板裸露:又称半月板未覆盖征,即通过胫骨皮质后缘的垂直线与外侧半月板相交。

(4)骨挫伤:尤其是发生于股骨外侧髁和胫骨平台的损伤,可合并 ACL 损伤。

(5)深巢征:即股骨外侧髁髌骨沟的深度增加,超过 1.5 mm。

其他继发征象包括关节积液、Segond 骨折、MCL 撕裂、半月板撕裂等。

(三)鉴别诊断

1.ACL 黏液样变性

MRI 显示 ACL 弥漫性增粗,但无液体样高信号,仍能看到 ACL 完整的线状纤维束样结构,表现为条纹状芹菜杆样外观。本病易与 ACL 的间质性撕裂混淆,鉴别主要靠病史、体检时 Lachman 阴性及没有 ACL 撕裂的继发征象。

2.ACL 腱鞘囊肿

表现为边界清晰的梭形囊样结构,位于 ACL 内或外。当囊肿较小时,容易误诊为 ACL 部分撕裂。

五、后交叉韧带撕裂

后交叉韧带撕裂占膝关节损伤的 3%～20%。因未能对很多急性损伤做出诊断,实际发生率可能更高。半数以上的 PCL 损伤出现在交通事故中,其他则为运动相关的损伤。单纯性 PCL 损伤少见,多合并其他损伤。合并 ACL 损伤最常见,其次是内侧副韧带(MCL)、内侧半月板、关节囊后部和侧副韧带(LCL)。

（一）临床表现和损伤机制

疼痛是最常见的临床症状,可以是弥漫的,或出现在胫骨或股骨的撕脱骨折部位。可有肿胀和关节积液。患者无法站立提示严重的外伤。有些患者发生单独 PCL 撕裂时,仍可继续活动。体检时,后抽屉试验可呈阳性。

膝关节过屈并受到高速度力的作用,是引起 PCL 撕裂最常见的原因。这种情况常见于摩托车交通事故和足球运动员,导致胫骨相对股骨向后移位。膝关节过伸时,关节囊后部撕裂,可以引起 PCL 撕裂,常伴 ACL 撕裂。外翻或外旋应力也是 PCL 撕裂的常见原因,常伴 MCL 和 ACL 撕裂。膝关节过屈内旋、足过屈或跖屈时,也可引起 PCL 撕裂。有时,ACL 前外侧束受到应力作用撕裂,而后内侧束仍然完整。

PCL 损伤的分类和分级:PCL 损伤分为单纯性损伤和复合伤。单纯性损伤又分为部分撕裂和完全撕裂。根据胫骨后移位的程度,可将 PCL 损伤分为三级:Ⅰ级,胫骨后移 1～5 mm;Ⅱ级,胫骨后移 5～10 mm;Ⅲ级,胫骨后移＞10 mm。

（二）MRI 表现

1.PCL 韧带内撕裂

韧带内撕裂是间质撕裂,局限于韧带内。由于出血、水肿,在 T_2WI 可见信号增高,但异常信号局限于韧带内,导致韧带信号不均匀。这种损伤可累及韧带全长,导致韧带弥漫性增粗,其外形仍存在。

2.部分撕裂

韧带内偏心性信号增高。在高信号至韧带某一边的断裂之间,仍存在一些正常的韧带纤维。在残存的正常韧带纤维周围,可出现环状出血和水肿,称为晕征。

3.完全撕裂

韧带连续性中断,断端回缩迂曲。断端出现水肿和出血,边缘模糊。

4.PCL 撕脱损伤

撕脱骨折常常累及胫骨附着处。多伴随骨折碎片,PCL 从附着处回缩。骨折部位常出现骨髓水肿。韧带结构实际上正常。相关的表现包括:过度伸直时损伤出现胫骨平台和邻近的股骨髁挫伤;过度屈曲时损伤出现胫骨近端的挫伤。

5.慢性撕裂

撕裂的 PCL 在 T_2WI 呈中等信号,韧带走行迂曲,外形不规则,屈曲时韧带不能拉近。韧带连续性未见中断,但是被纤维瘢痕所代替。纤维瘢痕与韧带在 MRI 均呈低信号。PCL 虽然在解剖上完整,但功能受损。

（三）鉴别诊断

1.嗜酸样变性(eosinophilicdegeneration,EG)

EG 类似于韧带内撕裂,在 T_1WI 可见韧带内局限性信号增加,在 T_2WI 信号减低,韧带的外形和轮廓正常。常见于老年人,无明确外伤史。

2.魔角效应

在短 TE 的 MR 图像,PCL 上部信号增加,类似于撕裂。形成机制主要是韧带的解剖结构与主磁场方向的角度呈 55°,可以通过延长 TE 而消除。

3.腱鞘囊肿

附着于 PCL 的腱鞘囊肿需与 PCL 损伤鉴别。囊肿为边界清晰的水样信号,PCL 完整。

(四)半月板桶柄状撕裂

桶柄状撕裂形成的"双后交叉韧带征"需与 PCL 损伤鉴别。PCL 走行正常,可见半月板撕裂的征象。

六、侧副韧带损伤

内、外侧副韧带(MCL、LCL)是韧带、深筋膜和肌腱附着处组成的复杂结构。因此,损伤可以是单纯内、外侧副韧带损伤,也可以合并其他多个结构损伤。另外,损伤可以是挫伤、部分撕裂或完全撕裂。MCL 损伤很少单独出现,往往合并其他软组织损伤,如 ACL 和内侧半月板。完全 MCL 撕裂一般见于严重的膝关节外伤,通常伴有 ACL 撕裂,也可伴有半月板关节囊分离和骨挫伤。

(一)临床表现和损伤机制

MCL 撕裂常为膝关节外侧受到直接暴力后发生,如果是间接损伤机制的话,临床医师应该怀疑伴有交叉韧带损伤。MCL 撕裂可根据体检而分类:1 级,膝关节没有松弛,仅有 MCL 部位的压痛;2 级,外翻应力时有些松弛,但有明确的终点;3 级,松弛明显增加,没有明确的终点。

单纯性 LCL 损伤一般不会听到爆裂声,过伸外翻应力是 LCL 损伤最常见的机制,过伸内旋也是其常见的损伤机制。患者出现膝关节不稳,处于过伸状态,后外侧疼痛。LCL 是关节囊外的结构,因此单纯 LCL 损伤只有轻度肿胀,没有关节积液。与 MCL 比较,外侧副韧带损伤的机会较少。

(二)MRI 表现

(1)MCL 急性撕裂的 MRI 表现。根据损伤程度不同可有如下改变:1 级,韧带厚度正常,连续性未见中断,周围可见不同程度的中等 T_1、长 T_2 信号,提示水肿,韧带与附着处骨皮质仍紧密结合;2 级,韧带增厚,纤维部分断裂,周围可见中等 T_1、长 T_2 信号,提示水肿或出血;3 级,韧带完全断裂,相应部位周围可见出血和水肿信号。

(2)慢性 MCL 撕裂时 MRI 显示韧带增厚,在 T_1WI 和 T_2WI 均呈低信号。有时,MCL 骨化,在其近端可见骨髓信号。

(3)LCL 撕裂与 MCL 不同,其 MRI 表现很少根据撕裂的程度描述。LCL 为关节囊外结构,不会出现关节积液,不会如 MCL 撕裂一样在其周围出现长 T_2 信号。与 MCL 撕裂相比,急性 LCL 撕裂一般表现为韧带连续性中断或腓骨头撕脱骨折,韧带松弛、迂曲,而无明显的韧带增厚。如前文所述,LCL 撕裂很少单独出现,多伴有交叉韧带损伤。

(4)内、外侧副韧带损伤的继发征象包括关节间隙增宽、积液、半月板损伤、交叉韧带撕裂和骨挫伤。

（三）鉴别诊断

1.2 级和 3 级 MCL 撕裂

鉴别非常困难。临床上根据外翻松弛有无终点鉴别 2 级和 3 级撕裂非常有帮助,伴有 ACL 撕裂也提示 MCL 完全撕裂。

2.鹅足滑膜炎/撕脱骨折

横断面 MR 图像可以清晰显示鹅足和 MCL 解剖。

七、肩袖损伤

肩关节疼痛是患者常见的主诉,其原因众多。40 岁以上的患者中,主要原因为肩关节撞击综合征和肩袖撕裂。MRI 作为一种无创伤性检查方法,在诊断肩袖病变方面的重要性日益增加,有助于指导手术。

（一）临床表现与损伤机制

肩袖疼痛的两个主要原因是机械性原因和生物原因。前者如肩峰下肌腱的撞击作用,后者如滑膜炎。尽管肩袖有神经支配,肩峰下滑囊的末梢神经敏感性是肩袖的 20 倍。肩峰下撞击综合征的患者,肩峰下滑囊积液是引起患者疼痛的主要原因。肩关节撞击综合征是一个临床诊断,体格检查很难判断与之相关的肩袖损伤的情况。因此,MRI 检查非常重要。

绝大多数肩袖撕裂表现为慢性病程,少数伴有急性外伤。典型的临床表现为慢性肩关节疼痛,疼痛在肩关节前上外侧,上臂前屈或外展时疼痛加重。因夜间疼痛而影响睡眠是困扰肩袖病变患者的常见问题。体格检查可发现肌力减弱和摩擦音。Neer 和 Hawkins/Jobe 试验可以确定肩袖撞击综合征,肩峰下滑囊注射利多卡因试验可用于诊断肩袖撞击综合征。

肩袖损伤有三个主要机制:肩袖的外压作用、肌腱内部退变、肌肉失平衡。Neer 首次提出肩袖损伤的理论,即肩峰前部、喙肩韧带和肩锁关节外压所致,三者组成喙肩弓。通常将肩袖病变分为三期:Ⅰ期,肩袖特别是冈上肌腱水肿和出血,或表现为肌腱炎或炎性病变,好发于小于 25 岁的青年人;Ⅱ期,炎症进展,形成更多纤维组织,好发于 25～45 岁;Ⅲ期,肩袖撕裂,多发于 45 岁以上。Ⅰ期异常改变是可逆的,故在此阶段发现病变有重要临床意义。肩袖撕裂常发生于冈上肌腱距大结节 1 cm 处,这个危险区域无血管分布,是肌腱撕裂的最常见部位。

（二）MRI 表现

肩袖损伤程度不同,MRI 表现不同,分述如下:0 级,MRI 表现正常,呈均匀一致的低信号;1 级,肩袖形态正常,其内可见弥漫性或线状高信号;2 级,肩袖变薄或不规则,局部信号增高,部分撕裂时在肌腱中可见水样信号,但仅累及部分肌腱;3 级,异常信号增高累及肌腱全层,肌腱全层撕裂时液体进入肌腱裂隙中,伴有不同程度的肌腱回缩。

肌腱全层撕裂的慢性患者可合并肌肉慢性萎缩。可将部分撕裂分为关节面侧、滑囊面侧和肌腱内部分撕裂。肌腱内部分撕裂可以造成肩关节疼痛,但关节镜检查阴性。关节面侧部分撕裂比滑囊面侧部分撕裂更常见。MRI 诊断部分撕裂比全层撕裂的准确性低。部分撕裂在 MRI 可仅表现为中等信号。

（三）鉴别诊断

1.钙化性肌腱炎

肌腱增厚,常伴有局部信号减低,X 线平片检查有助于鉴别诊断。

2.肌腱退变

常见于老年人,在 T_2WI 信号增高,边界不清。所有的肩袖结构均出现与年龄相关的退变。随年龄增大,肩袖内可能出现小的裂隙,MRI 显示水样信号。这些裂隙如果延伸到肩袖的表面,可能被误诊为撕裂。

3.肌腱病

肌腱病是组织学检查可以发现的更小的肩袖退变。肌腱病这一术语有时也被用于年龄相关的肩袖退变,但建议将这一术语用于诊断更为年轻的有症状患者。

八、踝关节损伤

踝关节韧带损伤是临床工作中的常见问题之一。其中,外侧副韧带损伤最常见,它包含距腓前韧带、跟腓韧带及距腓后韧带三个组成部分。

(一)临床表现与病理特征

踝关节扭伤多为内翻内旋性损伤,通常导致距腓前韧带和/或跟腓韧带断裂。其中,单纯距腓前韧带断裂最多,距腓前韧带和跟腓韧带同时断裂次之,距腓后韧带受损则很少。踝部共有13 条肌腱通过,除跟腱外,其他所有肌腱均有腱鞘包绕。

(二)MRI 表现

足和踝关节的韧带撕裂与其他部位的韧带损伤表现类似。根据损伤程度,MRI 表现可分为:1 级,撕裂表现为韧带轻度增粗,其内可见小片状高信号,并常出现皮下水肿;2 级,韧带部分撕裂,韧带增粗更为明显,信号强度的变化更为显著;3 级,撕裂为韧带完全断裂,断端分离,断端间出现高信号。这些改变在常规 MRI T_2WI 均可显示。

MRI 诊断距腓前韧带损伤比较容易,而显示跟腓韧带损伤则相对困难。原因可能是,在现有扫描方式下,距腓前韧带通常可以完整地显示在单层横断面图像上,从而容易判断其有无连续性中断。跟腓韧带则不同,不管是横断面还是冠状面图像,通常都不能在单层图像完整显示,仅可断续显示在连续的数个层面。这样,MRI 就不易判断跟腓韧带的连续性是否完好,诊断能力下降。为此,MRI 检查时应尽可能在单一层面显示所要观察的组织结构,合理摆放患者体位和选择成像平面,或选用 3D 成像技术显示踝部韧带的复杂解剖。例如,足跖屈 $40°\sim50°$ 的横断面,或俯卧位横断面可使跟腓韧带更容易在单层图像完整显示;MRI 薄层三维体积成像,尤其是各向同性高分辨率三维扫描,可以获得沿跟腓韧带走行的高质量图像,提高跟腓韧带损伤的诊断可靠性。

(三)鉴别诊断

1.部分容积效应

在判断复杂韧带解剖、韧带呈扇形附着或多头韧带所致的信号变化时,部分容积效应可造成假象。采用多层面、多方位或薄层 3D 成像有助于解决这一问题。

2.魔角效应

小腿部肌腱经内、外踝转至足底时,经常出现"魔角现象"。即在短 TE 图像肌腱信号增高,但在长 TE 图像肌腱信号正常。

(杨琳琳)

第二节　骨关节感染性疾病的 MRI 诊断

一、骨髓炎

骨髓炎是指细菌性骨感染引起的非特异性炎症,它涉及骨膜、骨密质、骨松质及骨髓组织,"骨髓炎"只是一个沿用的名称。本病较多见于 2～10 岁儿童,多侵犯长骨,病菌多为金黄色葡萄球菌。近年来抗生素广泛应用,骨髓炎的发病率显著降低,急性骨髓炎也可完全治愈,转为慢性者少见。

(一)临床表现与病理特征

急性期常突然发病,高热、寒战,儿童可有烦躁不安、呕吐与惊厥。重者出现昏迷和感染性休克。早期患肢剧痛,肢体半屈畸形。局部皮温升高,有压痛,肿胀并不明显。数天后出现水肿,压痛更为明显。脓肿穿破骨膜后成为软组织深部脓肿,此时疼痛可减轻,但局部红肿压痛更为明显,触之有波动感。血白细胞数增高。成人急性炎症表现可不明显,症状较轻,体温升高不明显,血白细胞可仅轻度升高。慢性骨髓炎时,如骨内病灶相对稳定,则全身症状轻微。身体抵抗力低下时可再次急性发作。病变可迁延数年,甚至数十年。

大量的菌栓停留在长骨的干骺端,阻塞小血管,迅速发生骨坏死,并有充血、渗出与白细胞浸润。白细胞释放蛋白溶解酶破坏细菌、坏死骨组织与邻近骨髓组织。渗出物与被破坏的碎屑形成小型脓肿并逐渐扩大,使容量不能扩大的骨髓腔内压力增高。其他血管亦受压迫而形成更多的坏死骨组织。脓肿不断扩大,并与邻近的脓肿融合成更大的脓肿。

腔内高压的脓液可以沿哈佛管蔓延至骨膜下间隙,将骨膜掀起,形成骨膜下脓肿。骨皮质外层 1/3 的血供来自骨膜,骨膜掀起剥夺了外层骨皮质的血供而形成死骨。骨膜掀起后脓液沿筋膜间隙流注,形成深部脓肿。脓液穿破皮肤,排出体外形成窦道。脓肿也可穿破干骺端的骨皮质,形成骨膜下骨脓肿,再经过骨小管进入骨髓腔。脓液还可沿着骨髓腔蔓延,破坏骨髓组织、松质骨、内层 2/3 密质骨的血液供应。病变严重时,骨密质的内外面都浸泡在脓液中而失去血液供应,形成大片的死骨。因骨骺板具有屏障作用,脓液进入邻近关节少见。成人骺板已经融合,脓肿可以直接进入关节腔,形成化脓性关节炎。小儿股骨头骨骺位于关节囊内,该处骨髓炎可以直接穿破干骺端骨密质,进入关节。

失去血供的骨组织,将因缺血而坏死。而后,在其周围形成肉芽组织,死骨的边缘逐渐被吸收,使死骨与主骨完全脱离。在死骨形成过程中,病灶周围的骨膜因炎性充血和脓液的刺激,产生新骨,包围在骨干外层,形成骨性包壳。包壳上有数个小孔与皮肤的窦道相通。包壳内有死骨、脓液和炎性肉芽组织,往往引流不畅,成为骨性无效腔。死骨内可存留细菌,抗生素不能进入其内,妨碍病变痊愈。小片死骨可以被肉芽组织吸收,或为吞噬细胞清除,或经皮肤窦道排出。大块死骨难以吸收和排出,可长期存留体内,使窦道经久不愈合,病变进入慢性阶段。

(二)MRI 表现

MRI 显示骨髓炎和软组织感染的作用优于 X 线和 CT 检查,易于区分髓腔内的炎性浸润与正常黄骨髓,可以确定骨破坏前的早期感染。

1.急性骨髓炎

骨髓腔内多发类圆形或迂曲不规则的更长 T_1、长 T_2 信号,边缘尚清晰,代表病变内脓肿形成;脓肿周围骨髓腔内可见边界不清的大片状长 T_1、长 T_2 信号,压脂 T_2WI 呈高信号,代表脓肿周围骨髓腔的水肿;病变区可出现死骨,在所有 MRI 序列均表现为低信号,其周围可见环状长 T_1、长 T_2 信号包绕,代表死骨周围的反应性肉芽组织,死骨的显示 CT 优于 MRI;骨膜反应呈与骨皮质平行的细线状高信号,外缘为骨膜化骨的低信号线;周围软组织内可见广泛的长 T_1、长 T_2 信号,为软组织的水肿(图 17-1);有时骨膜下及软组织出现不规则长 T_1、长 T_2 信号,边界清晰,代表骨膜下或软组织脓肿形成;在增强检查时,炎性肉芽肿及脓肿壁可有强化,液化坏死区不强化,因此出现环状强化,壁厚薄均匀。

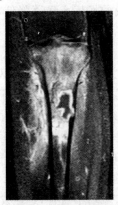

图 17-1　胫骨骨髓炎

脂肪抑制冠状面 T_2WI,胫骨中上段局限性骨质破坏,周围可
见环状高信号,髓内大片水肿,周围肌肉组织明显肿胀

2.慢性化脓性骨髓炎

典型的影像学特点为骨质增生、骨质破坏及死骨形成,MRI 显示这些病变不如 CT。只有在 X 线和 CT 检查无法与恶性肿瘤鉴别诊断时,MRI 可以提供一定的信息。例如,当 MRI 检查没有发现软组织肿块,而显示病变周围不规则片状长 T_1、长 T_2 水肿信号,病变内部可见多发类圆形长 T_1、长 T_2 信号,边缘强化,提示脓肿可能,对慢性骨髓炎的诊断有一定的帮助。

(三)鉴别诊断

1.骨肉瘤

骨肉瘤的骨质破坏与骨硬化可孤立或混杂出现,而骨髓炎的增生硬化在破坏区的周围。骨肉瘤在破坏区和软组织肿块内有瘤骨出现,周围骨膜反应不成熟,软组织肿块边界较清,局限于骨质破坏周围,而骨髓炎软组织肿胀范围比较广。

2.尤因肉瘤

尤因肉瘤亦可见局限的软组织肿块,无明确的急性病史,无死骨及骨质增生。MRI 有助于区分软组织肿胀与软组织肿块。

二、化脓性关节炎

化脓性关节炎是化脓性细菌侵犯关节面引起的急性炎症。大多由金黄色葡萄球菌引起,其次为白色葡萄球菌、肺炎球菌和肠道杆菌。多见于儿童,好发于髋、膝关节。常见的感染途径有血行感染、邻近化脓性病灶直接蔓延、开放性关节损伤感染。

(一)临床表现与病理特征

急性期多突然发病,高热、寒战,儿童可有烦躁不安、呕吐与惊厥。病变关节迅速出现疼痛与功能障碍。局部红、肿、热、疼明显。关节常处于屈曲位。

早期为滑膜充血水肿,有白细胞浸润和浆液性渗出物;关节软骨没有破坏,如治疗及时,可不遗留任何功能障碍。病变继续发展,关节液内可见多量的纤维蛋白渗出,其附着于关节软骨上,阻碍软骨的代谢。白细胞释出大量的酶,可以协同对软骨基质进行破坏,使软骨发生断裂、崩溃与塌陷。病变进一步发展,侵犯关节软骨下骨质,关节周围亦有蜂窝织炎。病变修复后关节重度粘连,甚至发生骨性或纤维性强直,遗留严重关节功能障碍。

(二)MRI 表现

在出现病变后 1～2 周,X 线没有显示骨质改变之前,MRI 就可显示骨髓的水肿,关节间隙均匀一致性变窄。关节腔内长 T_1、长 T_2 信号,代表关节积液。在 T_1WI,积液信号比其他原因造成的关节积液的信号稍高,原因是关节积脓内含大分子蛋白物质。关节周围骨髓腔内及软组织内可见范围很广的长 T_1、长 T_2 信号,代表骨髓及软组织水肿。关节囊滑膜增厚,MRI 增强扫描时明显强化。

(三)鉴别诊断

1.关节结核

关节结核进展慢,病程长,破坏从关节边缘开始。如果不合并感染,一般无增生硬化。关节间隙一般为非均匀性狭窄,晚期可出现纤维强直,很少出现骨性强直。

2.类风湿关节炎

多发生于手足小关节,多关节对称受累,关节周围软组织梭形肿胀。关节面下及关节边缘处出现穿凿样骨质破坏,边缘硬化不明显。

三、骨与关节结核

骨与关节结核是一种慢性炎性疾病,绝大多数是继发于体内其他部位的结核,尤其是肺结核。结核分枝杆菌多经血行到骨或关节,停留在血管丰富的骨松质和负重大、活动多的关节滑膜内。脊柱结核发病率最高,占一半以上,其次是四肢关节结核,其他部位结核很少见。本病好发于儿童和青少年。

(一)临床表现与病理特征

病变进程缓慢,临床症状较轻。全身症状有低热、盗汗、乏力、消瘦、食欲缺乏,红细胞沉降率增加。早期的局部症状有疼痛、肿胀、功能障碍,无明显的发红、发热。后期可有冷脓肿形成,穿破后形成窦道,并继发化脓性感染。长期发病可导致发育障碍、骨与关节的畸形和严重的功能障碍。

骨与关节结核的最初病理变化是单纯性滑膜结核或骨结核,以后者多见。在发病最初阶段,关节软骨面完好。如果在早期阶段,结核病变被有效控制,则关节功能不受影响。如病变进一步发展,结核病灶便会破向关节腔,不同程度地损坏关节软骨,称为全关节结核。全关节结核必将后遗各种关节功能障碍。如全关节结核不能被控制,便会出现继发感染,甚至破溃产生瘘管或窦道,此时关节完全毁损。

(二)MRI 表现

1.长骨干骺端及骨干结核

MRI 主要显示结核性脓肿征象。脓肿周边可见薄层环状低信号,代表薄层硬化边或包膜;内层为等 T_1、稍长 T_2 的环状信号,增强扫描时有强化,代表脓肿肉芽组织壁;中心区信号根据病变的病理性质不同而不同,大部分呈长 T_1、长 T_2 信号,由于内部为干酪样坏死组织,其在 T_1WI 信号强度高于液体信号,在 T_2WI 信号往往不均匀,甚至出现低信号;周围骨髓腔内及软组织内可见长 T_1、长 T_2 信号,代表水肿;有时邻近关节的病变可导致关节积液。

2.脊柱结核

MRI 目前已被公认是诊断脊椎结核最有效的检查方法。病变椎体在 T_1WI 呈低信号,在 T_2WI 呈高信号。MRI 显示椎旁脓肿比较清楚,在 T_1WI 呈低信号,T_2WI 呈高信号。脓肿壁呈等 T_1、等 T_2 信号,增强扫描时内部脓液不强化,壁可强化(图 17-2)。

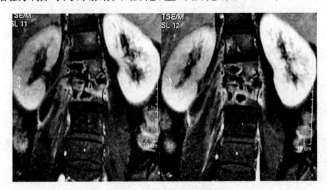

图 17-2　腰椎结核

脂肪抑制冠状面 T_1WI 增强扫描,椎体内多个低信号病灶,椎间隙破坏、狭窄,右侧腰大肌内可见较大结核性脓肿

(三)鉴别诊断

1.骨囊肿

好发于骨干干骺的中心,多为卵圆形透亮影,与骨干长轴一致,边缘清晰锐利,内无死骨。易并发病理性骨折。无骨折时常无骨膜反应。CT 和 MRI 表现为典型的含液病变。

2.骨脓肿

硬化比较多,骨膜反应明显,发生于干骺端时极少累及骨骺,可形成窦道。

3.软骨母细胞瘤

骨骺为发病部位,可累及干骺端,但病变的主体在骨骺。可有软骨钙化,易与骨结核混淆,也可根据钙化的形态进行鉴别。病变呈等 T_1、混杂长 T_2 信号,增强扫描时病变呈实性强化。

4.脊柱感染

起病急,临床症状比较重,多为单个椎体受累,破坏进展快,骨修复明显。

5.脊柱转移瘤

转移瘤好发于椎弓根及椎体后部,椎间隙一般不变窄。可有软组织肿块,一般仅限于破坏椎体的水平,易向后突出压迫脊髓。MRI 增强扫描有助于鉴别软组织肿块与椎旁脓肿。

(杨琳琳)

第三节　退行性骨关节病的MRI诊断

退行性骨关节病又称骨性关节炎,是关节软骨退变引起的慢性骨关节病,分原发和继发两种。前者是原因不明的关节软骨退变,多见于40岁以上的成年人,好发于承重关节,如脊柱、膝关节和髋关节等,常为多关节受累。后者多继发于外伤或感染,常累及单一部位,可发生于任何年龄,任何关节。

一、临床表现与病理特征

常见的症状是局部运动受限,疼痛,关节变形。病理改变早期表现为关节软骨退变,软骨表面不规则、变薄、出现裂隙,最后软骨完全消失,骨性关节面裸露。软骨下骨常发生相应变化,骨性关节面模糊、硬化、囊变,边缘骨赘形成。

二、MRI表现

退行性骨关节病的首选检查方法为X线平片。MRI可以早期发现关节软骨退变。在此重点讲述关节软骨退变的MRI表现。

在T_2WI,关节软骨内出现灶状高信号是软骨变性的最早征象。软骨信号改变主要由于胶原纤维变性,含水量增多所致。软骨形态和厚度改变也见于退变的早期,主要是软骨体积减小。退变进一步发展,MRI表现更为典型,软骨不同程度变薄,表面毛糙,灶性缺损、碎裂,甚至软骨下骨质裸露。相应部位的软骨下骨在T_2WI显示信号增高或减低,信号增高提示水肿或囊变,信号减低提示反应性纤维化或硬化。相关的其他MRI表现包括中心或边缘骨赘形成,关节积液及滑膜炎。

按照Shahriaree提出的关节软骨病变病理分级标准,可把软骨病变的MRI表现分级描述如下:0级,正常;Ⅰ级,关节软骨内可见局灶性高信号,软骨表面光滑;Ⅱ级,软骨内高信号引起软骨表面不光滑,或软骨变薄、溃疡形成;Ⅲ级,软骨缺损,软骨下骨质裸露。

三、鉴别诊断

(一)软骨损伤
有明确的外伤史,可见局部软骨变薄或完全缺失。一般缺失的边界清晰锐利,有时发生软骨下骨折。在关节腔内可以找到损伤移位的软骨碎片或骨软骨碎片。

(二)感染性关节炎
在退行性变晚期,可出现骨髓水肿、关节积液及滑膜增厚等征象,需要与感染性关节炎鉴别。鉴别要点是明确有无感染的临床症状及化验结果;影像学上,感染性滑膜炎时滑膜增厚更明显,关节周围水肿及关节积液更明显,而退行性变时滑膜增厚、水肿及关节积液均相对较轻,但关节相对缘增生明显。

(杨琳琳)

第四节 骨坏死的 MRI 诊断

骨坏死是指骨的活性成分(骨细胞、骨髓造血细胞及脂肪细胞)的病理死亡。在 19 世纪,骨坏死曾被误认为由感染引起。后来认识到骨坏死并非由细菌感染引起,故称无菌坏死。此后,人们认识到骨坏死与骨组织缺血有关,故改称无血管坏死,习惯称缺血坏死。根据其发生部位,通常把发生于骨端的坏死称为骨坏死,而发生于干骺端或骨干的坏死称为骨梗死。

一、临床表现与病理特征

病变发展比较缓慢,临床症状出现较晚。主要是关节疼痛肿胀、活动障碍、肌肉痉挛。最常见的发病部位是股骨头,好发于 30～60 岁的男性,可两侧同时或先后发病。患肢呈屈曲内收畸形,"4"字试验阳性。骨坏死最好于股骨头,其次是股骨内外髁、胫骨平台、肱骨头、距骨、跟骨、舟骨。

骨自失去血供到坏死的时间不等,数天内可无变化,2～4 周内骨细胞不会完全死亡。骨坏死的病理改变为骨陷窝空虚,骨细胞消失。骨细胞坏死后,新生和增生的血管结缔组织或纤维细胞、巨噬细胞向坏死组织伸展,逐渐将其清除。结缔组织中新生的成骨细胞附着在骨小梁表面。软骨发生皱缩和裂缝,偶尔出现斑块状坏死。滑膜增厚,关节腔积液。病变晚期,坏死区骨结构重建,发生关节退变。

二、MRI 表现

(一)股骨头坏死

早期股骨头前上方出现异常信号,在 T_1WI 多为一条带状低信号(图 17-3),T_2WI 多呈内、外伴行的高信号带和低信号带,称之为双线征。偶尔出现三条高、低信号并行的带状异常信号,高信号居中,两边伴行低信号带,称之为三线征。条带状信号影包绕的股骨头前上部可见 5 种信号变化:正常骨髓信号,出现率最高,多见于早期病变;短 T_1、长 T_2 信号,罕见,出现于修复早期;长 T_1、长 T_2 信号,见于修复中期;长 T_1、短 T_2 信号,见于修复早期或晚期;混杂信号,以上信号混合出现,多见于病变中晚期。

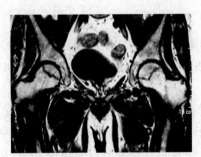

图 17-3 股骨头坏死
双髋关节 MRI,冠状面 T_1WI 显示双侧股骨头内线状低信号

（二）膝关节坏死

除病变部位和形状大小外，膝关节坏死 MRI 表现的信号特点与股骨头坏死相似。病变通常表现为膝关节面下大小不一的坏死区，线条样异常信号是反应带，常为三角形或楔形，在 T_1WI 呈低信号，而在反应带和关节面之间的坏死区仍表现为脂肪信号，即在 T_1WI 为高信号，在 T_2WI 呈现"双边征"，内侧为线状高信号，代表新生肉芽组织，外侧为低信号带，代表反应性新生骨。

（三）肱骨头坏死

MRI 表现与股骨头坏死类似。

（四）跟骨坏死

信号改变与其他部位的缺血坏死无区别。常发生于跟骨后部，对称性发病比较常见。

（五）距骨坏死

分期和影像学表现与股骨头坏死相似。好发于距骨外上方之关节面下。

三、鉴别诊断

（一）一过性骨质疏松

MRI 虽可出现长 T_1、长 T_2 信号，但随诊观察时可恢复正常，不出现典型的双线征。

（二）滑膜疝

多发生于股骨颈前部，内为液体信号。

（三）骨岛

多为孤立的圆形硬化区，CT 密度较高，边缘较光滑。

（杨琳琳）

第五节　骨肿瘤的 MRI 诊断

骨肿瘤的首选检查方法为 X 线平片。通过 X 线表现，结合典型的年龄和发病部位，大部分骨肿瘤可以正确诊断。有些病变在 X 线平片呈良性改变，且长期随访无进展，虽不能做出明确诊断，也仅仅需要 X 线平片随访观察。MRI 检查一般只用于侵袭性病变，且不能明确良恶性的患者，或用于已确诊的恶性病变，但需要明确病变的范围及其与周围血管神经的关系。骨肿瘤种类繁多，在此选择临床常见，且有 MRI 特征的几种骨肿瘤，描述如下。

一、软骨母细胞瘤

软骨母细胞瘤是一种软骨来源的良性肿瘤，发病率为 $1\%\sim3\%$，占良性肿瘤的 9%。软骨母细胞瘤好发于青少年或青壮年，发生于 $5\sim25$ 岁者占 90%，其中约 70% 发生于 20 岁左右。

（一）临床表现与病理特征

与大多数肿瘤一样，本病临床表现无特征。患者可无明显诱因出现疼痛、肿胀、活动受限或外伤后疼痛。

显微镜下病理观察，软骨母细胞瘤形态变化较大。瘤体由单核细胞及多核巨细胞混合组成，典型的单核瘤细胞界限清晰,胞质粉红色或透亮,核圆形、卵圆形,有纵向核沟。肿瘤内有嗜酸性软骨样基质,内有软骨母细胞,还可见不等量钙化,形成特征性的"窗格样钙化"。

(二)MRI 表现

软骨母细胞瘤多发生于长骨的骨骺内,可通过生长板累及干骺端,表现为分叶状的轻、中度膨胀性改变,边界清楚,有或无较轻的硬化边。在 MRI,肿瘤呈分叶状或无定形结构,内部信号多不均匀。这可能与软骨母细胞瘤含有较多的细胞软骨类基质和钙化及病灶内的液体和/或出血有关。病变在 T_1WI 多为中等和较低信号,在 T_2WI 呈低、中、高信号不均匀混杂,高信号主要由软骨母细胞瘤中含透明软骨基质造成(图 17-4)。周围骨髓及软组织内可见水肿是软骨母细胞瘤的一个特点。

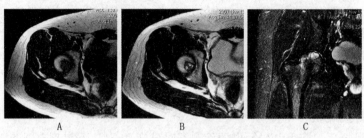

图 17-4 右股骨头软骨母细胞瘤

A.右髋关节轴面 T_1WI,右侧股骨头可见中等信号病灶,边界清晰,内部信号均匀;B.右髋关节轴面 T_2WI,病灶中中、高信号混杂,高信号为透明软骨基质;C.右髋关节冠状面压脂 T_2WI 可见周围髓腔少量水肿

(三)鉴别诊断

1.骨骺干骺端感染

结核好发于干骺端,由干骺端跨骺板累及骨骺,但病变的主体部分在干骺端,周围的硬化边在 T_1WI 和 T_2WI 呈低信号。骨脓肿好发于干骺端,一般不累及骨骺,在 T_1WI 囊肿壁呈中等信号,囊液呈低信号,可有窦道,MRI 表现也可类似骨结核。

2.骨巨细胞瘤

好发于 20～40 岁患者的骨端,根据年龄和部位两者不难鉴别。但是对发生于骨骺已闭合者的软骨母细胞瘤来说,有时易与骨巨细胞瘤混淆。鉴别要点是观察病变内是否有钙化。

3.动脉瘤样骨囊肿

软骨母细胞瘤继发动脉瘤样骨囊肿时,需与原发动脉瘤样骨囊肿鉴别。前者往往有钙化。

4.恶性骨肿瘤

发生于不规则骨的软骨母细胞瘤,生长活跃,有软组织肿块及骨膜反应时,需与恶性肿瘤鉴别。

二、动脉瘤样骨囊肿

动脉瘤样骨囊肿(ABC)约占所有骨肿瘤的 14%,好发于 30 岁以下的青年人,于长骨干骺端和脊柱多见,男女发病为 1.5：1。本病分为原发和继发两类。

(一)临床表现与病理特征

本病临床症状轻微,主要为局部肿胀疼痛,呈隐袭性发病。侵犯脊柱者,可引起局部疼痛,压迫神经时出现神经压迫症状。

组织学方面,ABC似充满血液的海绵,由多个相互融合的海绵状囊腔组成,内部的囊性间隔由成纤维细胞、肌纤维母细胞、破骨细胞样巨细胞、类骨质和编织骨构成。

(二)MRI表现

长骨干骺端多见,沿骨干长轴生长,病变膨胀明显,一般为偏心生长,边缘清晰,内部几乎为大小不等的囊腔样结构。尽管病变内各个囊腔的影像表现存在很大差异,但其内间隔和液-液平面仍能清晰显示(图17-5)。ABC内间隔和壁较薄,呈边缘清晰的低信号,这与其为纤维组织有关。囊腔内可见大小不等的液-液平面,在T_1WI,液平上方的信号低于下方的信号;在T_2WI,液平上方的信号高于下方的信号。

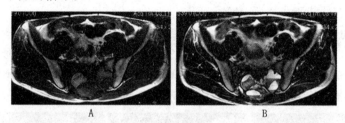

图17-5 动脉瘤样骨囊肿

A.骶骨MRI轴面T_1WI,骶骨可见多个囊腔,及数个大小不等的液-液平面,液平
上方信号低于下方;B.横断面T_2WI,液平面上方的信号高于下方信号

(三)鉴别诊断

1.骨囊肿

发病年龄和发病部位与ABC相似。但骨囊肿的膨胀没有ABC明显;内部常为均一的长T_1、长T_2信号;除非合并病理骨折,否则内部不会有出血信号。ABC内部为多发囊腔,常见多发液-液平面。

2.毛细血管扩张型骨肉瘤

肿瘤内部也可见大量的液-液平面,而且液-液平面占肿瘤体积的90%以上,因此需与ABC鉴别。鉴别要点是,X线平片显示前者破坏更严重,进展快,MRI清晰显示软组织肿块,如X线平片或CT显示瘤骨形成,提示毛细血管扩张型骨肉瘤可能性更大。

(杨琳琳)

第六节 软组织肿瘤的MRI诊断

本节软组织定义为除淋巴造血组织、神经胶质、实质器官支持组织外的非上皮性骨外组织,包括纤维、脂肪、肌肉、脉管、滑膜和间皮等组织。它们均由中胚层衍生而来,故凡是源于上述组织的肿瘤均属于软组织肿瘤。软组织肿瘤的真正发病率不详,但良性软组织肿瘤至少是恶性软组织肿瘤的10倍。致病因素有基因、放疗、环境、感染、创伤等。

软组织肿瘤种类繁多,有些肿瘤虽不能确诊病变的病理学类型,但在鉴别良恶性方面有一定作用。主要的鉴别点包括肿瘤是否突破原有间隙的筋膜、肿瘤边界、肿瘤生长速度、肿瘤大小、肿瘤所在部位、肿瘤内部密度或信号的均匀程度(如有无液化坏死、出血、钙化、流空血管)等方面。

部分软组织肿瘤有特征性 MRI 表现,诊断不难。在此主要列举一些 MRI 表现具有特征的软组织肿瘤。

一、脂肪瘤

脂肪瘤是源于原始间叶组织的肿瘤,是最常见的良性软组织肿瘤。

(一)临床表现与病理特征

脂肪瘤好发于 30～50 岁,女性多于男性,皮下表浅部位多见。临床常触及质软包块,一般无临床不适。病理方面,良性脂肪瘤几乎为成熟的脂肪组织,其内可有纤维性间隔,使肿瘤呈小叶状改变。瘤体内偶有灶状脂肪坏死、梗死、钙化。

(二)MRI 表现

瘤体边缘清晰,内部一般呈均匀的短 T_1、长 T_2 信号,在压脂图像呈低信号,与皮下脂肪信号改变相似。瘤内偶有薄的纤维间隔,呈线状低信号,其特点为间隔较薄且厚薄均匀,没有壁结节(图 17-6)。增强扫描时病变无强化,间隔结构偶有轻度强化。

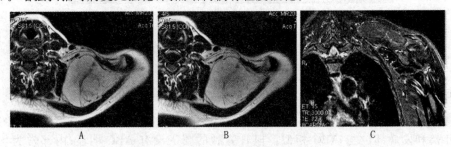

图 17-6　肩部脂肪瘤

A.左肩部横断面 T_1WI,可见边界清晰的高信号病灶,内部有薄的分隔;B.左肩部横断面 T_2WI,病变呈均匀高信号;C.左肩部冠状面压脂 T_2WI,病灶呈低信号,与周围脂肪信号改变类似

(三)鉴别诊断

脂肪瘤内存在纤维间隔时,需与高分化脂肪肉瘤鉴别。前者间隔较薄,厚薄均匀,无壁结节,增强扫描时无或仅有轻度强化;后者间隔较厚,厚薄不均,有壁结节,明显强化。

二、脂肪肉瘤

脂肪肉瘤是起源于脂肪组织的恶性肿瘤,是成人第二位常见的软组织恶性肿瘤。

(一)临床表现与病理特征

脂肪肉瘤多见于 50～60 岁的中老年人,男女比例约为 4∶1,好发于大腿及腹膜后部位。临床上常触及肿块,边界不清,有压痛,活动度差,可有疼痛和功能障碍。显微镜下观察,脂肪肉瘤的共同形态学特征是存在脂肪母细胞,因胞质内含有一个或多个脂肪空泡,故瘤细胞呈印戒状或海绵状。大体病理观察,脂肪肉瘤边界清晰,但无包膜。

(二)MRI 表现

组织分化好的脂肪肉瘤以脂肪成分为主,在 T_1WI 及 T_2WI 均呈高信号,在压脂图像呈低信号。瘤体内部分隔较多、较厚,且厚薄不均,可有实性结节,增强扫描时可有强化。组织分化不良的脂肪肉瘤,其内含有不同程度的脂肪成分,对诊断脂肪肉瘤具有意义。如果病变不含脂肪成分,诊断脂肪肉瘤将很困难,因为肿瘤与其他软组织恶性肿瘤表现相似,呈长 T_1、长 T_2 信号,信号不均,内部可有更长 T_1、长 T_2 信号,代表病变内坏死区,瘤体边界不清晰,侵蚀邻近骨,增强扫描时病变明显强化,强化一般不均匀。

（三）鉴别诊断

1.良性脂肪瘤

分化良好的脂肪肉瘤需与脂肪瘤鉴别。

2.恶性纤维组织细胞瘤

分化不良的脂肪肉瘤,需要与恶性纤维组织细胞瘤鉴别。如 MRI 显示脂肪成分,可提示脂肪肉瘤诊断,如果未发现脂肪成分,则很难与恶性纤维组织细胞瘤鉴别,一般需要病理确诊。

三、神经源性肿瘤

神经源性肿瘤是外周神经常见的肿瘤之一,可单发或多发。多发者称为神经纤维瘤病,是一种复杂的疾病,同时累及神经外胚层及中胚层。

（一）临床表现与病理特征

神经鞘瘤可发生于任何年龄,以 20～50 岁常见,男女发病率差别不大,好发于四肢肌间。而神经纤维瘤以 20～30 岁多见,好发于皮下。外周神经源性肿瘤好发于四肢的屈侧和掌侧,下肢多于上肢。临床上常触及无痛性肿块,沿神经长轴分布。伴发神经纤维瘤病时,皮肤可有咖啡斑。

恶性神经源性肿瘤肿块往往较大,有疼痛及神经系统症状,如肌力减弱,感觉丧失等。肿瘤细胞排列成束,内部出血、坏死常见,异型性区域占 10%～15%,局部可出现成熟的软骨、骨、横纹肌、肉芽组织或上皮成分。大部分恶性神经源性肿瘤为高分化肉瘤。

神经鞘瘤呈梭形,位于神经的一侧,把神经挤压到另一侧,被神经鞘膜包绕。镜下分为 Antoni A、B 两区,A 区瘤细胞丰富,梭形,呈栅栏状排列,或呈器官样结构,B 区以丰富的血管、高度水肿和囊变为特征,两者混杂于肿瘤中,两者的比例在不同患者中也有不同。肿瘤较大时常出现液化、坏死、钙化、纤维化等退行性改变。

神经纤维瘤呈梭形,位于神经鞘膜内,与正常神经混合成一块,无法分离。神经纤维瘤由交织成网状的、比较长的细胞组成,含有大量的胶原纤维,囊变区没有神经鞘瘤明显。

（二）MRI 表现

神经源性肿瘤主要沿神经走行,一般呈梭形。在 T_1WI,瘤体多为信号均匀或轻度不均匀,信号强度等于或稍低于肌肉。在 T_2WI,瘤体可为中度或明显高信号,轻度不均匀。良性神经源性肿瘤的信号不均匀(图 17-7),反映了肿瘤内细胞密集区与细胞稀疏区共存及肿瘤内部囊变及出血改变。

神经源性肿瘤有时可见相对特征性的 MRI 表现,即于 T_2WI 出现"靶征"。组织学上,靶缘区为结构较疏松的黏液样基质,在 T_2WI 呈高信号;靶心为肿瘤实质区,含有大量紧密排列的肿瘤细胞及少许纤维和脂肪,在 T_2WI 呈等信号;Gd-DTPA 增强扫描时,靶中心显著强化,信号强度高于靶缘区。有时,中心出现不规则强化,而周边出现不规则环状未强化区,这种表现类似"靶征"。不同的是,中心肿瘤实质区不规则,不呈圆形。

肿瘤多发者可在神经周围簇状分布,或沿神经形成串珠样改变。另外,由于神经源性肿瘤起源于神经,在其两端可见增粗的神经与其相连。后者在压脂 T_2WI 呈高信号,增强扫描时出现中度强化,这种位于肿瘤两端且增粗的神经称为"鼠尾征"。

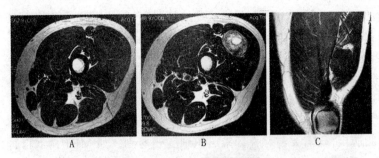

图 17-7　下肢神经源性肿瘤

A.横断面 T_1WI,瘤体信号强度接近肌肉信号,轻度不均匀;B.横断面 T_2WI,病变
呈不均匀高信号,可见"靶征";C.冠状面 T_1WI,瘤体中心可见更低信号区

(三)鉴别诊断

(1)神经鞘瘤与神经纤维瘤:单凭 MRI 表现很难鉴别。如果发生于大的神经,可根据病变与神经的关系进行鉴别。神经鞘瘤在神经的一侧偏心生长,而神经纤维瘤与正常神经混杂在一块生长,无法分割。

(2)良性神经源性肿瘤与恶性神经源性肿瘤的鉴别:恶性神经鞘瘤体积更大(>5 cm),血供更丰富,强化更明显,中心坏死更明显,边界不清,可侵犯邻近骨质,生长迅速。

(3)恶性神经源性肿瘤与其他恶性肿瘤的鉴别主要根据肿瘤与神经的位置关系鉴别。

四、血管瘤和血管畸形

血管瘤和血管畸形是软组织常见的良性血管疾病,占软组织良性占位病变的 7% 左右。两者发病机制不清。

(一)临床表现与病理特征

实际上在儿童时期病变已存在。临床表现可为局限性疼痛或压痛,体检见暗青色软组织肿块,触之柔软如海绵状,压之可褪色和缩小。大体病理组织见色灰红、质韧,有小叶状突起,表面光滑,境界清楚,无包膜,切面呈实质状,压迫后不退缩。光镜下可见增殖期血管内皮细胞肥大,不同程度的增生,在增生活跃处血管腔不明显,在增生不活跃处可以看到小的血管腔。它们被纤细的纤维组织分隔,形成小叶状结构。

(二)MRI 表现

局部血管畸形或血管瘤一般位于比较表浅的部位。但也可累及深部结构,如骨骼肌肉系统,深部血管瘤通常位于肌肉内。病灶可单发或多发,呈结节状或弥漫性生长,绝大多数无包膜。在 T_2WI,血管瘤呈葡萄状高信号,这是由于海绵状或囊状血管间隙含静止的血液;间隙内也可出现液-液平面;内部可见斑点状或网状低信号,代表纤维组织、快流速的血流或局灶性钙化;血栓区可呈环状低信号,类似静脉石。在 T_1WI,血管瘤呈中等信号,有些血管瘤周边可见高信号,代表病变内脂肪(图 17-8)。

在增强扫描时,血管畸形表现为强弱不等的不均匀强化;血管瘤则强化明显,呈被线状低信号分隔的分块状、片状强化。

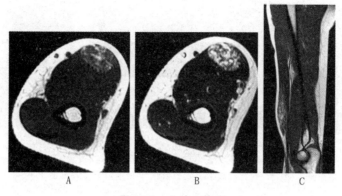

图 17-8　上肢血管瘤

A.右肘关节横断面 T_1WI,皮下软组织内可见中等信号病灶,其内混杂
脂肪高信号;B.右肘关节横断面 T_2WI,病灶呈不均匀高信号;C.右肘关
节冠状面增强扫描 T_1WI,病灶呈不均匀中等程度强化

(三)鉴别诊断

1.脂肪瘤

血管瘤或血管畸形中可存在脂肪组织,因此需与脂肪瘤鉴别。脂肪瘤形态多规则,圆形或卵圆形,有包膜,在 T_1WI、T_2WI 均呈边界清晰的高信号,其内可有分隔,增强扫描无强化;压脂像呈低信号,与皮下脂肪同步变化。血管瘤形态多不规则或弥漫生长,无明确分界,脂肪组织弥散分布于病变内。

2.血管脂肪瘤

好发于青少年,位于皮下,大部分多发,体积比较小,有包膜,边界清晰,内含脂肪组织及小的毛细血管。因此,MRI 信号不均匀,呈短 T_1、长 T_2 信号,内含中等 T_1、长 T_2 信号结构,代表血管成分,这些区域在压脂 MR 图像呈高信号。

(李　玮)

第十八章

甲状腺疾病的超声诊断

第一节　增生性疾病的超声诊断

一、毒性弥漫性甲状腺肿

(一)临床概述

毒性弥漫性甲状腺肿即突眼性甲状腺肿(exophthalmic goiter,EG),是一种伴甲状腺激素分泌增多的器官特异性自身免疫性疾病。

1.流行病学

本病发病率仅次于单纯性结节,居第二位,约为 31/10 万。多数甲亢患者起病缓慢,亦有急性发病,其流行病学与不同的因素相关,如每天碘摄取量和遗传背景等。女性多见,男、女之比为1∶4～1∶6。各年龄组均可发病,以 30～40 岁多见。

2.病因

免疫学说认为毒性弥漫性甲状腺肿是一种自身免疫性疾病,近代研究证明:本病是在遗传的基础上,因感染、精神创伤等应激因素而诱发,属于抑制性 T 淋巴细胞功能缺陷所致的一种器官特异性自身免疫性疾病。其发病机制尚未完全阐明。

3.病理解剖

甲状腺常呈弥漫性、对称性肿大,或伴峡部肿大,其大小一般不超过正常甲状腺的 3 倍,重量增加。质软至韧,包膜表面光滑、透亮,也可不平或呈分叶状,红褐色,结构致密而均匀,质实如肌肉。镜下显示滤泡细胞呈弥漫性增生,滤泡数增多,上皮呈高柱状,排列紧密,细胞大小、形态略有不同。滤泡间质血管丰富、充血和弥漫性淋巴细胞浸润,且伴有淋巴滤泡形成。

4.临床表现

免疫功能障碍可以引起体内产生多种淋巴因子和甲状腺自身抗体,致使甲状腺肿大、甲状腺激素分泌亢进,随之出现一系列甲亢的症状和体征。本病的主要临床表现:心慌、怕热、多汗、食欲亢进、大便次数增加、消瘦、情绪激动等。绝大多数患者有甲状腺肿大,为双侧弥漫性肿大,质地较软,表面光滑,少数伴有结节。少数患者无甲状腺肿大。除以上甲状腺肿大和高代谢综合征外,尚有突眼及较少见的胫前黏液性水肿或指端粗厚等表现可序贯出现或单独出现。

5.实验室检查

血清三碘甲腺原氨酸(T_3)、甲状腺素(T_4)水平增高,血清促甲状腺素降低,甲状腺^{131}I吸收率增高,血清甲状腺刺激性抗体阳性。

(二)超声表现

1.灰阶超声

(1)甲状腺大小:甲状腺多有不同程度肿大,因甲状腺滤泡细胞呈弥漫性增生,滤泡数增多,滤泡间质血管丰富、充血和弥漫性淋巴细胞浸润。肿大程度与细胞增生及淋巴细胞浸润程度相关,与甲亢轻重无明显关系。肿大严重的甲状腺可压迫颈动脉鞘,使血管移位。肿大可均匀,也可呈不均匀。

(2)甲状腺包膜和边界:甲状腺边缘往往相对不规则,可呈分叶状,包膜欠平滑,边界欠清晰,与周围无粘连。此因广泛的淋巴细胞浸润,实质内有大量较大的血管引起。

(3)甲状腺内部回声:与周围肌肉组织比较,有65%~80%的甲状腺实质呈弥漫性低回声,多见于年轻患者,因广泛的淋巴细胞浸润,甲状腺实质细胞的增加、胶质的减少、细胞-胶质界面的减少及内部血管数目的增加所致。低回声表现多样,因以上病理改变程度而异,或是均匀性减低,或是局限性不规则斑片状减低,构成"筛孔状"结构。低回声和血清促甲状腺激素(TSH)高水平之间存在相关性,TSH水平越高,回声减低越明显,其原因可能为TSH水平越高,细胞增多和淋巴细胞浸润越明显。即使甲亢治愈后,部分患者甲状腺可能仍为低回声。也有部分表现为中等回声,内部回声分布均匀或不均匀,可以伴有弥漫性细小回声减低区,甲亢治愈后回声可逐渐减低或高低相间,分布不均。部分病例因形成纤维分隔而伴有细线状、线状中高回声,乃至表现为"网状"结构(图18-1,图18-2)。

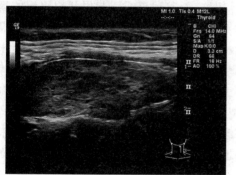

图18-1 甲状腺功能亢进灰阶超声(一)

显示甲状腺实质内线条状高回声

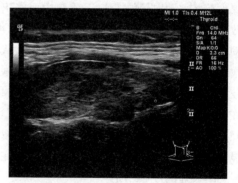

图18-2 甲状腺功能亢进灰阶超声(二)

显示甲状腺实质略呈网格状,网格内部呈低回声

(4)甲状腺内部结节:甲状腺功能亢进的小部分病例可见结节样回声。结节的回声可为实质性、囊实混合性和囊性(图18-3,图18-4);可因实质局部的出血、囊变而出现低弱回声、无回声结节,结节境界多较模糊,内回声稍显不均,此类结节超声随访,可发现结节逐渐吸收消失。

在甲状腺弥漫性肿大的基础上反复增生和不均匀的复原反应,形成增生性结节,类似于结节性甲状腺肿的表现,部分结节可出现钙化。结节可发生恶变,但非常少见,发病率为1.65%~3.5%。

(5)甲状腺上动脉:由于甲状腺激素酪氨酸羟化酶分泌增多,其直接作用于外周血管,使甲状腺血管扩张,因而甲状腺上动脉内径增宽,部分走行迂曲,内径一般≥2 mm。

2.多普勒超声

(1)彩色/能量多普勒超声。实质内血流信号:甲状腺内彩色/能量血流显像血流模式的分级各种意见不一,尚无统一的标准。上海交通大学附属瑞金医院超声对454例未治疗的毒性弥漫性甲状腺肿患者进行统计,将甲状腺内彩色血流显像血流模式分为以下几种表现:①血流信号呈火海样,占40.97%;②血流信号呈网络样,占46.70%;③血流信号呈树枝状,占9.03%;④血流信号呈短棒状,占3.29%;⑤血流信号呈点状,占0.01%。

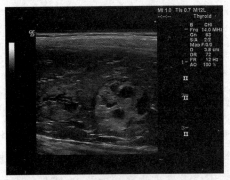

图 18-3　甲状腺功能亢进灰阶超声(三)
甲状腺实质内多发结节形成,部分结节伴囊性变

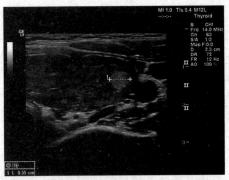

图 18-4　甲状腺功能亢进灰阶超声(四)
甲状腺实质内高回声结节

在大多数未治疗的毒性弥漫性甲状腺肿患者中多见的超声表现为甲状腺周边和实质内弥漫性分布点状、分支状和斑片状血流信号,呈搏动性闪烁,Ralls等称之为"甲状腺火海征"。"火海征"为毒性弥漫性甲状腺肿典型表现,但非其所特有,也可见于其他甲状腺疾病,如亚甲状腺功能减退症、桥本甲状腺炎甲亢期等。"火海征"的产生机制是甲状腺激素直接作用于外周血管,使甲状腺血管扩张,甲状腺充血,甲状腺内血管出现动静脉短路,引起湍流或引起甲状腺组织的震颤所致,其组织学基础可能是甲状腺实质可出现明显的毛细血管化,实质内出现纤维分隔,分隔内小动脉增生。部分可表现为实质内见斑片状、条束状及斑点状彩色血流信号,血流间有一定未充填空间。如血流信号增多的分布范围较局限,称为"海岛征"。部分血流信号亦明显增多,呈棒状或枝状,但尚未达到"火海征"或"海岛征"的程度。极少见的病例甲状腺血流信号可完全正常,见散在稀疏的星点或斑点状血流信号,时隐时现,甚至部分实质内无血流信号。

结节内血流信号:当结节因实质局部的出血、囊变形成或是伴发增生性结节时,结节内未见明显血流信号。当结节发生恶变时,因新生小血管的形成,结节内可有少量血流信号或丰富血流信号,依血管增生程度而异。

甲状腺上、下动脉:甲状腺激素直接作用于外周血管,使甲状腺上、下动脉扩张,流速加快,血流量明显增加,因而甲状腺上、下动脉血流可呈喷火样。治疗后可恢复正常血流信号。

(2)频谱多普勒超声。实质内动脉频谱:实质内动脉为低阻抗的高速动脉频谱,血流峰值速度可达120 cm/s,还可见较高速的静脉宽带频谱。

毒性弥漫性甲状腺肿患者甲状腺实质内动脉和周边动脉的收缩期峰值流速(PSV)高于桥本甲状腺炎和结节性甲状腺肿患者,可以鉴别部分彩色血流显像表现重叠的毒性弥漫性甲状腺肿和桥本甲状腺炎患者。

(三)并发症

1.甲状腺相关性眼病

(1)临床概述：甲状腺相关性眼病(thyroid associated ophthalmopathy,TAO)是一种器官特异性自身免疫性疾病，为细胞免疫和体液免疫在遗传因素、环境因素条件下共同作用的结果。

甲状腺相关性眼病的主要临床表现有眼睑退缩、上睑迟落、睑裂增大、瞬目反射减少、球结膜充血及水肿、眼球突出、视神经病变(thyroid optic neuropathy,TON)、色觉减弱、传入性瞳孔阻滞等。

甲状腺相关性眼病时眼外肌增粗，僵硬如象皮样，体积可为正常的2～3倍。

(2)灰阶超声：超声检查甲亢突眼有特征性表现，其中以眼直肌的改变最为明显。单眼或双眼的眼直肌呈对称性肥大、增厚、增粗，厚度＞4 mm，以下直肌最多见，其次为上直肌和内直肌，外直肌侵犯比较少见。球后组织饱满，肌圆锥增宽增长，回声强。这是因为球后组织发生水肿，脂肪堆积，细胞浸润，纤维组织增生，球后组织体积增大，同时由于甲状腺的毒性作用，眼外肌中毒变性，肌细胞水肿增大，眼外肌无力，使得眼球向前突出的张力更加增大。甲亢伴突眼症的患者眼轴长度与正常人对比并没有变长，所以说，甲亢患者的眼球突出并非眼轴长度的增加，而是球后软组织体积增大和眼外肌的无力共同作用的结果。急性期球结膜囊高度水肿时，球后筋膜囊积液，出现球后弧形暗区。

(3)多普勒超声：眶内彩色血流丰富，动脉 PSV 明显增高，舒张期流速减低，阻力指数增高，动脉搏动速度快。其影响因素可能由于过多的甲状腺激素影响心肌，兴奋交感神经、肾上腺系统而引起心动过速，心搏增强，循环加速，收缩压增高而舒张压正常或稍低，脉压增大，循环时间缩短。正常人眼动脉血流频谱特点是收缩期呈三峰二谷型，舒张期呈低速血流，多数男性波峰较女性明显，随着年龄增长，波峰有减低趋势。患者弥漫坚实、非凹陷性水肿斑块，如象皮病样，同时伴有结节。部分患者在甲亢控制后此病自然缓解，但部分患者只能好转。局部无特殊有效的治疗。

(4)超声表现：表现为局限性的皮肤和皮下组织明显增厚，较周围组织回声增强，可能与黏多糖及黏蛋白浸润，胶原增多有关，但与周围正常组织的分界较明显。内部结构紊乱呈分布不均带状回声，其内另见散在的条状低回声区与皮肤相垂直，部分后方伴轻度声衰减，可能与水肿引起的局部组织炎性改变有关。另外由于后期皮肤粗厚，皱褶形成，若明显时，可以看到许多深沟样结构，超声检查时表现为"V"形的图像。

所有患者同时行甲状腺检查都可得到甲亢的甲状腺超声表现。

2.胫前黏液水肿

胫前黏液性水肿(PTM)是毒性弥漫性甲状腺肿的一种皮肤损害，约占毒性弥漫性甲状腺肿的 5%。

目前认为胫前黏液性水肿是自身免疫性疾病的一种表现，发病机制和浸润性突眼相似，引起突眼的一组抗体或因子参与激活淋巴细胞和刺激成纤维细胞，产生过多黏多糖，后者沉积于真皮层形成病变。

胫前黏液性水肿多发生在胫骨前下 1/3 部位，临床上总结为 3 型：①胫前和足背大小不等、边界清晰的结节和肿瘤；②胫前和足背弥漫坚硬非凹陷性。

(四)治疗原则

甲亢初期宜适当休息，进食低碘、高热量、高蛋白、高糖、高维生素的食物。在药物治疗方面，主要药物有甲巯咪唑(MM)和丙硫氧嘧啶(PTU),但有粒细胞计数减少或缺乏和药疹等不良反应。对于符合条件的患者,可行¹³¹I治疗。甲状腺大部切除术对中度以上的甲亢仍是目前有效的疗法,能使90%～95%的患者获得痊愈,手术病死率低于1%。手术治疗的缺点是有一定的并发症和4%～5%的患者术后甲亢复发,也有少数患者术后发生甲状腺功能减退。

二、甲状腺功能减退症

(一)临床概述

甲状腺功能减退症(简称甲减)是由于多种原因引起的甲状腺素合成、分泌或生物效应不足所致的一组内分泌疾病。

按发病年龄甲状腺功能减退症可分为三型:起病于胎儿或新生儿者,称呆小病、克汀病或先天性甲减,可分为地方性和散发性;起病于儿童者,称幼年型甲减;起病于成年者为成年型甲减。按临床表现和实验室检查分为临床型甲减和亚临床型甲减(简称亚甲减)。按发病原因有两种分类方法,分别为先天性甲减和后天性甲减,及原发性甲减和继发性甲减。

1.流行病学

幼年型甲减和成年型甲减占甲减的90%以上,其中又以成年型甲减多见。成年型甲减多见于中年女性,男、女之比为1:5～1:10。幼年型甲减一般为3岁发病,6岁后增多,青春期达到高峰,女孩多于男孩。国内呆小病发病率仅为1/7 000,国外资料显示其发病率为1/3 800～1/3 500。继发性甲减发病率为1/8 500。研究发现高碘地区和低碘地区的发病率无明显差别。

2.病因和发病机制

(1)先天性原因:①甲状腺不发育或发育不良;②合成甲状腺激素的一些酶的缺乏;③组织的甲状腺激素受体缺陷。

(2)后天性原因:①长期缺碘;②手术时甲状腺全部切除,或切除的甲状腺组织过多;③放射性¹³¹I治疗时,甲状腺组织破坏过多;④各种甲状腺炎造成甲状腺组织的破坏;⑤抑制甲状腺激素生成的药物;⑥下丘脑-垂体病变,促甲状腺激素分泌不足。

3.病理解剖

(1)原发性甲减:炎症引起者如慢性淋巴细胞性甲状腺炎、亚急性甲状腺炎、产后甲状腺炎等,早期腺体有大量淋巴细胞、浆细胞浸润,久之滤泡被破坏代以纤维组织,残余滤泡上皮细胞矮小,滤泡内胶质减少,也可伴有结节。放射性¹³¹I、手术引起者,因甲状腺素合成或分泌不足,垂体分泌TSH增多,在它的刺激下,早期腺体增生和肥大,血管增多,管腔扩张充血,后期甲状腺激素(TH)分泌不足以代偿,因而甲状腺也明显萎缩。缺碘或药物所致者,因甲状腺素合成或分泌不足,垂体分泌TSH增多,甲状腺呈代偿性弥漫性肿大,缺碘所致者还可伴大小不等结节;先天性原因引起者除由于激素合成障碍导致滤泡增生肥大外,一般均呈萎缩性改变,甚至发育不全或缺如。

(2)继发性甲减:因TSH分泌不足,TH分泌减少,腺体缩小,滤泡萎缩,上皮细胞扁平,但滤泡腔充满胶质。

4.临床表现

临床表现一般取决于起病年龄。成年型甲减主要影响代谢及脏器功能,多数起病隐匿,发展缓慢,有时长达10余年后始有典型表现,表现为一系列低代谢的表现。呆小病患者初生时体重较重,不活泼,不主动吸奶,逐渐发展为典型呆小病,起病越早病情越重。患儿体格、智力发育迟缓。幼年型甲状腺功能减退症临床表现介于成人型与呆小病之间,幼儿多表现为呆小病,较大儿童则与成年型相似。

5.实验室检查

原发性甲减 T_3、T_4 降低,TSH 增高,促甲状腺激素释放激素(TRH)刺激试验呈过度反应。亚甲减 T_4 正常或降低,T_3 正常,TSH 增高。继发性甲减 TSH 水平低下,T_3、T_4 降低,病变在下丘脑者 TRH 刺激试验呈延迟反应,病变在垂体者 TRH 刺激试验无反应。

(二)超声表现

1.二维灰阶图

(1)甲状腺大小和体积:甲状腺大小随不同的病因及方法有所不同。甲状腺发育不良者甲状腺体积明显缩小;缺碘或药物所致者,因甲状腺素合成或分泌不足,垂体分泌 TSH 增多,甲状腺呈代偿性弥漫性肿大;炎症引起者如桥本甲状腺炎引起者,早期因淋巴细胞浸润,可有甲状腺肿大,后期滤泡被破坏,代替以纤维组织,体积减小,表面凹凸不平。^{131}I 治疗或继发性甲减因腺体破坏,或 TH 分泌减少,腺体缩小,滤泡萎缩,上皮细胞扁平,体积也减小。手术后因部分或全部切除可见残留腺体,左右叶体积不同。亚急性甲状腺炎急性期后 6 个月有 5%～9% 发生甲减,急性期甲状腺体积增加,随访可减少 72%。

(2)甲状腺位置或结构:一般来说甲状腺的位置正常。64% 的呆小患者儿有异位甲状腺,超声仅能显示所有异位甲状腺的 21%,敏感性明显比核素扫描低。但也有学者报道灰阶超声探测异位甲状腺灰阶超声显示甲状腺体积明显缩小的敏感性可达 70%。超声发现的异位甲状腺可位于舌、舌下或舌骨与甲状软骨之间的喉前。异位甲状腺组织可能不止一处,也可为两处。15% 的病例为无甲状腺。在甲状腺异位或甲状腺缺如的病例,在气管两侧有所谓的"甲状腺空缺区"。部分患儿甲状腺空缺区可见囊肿,直径为 2～8 mm,长条形或圆形,单发或多发,内部为无回声或低回声。囊肿在甲状腺空缺区靠近中线分布。这些囊肿可能是胚胎发育过程中后腮体的存留。

(3)边界和包膜:表面包膜欠清晰,不光滑,规则,边界欠清,因腺体内有大量淋巴细胞、浆细胞等炎症细胞浸润,滤泡腔内充满胶质,血管增生所致。

(4)内部回声:如果甲减是由桥本甲状腺炎引起,甲状腺实质内部回声有不同程度的减低,较甲亢减低更为明显,多数低于周围肌肉组织回声,部分可呈网络状改变,其产生的病理基础是晚期腺体内出现不同程度的纤维组织增生所致。后期因纤维组织增生也可伴有结节。碘缺乏者个别有单发或散发少数小结节,大者为 8～12 mm。多数结节边界清晰,形态规则。

2.多普勒超声

(1)彩色/能量多普勒超声:甲减和亚甲减的多普勒超声表现有很多不同之处。

甲减:有学者等将甲状腺内血流丰富程度分为 0～Ⅲ级,0 级,甲状腺实质内无血流信号,仅较大血管分支可见彩色血流显示;Ⅰ级,甲状腺实质内散布点状、条状和小斑片状彩色信号,多无融合,彩色面积 <1/3;Ⅱ级,甲状腺实质内散布斑片状血流信号,部分融合成大片彩色镶嵌状,彩色面积为 1/3～2/3;Ⅲ级,甲状腺内布满彩色血流信号,成大片融合五彩镶嵌状,彩色面积 >2/3,包括"火海征"。他们报道甲减有 63% 表现为 0 级血供。18% 表现为Ⅰ级血供,12% 表现为Ⅱ级血供,7% 表现为Ⅲ级血供。彩色血流信号的多少和患者甲状腺球蛋白抗体(TGAb)和甲状腺过氧化物酶抗体(TPOAb)水平呈密切相关,随着抗体水平的增加,血流密度也逐渐增加。彩色血流信号的多少还与 TSH 值和甲状腺体积正相关,与甲减的持续时间负相关,例如,Schulz

SL 等报道 0 级血供者 TSH 3.1 mE/mL,体积为 9.2 mL,甲减持续时间为43个月,而Ⅲ级血供者 TSH 38.2 mE/mL,体积为 34.3 mL,甲减持续时间为 10 个月。在新发病例、未经治疗的病例和刚经过短期治疗的病例彩色血流信号较多,可能是与此类患者 TSH 水平较高,甲减持续时间不长有关。在异位甲状腺的患儿,彩色血流显像可在病灶的内部或边缘或是舌的内部和边缘或周围探及血流信号(正常新生儿舌不能探及血流信号),其机制尚不明了,可能是在 TSH 刺激下,异位甲状腺呈高功能状态(尽管全身仍呈甲状腺功能减退状态)而刺激局部血供增加。经替代治疗后,血流信号将减少。这种征象也见于甲状腺激素生成障碍和抗甲状腺治疗后甲状腺功能减退的患儿。

亚甲减:甲状腺内部血流分布较丰富,血流束增粗,并呈搏动性闪烁,部分可片状融合,重者可融合成大片五彩镶嵌状,几乎布满整个腺体,部分病例亦可呈"甲状腺火海征"。

(2)频谱多普勒。实质内动脉:Schulz SL 等报道甲状腺实质内动脉的峰值流速,0 级血供者为 22 cm/s,Ⅰ级血供者为 39 cm/s,Ⅱ级血供者为 58 cm/s,Ⅲ级血供者为 68 cm/s。

甲状腺上动脉频谱:①收缩期峰值流速、最低流速:甲状腺上动脉的峰值流速与最低流速与正常组相比均增高,但没有甲亢明显。瑞金医院超声科对 115 例甲减患者进行研究,分别以峰值流速<40 cm/s对甲减进行判断后发现,以峰值流速<40 cm/s判断的灵敏度、特异性、符合率和约登指数较高,分别为58.54%、82.99%、80.00%和0.41%。Lagalla 等报道亚甲减甲状腺上动脉峰值流速(V_{max})为 65 cm/s,甲状腺上动脉流速加快可能是由于亚甲减时血液中 TSH 增加。②阻力指数 RI:亚甲减阻力指数范围较大,RI 为 0.61±0.19,部分患者舒张期血流速度较快,下降缓慢,阻力指数较低,但与正常甲状腺和甲亢之间没有明显差别。

(三)治疗原则

无论何种甲减,均须用 TH 替代治疗,永久性甲减则须终身服用。临床上常用的有干甲状腺片、左甲状腺素(L-T4)。治疗宜从小剂量开始,逐渐加量,长期维持量一般为每天60~120 mg。原发性甲低的疗效可用血 TSH 水平来衡量。黏液性水肿昏迷者可用 T_3 或 T_4 鼻饲或静脉注射来治疗。

有病因可去除者应进行病因治疗,如缺碘性甲减给予补碘;高碘化物引起的甲减应停用碘化物;药物导致的甲减,减量或停用后,甲减可自行消失;锂盐治疗精神疾病有 3%~4% 发生甲减,停药可好转;下丘脑或垂体有大肿瘤,行肿瘤切除术后,甲减有可能得到不同程度的改善;亚甲炎、无痛性甲状腺炎、一过性甲减,随原发病治愈后,甲减也会消失。

三、单纯性甲状腺肿

(一)临床概述

单纯性甲状腺肿(simple goiter,SG),又称胶样甲状腺肿(colloid goiter,CG),是由非炎症和非肿瘤因素阻碍甲状腺激素合成而导致的甲状腺代偿性肿大。一般不伴有明显的甲状腺功能改变。病变早期,甲状腺为单纯弥漫性肿大,至后期呈多结节性肿大。

1.流行病学

单纯性甲状腺肿可呈地方性分布,也可散发分布。根据 1994 年世界卫生组织/联合国儿童基金会/国际控制碘缺乏性疾病委员会(WHO/UNICEF/ICCIDD)的定义,发病率超过 5% 时,称为地方性甲状腺肿,发病率低于这个标准则为散发性甲状腺肿。甲状腺肿患病率随年龄增长而直线上升,在流行地区,甲状腺肿的尸检率近 100%。女性发病率高于男性,为男性的 3~

5倍。

2.病因及发病机制

单纯性甲状腺肿的病因多样复杂,有些患者找不出确切的原因。碘缺乏是单纯性甲状腺肿的主要原因。但碘摄入量过高也会引起甲状腺肿。除了碘可致甲状腺肿,环境和食物中的一些其他物质也可以引起单纯性甲状腺肿,如某些食物中含有氰葡萄糖苷,在人体内经消化、吸收,可转化为硫氰酸盐,如黄豆、白菜、萝卜类、坚果、木薯、玉米、竹笋、甜薯、扁白豆等。药物中的硫脲类、磺胺类、硫氰酸盐、秋水仙碱、锂盐、钴盐及高氯酸盐等,可抑制碘离子的浓缩或碘离子的有机化。微量元素过多,如饮用水中含氟过多或含钙过多(如牛奶)或微量元素缺乏,如缺乏锌、硒等都可诱发地方性甲状腺肿。甲状腺激素合成中酶的遗传性缺乏是造成家族性甲状腺肿的原因。另外自身免疫反应也可能引起甲状腺肿。基因调控失常也是导致甲状腺肿的原因。

3.病理过程

单纯性甲状腺肿的发生发展有呈多中心序贯发生和治疗不当导致病理过程反复的特点,其过程大致分为3个阶段。

(1)滤泡上皮增生期(弥漫性增生性甲状腺肿):甲状腺呈Ⅰ度以上弥漫性肿大,两叶对称,质软略有饱满感,表面光滑。镜下见滤泡内胶质稀少。

(2)滤泡内胶质储积期(弥漫性胶样甲状腺肿):甲状腺对称性弥漫性肿大达Ⅱ度以上,触诊饱满有弹性。大体颜色较深,呈琥珀色或半透明胶冻样。镜下见滤泡普遍扩大,腔内富含胶质。

(3)结节状增生期(结节性甲状腺肿):单纯性甲状腺肿的晚期阶段,甲状腺肿大呈非对称性,表面凹凸不平,触诊质硬或局部软硬不一。镜下见大小不一的结节状结构,各结节滤泡密度及胶质含量不一。发病时间长的患者,结节可发生出血囊性变或形成钙化等退行性变。

4.临床表现

单纯弥漫性甲状腺肿一般是整个甲状腺无痛性弥漫性增大,患者常因脖颈变粗或衣领发紧而就诊,触诊甲状腺质软,表面光滑,吞咽时可随喉上下活动,局部无血管杂音及震颤。

结节性甲状腺肿甲状腺两侧叶不对称的肿大,患者自感颈部增粗,因发现颈部肿块,或因结节压迫出现症状而就诊,较单纯弥漫性甲状腺肿更易出现压迫症状。甲状腺肿一般无疼痛,结节内出血则可出现疼痛。触诊可及甲状腺表面凹凸不平,有结节感。结节一般质韧,活动度好,可随吞咽上下活动。

5.实验室检查

实验室检查 T_3、T_4、TSH 在正常范围。尿碘中位数可能过高(>300 UI/L),也可能降低(<100 UI/L),因为缺碘与高碘都是甲状腺肿的病因。

(二)超声表现

1.单纯性弥漫性甲状腺肿

单纯性弥漫性甲状腺肿是单纯性甲状腺肿的早期阶段,甲状腺两叶呈对称性弥漫性肿大,重量可达 40 g 以上。轻者只有触诊或超声检查才能发现,重者可见颈前突出甚至出现压迫症状。

正常甲状腺每叶长为 3～6 cm,宽为 1～2 cm,厚为 1～2 cm,峡部通常厚约 2.0 mm。单纯弥漫性甲状腺肿早期仅表现为滤泡上皮的增生肥大,从而导致甲状腺弥漫性均匀性增大,腺体内无结节样结构,超声最主要的征象是甲状腺不同程度的增大,呈对称性、均匀弥漫性肿大,常较甲亢增大为明显,甚至3～5倍至10倍以上。一般临床工作中常用甲状腺前后径线来简易评估甲状腺的大小,因为这个径线和甲状腺的体积相关性最佳。

单纯弥漫性甲状腺肿的早期内部回声可类似正常,无明显变化。随着甲状腺肿的增大,则回声较正常甲状腺回声高,其内部结构粗糙,实质回声变得很不均匀。这是因为在甲状腺,声界主要由细胞和胶质反射形成。正常甲状腺含胶质量较多,含细胞成分相应较少,显示为均质的超声图像,回声较周围的肌肉组织为低。当细胞成分占优势,胶质较少时,超声波显示弥散的减低回声,提示声波反射少。

单纯弥漫性甲状腺肿继续发展呈弥漫性胶样甲状腺肿的改变,大多数声波遇上细胞-胶质分界面时成直角声波反射而无任何分散,显示回声较高。进一步可使滤泡内充满胶质而高度扩张,形成多个薄壁的液性暗区,正常甲状腺组织显示不清,甲状腺后方边界变得不清楚。缺碘和高碘引起甲状腺肿大两者有一定的差别:高碘甲状腺肿边缘清晰,有不均匀的回声,低碘甲状腺肿边缘模糊,有均匀的回声。

彩色多普勒超声示腺体内可见散在点状和少许分支状血流信号(因仪器不同而异),较正常甲状腺血流信号无明显增多。甲状腺上动脉内径正常或稍增宽,频谱多普勒示甲状腺上动脉血流可以表现为增加,但与甲状腺增生的程度无相关性。脉冲多普勒(PWD),频谱参数与正常组接近,频带稍增宽,收缩期峰值后为一平缓斜坡,与甲亢的表现有明显的不同。也有学者对碘缺乏地区甲状腺肿患儿的甲状腺血流进行了定量及半定量研究,发现患儿甲状腺血管峰值流速增高,RI降低。

2.单纯性结节性甲状腺肿

结节性甲状腺肿(nodular goiter,NG)是单纯性甲状腺肿发展至后期的表现。甲状腺在弥漫性肿大的基础上,不同部位的滤泡上皮细胞反复增生和不均匀的复旧,形成增生性结节,亦称腺瘤样甲状腺肿,其结节并非真正腺瘤。结节一般多发,巨大的结节形成,可使甲状腺变形而更为肿大,可达数百克,甚至数千克以上,又称多发性结节性甲状腺肿。

(1)灰阶超声。结节外的甲状腺:①以往认为结节性甲状腺肿的典型声像图表现是甲状腺两叶不规则增大伴多发性结节。甲状腺呈不同程度增大,多为非对称性肿大,表面凹凸不光整。但随着高分辨率彩色多普勒超声普遍用于甲状腺检查,不少病例的甲状腺大小在正常范围,仅发现甲状腺结节。根据某医院2007—2008年由外科手术且病理证实为结节性甲状腺肿的186例患者(排除非首次手术患者36例)中150例患者的术前超声检查,其中甲状腺左右两侧叶呈对称性肿大的仅占7.3%(11例),而左、右叶单侧肿大呈不对称性的占31.3%(47例),还有61.3%(92例)甲状腺大小在正常范围内。而且在平时的工作也发现,甲状腺大小在正常范围内的患者占很大比例,正因如此,这部分患者并不会出现压迫症状而甚少进行外科手术,大多采取超声随访,但这些其实都是结节性甲状腺肿。这都表明了以往认为结节性甲状腺肿的诊断标准由体积增大和结节形成的观点随着人群甲状腺普查率的增高也应有所改进,体积是否增大已不能作为判别结节性甲状腺肿的必要条件,即结节性甲状腺肿的体积不一定增大。这样,结节形成就成为诊断的标志。另外,150例结节性甲状腺肿患者中,峡部正常的有48例,占50.7%,峡部饱满的有74例,占49.3%,峡部增厚的有28例,占18.7%,增厚的峡部平均厚约6.47 mm,最厚的约18.8 mm。②甲状腺回声:甲状腺实质的腺体回声通常稍增粗,回声增高,分布均匀,有时可不均匀,并可见散在点状或条状回声,这种实质回声的表现是由于甲状腺组织在弥漫性增生基础上的不均匀修复,反复的增生复旧致结节形成,而结节间组织的纤维化所致。根据瑞金医院对上述186例病理证实为结节性甲状腺肿患者的分析,大部分甲状腺实质呈中等回声,约占86.0%,回声减低的占 14.0％,回声不均匀的占了 88.2％,这可能与接受手术的患者一般病程较长,增生复旧明显有关。但在实际的临床工作中,甲状腺回声不均匀的比例并没有这么高。而结节布满甲状腺时,则无正常甲状腺组织。

　　甲状腺结节。①结节大小及形态:结节形态一般规则,多呈圆形或椭圆形,也有的欠规则。大小不一,几毫米的微小结节至数十毫米的巨大结节均有报道,巨大的结节重达数千克。超声对 1 cm以下的结节敏感性较 CT 和核素扫描高,但对胸骨后甲状腺肿的结节扫查受限。根据我们的经验表明,现今的超声诊断仪分辨率足以显示 5 mm 以下的微小结节,对 1～2 mm 的结节也很敏感。②结节边界:边界清晰或欠清晰,当结节布满整个甲状腺时,各结节间界限变得模糊不清。绝大多数无晕环回声,文献报道有 11.76％的结节性甲状腺肿患者可出现晕环。时间长的结节或比较大的结节由于挤压周围组织而形成包膜,这并非结节自身真正的包膜,故一般不完整,较粗糙。我们的研究也表明,结节性甲状腺肿的结节边界一般欠清,占 82.3％,结节边界不清的也占 15.6％,有时需与甲状腺癌进行鉴别。③结节数目:结节性甲状腺肿的增生结节占甲状腺所有结节的 80％～85％。多发结节占大多数,其数目变化很大,可为一侧叶多个结节或两侧叶多个结节,甚至可以布满整个甲状腺。文献报道的单发结节绝不鲜见,可占 22％～30％,需与腺瘤和癌进行鉴别。根据结节数目可将结节性甲状腺肿分为 3 型,即孤立性结节型、多发性结节型及弥漫性结节型。孤立性结节型:超声检查甲状腺内见单发性的结节,大小不等,呈圆形或椭圆形。体积较大者见其内有多个结节组成,局部甲状腺组织增大、隆起。大部分结节边界清晰,也有的欠清晰。结节性甲状腺肿是一个慢性的病理发展过程,所谓的孤立性结节,只是一个超声上的分类,甲状腺实质内可能还存在其他微小结节,只是超声分辨率不足以将其显示。多发性结节型:占绝大多数,甲状腺内出现两个以上结节,大小不等。本组占 96.2％,可以是一侧叶多个结节或两侧叶多个结节,实性、囊性、囊实混合性结节均可见,回声多为中等偏强也可呈低回声,结节形态特征与孤立性结节型相同,结节内可出现不同性质的退行性变。结节有多形性和多源性的特点,所以同一甲状腺内不同结节的大小、形态、内部回声等可呈不同表现。弥漫性结节型:甲状腺体积明显不对称肿大,表面凹凸不平,内布满大小不等的结节,结节间界限不清,结节内、外回声相似,看不到正常甲状腺回声,此型更容易出现退行性变,如散在不规则液化区和钙化斑。有的结节融合呈大片状钙化,结节边界不清,无完整包膜。本组中有 5 例为弥漫性结节型,其声像图表现非常有特点,甲状腺包膜不光整,实质内满布大小不等的结节,看不到正常的腺体回声,结节间有的以低回声分隔,有的以高回声分隔,有的没有明显边界,呈现“结中结”的现象。这种弥漫性结节型的甲状腺肿,要与甲状腺弥漫性病变区分。④结节内部回声:与病理改变的不同阶段有联系,多为无回声或混合性回声,低回声、等回声及高回声也均可见。病变早期,以“海绵”样的低回声多见,此期结节内滤泡增大,胶质聚集。此期患者多采取内科治疗,故手术送检病理较少,占 3.8％～7％。病变发展程度不一时,则表现为由低回声、无回声及强回声共同形成的混合性回声。无回声和混合性回声结节是病变发展过程中结节继发出血,囊性变和钙化等变性的表现。实性结节或混合性结节中的实性部分多为中等偏高回声,占 53.8％,回声大多欠均匀或不均匀,亦可比较均匀。

　　甲状腺肿结节的钙化表现为典型的弧线状、环状或斑块状,较粗糙,声像图上表现为大而致密的钙化区后伴声影。这与甲状腺乳头状癌的微钙化不同。根据超声表现的内部回声大致分为实性结节、实性为主结节、囊性为主结节三类。

　　囊性变结节按液体的成分不同可分为三种类型:胶质性囊肿、浆液性囊肿和出血性囊肿。胶质性囊性变多见于胶质结节,主要是甲状腺滤泡过度复旧,破裂融合所致。结节内可见典型的“彗星尾"伪像。浆液性囊性变多由于间质水肿,液体聚集,扩张膨胀形成,结节呈一致性无回声。出血性囊性变是由于动脉管壁变性,导致滤泡内和间质内的出血,无回声内可出现细小点状回声或液平。

(2)多普勒超声:彩色多普勒血流成像(CDFI)显示腺体内散在点状和分支状血流信号,与正常甲状腺血流信号相比,无明显增多。腺体血流信号也可增多,此时可见粗大纤囊性结节,边界清,结节内部可见细小点状回声漂浮,结节内通常表现为无血供或少血供(但是年轻患者生长迅速的增生结节除外),结节内无明显的中央血流,原因可能是增生的结节压迫结节间血管、结节内小动脉壁增厚及管腔闭锁,结节供血不足所致。液化的结节也无血流可见。有学者认为直径大于10 cm的实性结节当多切面扫查,内部仍无血流信号时,有结节的可能性大。然而,由于现代能量彩色多普勒技术的进展,对低速血流的敏感性提高,大量的甲状腺结节同样可见病灶内血流信号,因而将"单独的病灶周边血流信号"作为良性病变的特征已经不再合适。结节周边可有也可无环形血流。

(三)治疗原则

1.单纯性甲状腺肿的治疗原则

缺碘是弥漫性甲状腺肿大的主要原因,全球实行食用盐加碘措施后,发病率较以往大大下降,防治作用显著。但同时也出现了碘过量而造成甲状腺肿的情况。故补碘不能一概而论,应当结合地方实际情况实施并对人群尿碘及甲状腺肿情况进行随访。青春期的弥漫性甲状腺肿是甲状腺激素需要量激增的结果,多数在青春期过后自行缩小,无需治疗。对于早期轻中度甲状腺肿无需外科手术,服用碘化钾或甲状腺素片即可。高碘甲状腺肿与缺碘甲状腺肿发病机制不同,补充甲状腺素无效。

当弥漫性甲状腺肿患者出现呼吸困难、声音嘶哑等压迫症状应手术治疗,若无症状但X线检查气管有变形或移位或喉镜检查已确定一例声带麻痹,也应采取手术治疗。胸骨后的甲状腺肿也应手术治疗。巨大的单纯性甲状腺肿,虽未引起压迫症状,但影响患者生活和劳动,也应予以手术切除。

2.结节性甲状腺肿的治疗原则

以预防为主,因结节性甲状腺肿是病变的晚期表现,可能出现自主性高功能病灶,在排除高功能结节可能后,可采用甲状腺素治疗,剂量亦偏小,但其疗效不大,只有20%~40%的结节可缩小,且不能治愈。[131]I核素治疗剂量难以控制,且有发生结节突然增大的可能,故一般不采取。由于结节性甲状腺肿以多发结节为主,手术摘除甲状腺后需长期服甲状腺素以维持甲状腺功能,剂量常难以调节,故手术的指征是甲状腺内有直径大于2 cm的结节,出现压迫症状或结节性甲状腺肿继发功能亢进或结节疑有恶变。

(郑瑞琦)

第二节　结节性疾病的超声诊断

一、甲状腺腺瘤

(一)流行病学、病因及病理

甲状腺腺瘤(thyroid adenoma,TA)起源于甲状腺滤泡(上皮)组织,是甲状腺最常见的良性肿瘤。甲状腺腺瘤的确切病因尚不清楚,可能与放射性有关,并发现在地方性甲状腺肿的流行地区甲状腺腺瘤的发病率明显增高。临床上难以确定甲状腺结节的性质,即使病理活检,有时甲状腺腺瘤与结节性甲状腺肿、滤泡性腺瘤与滤泡性甲状腺癌也不易明确辨认。因此,甲状腺腺瘤确切的发病率难以精确统计。

根据甲状腺腺瘤的组织形态可分成滤泡性腺瘤和非滤泡性腺瘤两大类,其中滤泡性腺瘤最常见,又可分成以下亚型:胶样腺瘤、单纯性腺瘤、胎儿型腺瘤、胚胎型腺瘤、嗜酸细胞腺瘤、非典型腺瘤、毒性(功能亢进)腺瘤等。

(二)临床表现

病程缓慢,病变早期临床表现往往不明显,一般无自觉症状,多数在数月到数年甚至更长时间,因稍有不适或肿块达到 1 cm 以上甚至更大而发现。多为单发,少数为多发性,可发生于正常甲状腺和异位甲状腺,呈圆形或椭圆形,表面光滑,边界清楚,质地坚实,与周围组织无粘连,无压痛,可随吞咽动作上下移动。巨大瘤体可产生邻近器官受压征象,但不侵犯这些器官,如压迫气管,使器官移位。有少数患者因瘤内出血可引起颈部局部不适或疼痛,出现颈部肿块或原有肿块近期增大。病史较长者,往往因钙化而使瘤体坚硬;毒性(功能亢进)甲状腺腺瘤患者往往有长期甲状腺结节的病史,早期多无症状或仅有轻度的心慌、消瘦、乏力,随病情发展,患者表现为不同程度的甲状腺功能亢进症状,个别可以发生甲亢危象。

(三)实验室检查或其他检查

除毒性(功能亢进)腺瘤外,甲状腺各项功能、甲状腺吸^{131}I 率多为正常,功能自主性甲状腺腺瘤可以偏高。在核素显像中,甲状腺腺瘤有不同的功能,甲状腺腺瘤可表现为"热结节""温结节"或"凉、冷结节",其中以"凉、冷结节"为主。

(四)超声表现

Hegedus 等认为超声声像图特征的综合分析比单一声像图作为诊断依据的准确性高,但是,良恶性特征交叉明显。造成以上问题的因素有超声仪器不同、影像医师或内科医师的经验和超声诊断良恶性结节的标准不同等。为避免超声检查过程中不同观察者间不必要的误差,必须不断完善甲状腺结节特征的非标准化问题。以下我们结合文献和经验分析甲状腺腺瘤灰阶超声和彩色多普勒超声等各项特征,希望对临床的诊断工作提供一定的指导意义。

1.灰阶超声

(1)结节位置和大小:甲状腺腺瘤多为单发,多见于女性,左、右侧叶的发生率无明显差异,发生于峡部者及双侧叶少见,极少部分可以异位。后方回声不衰减,随吞咽上下活动度好,甲状腺腺瘤不伴周围浸润及颈部淋巴结肿大。Deveci 等依据超声测量将肿块大小分为五组:A 组为1.0 cm 以下,B 组为 1.1～2.0 cm,C 组为 2.1～3.0 cm,D 组为 3.1～5.0 cm,E 组为 5.0 cm 以上,大多数甲状腺腺瘤的大小为B 组和 C 组,并认为除了大小约≤1.0 cm 的肿块测量一致性为78.5%,超声对良恶性甲状腺结节的测量与术后大体标本的一致性≤50%。

(2)结节形状:甲状腺腺瘤瘤体呈圆形、卵圆形或椭圆形,瘤体的形状与肿瘤所处位置及大小有关,位于峡部及较大的肿块多呈椭圆形,较小,而位于两侧叶的结节则多呈圆球形。另外,瘤内出血的肿块也多趋圆球形。

(3)结节边界、边缘和声晕:一般认为甲状腺腺瘤边界清楚,绝大部分有包膜,较完整,边缘可见特征性的声晕,等回声的腺瘤可通过声晕发现。典型的声晕薄而光滑。声晕的检出率各家报道差别非常大,可能与对声晕的判定标准不一有关。Solbiati 等发现结节周围无回声声晕可见于

36%的甲状腺结节内，且在良性病灶中出现的频率远多于恶性(86%：14%)；等回声病灶伴声晕很容易判断为良性病灶，据 Solbiati 等报道恶性肿瘤伴有声晕的比率也很高(53%)，因此虽然声晕的检出对腺瘤的诊断有较大意义，但发现声晕并不一定就能确诊腺瘤，已发现甲状腺乳头状癌也可出现声晕，少数结节性甲状腺肿的结节亦可有声晕。目前认为声晕是小血管围绕或周边水肿、黏液性变等原因所致。有学者认为声晕在不同病例可有不同的病理改变。除血管外，包膜外甲状腺组织的受压萎缩、周围组织的炎性渗出、间质水肿、黏液性变、包膜与周围甲状腺组织的粘连及包膜本身等病理变化均与晕环的产生有关，这可解释临床上部分晕环检测不到环形血流信号的现象。

(4)结节内部回声：从超声声像图上，甲状腺腺瘤可分为三个类型，即实性、囊实性及囊性；相对于周围正常甲状腺实质和肌肉回声可将实质回声分成极低回声、低回声、等回声和高回声。文献报道甲状腺腺瘤以实质性等回声和实质性高回声为主，并认为等回声图像对诊断很重要，73%的等回声结节被手术和病理证实是腺瘤或腺癌。回声图像和病理表现间的关系可以解释它与正常的腺体非常相似的原因，不同病理类型腺瘤的声像图差异性主要表现在内部回声。有研究指出腺瘤回声的强弱、均匀程度与其病理组织学特征有关：细胞和滤泡较大、胞质较丰富、排列疏松的腺瘤，其回声较低；细胞和滤泡较小、排列紧密者，其回声较高；间质含较丰富的血管和纤维组织者，回声较高。

较大腺瘤可发生退行性变，包括囊性变、出血、坏死、钙化或乳头状增生。当发生囊性变或出血时，内部出现不规则无回声，呈混合性。囊性变区域范围不一，囊性变区域较小时表现为腺瘤内小片状无回声区，囊性变区域较大时囊腔可占据整个肿瘤，部分形成分隔状或囊壁处残存少量实性回声，部分囊壁可见乳头状或团块形突起。囊内出血常导致结节内无回声区透声较差，囊腔内见悬浮状态的细小斑片状或片絮状增强回声。

(5)结节钙化：12%～27%滤泡状腺瘤可出现钙化，甲状腺良性病变内的钙化为血肿吸收后在结节的壁上出现粗糙钙化或者少数患者出现血肿内部纤维充填。文献报道显示钙化在男女之间无明显差异，说明不同性别的钙化发生机制是相同的。而且，Kakkos 等以 40 岁为界，小于40 岁的患者甲状腺内钙化的发生率明显高于 40 岁以上的患者。由于样本不同、仪器不同、对钙化的分类方法不同及不同观察者对同一钙化类型认识和理解的不同，甲状腺腺瘤的超声钙化发现率各家报道不一。目前还没有统一的钙化大小的标准，2008 年 Moon 等将甲状腺内的钙化分为微钙化、粗钙化和边缘钙化三种类型，其中强回声＞1 mm 称为粗钙化，并将沿结节周围呈弧形或蛋壳样钙化称为边缘钙化(图 18-5)。而这种粗钙化和边缘钙化多见于良性结节。虽然多数学者认为微钙化在甲状腺癌中的发生率明显高于腺瘤等良性结节，但是粗钙化也同样可见于恶性结节中。

2.多普勒超声

甲状腺是血供丰富的内分泌腺体，甲状腺上皮细胞能产生血管生成因子，如血管内皮生长因子(VEGF)、胎盘生长因子或成纤维生长因子，这些因子在炎症和肿瘤状态下可引起相应的血流改变，利用彩色多普勒及能量多普勒超声能清晰反映甲状腺结节的血流变化。Fukunari 等利用彩色多普勒超声将甲状腺结节的血流情况分成Ⅰ、Ⅱ、Ⅲ、Ⅳ级。Ⅰ级，结节内没有血流；Ⅱ级，彩色血流仅可见于结节的周边；Ⅲ级，血流穿入肿瘤，血供中等；Ⅳ级，多支血流穿入肿瘤，血流供应丰富。Ⅰ级和Ⅱ级认为是良性的，Ⅲ级和Ⅳ级认为是恶性的，其敏感性为 88.9%，特异性为74.2%，准确率 81.0%。Varverakis 等发现对于有血流信号的结节来说，周边血流常见于良性结节($P<0.01$,特异性$=0.77$,敏感性$=0.46$),并认为结节无血流信号不能排除恶性的可能性,因为血流信号主要取决于结节的大小而不是组织学特征。而 Foschini 等利用彩色多普勒超声将甲状腺结节的血流情况分成结节内没有血流信号、结节周围见血流信号及结节内见血流信号等三种类型,并发现正常甲状腺、胶样甲状腺肿、甲状腺滤泡性肿瘤、甲状腺乳头状癌等具有各自不同的血流分布特点,发现彩色多普勒超声结合三维立体显微镜检查可以反映各种不同病理状态下的甲状腺血流变化,虽然滤泡性肿瘤内部多见粗大血管,但是没有发现彩色多普勒超声血流类型上滤泡性腺瘤和滤泡状癌之间有何差异。

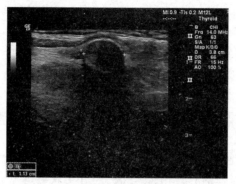

图 18-5　结节性甲状腺肿灰阶超声
纵断面显示结节边缘蛋壳样钙化

　　Fukunari 等发现腺瘤样增生和滤泡性腺瘤、滤泡状癌的搏动指数存在显著差异($P<0.01$)。De Nicola 等认为以甲状腺结节内血流信号阻力指数(RI)0.75 为临界值,准确性、特异性和阴性预测值很高,分别是 91%、97%、92%,而敏感性和阳性预测值较低,分别是 40% 和 67%,腺瘤样增生结节内 RI 为 0.588、腺瘤为 0.662 和恶性结节为 0.763($P<0.001$),但是 Yazici 等分析123 位 7～17 岁健康儿童甲状腺上动脉的 PSV 与年龄、身高及体重等因素正相关,而 RI 与年龄、身高及体重等因素负相关,因此甲状腺结节内的血流信号包括血流速度及阻力指数等脉冲多普勒参数对鉴别诊断的意义有待进一步大样本研究。

(五)治疗原则

　　长期以来,甲状腺腺瘤的治疗以开放性外科手术为主,包括单纯腺瘤摘除术、甲状腺叶次全切除术、甲状腺叶全切术和甲状腺全切术或亚全切术。但是近年来,内镜手术法也成为一种被患者普遍接受的新型的甲状腺腺瘤手术方法。而超声引导穿刺注入硬化剂治疗甲状腺腺瘤方法简便,可重复治疗,术中创伤小,痛苦少,患者易接受,是一种安全有效的治疗方法,其机制是无水酒精可使细胞脱水,蛋白质发生凝固性坏死,进一步纤维化钙化。

　　毒性(功能亢进)腺瘤治疗方面要根据患者是否有甲亢,若患者血中 T_3、T_4 均正常又无甲亢症状,且腺瘤又无压迫症状,可以留待观察;当患者有甲亢症状,血中 T_3、T_4 升高或患者因腺瘤较大有压迫症状和体征时可考虑外科手术摘除或服[131]I 治疗。患者若甲亢症状明显,术前应认真准备,手术操作中应避免过多挤压腺瘤,使血液循环中甲状腺激素浓度突然升高,引起甲亢危象,或原有心脏病者引起心律失常。

二、甲状腺癌

　　甲状腺癌是最常见的内分泌系统恶性肿瘤,可分为乳头状癌、滤泡状癌、未分化型甲状腺癌和髓样癌。

（一）临床概述

甲状腺癌占所有恶性肿瘤的 1%，占男性癌症的 0.5%，女性癌症的 1.5%。94% 为分化型甲状腺癌，5% 为甲状腺髓样癌，属神经内分泌肿瘤，其余的 1% 为未分化型甲状腺癌，通常由分化型癌去分化而形成。

甲状腺癌的发病机制至今尚未完全明了，缺碘、辐射、家族因素、遗传和基因缺陷皆是甲状腺癌的发病因素。其他甲状腺病变，如结节性甲状腺肿、甲状腺功能亢进、桥本甲状腺炎也可能和甲状腺癌有关。另外，家族性腺瘤性息肉病、乳腺癌、多发性错构瘤综合征和甲状腺癌也有密切关系。

不同类型甲状腺癌的病理特点、人群分布、临床表现、恶性程度、转移规律及预后有较大差别。同一类型甲状腺癌在不同人群的表现也不尽相同。

1.乳头状癌

（1）流行病学：乳头状癌占甲状腺癌的 75.5%～87.3%，女性多于男性，2.6∶1～4∶1，发病年龄为 10～88 岁，平均为 41.3 岁，在 30～40 岁女性比例明显增加。

（2）病理：肿瘤切面呈灰白色，实性，中心部分可见纤维化，大肿瘤可见囊性结构。光镜下可见复杂分支状乳头，含纤维血管轴心。40%～50% 的乳头状癌可见砂粒体。根据不同的组织学特点，乳头状癌可分为几种亚型，包括滤泡型、弥漫硬化型、柱状细胞癌、高细胞癌、嗜酸细胞型乳头状癌、Warthin 瘤样肿瘤、伴有结节性筋膜炎样间质的乳头状癌、筛状乳头状癌及辐射引起的儿童甲状腺癌。

（3）临床表现：临床上大多数乳头状癌首先表现为甲状腺结节，常在体检时或由他人发现。首先发现颈部淋巴结肿大的患者也不在少数。肿大淋巴结常出现在病变甲状腺的同侧颈部，也可出现在上纵隔。还可出现对侧颈部淋巴结转移。据 Carcangiu 等报道，乳头状癌98.7% 首先表现为颈部异常，67.2% 位于甲状腺内，13% 为甲状腺和颈部淋巴结异常，19.7% 仅出现颈部淋巴结异常。

2.滤泡状癌

（1）流行病学：滤泡状癌的发病率居甲状腺癌的第二位，占 9.9%～16.9%，女性发病率高于男性，从青春期到 45～49 岁，滤泡状癌的发病率稳定上升，60～70 岁出现发病率再次上升。本病好发于地方性甲状腺肿患者，碘缺乏或继发性 TSH 刺激可能与肿瘤的发病有关。

（2）病理：滤泡状癌恶性程度较乳头状癌高，血行转移率高，淋巴结转移少。本病可分为包裹性血管浸润型和浸润型，前者肉眼观类似甲状腺滤泡性腺瘤，后者可侵占大部分甲状腺组织，并蔓延至包膜外，与周围组织粘连。两型皆可有出血、坏死、囊性变、纤维化和钙化。镜下变化较大，从分化极好如正常甲状腺滤泡到明显恶性的癌，其间有过渡型。

（3）临床表现：临床上大多数滤泡状癌表现为单发的无痛性甲状腺结节，仅极少数患者出现声嘶、吞咽困难或颈部压迫感。颈部淋巴结累及少见，但有 10%～20% 的患者首先表现为肺或骨转移。

3.髓样癌

（1）流行病学：髓样癌占甲状腺癌的 2.8%～3.3%，女性稍多于男性，随年龄增大，发病率缓慢上升，在 70～74 岁达高峰。

（2）病理：由于髓样癌源于滤泡旁细胞，故多数位于甲状腺上半部，包膜可有可无，切面灰白，质地实性,可因钙化而有沙砾感。镜下肿瘤可呈典型内分泌肿瘤样结构,或形成实性片状、细胞巢、乳头或滤泡样结构。间质常有淀粉样物质沉着。

(3)临床表现:约80%为散发性,其余约20%为遗传性肿瘤,见于3种类型:多发性内分泌肿瘤综合征MEN-ⅡA型、MEN-ⅡB型及家族性甲状腺髓样癌。51.8%在初诊时肿瘤局限于甲状腺,31%出现局部淋巴结转移,13.6%出现远处转移。少数患者出现吞咽困难、淋巴结转移或喉返神经侵犯表现,尚可出现和降钙素、促肾上腺皮质激素、肠血管活性多肽或5-羟色胺释放相关的临床效应。

4.未分化癌

(1)流行病学:未分化癌占甲状腺癌的1.6%,女性与男性比例1.5∶1,50岁之后发病率上升,并随年龄增大,发生率上升,平均年龄为67岁。

(2)病理:未分化癌肿块巨大,呈广泛浸润性生长,浸润至周围软组织,无包膜,质硬而实,灰红或暗红,出血坏死常见。镜下肿瘤的一部分或全部由未分化细胞组成,可找到分化较好的甲状腺癌如滤泡状或乳头状癌成分。

(3)临床表现:未分化癌约75%首先表现为颈部迅速增大,有肿块,常出现颈部和纵隔淋巴结肿大,导致上呼吸消化道压迫或阻塞症状,36%出现呼吸困难,30%出现吞咽困难,28%出现声嘶,26%出现咳嗽,17%出现颈部疼痛。初诊时即有15%～20%出现远处转移,常见转移部位是肺和胸膜。

(二)超声表现

1.甲状腺乳头状癌

(1)单纯乳头状癌:根据不同的组织学特点,乳头状癌可分为多种亚型,这里所讲的单纯乳头状癌特指弥漫硬化型之外的其他类型乳头状癌。

甲状腺乳头状癌可以是单灶性也可以是多灶性,根据手术发现,多灶性乳头状癌的患病率为28.7%～46%,多灶性微小乳头状癌的患病率为20%～28.7%。超声上A/T≥1是诊断单纯乳头状癌较具特异度的指标,特异度可达92.5%,敏感度为15%～74.1%。51%～79.2%癌灶边界模糊,21.5%乳头状微小癌边界模糊。边界模糊是生物学上具侵袭性乳头状癌的重要超声特征,超声显示边界模糊诊断肿瘤侵犯的敏感度为84%,特异度31%,对于这些病例需仔细随访。边界模糊的乳头状微小癌41.9%超声可探及颈侧区淋巴结转移,而边界清晰者仅3.7%。边缘不规则可能也代表了肿瘤的侵袭性,63%～92.9%乳头状癌边缘不规则,但Chan等报道有高达93%的乳头状癌边缘规则,这可能是由于在定义边缘规则或不规则时标准不一、评判时有较大主观性。7%～26%的病灶可发现低回声声晕,声晕常不完整,厚度不均,据Jeh等的数据,乳头状癌近半数的声晕为厚声晕。声晕的形成和肿瘤的包膜有关,超声显示声晕诊断肿瘤具备包膜的敏感度为42%,特异度为88%

85%～98.4%的乳头状癌表现为实性结节,0.8%～10%为实性为主结节,0～6%为囊性为主结节。病理上乳头状癌约三分之一可出现囊性变,但超声显示的数量明显要少,这可能与囊性变区域太小超声无法显示有关。乳头状癌结节中超声仅检出3.7%的结节伴有囊性变。文献报道超声显示的囊性变诊断病理上囊性变的敏感度为42%,特异度79%。部分囊性为主的乳头状癌表现为不规则实性成分凸向囊腔,在实性部分有点状钙化强回声,此即"囊内钙化结节"征,这一征象是诊断囊性乳头状癌非常特异的指标。

和邻近甲状腺组织回声相比,单纯乳头状癌86%～89%表现为低回声,如果和颈长肌相比较,则12%的乳头状癌表现为极低回声,高回声甲状腺乳头状癌罕见,仅占0～2%。有52%～100%结节回声不均匀。

在显微镜下评估乳头状癌时,常可发现钙的沉积,这可能是砂粒体或粗糙的颗粒状不规则钙化沉积所致。超声上点状强回声诊断微钙化敏感度为50%,特异度52%。乳头状癌30%～42%显示微钙化,4%～28%显示粗钙化,1.6%～2%显示边缘钙化。乳头状微小癌的微钙化发生率小于较大的乳头状癌,超声上20.8%～25.2%乳头状微小癌出现微钙化,38.7%出现粗钙化。超声上甲状腺乳头状癌80.4%出现钙化,76.2%的结节出现微钙化,20.2%的结节出现粗钙化,和文献报道不同,有研究显示乳头状微小癌结节的钙化发生率高于乳头状临床癌(指直径大于1 cm的乳头状癌)。

甲状腺乳头状癌中的滤泡型亚型的超声表现须引起关注,部分滤泡型乳头状癌具备甲状腺乳头状癌的典型超声表现,但也有部分滤泡型乳头状癌和滤泡状腺瘤或腺瘤样结节性甲状腺肿的超声表现相似,Komatsu等认为当术前细针穿刺提示乳头状癌而超声提示滤泡状肿瘤时,要考虑滤泡型乳头状癌的可能。

Chan等发现78%的乳头状癌在彩色多普勒超声显示为中央血管为主型血管模式,22%表现为边缘血管为主型血管模式,Cerbone等的研究证实乳头状癌95%出现中央血管,而Yuan等的研究发现84%的乳头状癌呈中央血管和边缘血管同时出现的混合型血供。从以上研究者的结果似乎可得出这么一种结论,即中央血管是乳头状癌的重要血供特点。然而根据对乳头状癌结节的分析,甲状腺乳头状癌50.6%呈单纯边缘型血管,12.5%呈边缘为主型血管,33.9%呈边缘血管和中央血管丰富程度相似的混合型血管。

(2)弥漫硬化型乳头状癌:弥漫硬化型乳头状癌是甲状腺乳头状癌的一种罕见类型,约占甲状腺乳头状癌的1.8%。在组织学上,特征性地表现为甲状腺被弥漫性累及,出现广泛纤维化、鳞状上皮化生、严重淋巴细胞浸润和多发砂粒体。43.4%弥漫硬化型甲状腺乳头状癌合并甲状腺炎,而单纯性甲状腺乳头状癌仅占10.7%。患者发病年龄为10～57岁,大多数为27～29岁,60%小于30岁,好发于女性。患者颈部常可触及肿块,可出现声嘶、压迫感,80%以上出现颈部淋巴结转移。行甲状腺全切治疗,术后放射碘治疗,术后复发率较高,但预后和单纯乳头状癌相似。

超声上表现为甲状腺弥漫性散在微钙化,并大多可见边界模糊可疑肿块,但也可无肿块形成,仅出现微钙化。也可表现为甲状腺内多发可疑低回声或混合回声团块,团块内出现微钙化。超声上的微钙化及不均匀低回声和病理上的砂粒体、广泛纤维化和淋巴细胞浸润相对应。多数患者甲状腺实质表现为不均匀低回声,这可能是合并甲状腺炎所致。

由于弥漫硬化型乳头状癌有非常高的颈部淋巴结转移发生率,故对该类患者应行颈部淋巴结超声检查。

当甲状腺呈弥漫性不均匀低回声,散在微钙化,应考虑到弥漫硬化型乳头状癌的可能。但并不是所有这种表现的病变皆为弥漫硬化型乳头状癌,单纯乳头状癌也可出现这种超声征象。

2.甲状腺滤泡状癌

有关滤泡状癌的超声特征研究目前尚不充分,一方面可能是由于滤泡状癌的数量相对较少,另一方面可能是由于滤泡状癌和滤泡状腺瘤的超声特征基本相似,且细针穿刺也无法做出鉴别,从而对研究造成了诸多障碍。根据韩国学者的报道,和乳头状癌相比较,滤泡状癌在形态方面更趋向于呈扁平状。由于不均匀浸润型生长,60.9%滤泡状癌边缘呈微小分叶状或不规则。大部分的肿瘤 A/T<1,说明其平行于组织平面生长,这种生长方式对正常组织会产生压迫,因而86.6%滤泡状癌出现声晕(薄声晕39.1%,厚声晕47.8%)。82.6%滤泡状癌呈实质性,17.4%呈实性,17.4%呈囊性。在回声方面,滤泡状癌69.6%回声不均;与颈长肌相比较,65.2%滤泡状癌为等回声或高回声,另34.8%为低回声。滤泡状肿瘤形成多个小滤泡巢,和正常甲状腺相似,滤泡内含有不同数量的胶样物质,肿瘤的回声可能取决于肿瘤内胶质的数量。滤泡状癌17%出现钙化,但未发现微钙化,这是由于滤泡状癌无砂粒体,这点和乳头状癌有明显差异。

显然,滤泡状癌的超声表现和其他甲状腺恶性肿瘤的超声表现不同,许多滤泡状癌可能被当成非恶性病灶。最可能与滤泡状癌混淆的是滤泡状腺瘤,两者的超声表现相似,在声像图上的表现皆可类似于正常睾丸。有报道认为滤泡状癌可在短期内增大,而滤泡状腺瘤则常出现结节内囊性变,这在滤泡状癌罕见,然而,鉴别诊断微小浸润型滤泡状癌和滤泡状腺瘤非常困难,需要组织学发现包膜和血管侵犯来诊断滤泡状腺癌。

彩色/能量多普勒超声可能会对滤泡状癌和腺瘤的鉴别提供有益的信息。Miyakawa 等观察到80%滤泡状癌表现为结节中央血管为主型血供,而84%的滤泡状腺瘤显示为肿瘤边缘血管为主型血供,能量多普勒超声鉴别两者的敏感度为87.5%,特异度为92%。Fukunari 等报道滤泡状癌 0 为无血管型,13.6%为边缘血管为主型血供,45.5%显示血流穿入肿瘤,40.9%高速血流穿入肿瘤,而滤泡状腺瘤相应的百分比为16.9%、49.4%、30.3%和3.4%。将无血管及边缘血管判断为良性,将穿入肿瘤血管判断为恶性,则诊断的敏感度为88.9%,特异度为74.2%,准确性为81.0%,有学者认为高速搏动血流穿入肿瘤可作为滤泡状甲状腺癌的新诊断标准。

在频谱多普勒方面,可通过测量肿瘤的收缩期峰值流速(PSV)、舒张期末流速(EDV)及 PI、RI 对两者进行鉴别。滤泡状癌的 PSV(41.3±18.5)cm/s,PSV/ EDV 5.1±2.5,滤泡状腺瘤分别为(24.7±16.5)cm/s、2.7±0.9,两者差异有显著统计学意义;滤泡状癌 PI 1.7±0.6,滤泡状腺瘤为 0.9±0.5,两者差异有显著统计学意义;滤泡状癌 RI 0.8±0.1,滤泡状腺瘤为 0.6±0.2,两者差异有显著统计学意义。PI>1.35,RI>0.78,PSV/EDV >3.79 可达到最好的鉴别诊断滤泡状癌和滤泡状腺瘤效果。

3.甲状腺髓样癌

甲状腺髓样癌是源于滤泡旁细胞的恶性肿瘤,较为罕见。由于其是细胞来源,故多数位于甲状腺上半部,肿瘤多为单发,也可多发。超声上肿瘤边界相对清晰,边缘不规则,所有的肿瘤皆未出现声晕且皆表现为低回声,0~5.3%结节出现囊性变,83%~95%肿瘤内可见钙化强回声。这些钙化强回声中44.4%属于微钙化,55.5%属于粗钙化,粗钙化中的一半呈多发致密粗钙化。和乳头状癌相比较,髓样癌钙化更趋向于位于肿块中心位置。低回声结节、结节内钙化、结节无声晕这三项特征相结合对诊断髓样癌的敏感度为89%,将髓样癌和良性结节鉴别的特异度大于90%。髓样癌79%表现为结节内高血供,50%出现边缘血供,但肿瘤过小时可不显示血流信号。根据经验,髓样癌也可不出现钙化,也可出现明显的声晕,彩色/能量多普勒上常表现为混合型高血供。甲状腺髓样癌淋巴结转移的发生率很高,75%患者的转移性淋巴结内可见点状钙化强回声。

由于分化型甲状腺癌的超声特征和髓样癌有较多相似之处,故超声常难以鉴别髓样癌和非髓样甲状腺癌。如果出现髓样癌的可疑超声特征,应进行降钙素测量。超声可明确甲状腺内病灶,在术前可应用于髓样癌的分期,对于术后颈部复发,超声是最有效的检查手段,可显示97%的颈部复发。

4.甲状腺未分化癌

未分化癌占甲状腺癌的 1.6%,对于这种罕见的甲状腺恶性肿瘤,目前尚没有系统的超声研究报道。超声上表现为边界不清的不均匀团块,常累及整个腺叶或腺体,78%出现坏死区,三分之一的患者出现包膜外和血管侵犯,80%出现淋巴结或远处转移,累及的淋巴结 50%出现坏死。

(三)治疗和预后

1.甲状腺癌的治疗

对于分化型甲状腺癌,目前的治疗主要依据患者相关因子和肿瘤相关因子的危险分层,其中包括肿瘤大小、肿瘤组织学、淋巴结转移和远处转移及患者的性别和年龄。

低危患者和低危肿瘤通常进行甲状腺叶切除术,随后终身使用甲状腺素替代治疗,以抑制甲状腺刺激素 TSH 的分泌。抑制 TSH 可以显著降低复发,降低远处转移。发生高危肿瘤的高危患者最好的治疗是甲状腺全切术加中央组淋巴结清扫。外科手术后使用[131]I 消融治疗,清除残余的甲状腺组织,发现和治疗转移灶,随后终身使用甲状腺素抑制甲状腺刺激素 TSH。对于低危患者出现的高危肿瘤,或是高危患者出现的低危肿瘤,目前在治疗上尚有争论。

甲状腺未分化癌尚没有有效的治疗方法。通常行着眼于减轻症状的姑息治疗,但也有建议对无颈部以外侵犯或肿瘤尚能切除者行手术切除,辅以放疗。18%~24%肿瘤局限于颈部可完整切除者,彻底的手术切除辅以放化疗 2 年生存率可达到 80%。

2.甲状腺癌的预后

分化型甲状腺癌预后颇佳,髓样癌也有较好的预后,但未分化癌预后凶险,多在确诊后数月死亡。根据美国资料,经过年龄和性别校正后,甲状腺乳头状癌 10 年生存率为 98%,滤泡状癌为 92%,髓样癌 80%,未分化癌 13%。

三、甲状腺转移性肿瘤

甲状腺转移性肿瘤是指原发于甲状腺外的恶性肿瘤,通过血行、淋巴等途径转移至甲状腺继续生长形成的肿瘤。甲状腺转移性肿瘤较为罕见,其占甲状腺所有恶性肿瘤的 2%~3%。

(一)临床概况

在非选择性尸检研究中,甲状腺转移性肿瘤总的发病率为 1.25%,在广泛扩散恶性肿瘤人群尸检中,则其发病率可达 24%。和原发性甲状腺癌相似,转移性甲状腺肿瘤也是女性多见,女性男性之比为4.25:1,发病年龄为 12~94 岁,大多数为 55~66 岁,半数为 50~70 岁,约 10%小于40 岁。甲状腺转移性肿瘤 81%为癌,通常是广泛转移性病变的组成部分之一。肾脏、肺、乳腺、消化道和子宫是常见的原发肿瘤部位,但对于何种肿瘤最容易转移至甲状腺尚有争论。

病理上常表现为甲状腺实质性团块,转移病灶常为单发,或为多发,也可弥漫性。肿瘤甲状腺球蛋白免疫组化染色阴性。临床上转移性甲状腺肿瘤和原发性甲状腺癌相似,大多数患者无症状,在少数患者病情发展迅速,可出现局部肿瘤生长表现,如声嘶、喘鸣、吞咽或呼吸困难,颈部可触及肿块。在一些患者,甲状腺转移是原发肿瘤的始发表现。从发现原发肿瘤到甲状腺出现转移的间隔时间不同报道相差较大,潜伏期为 9 个月~8.9年,但也有长达 26 年的。

在有明确肿瘤病史的患者,如出现甲状腺肿块应考虑到甲状腺转移性肿瘤的可能。超声是一种有效的初步检查工具,有助于病变的评估,显示邻近的淋巴结转移和血管累及,监测肿瘤的生长,并可引导进行活检。超声引导穿刺是有效的诊断手段,但最后的诊断有赖于手术活检。

（二）超声表现

尽管甲状腺转移性肿瘤占甲状腺所有恶性肿瘤的 2％～3％，然而根据检索，有关甲状腺转移性肿瘤超声表现的英文文献非常匮乏，且多为小样本或个例报道。综合文献报道，以下拟从甲状腺的改变，肿瘤的位置、数目、大小、边界清晰度、内部回声及血供特征，周围淋巴结和血管的改变等方面对甲状腺转移性肿瘤的超声表现进行总结和分析。

1.甲状腺的超声改变

超声上常出现单侧或双侧甲状腺肿大。由于在甲状腺肿、腺瘤或甲状腺炎等甲状腺病变时原发肿瘤较易转移至甲状腺，故超声常可显示转移瘤之外的甲状腺组织出现各种病理性回声改变，如桥本甲状腺炎时出现回声减低、分布不均匀，血供增加；在结节型甲状腺肿时出现相应的回声改变。也可能因出现转移导致的低回声区，导致甲状腺回声弥漫性不均匀。无上述改变时则甲状腺实质回声正常。

2.甲状腺转移性肿瘤的超声表现

（1）肿瘤位置：肿瘤可累及整个腺叶或主要累及下极。肿瘤易于出现在甲状腺下极的机制文献未予阐明。

（2）肿瘤数目：肿瘤多为单发，也可多发，这和甲状腺原发性肿瘤相似。

（3）肿瘤大小：根据 Ahuja 等的一组资料，75％的肿瘤大于 6 cm。相信随着超声在甲状腺应用的日益广泛，可以发现较小的转移瘤。

（4）肿瘤边界：Chung 等报道 80％的肿瘤结节边界模糊，但其余文献基本认为肿瘤边界清晰。这可能是由于边界清晰与否的判定标准不一，判定时主观性较强。

（5）肿瘤回声：肿瘤皆表现为低回声或极低回声，分布均匀或不均匀。肿瘤边缘无声晕，囊性变和钙化少见。

（6）肿瘤血供：肿瘤内部呈混乱血流信号，和甲状腺实质相比，肿瘤可表现为高血供，也可表现为低血供。

3.周围淋巴结和血管改变

甲状腺转移性肿瘤患者可在双侧颈部探及多发转移性淋巴结，这些淋巴结在超声上可出现转移性淋巴结的相应特征。罕见情况下，肿瘤可通过扩张的甲状腺静脉，蔓延至颈内静脉，在颈内静脉形成肿块，出现相应的超声表现。

通过以上超声特征分析，可以发现甲状腺转移性结节的超声表现无特异性。和甲状腺原发性恶性肿瘤相比，转移性肿瘤有一个最显著的特点，即肿瘤内钙化少见，发生率仅 8.3％。转移瘤囊性变少见（8.3％）的特征则和原发性甲状腺恶性肿瘤相似。有明确非甲状腺原发恶性肿瘤患者，当出现单侧或双侧单发或多发可疑结节而无钙化时，应考虑转移性肿瘤可能。

（三）治疗和预后

出现甲状腺转移往往提示病变进展，患者常随之死亡，大多数病例在诊断明确后 9 个月内死亡。尽管预后不良，但对一些患者行积极的手术和药物治疗可能有效。手术治疗可行单侧腺叶切除术或甲状腺全切术，手术可能减轻或缓和颈部复发可能造成的致残，延长患者生存期。

四、甲状腺淋巴瘤

甲状腺淋巴瘤有原发性和继发性之分，原发性甲状腺淋巴瘤是原发于甲状腺的淋巴瘤，较为罕见，占甲状腺恶性肿瘤的 1％～5％，在结外淋巴瘤中所占比例不到 2％。继发性甲状腺淋巴瘤是指播散性淋巴瘤累及甲状腺者,约20%的全身淋巴系统恶性肿瘤可发生甲状腺累及。

(一)临床概述

原发性甲状腺淋巴瘤好发于女性,女:男为3:1~4:1,大多发生于60~70岁,少数患者小于40岁,部分患者年龄可达90岁。桥本甲状腺炎是已知的唯一危险因子,甲状腺淋巴瘤患者90%伴有桥本甲状腺炎,桥本甲状腺炎患者发生甲状腺淋巴瘤的危险是普通人群的60倍。目前提出两种假设来试图说明两者的联系:一种假说认为慢性甲状腺炎出现的浸润淋巴细胞提供了发展成淋巴瘤的细胞来源,另一种假说指出甲状腺炎的慢性刺激诱发了淋巴细胞的恶性转化。

大部分原发性甲状腺淋巴瘤为B细胞来源的非霍奇金淋巴瘤,霍奇金和T细胞甲状腺淋巴瘤罕见。根据一项大样本研究,甲状腺淋巴瘤最大径为0.5~19.5cm,平均6.9cm,46.2%累及双叶,31.7%累及右叶,22.1%累及左叶。切面上常可见出血和坏死。38%为不伴有边缘区B细胞淋巴瘤的弥漫性大B细胞淋巴瘤,33%为伴有边缘区B细胞淋巴瘤的弥漫性大B细胞淋巴瘤(混合型),28%为黏膜相关淋巴组织结外边缘区B细胞淋巴瘤(mucosaassociated lymphoid tissue,MALT),滤泡性淋巴瘤则不到1%。

临床上原发性甲状腺淋巴瘤表现为迅速增大的颈部肿块,30%~50%的患者有压迫导致的症状,包括吞咽困难、喘鸣、声嘶和颈部压迫感。10%的甲状腺B细胞淋巴瘤患者出现典型的B细胞症状,包括发热、盗汗和体重减轻。大多数患者甲状腺功能正常,但10%出现甲状腺功能减退。

细针抽吸活检(fine needle biopsy,FNB)联合细胞形态学、免疫表型和分子技术有较高的诊断准确性,但需要细胞病理学的专业知识。虽然FNB技术不断取得进展,开放外科活检依然在甲状腺淋巴瘤发挥作用,特别是须根据不同组织学亚型确定治疗策略或诊断不明确时。影像学手段,如CT和超声可用于甲状腺淋巴瘤的初步评估和分期,CT在探测淋巴瘤胸内和喉部累及方面较有优势,而超声则可在甲状腺淋巴瘤的非手术治疗随访中发挥更大作用。

(二)超声表现

1.灰阶超声

根据甲状腺淋巴瘤的内部回声和边界状况可将肿瘤分为3型:结节型、弥漫型和混合型。

(1)结节型:甲状腺淋巴瘤47%~90%超声上表现为结节型,该类型中73%~86%为单结节。甲状腺肿大常局限于一侧叶,但肿瘤也可越过峡部累及对侧甲状腺。临床触诊和滤泡状腺瘤及腺瘤样结节相似。肿瘤和周围甲状腺组织常分界清晰,仅3%边界模糊。90%边缘不规则,可呈椰菜样或海岸线样。6%的结节可出现声晕。内部为低回声,分布均匀或不均匀,可间有高回声带。尽管为实质性,但部分肿瘤回声极低可呈假囊肿样。残余的甲状腺实质常因桥本甲状腺炎而呈现不均匀低回声,但其回声水平还是高于肿瘤。但在少数情况下,可出现肿瘤和甲状腺的回声和内部结构相似的情况,此时超声可能无法将肿瘤从桥本甲状腺炎的甲状腺实质识别出来。少数甲状腺淋巴瘤超声可发现钙化,发生率为6%~10%。肿瘤后方出现回声增强。结节型的超声阳性预测值为64.9%。

(2)弥漫型:10%~40%表现为弥漫型。超声常表现为双侧甲状腺肿大,内部回声极低,和结节型不同,该型肿瘤和甲状腺组织的分界无法识别,部分肿瘤内部呈细网状结构。弥漫型淋巴瘤和严重慢性甲状腺炎在超声上常较难鉴别,尽管可凭是否出现后方回声增强作为最重要的鉴别点,但弥漫型的超声阳性预测值仍只有33.7%。

(3)混合型:混合型超声表现的淋巴瘤较少,约占15%。混合型淋巴瘤表现为多个低回声病灶,不均匀分布在甲状腺内,这些病灶可能是结节型也可能是弥漫型淋巴瘤。尽管混合型淋巴瘤和腺瘤样甲状腺肿超声表现相似,但淋巴瘤后方出现回声增强可成为诊断的关键点。混合型的超声阳性预测值为 63.2%。

甲状腺淋巴瘤上述 3 型有两个共同特点,即和残余甲状腺组织相比,肿瘤呈显著低回声,肿瘤后方出现回声增强。这是由淋巴瘤的病理学特点所决定的。淋巴瘤时淋巴细胞分布密集,呈均匀增殖,而反射和吸收超声波的纤维结构罕见,因而,肿瘤的回声信号较弱,易于透过超声而导致后方回声增强。

除了甲状腺本身的表现外,甲状腺淋巴瘤尚可累及颈部淋巴结,发生率为 12%~44%,受累淋巴结表现为极低回声。

2.彩色/能量多普勒超声

有关甲状腺淋巴瘤的血供特征文献尚鲜有报道。根据观察,和周围甲状腺实质相比较,彩色/能量多普勒上甲状腺淋巴瘤既可表现为高血供,也可表现为中等血供或低血供。

尽管桥本甲状腺炎和淋巴瘤的病原学关系已经得到证实,但尚没有满意的影像学手段能有助于识别从桥本甲状腺炎到淋巴瘤的早期转变。当桥本甲状腺炎患者出现甲状腺迅速增大,超声上呈显著低回声时要警惕淋巴瘤。所有超声怀疑淋巴瘤的患者应仔细随访,即便穿刺活检为阴性结果,这是由于穿刺有较高的假阴性结果。因此,如果超声上有典型淋巴瘤表现或临床上出现甲状腺短期内增大等可疑淋巴瘤征象,但穿刺为阴性结果时,应进行手术探查,手术获取的细胞数量要明显大于穿刺。

(三)治疗和预后

手术治疗曾经在原发性甲状腺淋巴瘤的治疗中扮演重要角色,但现在仅起较次要作用。目前的治疗包括化疗和外线束照射。和单纯化疗或放疗患者相比,接受联合治疗的患者复发率显著降低。Ⅰ E 期的 5 年生存率为 80%,Ⅱ E 期为 50%,Ⅲ E 和Ⅳ E 期小于 36%。

和弥漫性大 B 细胞型或混合型相比,单纯 MALT 淋巴瘤表现出较明显的惰性过程,预后较好,这种亚型当局限于甲状腺时(Ⅰ E 期),对甲状腺全切或放疗反应良好,可获 90% 以上完全有效率,一些学者由此推荐手术治疗局限性 MALT 淋巴瘤,可完全切除,致残率较低。但最常见的类型(达 70%)是弥漫性大 B 细胞淋巴瘤,该亚类临床侵袭性较强,约 60% 呈弥漫性。这类肿瘤的治疗包括化疗和放疗,5 年生存率小于 50%。

尽管手术的作用已经发生改变,但仍发挥重要作用,特别是在明确诊断时常须手术切开活检。在淋巴瘤惰性亚型,手术可起局部控制作用。在淋巴瘤引起梗阻症状时手术可缓和症状,但也有观点不推荐为解决气道梗阻而行外科姑息性手术。

(郑瑞琦)

第三节　炎症性疾病的超声诊断

一、急性化脓性甲状腺炎

急性化脓性甲状腺炎是由细菌或真菌感染引起的甲状腺急性化脓性炎症,在无抗生素时期,急性化脓性甲状腺炎的发病率在外科疾病中占 0.1%，随着抗生素的使用，急性化脓性甲状腺炎变得较为罕见。

（一）临床概述

1.病因、易感因素、感染途径及病理

（1）病因、易感因素、感染途径：甲状腺的急性细菌感染较为罕见，这是由于甲状腺有包膜包裹，且甲状腺细胞内容物的过氧化氢和碘含量很高，使之对感染具有抵抗力。但是当患者存在基础疾病，如甲状腺结节、腮腺囊肿及存在某些解剖学异常时更容易发生急性化脓性甲状腺炎。机体免疫功能不全是急性化脓性甲状腺炎的一个重要发病因素。

在 20 岁以下的年轻患者中，梨状隐窝窦道是急性化脓性甲状腺炎的主要原因，通常认为梨状隐窝窦道是第三或第四咽囊发育异常所致，表现为发自梨状隐窝的异常管道，其走行具特征性，发自梨状隐窝的顶（尖）部，向前下走行，穿过肌层，经过或是从甲状腺旁通过，进入甲状腺周围区域，这种先天性异常通常发生于小儿，90%位于左侧，因而梨状隐窝窦道引起的急性化脓性甲状腺炎多发生于左侧。

引起急性化脓性甲状腺炎的细菌多为革兰阳性菌，如葡萄球菌、肺炎链球菌，革兰阴性菌也可见到。急性化脓性甲状腺炎的感染途径：①由口腔、呼吸道等附近组织通过梨状隐窝窦道直接蔓延而来；②血源性播散；③淋巴道感染；④直接创伤途径。

（2）病理：甲状腺组织呈现急性炎症特征性改变；病变可为局限性或广泛性分布；初期大量多形核细胞和淋巴细胞浸润，伴组织坏死和脓肿形成；脓液可以渗入深部组织；后期可见到大量纤维组织增生；脓肿以外的正常甲状腺组织的结构和功能是正常的。

2.临床表现

急性化脓性甲状腺炎一般表现为甲状腺肿大和颈前部剧烈疼痛、触痛、畏寒、发热、心动过速，吞咽困难和吞咽时颈痛加重。

3.实验室检查或其他检查

化脓性甲状腺炎时，血清甲状腺素水平正常，极少情况下可出现暂时性的甲状腺毒血症。外周血的涂片提示白细胞计数升高，以中性粒细胞及多形核白细胞为主；血培养可能为阳性；红细胞沉降率加快。

（二）超声表现

根据梨状隐窝窦道的走行不同，可造成甲状腺脓肿或颈部脓肿，而甲状腺脓肿和颈部脓肿又可以相互影响。因此，可以从三个方面对急性化脓性甲状腺炎的超声表现进行评估，即分别评估甲状腺的超声改变、颈部软组织的超声改变和梨状隐窝窦道的超声表现。不过需指出的是，三方面的超声表现可以同时出现而不是相互孤立的。

1.甲状腺的超声改变

（1）发生部位及大小：急性化脓性甲状腺炎的发生部位通常与梨状隐窝窦道的走行有关，病变多发生在甲状腺中上部近颈前肌的包膜下区域。发病早期二维超声上的甲状腺仅表现为甲状腺单侧或双侧不对称性肿大，是由于甲状腺组织严重的充血、水肿。疾病后期随着甲状腺充血、水肿的减轻及大量纤维组织增生，甲状腺形态亦发生改变，即腺体体积回缩，可恢复至原来大小。

（2）边界和形态：由于急性甲状腺炎早期的甲状腺组织多有充血、水肿，故超声表现为病灶边缘不规则，边界不清晰。脓肿形成时，甲状腺内可见边缘不规则，边界模糊的混合型回声或无回声区，壁可增厚（图 18-6）。当急性甲状腺炎症状较重并向周围软组织蔓延或由于急性颈部感染蔓延至甲状腺时,炎症可延伸至包膜或突破包膜蔓延至周围软组织,超声表现为与周围甲状腺组织分界不清,甚至分界消失。

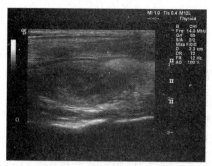

图 18-6　急性化脓性甲状腺炎脓肿形成期灰阶超声
显示脓肿位于甲状腺上极包膜下,壁厚,内部为弱回声

　　(3)内部回声:发病期间甲状腺内部回声不均匀,有局灶性或弥漫性低回声区,大小不一,低回声与炎症严重程度有关,随着病程的进展低回声区逐步增多(图 18-7)。严重时甲状腺内可呈大片低回声区,若有脓肿形成则可有局限性无回声区,其内透声多较差,可见多少不一的点状回声及出现类似气体的强回声且伴彗尾征。病程后期由于炎症的减轻及大量纤维组织的增生,超声可显示甲状腺内部回声增粗、分布不均,低回声区及无回声区缩小甚至消失,恢复为正常甲状腺组织的中等回声,但仍可残留不规则低回声区。无论病变轻还是重,残余的甲状腺实质回声可保持正常。

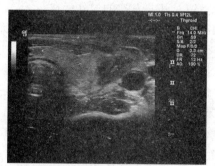

图 18-7　急性化脓性甲状腺炎早期灰阶超声
显示甲状腺上极包膜下低回声区,边缘不规则,边界模糊

　　彩色多普勒超声可显示甲状腺化脓性炎症的动态病理过程中血供状况的改变。在炎症早期,炎性充血可导致甲状腺炎症区域血供增加;脓肿形成后,脓肿内部血管受破坏,彩色多普勒超声可显示脓肿内部血供基本消失,而脓肿周围组织因炎症充血血供增加;恢复期,由于病变甲状腺修复过程中纤维组织的增生,病变区域依然血供稀少。

　　2.颈部软组织的超声改变

　　梨状隐窝窦道感染累及颈部时,由于颈部软组织较为疏松,炎症将导致颈部肿胀明显。患侧颈部皮下脂肪层、肌层和甲状腺周围区域软组织明显增厚,回声减低,层次不清。受累区域皮下脂肪层除了增厚外,尚可见回声增强现象。脂肪层和肌层失去清晰分界。肌肉累及可发生于舌骨下肌群和胸锁乳突肌,表现为肌肉增厚,回声减低,肌纹理模糊(图 18-8)。

　　脓肿常紧邻甲状腺而形成,脓肿除压迫甲状腺外,还可压迫颈部其他解剖结构,如颈动脉、气管或食管发生移位。脓肿边缘不规则,与周围软组织分界模糊。脓肿液化后可出现液性无回声区,内伴絮片状坏死物高回声,探头挤压后可见流动感。

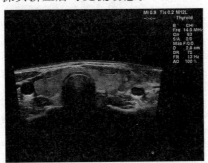

图 18-8　颈部软组织肿胀灰阶超声
显示左颈部舌骨下肌群和胸锁乳突肌肿胀,层次不清

恢复期,随着炎症消退,肿胀的颈部软组织、肌层可逐步恢复正常,但由于炎症破坏,各组织层次结构依然不清。

彩色多普勒超声可显示肿胀的颈部软组织和肌层血供增加,而脓肿内部血供基本消失,脓肿周围组织血供增加。恢复期,软组织和肌层的血供减少。

3.梨状隐窝窦道的超声表现

梨状隐窝窦道是急性化脓性甲状腺炎的重要发病因素,发现梨状隐窝窦道的存在对于明确病因和制订治疗方案具有非常重要的意义。CT 在探测窦道或窦道内的气体、显示甲状腺受累方面优于 MRI 和超声,是评估窦道及其并发症的最佳手段。

梨状隐窝窦道的超声探测有相当的难度,可通过以下方法改善超声显示的效果。①嘱患者吹喇叭式鼓气(改良 Valsalva 呼吸):嘱患者紧闭嘴唇做呼气动作以扩张梨状隐窝;②在检查前嘱患者喝碳酸饮料,当患者仰卧位时,咽部气体进入窦道,从梨状隐窝顶(尖)部向前下走行,进入甲状腺,此时行超声检查可见气体勾画出窦道的存在。在进行上述检查前应进行抗生素治疗以消除炎症,否则由于炎症水肿导致的窦道关闭会影响检查结果。

在取得患者配合后,超声就有可能直接观察到气体通过梨状隐窝进入颈部软组织或甲状腺病灶,这是由于其与梨状隐窝相交通;超声亦可显示窦道存在的间接征象,表现为原来没有气体的病灶内出现气体的强回声(图 18-9)。

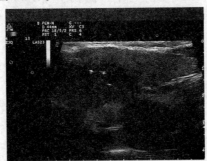

图 18-9　急性化脓性甲状腺炎灰阶超声
显示脓肿病灶内气体强回声,后伴"彗星尾"征

(三)治疗原则

急性甲状腺炎的治疗包括脓液引流及抗生素的联合应用,应根据致病菌的种类不同选择各

自敏感的抗生素。急性甲状腺炎的易发因素为梨状隐窝窦道的存在,因此一些研究者建议行窦道完全切除术。

二、亚急性甲状腺炎

(一)临床概述

亚急性甲状腺炎(subacute thyroiditis,SAT)是一种自限性甲状腺炎,因不同于病程较短的急性甲状腺炎,也不同于病程较长的桥本甲状腺炎,故称亚急性甲状腺炎。

1.流行病学、病因及病理

(1)流行病学:亚急性甲状腺炎是甲状腺疾病中较为少见的一种,发病率3‰~5‰,多见于20~60岁的女性,男、女发病比例1∶2~1∶6。

(2)病因:到目前为止亚急性甲状腺炎的病因仍未知,其可能的发病原因主要归纳为以下几点。①病毒感染,感染的病毒种类大多为腮腺炎病毒、柯萨奇病毒、麻疹病毒及腺病毒等。②季节因素,有报道认为夏季为多发季节,原因在于一些肠道病毒在夏季活动较频繁。③遗传与免疫因素,目前对亚急性甲状腺炎是否为自身免疫性疾病意见不一,一般认为不属于自身免疫性疾病。④基因调控失常,HLA-B35阳性的人易患亚急性甲状腺炎。

(3)病理:在疾病早期阶段表现为滤泡上皮的变性和退化及胶质的流失。紧接着发生炎症反应,甚至形成小脓肿。继而甲状腺滤泡大量破坏,形成肉芽肿性炎,周边有纤维组织细胞增生。病变后期异物巨细胞围绕滤泡破裂残留的类胶质,形成肉芽肿。病变进一步发展,炎性细胞减少,纤维组织增生,滤泡破坏处可见纤维瘢痕形成。

2.临床表现

起病急,临床发病初期表现为咽痛,常有乏力、全身不适、不同程度的发热等上呼吸道感染的表现,可有声音嘶哑及吞咽困难。甲状腺肿块和局部疼痛是特征性的临床表现。本病大多仅持续数周或数月,可自行缓解,但可复发,少数患者可迁延1~2年,大多数均能完全恢复。

3.实验室检查

本病实验室检查结果可随疾病的阶段而异。早期,红细胞沉降率明显增快,甲状腺摄[131]I率明显降低,白细胞计数增加,血清 T_3、T_4、谷草转氨酶(AST)、谷丙转氨酶(ALT)、C反应蛋白(CRP)、TSH、γ球蛋白等指标均有不同程度的增高,随后出现TSH降低。

(二)超声表现

1.灰阶超声

病变区大小及部位:疾病早期炎症细胞的浸润可使甲状腺内出现低回声区或偏低回声区;疾病进展过程中,部分低回声区可互相融合成片状,范围进一步扩大;而在疾病的恢复期或后期,淋巴细胞、巨噬细胞、浆细胞浸润,纤维组织细胞增生,使得病变区减小甚至消失。亚急性甲状腺炎的病变区一般位于甲状腺中上部腹侧近包膜处(图18-10),故病情严重时常可累及颈前肌。

病变区边缘及边界:病变区大部分边缘不规则,表现为地图样或泼墨样,在疾病早期,病灶边界模糊,但病灶和颈前肌尚无明显粘连,嘱患者进行吞咽动作可发现甲状腺与颈前肌之间存在相对运动。随着病变发展,低回声区的边界可变得较为清晰,但在恢复期炎症逐步消退后,病灶可逐步缩小,和周围组织回声趋于一致。

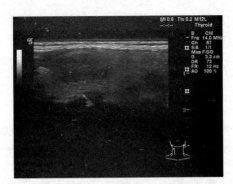

图 18-10　亚急性甲状腺炎灰阶超声显示病变位于甲状腺近包膜处

在疾病的发展过程中,由于炎症的进一步发展,炎性细胞可突破甲状腺的包膜侵犯颈前肌群,出现甲状腺与其接近的颈前肌二者之间间隙消失的现象,表现为不同于癌性粘连的弥漫性轻度粘连。嘱患者进行吞咽动作可发现颈前肌与甲状腺的相对运动消失。

病变区内部回声:疾病早期甲状腺实质内可出现单发或多发、散在的异常回声区,超声表现为回声明显低于正常甲状腺组织的区域,部分低回声区可相互融合形成低回声带。在疾病发展过程中甲状腺的低回声还可以出现不均质改变,即呈从外向内逐渐降低的表现(图 18-11)。部分病例的甲状腺甚至会出现疑似囊肿的低回声或无回声区。

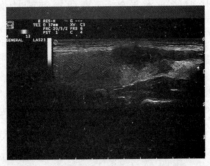

图 18-11　亚急性甲状腺炎灰阶超声显示甲状腺病灶从外向内回声逐渐降低

有研究者提出假性囊肿的出现可能与甲状腺的炎症、水肿及由于炎症引起的小脓肿有关。

随着病情的好转,纤维组织的增生使得甲状腺内部出现一定程度的纤维化增生,故超声可显示甲状腺内部回声增粗、分布不均,低回声区缩小甚至消失,恢复为正常甲状腺组织的中等回声。但也有部分亚急性甲状腺炎患者在疾病康复若干年后的超声复查中仍可探测到局灶性片状低回声区或无回声区,原因可能是亚急性甲状腺炎的后遗症,表明亚急性甲状腺炎康复患者的超声检查并非都表现为甲状腺的正常图像。另外坏死的甲状腺组织钙化可表现为局灶性强回声和后方衰减现象。

病变区外的甲状腺:亚急性甲状腺炎患者的甲状腺呈对称性或非对称性肿大。有文献报道甲状腺的体积甚至可达原体积的两倍大小,这种肿大是由于大量滤泡的破坏、胶质释放引起甲状腺体积增大。疾病后期腺体体积明显回缩,可恢复至原来大小。病变外的甲状腺由于未受到炎症侵袭,故仍可表现为正常的甲状腺回声。

2.多普勒超声

疾病的急性期由于滤泡破坏,大量甲状腺素释放入血,出现 T_3、T_4 的增高,引起甲状腺功能亢进,彩色/能量多普勒显像时可探及病灶周边丰富血流信号,而病灶区域内常呈低血供或无血供,原因在于病灶区域的滤泡破坏了而正常甲状腺组织的滤泡未发生多大改变。在恢复期甲状腺功能减退时,因 T_3、T_4 降低,TSH 持续增高而刺激甲状腺组织增生,引起甲状腺腺内血流增加。

(三)治疗原则

亚急性甲状腺炎的治疗方法尚未达成一致,轻症病例不须特殊处理,可适当休息,并给予非甾体抗炎药(阿司匹林、吲哚美辛等);对全身症状较重、持续高热、甲状腺肿大、压痛明显等病情严重者,可给予糖皮质激素治疗,首选泼尼松。

三、桥本甲状腺炎

(一)临床概述

桥本甲状腺炎是自身抗体针对特异靶器官产生损害而导致的疾病,病理上呈甲状腺弥漫性淋巴细胞浸润,滤泡上皮细胞嗜酸性变,因这类疾病血中自身抗体明显升高,所以归属于自身免疫性甲状腺炎。

1.流行病学、病因及病理

(1)流行病学:桥本甲状腺炎好发于青中年女性,据文献报道男、女比例 1∶8～1∶20,常见于30～50 岁年龄段。

(2)病因:桥本甲状腺炎通常是遗传因素与环境因素共同作用的结果,因此常在同一家族的几代人中发生。发病机制为以自身甲状腺组织为抗原的自身免疫性疾病。

(3)病理:桥本甲状腺炎的病理改变以广泛淋巴细胞或浆细胞浸润,形成淋巴滤泡为主要特征,后期伴有部分甲状腺上皮细胞增生及不同程度的结缔组织浸润与纤维化,导致甲状腺功能减退。由于桥本甲状腺炎是一个长期的缓慢发展的过程,因此随着病程不同,其淋巴细胞浸润程度、结缔组织浸润程度、纤维化程度都会有所变化。

2.临床表现

桥本甲状腺炎患者起病隐匿,初期大多没有自觉症状,早期病例的甲状腺功能尚能维持在正常范围内。当伴有甲状腺肿大时可有颈部不适感,极少数病例因腺体肿大明显而出现压迫症状,如呼吸或吞咽困难等。部分患者因抗体刺激导致的激素过量释放,可出现甲状腺功能亢进症状,但程度一般较轻。

3.实验室检查或其他检查

桥本甲状腺炎患者血清甲状腺微粒体(过氧化物酶)抗体(TPOAb)和血清甲状腺球蛋白抗体(TGAb)含量常明显增加,对本病有诊断意义。在病程早期,血清 T_3、T_4 常在正常范围内。但血清 TSH 可升高。病程后期甲状腺摄碘率可降低,注射 TSH 后也不能使之升高,说明甲状腺储备功能已明显下降。血清 T_4 降低,血清 T_3 尚保持在正常范围内,但最后降低,伴随临床甲状腺功能减退症状。

为了明确诊断,如能进行细针抽吸活检,在涂片镜下见到大量淋巴细胞时,是诊断本病的有力依据。

(二)超声表现

桥本甲状腺炎的超声表现较为复杂,均因淋巴细胞浸润范围、分布不同和纤维组织增生的程度不同而致声像图表现有所不同。桥本甲状腺炎合并其他疾病也很常见,经常需要与合并疾病相鉴别。

1.灰阶超声

(1)形态和大小:典型的桥本甲状腺炎常累及整个甲状腺,腺体增大明显,呈弥漫性非均匀性肿大,多为前后径增大,有时呈分叶状。病变侵及范围广泛,可伴有颊部明显增厚(图18-12)。病程后期可出现萎缩性改变,即表现为甲状腺缩小,边界清楚,由于逐步的纤维化进程而出现回声不均。

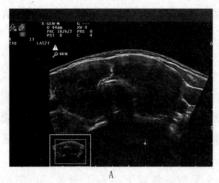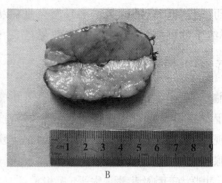

图18-12 桥本甲状腺炎

A.灰阶超声显示甲状腺呈弥漫性非均匀增大,峡部增厚,内部回声减低,不均,
但未见明显结节;B.手术标本切面示甲状腺质地较均匀,未见明显结节

(2)内部回声:桥本甲状腺炎的腺体内部异常回声改变以低回声为主,其病理基础是腺体内弥漫性炎性细胞(淋巴细胞为主)浸润,甲状腺滤泡破坏萎缩,淋巴滤泡大量增生,甚至形成生发中心。另一特征性超声改变是腺体内出现广泛分布条状高回声分隔,使腺体内呈不规则网格样改变。

根据我们的经验并结合文献,我们目前倾向于把桥本甲状腺炎分为3种类型,即弥漫型、局限型和结节形成型。主要分型依据包括甲状腺内低回声的范围、分布及结节形成状况。但病程发展过程中各型图像互相转化,各型难以截然区分。①弥漫型:弥漫型是桥本甲状腺炎最常见的类型,以腺体弥漫性肿大伴淋巴细胞浸润的低回声图像为主。回声减低程度与促甲状腺素(TSH)水平负相关,提示甲状腺滤泡萎缩及淋巴细胞浸润严重。甲状腺腺体弥漫性病变时,可出现广泛分布的纤维组织增生,超声显示实质内出现线状高回声。增生的纤维组织可相互分隔,超声上腺体内见不规则网格样改变,是桥本甲状腺炎的特征性表现。其病理基础是小叶间隔不同程度的纤维组织增生,伴有玻璃样变,甲状腺滤泡大量消失。②局限型:局限型病理上表现为甲状腺局部区域淋巴细胞浸润,也可能是相对于其他区域甲状腺某一部分的淋巴细胞浸润较为严重,超声上表现甲状腺局限性不均匀低回声区,形态不规则,呈"地图样"。如果两侧叶淋巴细胞浸润的程度不一,则可出现左右侧叶回声水平不一致的现象。局灶性浸润可能代表病情轻微,或是在疾病的早期阶段。③结节形成型:桥本甲状腺炎在发展过程中,由于甲状腺实质内纤维组织增生,将病变甲状腺分隔,形成结节。结节可呈单结节,但更多表现为多结节,明显者表现为双侧甲状腺可布满多个大小不等的结节样回声区,以低回声多见,结节可伴钙化或囊性变。结节形成型桥本甲状腺炎结节外甲状腺组织仍呈弥漫型或局限型改变,即甲状腺实质回声呈不均匀减低。

(3)边界。①腺体的边界:桥本甲状腺炎包括局灶性病变和累及整个腺体的弥漫性改变,但病变局限于腺体内,甲状腺边缘不规则,边界清晰。这一点与同是局灶性或弥漫性低回声表现的慢性侵袭性(纤维性)甲状腺炎有很大区别,后者往往突破包膜呈浸润性生长,与周围组织分界不清。②腺体内异常回声的边界:如上所述,典型的桥本甲状腺炎表现为腺体内广泛减低回声区,呈斑片状或小结节状居多。病理上这类病变并没有真正的包膜,而是以淋巴细胞为主的浸润性分布,因此不一定有清晰的边界。局灶性病变如果表现为边界欠清的低回声灶,仅仅凭形态学观察很难与恶性病变相鉴别。

然而,纤维组织增生是桥本甲状腺炎常见的病理变化,是甲状腺滤泡萎缩、结构破坏以后的修复反应而形成的。广泛的高回声纤维条索(或者说是纤维分隔)形成,使腺体实质呈现网状结构,同时构成了低回声"结节"的清晰边界。

2.多普勒超声

(1)彩色/能量多普勒:桥本甲状腺炎的腺体实质内血流信号表现各异,多呈轻度或中等程度增多,部分患者血供呈明显增多,但也可以是正常范围,如果甲状腺伴有明显纤维化,则血供甚至减少。病程早期可合并甲亢表现,甲状腺弥漫性对称性肿大,腺体内部血流信号明显增多。这和甲亢时出现的甲状腺"火海征"没有明显区别,但是其血流速度较慢,无论是在治疗前还是在治疗后。流速增加的程度一般低于原发性甲亢。腺体血流丰富程度与甲状腺的治疗状况(如自身抗体水平)及功能状态(血清激素水平)无相关,与 TSH 及甲状腺大小有正相关。后期则呈现甲状腺功能减退表现,甲状腺萎缩后血流信号可减少甚至完全消失。

在局灶性病变时,结节的血供模式多变,可以是结节的边缘和中央皆见血流信号,也可以是以边缘血流信号为主。

(2)频谱多普勒:血流多为平坦、持续的静脉血流和低阻抗的动脉血流频谱,伴甲亢时流速偏高,随着病程发展、腺体组织破坏而流速逐渐减慢,伴甲减时更低,但收缩期峰值流速(PSV)仍高于正常人。甲状腺动脉的流速明显低于甲亢为其特点,有学者报道甲状腺下动脉的峰值血流速度在甲亢患者常超过150 cm/s,而桥本甲状腺炎通常不超过 65 cm/s。

也有研究观察到自身免疫性甲状腺炎的甲状腺上动脉 RI 显著增高,对本病的诊断有意义,并可能有助于判断甲减预后,但尚未有定论。

(三)治疗原则

临床上,甲状腺较小又无明显压迫症状者一般不需要特别治疗。当甲状腺肿大明显并伴有压迫症状者,用左甲状腺素治疗可使甲状腺肿缩小。发生甲减时,应给予甲状腺素替代治疗。桥本甲亢可用抗甲状腺药物控制症状,一般不用[131]I 治疗及手术治疗。由于桥本甲状腺炎归属于自身免疫性疾病,因此也有尝试免疫制剂治疗的,但目前尚未有定论。

四、侵袭性甲状腺炎

(一)临床概述

侵袭性甲状腺炎又称纤维性甲状腺炎,是一种少见的甲状腺慢性炎性疾病。它是甲状腺的炎性纤维组织增殖病变,病变组织替代了正常甲状腺组织,并且常穿透甲状腺包膜向周围组织侵犯。早在 1883 年由 Bernard Riedel 首先描述并于 1896 年详细报道了两例该病,因此得名 Riedel 甲状腺炎(Riedel's thyroiditis,RT)。病变甲状腺触感坚硬如木,甚至硬如石头,故又称"木样甲状腺炎"。

1.流行病学、病因及病理

(1)流行病学、病因:Riedel 甲状腺炎是一种少见疾病。据国外文献报道,根据手术结果估算的发病率在 0.05%～0.4%。男、女发病率比例 1∶3～1∶4,年龄以 30～50 岁好发。病程较长,约数月至数年。预后取决于病变侵犯的范围、并发症状,或其他身体部位类似纤维病变的情况。Riedel 甲状腺炎本身罕见致死病例,但合并的其他部位的纤维性病变(纵隔、肺)或严重的压迫症状可能导致死亡。

Riedel 甲状腺炎病因和发病机制仍不明确,可能和自身免疫机制异常、感染或肿瘤(特别是甲状腺本身的病变)等有关。

(2)病理:病灶切面呈灰白色,与周围组织广泛粘连,触之坚硬如木,甚至硬如石块。甲状腺滤泡萎缩或破坏,被广泛玻璃样变的纤维组织替代,同时浸润到包膜外甚至与邻近骨骼肌粘连。纤维化结节主要由淋巴细胞、胚芽中心、浆细胞、嗜酸性转化的滤泡上皮细胞构成。无巨细胞存在,有时可见成纤维细胞和小血管。Riedel 甲状腺炎的纤维变性区域还有一种比较特征性的改变,即静脉血管常有炎性表现,随着病变发展逐渐呈浸润、栓塞甚至硬化表现,管腔逐渐消失。

2.临床表现

Riedel 甲状腺炎可以没有自觉症状,多数患者因发生炎性甲状腺肿、颈前质硬肿块,或肿大明显造成压迫症状而就诊,如窒息感、呼吸困难(压迫气管)、吞咽困难(压迫食管)、声音嘶哑(侵犯喉返神经)等,甚至可由于小血管阻塞性炎症导致无菌性脓肿形成而就诊。

由于 Riedel 甲状腺炎常伴有全身性多灶纤维病变,因此同时具有伴发部位症状。临床可触及坚硬的甲状腺,如有结节则位置固定,边界不清,通常无压痛。

3.实验室检查或其他检查

实验室检查无特异。甲状腺功能可以是正常或减低,少数亢进。约 67% 的患者可出现自身抗体,但自身抗体水平比桥本甲状腺炎低。细针穿刺活检(FNAB)对治疗前的明确诊断有一定意义,细胞学发现纤维组织片段中含有梭状细胞为其特征性改变,可为与另一些类型的甲状腺炎,包括桥本的纤维化病程、亚甲炎、肉芽肿性炎等的鉴别提供线索。最终的诊断还是要依靠手术病理。

(二)超声表现

1.灰阶超声

(1)形态和大小:由于 Riedel 甲状腺炎有类似恶性的侵袭性生长特性,病变腺体往往体积明显增大,不但前后径和左右径增大,更由于突破包膜的浸润性生长而呈各种形态。甲状腺肿大可对周围器官产生压迫,如气管、食管等,但压迫症状与肿大的程度不成比例。

(2)边界:病变腺体轮廓模糊,表面不光滑。如为局灶性病变,则界限不清。病变通常突破甲状腺包膜向周围组织侵袭性生长,最常侵犯周围肌肉组织及气管、食管等,并进一步产生相应的压迫症状(图 18-13)。

(3)内部回声:Riedel 甲状腺炎病变区域回声明显减低,不均匀,或间以网格状中等回声。但低回声不能作为 Riedel 甲状腺炎的特征性表现,因为其他甲状腺炎性疾病普遍呈减低回声表现,与淋巴细胞的出现有关。因此仅凭腺体内部回声水平也很难将它与其他甲状腺炎症相鉴别。

(4)其他:病变腺体的纤维化改变,常导致结节性病灶形成。结节性表现伴类似恶性的浸润表现,与恶性肿瘤难以鉴别。但 Riedel 甲状腺炎虽然病灶肿块体积巨大,却没有明确的淋巴结病变,而恶性肿瘤常伴有淋巴结累及,这一点有所区别(图 18-14)。

2.多普勒超声

彩色多普勒成像(color Doppler flow imaging,CDFI)显示病变部分实质内血流信号稀少,甚至完全没有血供。主要原因是大量纤维组织完全替代了正常腺体组织。

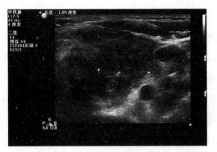

图 18-13　木样甲状腺炎超声表现

木样甲状腺炎甲状腺左叶下极病变,轮廓模糊,边界不清,病理证实为木样甲状腺炎(局部纤维组织增生伴胶原化、滤泡萎缩、消失),并浸润至邻近横纹肌组织

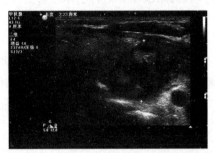

图 18-14　木样甲状腺炎结节性病灶超声表现

木样甲状腺炎病变腺体呈结节性甲状腺肿图像,回声减低,不均质

由于 Riedel 甲状腺炎血供稀少甚至没有血供,且病变范围广泛、呈侵袭性生长并浸润周围组织,正常解剖结构完全破坏。因此频谱多普勒(pulse wave,PW)超声鲜有报道,无明显特异表现。

(三)治疗原则

Riedel 甲状腺炎是一种自限性疾病,如能明确诊断,非手术治疗应为首选。临床常用药物为糖皮质激素和他莫昔芬。他莫昔芬能够抑制 Riedel 甲状腺炎特征性的成纤维细胞的增殖,缓解患者的主观症状和客观体征。糖皮质激素主要用于术前有明显呼吸道压迫的病例及手术后减少组织水肿和纤维增生,但不宜长期使用。

当出现明显压迫症状时则需要手术干预。

五、甲状腺结核

(一)临床概述

甲状腺结核又称结核性甲状腺炎,是一种罕见的非特异性甲状腺疾病,多因体内其他部位的结核分枝杆菌经血行播散至甲状腺所致,为全身性结核的一部分。患者多数伴有肺结核,单独出现甲状腺结核更为少见。

1.流行病学、病因及病理

(1)流行病学、病因:甲状腺结核非常罕见,分原发与继发两种,发病率仅 0.1%～1%。尸检得到的疾病发生率相对更高,占 2%～7%。女性多见,男女比例约 1：3。在诊断上受临床诊断的困难性限制。

甲状腺结核多数是全身性结核的一部分,但结核侵犯甲状腺很少见,即使是患有肺结核的患者,也不如侵犯其他器官多见。结核感染甲状腺的途径一般有两种:一种为血行感染,原发灶多为粟粒性结核;另一种为淋巴途径感染,或者直接由喉或颈部结核性淋巴结炎直接累及。

(2)病理:结核侵犯甲状腺可有如下表现。①粟粒型播散:作为全身播散的一部分,甲状腺不大,病灶大小、密度不一,局部症状不明显。②局灶性干酪样坏死:病程较长,表现为局部肿大,多为孤立性,与甲状腺癌表现相似。可以仅表现为结节性改变或结节伴囊性成分,也可发展为冷脓肿,偶见急性脓肿形成。甲状腺组织纤维化形成脓肿壁,且与周围组织多有粘连。③纤维增生型:甲状腺肿大明显,表面不光滑,呈结节状,质地较硬,由结核肉芽肿组成,周围纤维组织增生。

2.临床表现

通常多无结核病的临床症状,术前诊断困难,多以甲状腺包块就诊,容易被误诊为甲状腺癌、结节性甲状腺肿、桥本甲状腺炎、甲状腺腺瘤等而行手术治疗。

3.实验室检查或其他检查

诊断甲状腺结核的辅助检查(如核素扫描、吸碘率、B超检查)缺乏特异性表现,甲状腺功能一般无异常。具有重要诊断价值的是穿刺细胞学检查,如能找到朗格汉斯细胞、干酪样物质及间质细胞可确诊,脓液抗酸染色如能找到抗酸杆菌亦可确诊。此外,有时可出现红细胞沉降率加快等结核中毒症状。

(二)超声表现

1.二维灰阶图

(1)形态和大小:甲状腺结核因病理分型的不同或病程发展的时期而表现略有差异,可表现为甲状腺单个结节(伴有或不伴甲状腺肿大)或弥漫性结节性肿大。结节性病灶早期与腺瘤图像很相似,多为局灶性包块样改变,体积大小不等,大多数为3~4 cm。随着病变发展,如引起周围组织水肿粘连,则病变区域扩大,形态不规则。粟粒型病变时,可能没有任何特异性表现,甲状腺不肿大,局部变化也不明显,只有依靠病理方可明确诊断。

(2)边界:以甲状腺结节为表现的病变类型中,早期与腺瘤图像相似,边界较清晰。随着病变发展,表面结节形成,质地变硬,边界可变得模糊,如炎性改变引起周围组织水肿粘连,则表现为边界不清的弥漫性团块。急性期冷脓肿形成时,由于病灶边缘纤维组织增生而形成较厚的脓肿壁,为其特征性的表现。

而在粟粒型病变中,甲状腺不大,局部也没有明显表现,病变区域难以界定边界,很难得出确切的诊断。

(3)内部回声:主要表现为不均质团块,内部回声不均匀,有时有后方增强效应。超声能分辨囊性或实质性,但不能确定肿块的性质。

当病程发展为冷脓肿时,可表现为类似急性化脓性炎症的表现,呈现有厚壁的类圆形囊实性不均质回声区,周边厚壁回声增强,内部回声较囊肿略高,其内有时可见散在的絮状、点状回声,容易与急性化脓性甲状腺炎相混淆(图18-15)。但与急性甲状腺炎不同的是,结核性冷脓肿内可出现钙化灶,较有特异性,两者的病史也有明显差异,结合临床表现有助于鉴别。

粟粒型结核病变中,甲状腺内部回声缺乏特异性表现。由于结核病变容易出现钙化灶,推测部分患者在结核病变控制或轻微炎症治愈以后可能会在甲状腺实质中残留散在钙化灶。但非发作性疾病很少在病理检查中留下证据,因此仅仅是猜测而已。

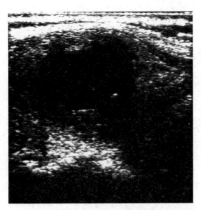

图 18-15 甲状腺结核冷脓肿灰阶超声
可见周边厚壁回声及内部钙化灶强回声

2.多普勒超声

甲状腺结核是一种少见病,文献以病例报道多见。据观测病变区域血供多不丰富。考虑到结核病变以干酪样坏死多见,可伴纤维组织增生、坏死液化的脓肿、瘢痕愈合的肉芽肿,缺乏血管结构和正常甲状腺实质。血供减少这一现象与病理基础相符合。

(三)治疗原则

如能确诊,甲状腺结核的治疗原则是全身抗结核治疗,同时以外科切除受累的部分甲状腺组织,必要时进行病变部位引流。

1.药物治疗

对诊断明确的甲状腺结核,应进行正规的抗结核治疗,并加强全身营养支持治疗,严格随访。

2.外科治疗

甲状腺组织血供丰富,抗结核药物容易到达。药物对肺外结核治疗的有效性也使手术指征明显减少。极少数弥漫性肿大造成局部压迫症状者可进行峡部切除以缓解症状。如果甲状腺冷脓肿形成,也可考虑局部抽脓并注入药物,有一定治疗效果。

（郑瑞琦）

参 考 文 献

[1] 王韶玉,冯蕾.头颈部影像解剖图谱[M].济南:山东科学技术出版社,2020.

[2] 卞磊.临床医学影像学[M].北京:中国大百科全书出版社,2020.

[3] 卢洁,赵国.PET/MR 脑功能与分子影像从脑疾病到脑科学[M].北京:科学技术文献出版社,2021.

[4] 田海燕,何茜,龙治刚.医学影像与超声诊断[M].长春:吉林科学技术出版社,2019.

[5] 吕建林.实用泌尿超声技术[M].北京:中国科学技术出版社,2021.

[6] 刘军,伍玉枝,李亚军.肺部炎性病变的影像诊断与鉴别诊断[M].长沙:湖南科学技术出版社,2021.

[7] 张梅,尹立雪.心脏超声诊断临床图解[M].北京:化学工业出版社,2020.

[8] 王聪.超声影像诊断精要[M].北京:科学技术文献出版社,2019.

[9] 叶新和.冠状动脉腔内影像学[M].济南:山东科学技术出版社,2020.

[10] 田兴松.甲状腺疑难病例影像解析[M].北京:科学出版社,2021.

[11] 刘晓晨.医学影像技术与诊断[M].天津:天津科学技术出版社,2020.

[12] 江洁,董道波,曾庆娟.实用临床影像诊断学[M].汕头:汕头大学出版社,2019.

[13] 孙博,侯中煜.脊柱与四肢影像解剖图谱[M].济南:山东科学技术出版社,2020.

[14] 苏慧东.现代临床影像学[M].天津:天津科学技术出版社,2020.

[15] 李真林,刘启榆,汪小舟.实用数字化 X 线成像技术[M].成都:四川大学出版社,2021.

[16] 丁娟,刘树伟.颅脑影像解剖图谱[M].济南:山东科学技术出版社,2020.

[17] 余建明,李真林.实用医学影像技术[M].北京:人民卫生出版社,2021.

[18] 沙占国.实用医学影像诊断[M].北京:科学技术文献出版社,2020.

[19] 于广会,肖成明.医学影像诊断学[M].北京:中国医药科技出版社,2020.

[20] 于呈祥.医学影像理论基础与诊断应用[M].北京:科学技术文献出版社,2020.

[21] 山君来.临床 CT、MRI 影像诊断[M].北京:科学技术文献出版社,2019.

[22] 王伟,胡端敏,龚婷婷.胰胆线阵超声内镜影像病理图谱[M].北京:科学出版社,2020.

[23] 张雪华.小儿颅脑超声影像[M].长沙:中南大学出版社,2020.

[24] 李智岗,王秋香.乳腺癌影像诊断[M].北京:科学技术文献出版社,2021.

［25］王建.现代医学影像诊断［M］.北京:科学技术文献出版社,2019.

［26］张宁.医学影像诊断与临床应用［M］.北京:中国纺织出版社,2020.

［27］陆建平.胰腺病理影像学［M］.上海:上海科学技术出版社,2019.

［28］谢强.临床医学影像学［M］.昆明:云南科技出版社,2020.

［29］王翔,张树桐.临床影像学诊断指南［M］.郑州:河南科学技术出版社,2020.

［30］沈娟.影像解剖与临床应用［M］.长春:吉林大学出版社,2021.

［31］张小用,张玉奇.冠状动脉超声影像学［M］.西安:陕西科学技术出版社,2020.

［32］高建平.现代常见疾病超声诊断技术［M］.长春:吉林科学技术出版社,2020.

［33］郭广春.现代临床医学影像诊断［M］.开封:河南大学出版社,2021.

［34］菅吉华.临床疾病影像诊断［M］.长春:吉林科学技术出版社,2019.

［35］曹阳.医学影像检查技术［M］.北京:中国医药科技出版社,2020.

［36］冯少阳,苏航,李广明.超声造影检查原发性小肝癌的影像学表现及与病理特征的关系［J］.癌症进展,2021,19(06):585-587.

［37］刘天柱,彭振鹏,黄乐生,等.多排螺旋CT对胃肠道内可疑异位胰腺病灶的影像学诊断［J］.中国医学物理学杂志,2020,37(03):317-321.

［38］陆涛,黄叶梅,李欢欢,等.肺癌的影像学诊断现状及研究进展［J］.中华养生保健,2021,39(3):20-21.

［39］贺琰,王小燕.超声造影在乳腺实性肿块良恶性诊断中的应用价值［J］.中国临床新医学,2021,14(2):213-218.

［40］徐婷,刘灵灵,边晓.多层螺旋CT影像诊断颅脑外伤的应用价值［J］.中国医疗器械信息,2021,27(03):62-63.